Michael Wipp, Peter Sausen

Regelkreis der Einsatzplanung

Dienstpläne sicher und effizient erstellen

VINCENTZ
Wir entwickeln Fachwissen

Bibliografische Information der Deutschen Nationalbibliothek

Die Deutsche Bibliothek verzeichnet diese Publikation in der Deutschen Nationalbibliografie; detaillierte bibliografische Daten sind im Internet über http://dnb.d-nb.de abrufbar.

Sämtliche Angaben und Darstellungen in diesem Buch entsprechen dem aktuellen Stand des Wissens und sind bestmöglich aufbereitet.
Der Verlag und die Autoren können jedoch trotzdem keine Haftung für Schäden übernehmen, die im Zusammenhang mit Inhalten dieses Buches entstehen.

Besuchen Sie uns im Internet: www.www.altenpflege-online.net

Druck: Gutenberg Beuys Feindruckerei GmbH, Langenhagen

Foto Titelseite: Composing, Adobe Stock, Rido

ISBN 978-3-86630-546-5

Michael Wipp, Peter Sausen

Regelkreis der Einsatzplanung

Dienstpläne sicher und effizient erstellen

Inhalt

Teil II 189

Vorwort

Nach der 1. Auflage des „Regelkreis der Einsatzplanung" im Jahr 2005 erscheint jetzt die 3. Auflage des bewährten und inzwischen als Standardwerk in der Dienst- und Einsatzplanung etablierten Handbuches. Die zielführende Methodik des Regelkreises wurde um die in den vergangenen mehr als 5 Jahren veränderten Erkenntnisse und Sichtweisen in Pflege und Betreuung, der Gesetzgebung auf Bundes- und Landesebene, insbesondere der Heim- und SGB XI-Gesetzgebung, aber auch des Arbeitsmarktes, jeweils in Bezug auf die Dienst- und Einsatzplanung, umfassend aktualisiert. Vor diesem Hintergrund wurden nicht nur neue Kapitel ergänzt und jedes bewährte Kapitel neu verfasst, sondern inhaltlich auch durch zeitgemäße Herangehensweisen praxisnah angepasst.

In nachvollziehbarer Schrittfolge, beginnend mit den Grundlagen der Dienstplanung, wie zum Beispiel der Frage nach der Ermittlung der Nettoarbeitszeit oder der Auswirkung von direkten und indirekten Pflegezeitanteilen, sowie der Definition der Regelbesetzung und den dabei bereits zu beachtenden zahlreichen arbeitsrechtlichen Vorgaben geht es weiter über die 4 Schritte des Regelkreises

- Qualitative und quantitative Grundlagen der Dienstplanung
- Arbeitszeitverteilung im Tag- und Nachtdienst
- die Dienstplanung und
- die Dienstplanauswertung.

Die Faktoren einer verlässlichen Dienstplanung runden die Regelkreissystematik abschließend ab. Der Dienstplanneuling erwirbt Grundlagen und der Profi kann seine über Jahre bewährte Vorgehensweise verfeinern. Jedes Kapitel wird durch die Beantwortung rechtlicher Fragen zu der jeweiligen Thematik abgerundet.

Dienstplanerische Alltagsfragen zu geteilten Diensten, der Reduktion von Einspringen und der Häufigkeit von Wochenenddiensten, zu Pausen im Nachtdienst, der Fehlzeitenberücksichtigung und Maßnahmen in der Dienstplanung, die Anzahl der Dienste am Stück, bis hin zum Einsatz von Leiharbeitskräften und Freiberuflern und Neuerungen durch die Datenschutzgrundverordnung sowie beim Personalabgleich finden sich im vorliegenden Fachbuch in der 3. Auflage. Die Schrittfolge vom Pflegeschlüssel bis hin zur Dienstplanbesetzung stellt nur eines der zahlreichen praxisnahen Kapitel dar. Zusätzlich sind neben der umfassenden Aktualisierung wichtige Themenbereiche der Mitarbeiterbeteiligung an der Arbeitszeitgestaltung, Pflegegrade und Pflegeschlüssel, differenzierte Wohnformen und deren Auswirkungen auf die Dienst- und Einsatzplanung dargestellt und erläutert.

Arbeitshilfen wie die Muster einer Betriebsvereinbarung zur Dienstplanung und einer Rahmenvereinbarung zur Urlaubsplanung sowie Auszüge aus einem Arbeitsvertragsmuster mit speziellen Bezügen zur flexiblen Dienstplanung lassen das Fachbuch zusammen mit der Sammlung wichtiger Rechtsprechung rund um die Dienstplanung zu einem echten Praxishelfer im Arbeitsalltag werden.

Ein in Bezug auf die 2. Auflage völlig überarbeitetes und inhaltlich verändertes Praxishandbuch steht jetzt als praktischer Begleiter für die komplexe und nicht einfache Aufgabe, die Dienst- und Einsatzplanung im Alltag zu bewältigen, zur Verfügung.

Michael Wipp | Peter Sausen
August 2018

Der Regelkreis der Einsatzplanung

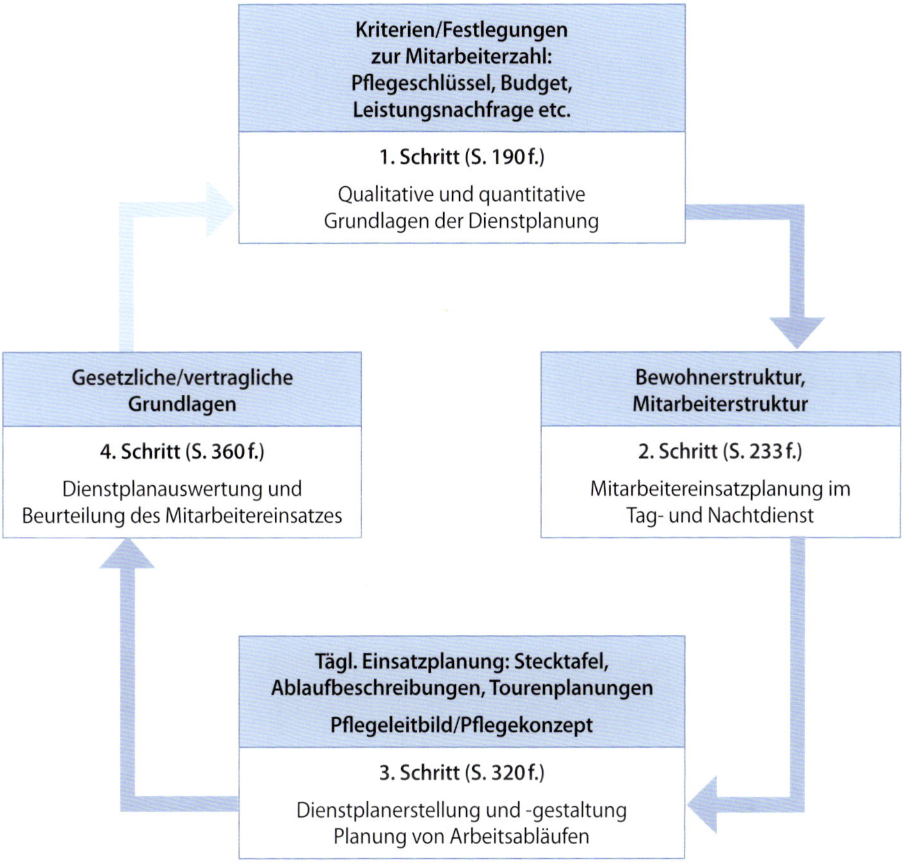

Einführung: Systematik und Vorgehen

Der „Regelkreis der Einsatzplanung" wurde als Titel des Fachbuchs gewählt, weil er eine seit Jahren in der Praxis angewandte und vielfach bewährte Systematik aufzeigt, welche bei konsequenter Umsetzung eine kontinuierliche und verlässliche Dienst- und Einsatzplanung für alle Beteiligten gewährleistet. Des Weiteren berücksichtigt die Regelkreissystematik schwankende Auslastungen in der Belegungssituation und erlaubt somit eine kontinuierliche Anpassung des Einsatzes von Arbeitszeit an den pflegerisch-betreuenden Interventionsbedarf. Betrachtet man weiter die Tatsache, dass es sich bei den Mitarbeitern in diesem Falle einmal rein betriebswirtschaftlich betrachtet, um den größten Kostenanteil handelt, so ist dies nicht zu unterschätzen. Gerade in Zeiten von zunehmend kritischen Verbrauchern in Bezug auf die Qualität der Leistungserbringung und einem schwierigen Arbeitsmarkt stellen die Faktoren

- der Qualität der erbrachten Leistungen und
- die Wirtschaftlichkeit der Leistungserbringung und
- die Kontinuität und Verlässlichkeit in der Dienst- und Einsatzplanung für Bewohner und Mitarbeiter

zentrale Positionen dar. Diese Faktoren miteinander in Einklang zu bringen ist machbar; sie stellen keineswegs Gegensätze, sondern sich ergänzende Positionen dar. Gute Qualität und Kontinuität in der Leistungserbringung sowie in der Dienst- und Einsatzplanung zu Preisen, die im Wettbewerb machbar sind, stellen gleichermaßen für Bewohner, Mitarbeiter und das Unternehmen herausragende Positionen dar. Dass dies machbar ist, wird im Folgenden beschrieben.

Alles was es dazu bedarf, sind die im Folgenden beschriebenen Anforderungen auf die eigene Einrichtung herunter zu brechen und sich konsequent an die eigenen Vorgaben zu halten. Der Regelkreis der Einsatzplanung ist ein sich selbst kontrollierendes System, welches während seiner Anwendung stetige Analysen verlangt, Schwachstellen und Defizite aufzeigt und den Korrekturbedarf an der richtigen Stelle einfordert.

Insofern bedarf es lediglich des Anstoßes, das im Folgenden Beschriebene systematisch in der eigenen Arbeitspraxis vor Ort umzusetzen. Dabei darf eines nicht vergessen werden: Jegliche Einflussnahme auf die Arbeitszeitgestaltung greift zwangsläufig in das Privatleben der Mitarbeiter ein und ist somit eine von ihrem Grundsatz her diffizile Thematik. Deren Umsetzung erfordert neben Sachwissen viel Fingerspitzengefühl, um die betrieblichen Belange mit den berechtigten Mitarbeiterinteressen in Einklang zu bringen. Dabei stellt sich jedoch nicht die generelle Frage nach der Notwendigkeit von Arbeitszeitveränderungen/Anpassungen, welche den Bewohnerbedürfnissen und einer in unser aller Interesse bedarfsgerechten und wirtschaftlichen Dienst- und Einsatzplanung entsprechen, sondern höchstens die Frage: Machen wir es heute oder morgen?

Wir empfehlen: heute! Im Wettbewerb um die Qualität der Leistungserbringung geht es darum, für die Kunden und Mitarbeiter interessant zu sein und diese bestimmen darüber, ob die Einrichtung morgen noch dabei ist oder nicht. Und davon profitieren letztlich alle Beteiligten.

Der Regelkreis der Einsatzplanung ist nach der Ampelsystematik aufgebaut und führt bei konsequenter Anwendung der beschriebenen Inhalte zu einer Dienst- und Einsatzplanung im grünen Bereich, was Mitarbeitern und Bewohnern gleichermaßen zu Gute kommt. Vor diesem Hintergrund sind auch die entsprechenden Schaubilder farblich nach grün, gelb und rot abgestuft.

Teil I

Grundlagen und Arbeitsrecht

Grundsätzliches zur Verfügbarkeit von Arbeitszeiten

Arbeitsrechtliche Grundbetrachtung

1 Grundsätzliches zur Verfügbarkeit von Arbeitszeiten

1.1 Herausforderung „Dienstplanung"

Jede und jeder Dienstplanende weiß um die immer wiederkehrende Herausforderung einer gelungenen Dienstplanung. Ziel der Dienstplanung ist ein am Bewohnerbedarf ausgerichteter und wirtschaftlicher Einsatz der Mitarbeiter, der zudem auch die berechtigten Bedürfnisse und Wünsche der Mitarbeiter berücksichtigt. Diese Zielsetzung mutet angesichts der vielfältigen Interessenlagen wie der Versuch der Quadratur des Kreises an. Zumal mehr denn je die Mitarbeiterzufriedenheit und damit die Gewinnung und Bindung von Fachkräften ganz zentral von der Dienstplanung beeinflusst wird.

Es gibt nur wenige Themenbereiche in der Pflege, die derart emotional besetzt sind wie die Dienstplangestaltung. Das liegt vermutlich auch daran, dass die Frage nach der Arbeitszeitgestaltung und/oder beispielsweise der Besetzung von Diensten letztlich jeden Mitarbeiter zwangsläufig in seinem Privatleben tangiert. Beispielsweise kann die Frage nach der Notwendigkeit eines Arbeitsblattes innerhalb der Pflegedokumentation auf fachlicher Ebene diskutiert werden. Bei der Dienstplanung steht immer eine mehr oder weniger persönliche direkte Betroffenheit im Raum. Diese geht unmittelbar weiter bei der Frage nach der Stärke der Dienstbesetzung: Sind wir heute 3 oder 4? Was ist ausreichend und was nicht? Warum habe ich erneut Wochenenddienst? Wieso muss ich wieder einspringen? Unabhängig von dem persönlichen Empfinden des Einzelnen ist die Anzahl der verfügbaren Mitarbeiter letztlich immer Ergebnis einer politischen Entscheidung, die der einzelne Dienstplanende über den Dienstplan nicht beeinflussen kann.

Sozialromantik hilft bei der Dienstplangestaltung keinen Schritt weiter. Klare Strukturen sind erforderlich, mit denen immer wieder aufs Neue der Spagat versucht wird, zwischen den Bedürfnissen der Bewohner und der Mitarbeiter, als auch dem betrieblichen Interesse, aus den verfügbaren personellen Ressourcen das Bestmögliche für die Beteiligten vor Ort herauszuholen. Dazu gehören auch Betriebsräte/Mitarbeitervertretungsorgane, die sich ihrer Gesamtverantwortung bewusst sind und sich nicht nur als Zuschauer im eigenen Hause sehen, mit wenig zielführender Kritik oder Blockadehaltung bezüglich der Planung. Eine gelungene Dienstplanung ist letztlich ein gemeinsames und stetiges Projekt aller an der Dienstplanung Beteiligten und von der Dienstplanung Betroffenen.

Dienstplanung ist kein Selbstzweck, sondern eine herausfordernde und verantwortliche Führungsaufgabe. Respekt vor all denjenigen, die dies tagtäglich beherrschen. Diesen will dieses Praxishandbuch Unterstützung zu Teil werden lassen.

1.2 Brutto- und Netto-verfügbare Arbeitszeiten

KAPITELMERKSATZ

Die gesamte wöchentliche Arbeitszeit – als im Arbeitsvertrag vereinbarte Wochenarbeitszeit eines Mitarbeiters – kann auch als Brutto-Arbeitszeit bezeichnet werden. Davon darf lediglich der Netto-Arbeitszeitanteil für die Pflegearbeit eingeplant werden.

Schaubild I/1.2.0: Berechnungsgrundlagen der Jahresnettostunden

Brutto-Arbeitszeit/Jahr: 2.087,2 Stunden *(40 Std. x 52,18 Kalenderwochen)*	Abzug in Tagen für das Jahr		Abzug in Stunden für das Jahr	Abzug in % auf das Jahr
In Abzug zu bringen sind:	Im Umfang von (ca.)		Im Umfang von (ca.)	Im Umfang von (ca.)
Urlaub	30 Tagen	X 8 Std./Tag	240 Std.	11,5%
Krankheit	21 Tagen	X 8 Std./Tag	168 Std.	8,0%
Wochenfeiertage	8 Tagen	X 8 Std./Tag	64 Std.	3,1%
Fortbildung	5 Tagen	X 8 Std./Tag	40 Std.	2,0%
Sonstige bezahlte Fehltage	1 Tag	X 8 Std./Tag	8 Std.	0,4%
Summe	65 Tage		520 Stunden	25,0%
Netto-Arbeitszeit/Jahr: ca. 1.560,0 Stunden				

Anmerkung:

- Die jährliche Brutto-Arbeitszeit ist berechnet für eine 40-Stunden-Woche (bei einer angenommenen 5-Tage-Woche) unter anteiliger Berücksichtigung von Schaltjahren (daher 52,18 Kalenderwochen).
- Der Abzug von Feiertagen ist nur vorzunehmen, sofern es hierfür eine entsprechende tarifvertragliche oder arbeitsvertragliche Regelung gibt.
- Mit den angesetzten 8 bundeseinheitlichen gesetzlichen Feiertagen wurde der Durchschnittswert der Feiertage gewählt, die regelmäßig auf Montag bis Samstag fallen. Daneben sind je nach Bundesland bis zu 3 weitere gesetzliche Feiertage zu berücksichtigen.

Eine der grundsätzlichen Voraussetzungen für das Gelingen einer verlässlichen Dienstplanung in Pflegeeinrichtungen ist es, die verfügbaren – also planbaren – Arbeitszeitanteile zu kennen. Die arbeitsvertraglichen Regelungen in Bezug auf die Arbeitszeit weisen heute nach wie vor innerhalb der Arbeitsverträge die wöchentliche Arbeitszeit als Grundlage der vertraglichen arbeitszeitlichen Leistungsverpflichtungen zwischen Arbeitnehmer und Arbeitgeber aus.

Die im Arbeitsvertrag beschriebene wöchentliche Arbeitszeit setzt sich aus verschiedenen Anteilen zusammen, welche überwiegend der unmittelbaren Tätigkeit in der Pflegeeinrichtung zu Gute kommen sollen, gleichzeitig aber auch Anteile enthalten, die der Erhaltung der Arbeitskraft und damit der Erholung des Mitarbeiters dienen (Urlaub), andererseits aber auch dabei helfen, dessen Fachwissen auf dem aktuellen Stand zu halten (Anteile seitens des Arbeitgebers zur Fortbildung). Darüber hinaus sind aber auch weitere Abwesenheitszeiten wie zum Beispiel für Krankheit, Mutterschutz, Kur und – je nach Berechnungsmodus der monatlichen Sollarbeitszeit *(siehe Teil I/2.2)* – auch die Feiertage zu berücksichtigen.

Das Wissen um diese Arbeitszeitbestandteile führt zu der Fragestellung, wie hoch derjenige Anteil an arbeitsvertraglicher vereinbarter Arbeitszeit ist, welcher unmittelbar für die Tätigkeiten in der Einrichtung eingesetzt werden kann. Dieses Zeitkontingent darf dann für die Dienstplangestaltung herangezogen werden. Die Gefahr, dass man – aufgrund der Überlegung, dass die für die Pflege zur Verfügung stehenden Zeitkontingente ohnehin zu knapp bemessen sind – die eben genannten Zeitanteile aus der gesamten Brutto-Arbeitszeit mit für Pflegetätigkeiten (aus falsch verstandener Verantwortung heraus) einsetzt, ist groß. Dabei wird allerdings die Quadratur des Kreises versucht. Und dieser Versuch kann nur scheitern: Wie dies vermieden werden kann, wird im Folgenden beschrieben, weil die Abgrenzung zwischen planbaren und nicht planbaren Arbeitszeitbestandteilen überhaupt die wesentliche Grundlage für eine kontinuierliche und verlässliche Dienstplanung darstellt.

DEFINITION

Netto-Arbeitszeit ist die um die durchschnittlichen statistischen/tatsächlichen Ausfallzeiten infolge von Krankheit, Urlaub, Fortbildungen etc. reduzierte vertraglich geschuldete Arbeitszeit. Lediglich die Netto-Arbeitszeit der Mitarbeiter steht für die direkte und indirekte Pflege zur Verfügung. *(siehe Schaubild I/1.2.1)*

Manche Einrichtungen kalkulieren intern auf Grundlage der geltenden Wochenarbeitszeiten mit einer Jahres-Netto-Arbeitszeit. Der Einfachheit halber soll hier von einer festen Bezugsgröße der Jahres-Netto-Arbeitszeit ausgegangen werden. Das ist insofern von großer Bedeutung, weil diese Jahres-Netto-Arbeitszeit letztendlich das Verständnis für die Differenz zwischen der Brutto- und der Netto-Arbeitszeit aufzeigt und gleichzeitig sehr häufig gedankliche Planungsfehler offenbart *(siehe Schaubild I/1.2.0)*. Wichtig zu wissen ist, dass nicht die Brutto-Arbeitszeit, sondern die Netto-verfügbare Arbeitszeit die Planungsgröße für die unmittelbare Dienstplanung darstellen muss.

Am einfachsten und nachvollziehbar lässt sich der Unterschied von Brutto- und Netto-Arbeitszeit mit dem eigenen Gehalt vergleichen. Fragestellung: Wird das Netto- oder das Bruttogehalt auf das Konto des Mitarbeiters überwiesen? Möglicherweise gibt es Monate, in denen mancher mehr Geld ausgibt, als sein Nettogehalt grundsätzlich ermöglicht. Das mag einige Zeit gut gehen – das dicke Ende kommt nach. Bei der Arbeitszeit spielt sich analog das gleiche ab: Wird über den Dienstplan ständig versucht die Brutto-Arbeitszeit für Pflegetätigkeiten zu verplanen, so äußert sich das in Form von

- einer massiven Überstundenanhäufung und
- der erheblichen Ansammlung von Urlaubsbeständen.

Beides zusammen sind Indizien für eine verfehlte Dienstplangestaltung, welche auf der Brutto-Arbeitszeit basiert; sofern ursächlich beispielsweise nicht vorübergehend unbesetzte Stellen zu dieser Entwicklung beigetragen haben.

Im *Schaubild I/1.2.1* ist ein Verhältnis der Brutto- zur Netto-verfügbaren Arbeitszeit mit einer prozentualen Verteilung von 75 zu 100 Prozent angenommen. Diese Werte basieren auf einer Vielzahl von Erhebungen. Das Schaubild differenziert weiter, wie sich die durchschnittlichen 25 Prozent Ausfallzeit (= Urlaub, Fortbildung, Krankheit etc.) wiederum untergliedern und umfasst auch einen Feiertagsanteil von 3 Prozent.

Vorsicht: Für diesen 25-prozentigen Anteil, der von der Brutto-Arbeitszeit abgeht, bestehen nur begrenzt allgemeingültige inhaltliche Festlegungen. Aus diesem Grund ist es von erheblicher Bedeutung, diese Größe einrichtungsintern zu definieren. In der Regel zählen die nachfolgenden Parameter dazu: Urlaub, Krankheit, Fortbildungen, sonstige Abwesenheitszeiten wie tarifvertragliche Regelungen etc., ebenso die Feiertage in Abhängigkeit von der Art der Berechnung der monatlichen Sollarbeitszeit. *(siehe Teil I/2.2)*

Die hier definierten Inhalte dürfen anschließend nicht nochmals in die hausinterne Definition der indirekten Pflegezeiten mit einfließen, weil dies ansonsten zu einer doppelten Bewertung führen würde. Wie eine Ausfallstatistik auch ohne EDV mit einfachen Mitteln erstellt werden kann, ist in *Teil II/4.1* beschrieben.

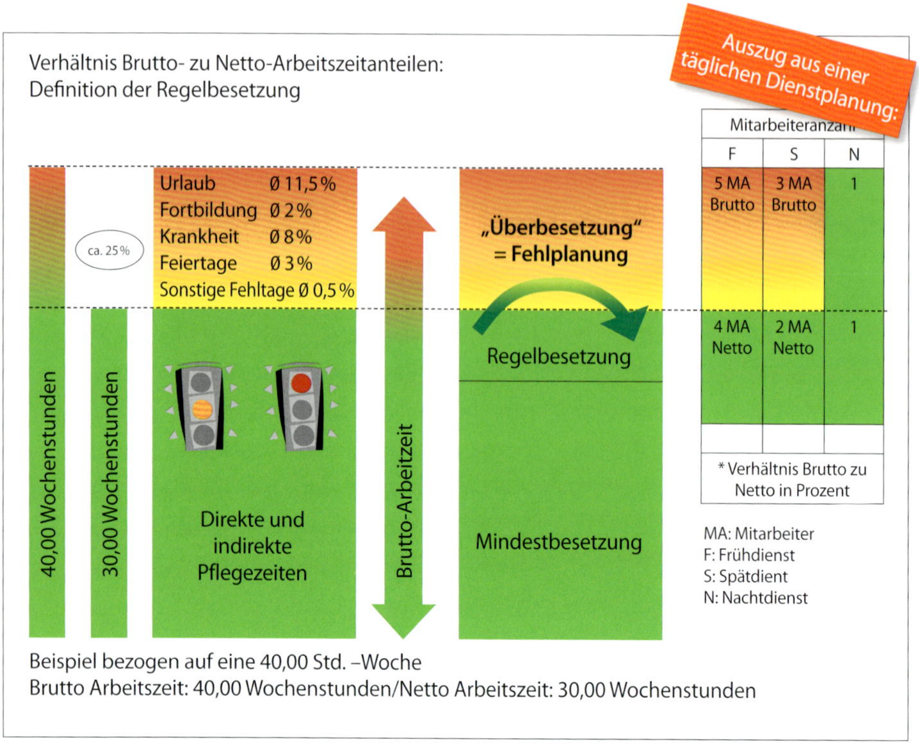

Schaubild I/1.2.1: Brutto- und Netto-verfügbare Arbeitszeiten

Das *Schaubild I/1.2.1* zeigt mit der Säule mittig im Schaubild innerhalb des Übergangs vom grünen Netto in den gelben Brutto-Arbeitszeitbereich einen gebogenen Pfeil, welcher vom grünen Bereich über den gelben und wieder in den grünen zurückfließt. Damit ist ein kurzfristiges Überschreiten der Netto-Arbeitszeitanteile mit vorübergehenden „Anleihen“ im „25 Prozent-Bereich“ dargestellt.

Geschieht diese Überschreitung in den gelben oder roten Bruttoarbeitszeitbereich jedoch kontinuierlich, so ist eine typische Situation fehlerhafter Dienstplanung dargestellt: Derjenige, der die Dienstplanung durchführt, muss sich im Rahmen der von ihm durchgeführten Dienstplanung darüber bewusst sein, ob er sich im „roten, im gelben oder im grünen“ Arbeitszeitanteilbereich bewegt. Gelegentliche begründete Ausnahmen mit „Anleihen“ im gelben oder roten Bereich in Zeiten besonderer Anforderungssituationen und der gleichzeitigen Abwesenheit von Urlaub oder bei nicht Vorhandensein von Überstunden sind unproblematisch. Diese Anleihe muss aber eine Ausnahme bleiben und darf keinesfalls zur Gewohnheit werden. Eine ständige Planung innerhalb des gelben oder roten Bruttoarbeitszeitbereichs zieht zwangsweise das kontinuierliche Ansteigen von Überstunden und Urlaubsbeständen nach sich, weil sich die Planung in einem Bereich befindet, welcher – wie bereits beschrieben – vertraglich (Arbeitsverträge Mitarbeiter und Leistungsverträge mit den Kostenträgern) gar nicht für die Dienstplanung vorgesehen ist.

DEFINITION: ÜBERSTUNDEN

Unter Überstunden im hier verwendeten Sinne ist die Arbeitszeit zu verstehen, die der Mitarbeiter über die für sein Arbeitsverhältnis individuell geltende Arbeitszeit hinaus arbeitet. Maßstab des Vergleichs ist die Arbeitszeit, wie sie für den Mitarbeiter durch Arbeitsvertrag, anwendbaren Tarifvertrag oder aber eine Betriebsvereinbarung geregelt ist.

Beispiel „Überstunden"

Mitarbeiterin A hat eine feste monatliche Arbeitszeit von 168 Stunden. Arbeitet sie in einem Monat gemäß Dienstplan 174 Stunden, hat sie 6 Überstunden geleistet.

Von Überstunden ist die sogenannte MEHRARBEIT im hier verwendeten Sinne begrifflich zu unterscheiden. Als Mehrarbeit wird ein Überschreiten der allgemeinen gesetzlichen Arbeitszeitgrenzen (gem. § 3 ArbZG regelmäßig 8 Stunden am Werktag), insbesondere der Grenzen des Arbeitszeitgesetzes bezeichnet. Teilzeitbeschäftigte können so beispielsweise in erheblichem Umfang Überstunden leisten, ohne dass es sich dabei um Mehrarbeit im Sinne des Arbeitszeitgesetzes handelt.

Beispiel „Mehrarbeit"

Mitarbeiterin A leistet in einer Schicht 9 Arbeitsstunden und damit 1 Stunde mehr, als die 8 Stunden regelmäßige werktägliche Höchstarbeitszeit des § 3 Abs. 1 Satz 1 ArbZG.

ACHTUNG!

Tarifverträge und AVR verwenden abweichende Definitionen von Überstunden und Mehrarbeit.

DEFINITIONEN: „PLUS-"/„MINUSSTUNDEN"

Plusstunden sind die positive Differenz, Minusstunden sind die negative Differenz zwischen der in einem vereinbarten Referenzzeitraum geleisteten Ist-Arbeitszeit und der vertraglich geschuldeten Soll-Arbeitszeit.

Plusstunden sind die positive Differenz zwischen vertraglich geschuldeten Soll-Stunden und Ist-Stunden in einem festgelegten Referenzzeitraum

Minusstunden sind die negative Differenz zwischen vertraglich geschuldeten Soll-Stunden und Ist-Stunden in einem festgelegten Referenzzeitraum

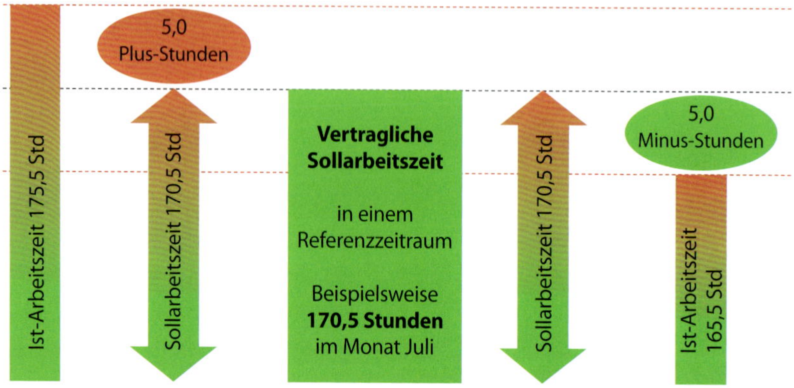

Ist-Stunden setzen sich zusammen aus: Geleisteten Diensten, Urlaub, Krankzeiten (innerhalb der Lohnfortzahlung), Fortbildungen und sonstigen arbeitszeitrelevanten Diensten wie z. B. Betriebsratstätigkeiten

Schaubild I/1.2.2: Definition Plus-/Minusstunden

Urlaubsplanung

Diejenigen Arbeitszeitanteile, welche in der zu planenden Funktionseinheit von der gesamten verfügbaren Bruttoarbeitszeit nach Abzug der täglichen Regelbesetzung (= Netto verfügbare Arbeitszeit) übrig bleiben, stehen für die Planung von Urlaub, aber auch für Fortbildung, Fehlzeiten wegen Krankheit etc. zur Verfügung.

Dabei müssen gewisse nicht planbare Faktoren kontinuierlich im Auge behalten werden:

- Veränderungen in der Mitarbeiterstruktur durch Ein- und Austritte, einrichtungsinterne Wechsel, wechselnde Voll- und Teilzeitanteile, Veränderungen im Qualifikationsbedarf
- Veränderungen in der Bewohnerstruktur in folge wechselnder Pflegegrade sowie Kurzzeitpflegegäste
- Monatlich wechselnde verfügbare Sollarbeitszeiten je nach Berechnungsgrundlagen

Schaubild I/1.2.3: Definition Urlaubsplanung

Beispiel „Plus-"/„Minusstunden"

Mitarbeiterinnen A und B haben im Monat August eine Sollarbeitszeit von jeweils 170,5 Stunden. Während Mitarbeiterin A am Ende des Monats 165,5 Ist-Stunden geleistet hat, kommt Mitarbeiterin B auf 176,0 Ist-Stunden. Dem Arbeitszeitkonto der

Mitarbeiterin A werden 5 Minusstunden belastet, wohingegen dem Arbeitszeitkonto der Mitarbeiterin B 5,5 Plusstunden gutgeschrieben werden.

FAZIT

- Die Kenntnis der Anteile von Brutto- und der Netto-Arbeitszeiten sind von erheblicher Bedeutung, um die eigene Dienstplanung bewerten zu können. Dazu soll die „Ampeloptik" bildlich beitragen – befindet sich die Planungsgrundlagen für unsere Dienstplanung im roten, gelben oder grünen Bereich?
- Inwieweit diese Planungsgrundlage der Netto-Arbeitszeit (= Soll Planung) auf Erfolgskontrolle (= Ist-Umsetzung) hin einrichtungsintern überprüft werden kann, wird in *Teil II/4.1* beschrieben.
- Besteht eine einrichtungsinterne und arbeitsbereichsübergreifende Definition, was unter dem Begriff „Ausfallzeiten" inhaltlich zu berücksichtigen ist?
- Diese Definition ist erforderlich, um abklären zu können, welche Arbeitszeitanteile innerhalb der verbleibenden Netto-Arbeitszeit jeweils der direkten und der indirekten Pflege zufließen. *(Teil I/1.4, Schaubild I/1.4.1)*
- Die einrichtungsinterne Definition der Ausfallzeiten ist auch deswegen von großer Bedeutung, weil nur dann externe Vergleichszahlen zur Beurteilung sinnvoll herangezogen werden können, wenn diese Definition nicht zu sehr von allgemein gebräuchlichen abweichen.

1.3 Definition der Regelbesetzung

KAPITELMERKSATZ

Die Regelbesetzung im Dienstplan ermittelt sich aus der gesamten durchschnittlich verfügbaren wöchentlich Netto-Arbeitszeit aller Mitarbeiter des Arbeitsbereichs; diese wird dienstplanmäßig nach den wohneinheitsbezogenen Anforderungen auf die einzelnen Wochentage verteilt.

Das *Schaubild I/1.2.1* zeigt das Verhältnis von Brutto- und Netto-Arbeitszeit. Die hier beschriebenen Ausführungen auf die Woche sollen Vorrang haben, weil die Umsetzung von Jahresarbeitszeiten in der Praxis der Pflegeeinrichtungen eine eher untergeordnete Rolle spielt. Die Farbgebung der Schaubilder bezieht sich wieder auf die Ampeloptik.

Wird das Beispiel mit der 25-prozentigen Gesamtausfallzeit weiterverfolgt, stellt die 75 Prozent Marke die Regelbesetzung der Einrichtung – bezogen auf die vertragliche zugrunde gelegte Bewohnerstruktur nach Pflegegraden – dar. Diese wird anhand eines Dienstplanbesetzungsprofils optisch dargestellt *(Teil II/2.1)*. Auch hier darf es unter den bereits beschriebenen Voraussetzungen kurzfristige zeitliche Anleihen im gelben bis roten Bruttoarbeitszeitbereich geben (= „25 Prozent Bereich"). Wenn dies allerdings zur Regel wird, ergeben sich daraus die nachfolgend genannten Problemkonstellationen.

Das *Schaubild I/1.2.1* zeigt es auf der rechten Seite im Bild: Basiert die Einsatzplanung auf einer Brutto-Schichtbesetzung von 5 Mitarbeitern im Frühdienst kann diese Besetzung auf Dauer nicht gehalten werden, weil dies kalkulatorisch weder in den Pflegeschlüsseln (= Bruttozeitwerte einschließlich Urlaub etc.) noch in den Arbeitsverträgen der Mitarbeiter (= vertraglich vereinbarte Wochenarbeitszeit ist immer die Bruttozeitarbeitszeit einschließlich Urlaub etc.) vorgesehen ist. Dieser Sachverhalt macht keinesfalls eine Aussage dahingehend, ob die jeweilige Besetzung in der jeweiligen Arbeitssituation ausreichend ist oder nicht. Es dreht sich hier lediglich darum, ob eine Besetzung im Interesse der Bewohner und Mitarbeiter bei gleicher Belegung der Wohneinheit kontinuierlich zu halten ist oder nicht.

Der Versuch einer ständigen Dienstplanung im gelben oder gar im roten Bereich entspricht einer Fehlplanung mit der Ausnahme, dass es sich um vereinzelte und begründete Abweichungen beispielsweise zur Bewältigung besonderer kurzfristiger Arbeitsanforderungen oder zur Überbrückung nicht besetzter Stellenkontingente handelt.

Gravierend stellen sich die Folgen einer derartigen Fehlplanung dar:

- Aufbau von Überstunden,
- Anwachsen der Urlaubsbestände,
- ständiges Einspringen der Mitarbeiter wird erforderlich, weil eine, im Verhältnis zur verfügbaren Mitarbeiteranzahl, unrealistische Besetzung geplant ist und alles unternommen wird, um diese Fehlplanung durchzuhalten.

Wird eine Dienstplanung im roten Bruttoarbeitszeitbereich gar als Regelsituation über einen längeren Zeitraum durchgeführt ist das Ergebnis fatal. Erfolgt dann die früher oder später immer unausweichliche Korrektur, erscheint es den Mitarbeitern, als würde eine Reduktion der Schichtbesetzungen erfolgen, was rein zahlenmäßig betrachtet auch zutrifft („Wir waren schon immer 5 im Frühdienst"). Dabei handelt es sich tatsächlich um eine Anpassung an die mit den Kostenträgern vertraglich vereinbarten Grundlagen. Die Anpassung einer verfehlten Dienstplanung an die vertraglich vereinbarte Planung kann niemals umgangen werden, stellt aber einen schmerzlichen Einschnitt in das bisherige System der „Überbesetzung" dar. Überbesetzung ist in diesem Verständnis als die verplante Brutto-Arbeitszeit zu verstehen; die Regelbesetzung ist die Dienstplanung auf Basis der Netto-Arbeitszeit.

Nettoarbeitszeitbasierte Einsatzplanung – es werden keine für Urlaub, Fortbildung, Krankheit vorgesehenen Arbeitszeitanteile im Dienstplan als Regelarbeitstage eingesetzt. Faustregel: Nur ca. 75 Prozent der gesamten arbeitsvertraglichen Wochenarbeitszeiten werden arbeitsbezogen verplant.

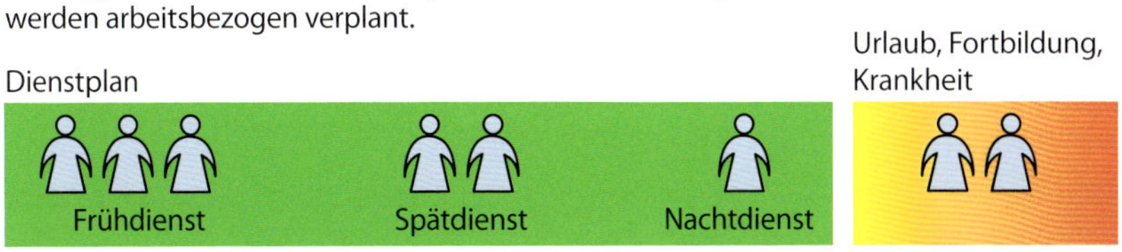

Bruttoarbeitszeitbasierte Einsatzplanung – es wird die gesamte arbeitsvertragliche Wochenarbeitszeit im Dienstplan eingesetzt. Fazit: Für Urlaub, Fortbildung und Krankzeiten steht planerisch nichts mehr zur Verfügung. Jeder Zusatzbedarf wird zur Überstunde.

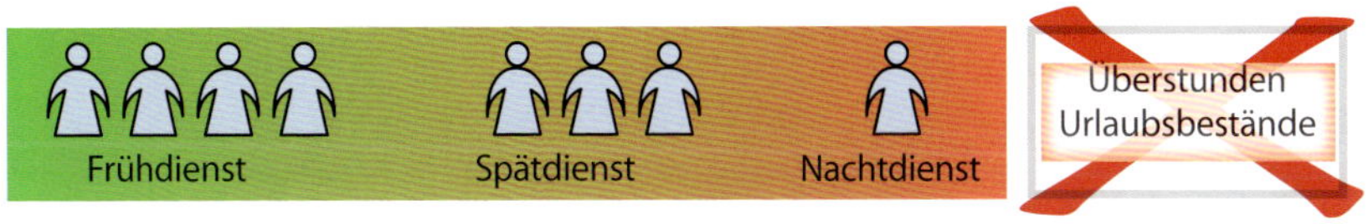

Schaubild I/1.3.1: Auswirkungen auf die Erholungsphasen von Mitarbeitern bei einer Brutto-und einer Nettobasierten Dienstplanung

Wird diese Anpassung nicht durchgeführt, ist die weitere Entwicklung noch viel problematischer. Eine längerfristige Dienstplanung im gelben oder roten Bruttoarbeitszeitbereich, kann wie beschrieben niemals kontinuierlich umgesetzt werden, weil darin Arbeitszeitanteile enthalten sind, welche schlichtweg nicht für die direkten und indirekten Pflegetätigkeiten *(siehe Teil I/1.4)* zur Verfügung stehen. Spätestens mit zunehmender Urlaubszeit – welche heute nahezu das gesamte Jahr abdeckt – muss diese (Fehl)-Besetzung nach unten korrigiert werden. Dazu kommen mehr oder weniger häufige Fehlzeiten in Folge von Krankheit, welche neben den Ausfallzeiten wie Urlaub zu einer (weiteren) Reduktion der Schichtbesetzungen führen. Zumindest nachvollziehbar ist der darauffolgende Rückschluss von manchen Mitarbeitern, dass eine ständige Unterbesetzung vorliegt. Dies aber nicht, weil zu wenige Mitarbeiter verfügbar sind (das lässt sich aus dieser Konstellation gar nicht erkennen), sondern weil die Dienstplanung massiv über ihre Verhältnisse gelebt hat und den Mitarbeitern zuvor infolge einer definitiven (Fehl-) Planung auf Basis der Brutto-Arbeitszeiten eine höhere Schichtbesetzung vorgegaukelt hat, als es die Regelbesetzung letztlich erlaubt.

Und das dicke Ende kommt wie beschrieben. Ob es dann nachvollziehbare Motive waren („die Besetzung reicht doch ansonsten nicht für eine gute Pflege") oder welche Gründe auch immer zu dieser Finalsituation geführt haben: Die Konsequenzen tragen leider oft nicht die dafür Verantwortlichen, sondern die Mitarbeiter. Stellenreduktionen und/oder vor allem unüberlegte drastische Reduzierungen der Schichtbesetzungen sind häufige Folge der hier beschriebenen Fehlplanung. Nicht selten entsteht dann unter dem Druck der Verhältnisse eine operative Hektik, anstelle einer frühzeitigen und zielgerichteten Überprüfung der Grundlagen, auf welchen die Dienstplanung vorgenommen worden ist. Nur, die erst genannten Reaktionen lösen fast nie das zu Grunde liegende Problem, sondern kaschieren es vorübergehend. Deswegen muss sich die Dienstplanung immer an der Netto-verfügbaren Arbeitszeit orientieren. Eine Erhöhung der Regelbesetzung, welche auf der Netto-Arbeitszeit basiert, ist dann begrenzt möglich, wenn

- die Krankheitsquote unterhalb des kalkulierten Durchschnitts liegt,
- aktuell kein Urlaub geplant und kein Abbau von bestehenden Urlaubstagen erforderlich ist und
- aktuell keine Überstunden bestehen, deren Abbau erforderlich ist.

Aber Vorsicht: Die Urlaubszeit wird beginnen und dann kann es passieren, dass Arbeitszeitkontingente, welche zu dem Anteil Urlaub gehören, für direkte und/oder indirekte Pflegezeiten verplant sind. Dieser Gefahr muss sich der Dienstplanende bewusst sein.

AUS DER DEFENSIVE IN DIE OFFENSIVE. Der Nachteil bzw. der Vorteil liegt auf der Hand: Befindet sich der Dienstplanende in der Situation, dass er die Einsatzplanung auf Basis der Brutto-Arbeitszeit ansetzt, muss er seine Planung ständig nach unten korrigieren – das heißt: er agiert ständig aus der Defensive heraus und muss seine (Fehl)-Planung auch noch dahingehend verteidigen, dass er diese Planung nicht durchhalten kann. Eine groteske Situation! Könnte er diese Planung durchhalten, wäre das in der Tat wirklich die Quadratur des Kreises.

Plant er dagegen wie hier beschrieben auf Basis der Netto-Arbeitszeit

- kann er beim Auftreten kurzfristiger besonderer Bedarfe vorübergehend die Regelschichtbesetzung anheben,
- er befindet sich damit in der Rolle des Handelnden (Geberrolle),
- er hat aktiv das Handeln in der Hand und

zugleich eine Arbeitszeitreserve innerhalb der Spanne der einrichtungsintern definierten Ausfallzeiten (= kalkulatorisch in unserem Beispiel 25 Prozent).

Dies stellt aus Sicht der Autoren eine erstrebenswertere Rolle dar, weil dabei nicht ständig auf verlorenem Posten wie bei einer Dienstplanung auf Basis der Brutto-Arbeitszeit gekämpft werden muss.

Die Negativ-Spirale kann sich aber noch weiter nach unten drehen!

Der Schluss dieser Fehlplanung kann noch weitaus massivere Konsequenzen für die Einrichtung haben. Dadurch, dass die „fehl-geplante" Besetzung ständig aufgrund von Ausfallzeiten wie Urlaub, Krankheit etc. zwangsweise reduziert werden muss, kann die Zusage der kontinuierlichen und vertragsgemäßen Leistung gegenüber den Vertragspartnern wie Bewohnern und Kostenträgern möglicherweise nicht mehr eingehalten werden.

Das bedeutet, dass diese Fehlplanung in der Summe dargestellt folgende Konsequenzen hat:

- Aufbau von Überstunden,
- Anhäufung von Urlaubsbeständen,
- verärgerte Mitarbeiter wegen ständigen Einspringens,
- verärgerte Bewohner und Angehörige wegen nicht Einhaltung von geplanten Regelleistungen aufgrund ständig notwendig werdender Besetzungsreduzierungen,
- extreme Überziehung der wirtschaftlichen Planungsgrundlagen.

Eine negative Steigerung der hier beschriebenen Fehlplanung im gelben oder roten Bruttoarbeitszeitbereich ist nur noch in der Form möglich und in der Praxis nicht selten vorkommend, dass die Brutto Arbeitszeit komplett für direkte und indirekte Pflegetätigkeiten verplant wird (zu 100 Prozent) und als Folge daraus *jede einzelne Stunde* der Ausfallzeiten wie Urlaub, Krankheit, Dienstbesprechungen etc. – sofern zumindest nicht letztere Bestandteil der zu 100 Prozent verplanten Arbeitszeiten sind – zusätzlich über Zeitarbeit, geringfügige Beschäftigungsverhältnisse (Mini-Jobs), Überstunden etc. kompensiert werden muss.

Damit laufen nicht nur die Kosten komplett aus dem Ruder, sondern der Versuch hier noch eine kontinuierliche Dienstplanung auf der ohnehin verfehlten Basis einer Brutto-Arbeitszeitplanung zu erhalten, stellt eine völlige aussichtlose Vorgehensweise dar. Dieses Vorgehen ist aufgrund der beschriebenen Folgesymptomatik an Brisanz nicht mehr zu überbieten.

Bezogen auf die mit der Brutto-Arbeitszeit gleichzusetzenden 100 Prozent werden in diesem Beispiel eher über 120 Prozent Arbeitszeit verplant (= 100 Prozent für die direkte und die indirekte Pflege und zusätzlich um die 25 Prozent für die Anteile der Ausfallzeiten (Urlaub, Krankheit, Fortbildung).

Das Schaubild I/1.3.2 zeigt die negativen Auswirkungen einer von der Netto- auf die Brutto-Arbeitszeiten übergehenden Dienstplanung an einem konkreten Dienstplanbeispiel. In dem Zeitraum vom 1. – 4. des Monats sind im Frühdienst 4 und im Spätdienst 2 Mitarbeiter eingeplant. Im unteren Bildabschnitt ist zu sehen, dass 2 Mitarbeiter entweder in Urlaub, auf Fortbildung oder krank sind. An der Besetzung 4 zu 2 der Nettobasierten Dienstplanung ändert sich dadurch nichts. Am 3. des Monats ist einmalig der Frühdienst aus besonderem Anlass um einen Mitarbeiter verstärkt besetzt worden, ohne dass daraus eine Regelsituation wird. Das ändert sich jedoch ab dem 5. des Monats: jetzt wird der Frühdienst – bei gleichbleibender Gesamtmitarbeiteranzahl – täglich um einen Dienst auf eine Besetzung mit 5 Mitarbeitern erhöht, ohne dass beispielsweise aufgrund mehrerer Pflegegraderhöhungen in Folge von anstehenden Einstufungen ein zumindest zukünftiger Ausgleich sichtbar wäre. Als unmittelbares Resultat daraus ist zu erkennen, dass im unteren Bildabschnitt sich die Möglichkeit für Mitarbeiter Urlaub einzuplanen, Fortbildung zu besuchen oder „Krank zu sein", um 50 Prozent reduziert. Ab dem 7. des Monats wird ebenfalls eine Erhöhung der Besetzung im Spätdienst von 2 auf 3 Mitarbeiter durchgeführt. Damit sind de facto alle Erholungsphasen gestrichen; die Mitarbeiterüberforderung beginnt jetzt gnadenlos ihren Lauf zunehmen. Am 11. des Monats kollabiert das System der Dienstplanung: Einer der 5 eingesetzten Mitarbeiter aus dem Frühdienst wird krank und es ist niemand mehr da, die überhöhte Besetzung auszugleichen. Ab dieser Stelle ist die völlig verfehlte Einsatzpla-

		MA-Anzahl	1.	2.	3.	4.	5.	6.	7.	8.	9.	10.	11.	12
Netto-AZ	Frühdienst	1	F	F	F	F	F	F	F	F	F	F	F	
		2	F	F	F	F	F	F	F	F	F	F	F	
		3	F	F	F	F	F	F	F	F	F	F	F	
		4	F	F	F	F	F	F	F	F	F	F	F	
		5			F		F	F	F	F	F	F	F	
		6											K	
Netto-AZ	Spät-dienst	7	S	S	S	S	S	S	S	S	S	S	S	
		8	S	S	S	S	S	S	S	S	S	S	S	
		9							S	S	S	S	S	
Brutto-Anteile	Urlaub, Fortbildung, Krankheiten		👤	👤	👤	👤	👤	👤	☹	☹	☹	☹	☹	
			👤	👤	☹	👤	☹	☹	☹	☹	☹	☹	☹	

Schaubild I/1.3.2: Auswirkungen einer Bruttobasierten Dienstplanung auf die Mitarbeiter

nung höchstens noch kurze Zeit über „Geteilte Dienste" zu retten. Der endgültige Absturz steht unmittelbar bevor.

Bevor an dieser Stelle dann die emotional getriebene Geschichte von den sowieso zu wenigen Mitarbeitern als Entschuldigung angeführt wird, ist eines zu sagen: Die in dem Schaubild dargestellte Situation hat ihre Ursache ausschließlich in einer verfehlten Dienstplanung. Denn wenn die Besetzung nicht ausreicht, kann das nicht über den Dienstplan kompensiert werden. Wenn das möglich wäre, würden das alle ambulanten und stationären Dienste in Deutschland sofort durchführen.

Abweichungen von der Regelbesetzung (Unterbesetzung/ Personalengpass)

Abweichungen von der Regelbesetzung werden im alltäglichen Sprachgebrauch als Unterbesetzung oder Personalengpass bezeichnet. Für beide Begrifflichkeiten gibt es keine Legaldefinitionen. Ein dauerhaftes Unterschreiten der Regelbesetzung bzw. eine kontinuierliche Unterbesetzung wird langfristig eine negative Auswirkung auf die Leistungserbringung für die Bewohner und die Arbeitsleistung der Mitarbeiter haben. Dabei ist noch nichts über das Verschulden oder die möglichen Ursachen und Hintergründe ausgesagt. Gleichwohl ist das Feststellen einer Abweichung von der Regelbesetzung deswegen von zentraler Bedeutung, weil sich hier auch die Frage nach der vertragsgemäßen Leistungserbringung stellt. Die Unterbesetzung kann verschiedenste Ursachen haben und im Praxisalltag findet sich oft ein ungünstiges Zusammentreffen von mehreren auslösenden Faktoren wie Kündigungen, Fortbildungsterminen, Überschneidungen/Fehlplanungen von Urlaub und Außeneinsätzen von Azubis etc. Dies kann dann in Kombination mit gleichzeitig auftretenden Fehlzeiten in Folge von Krankheit eskalieren.

Personalabgleich

Aufgrund gesetzlicher Änderungen im Rahmen des SGB XI und einer sich entsprechend wandelnden Verwaltungspraxis rückt zunehmend das Thema Personalabgleich in das Blickfeld der Einrichtungsträger, denen bisher bei der Fragestellung Personalunterschreitung zuvorderst Qualitätsprüfungen in den Sinn kamen. Dies auch, weil sich die Ausgangslage bei der Rückforderung von Leistungen/Vergütungskürzungen nach § 115 Abs.3 SGB XI durch die Kostenträger für die Einrichtungsträger verschärft hat. Stellt der MDK bzw. die PKV bei der regelmäßig stichprobenartigen Prüfung der Dienstpläne und der Einhaltung der Personalschlüssel Auffälligkeiten fest, erfolgt eine diesbezügliche Meldung an die Pflegekassen. Die Pflegekassen können auf der Grundlage des § 84 Abs.6 SGB XI losgelöst von Qualitätsprüfungen einen Personalabgleich durchführen um zu prüfen, ob das laut Versorgungsvertrag einzusetzende Personal-Soll auch tatsächlich eingesetzt ist. Und bekanntlich prüft auch die Heimaufsicht den Personaleinsatz, wobei hier die Besonderheit besteht, dass die Heimaufsicht nicht zwingend an den zwischen der Einrichtung und den Pflegekassen vereinbarten Pflegeschlüssel gebunden ist.

Allen prüfenden Stellen ist bewusst, dass die Personalausstattung der Einrichtungen Schwankungen ausgesetzt ist und bedingt durch den Fachkräftemangel die Besetzung einer freien Fachkraftstelle mitunter Monate dauern kann. An diesem Punkt stellt sich die Frage, ob den Einrichtungen seitens der Prüfer gewisse Toleranzen beim Personalabgleich zugebilligt werden. Eine gesetzliche und gar verbindliche Regelung zu möglichen Toleranzen findet sich nicht. Seit September 2012 wird von den Einrichtungsträgern ein Urteil des Bundessozialgerichts (BSG) (Aktenzeichen: B 3 P 5/11 R) herangezogen, wonach erst eine Personalunterschreitung ab 8 Prozent einen Rückforderungsanspruch/eine Vergütungskürzung der Kostenträger nach § 115 Abs.3 SGB XI begründet, sofern nicht erhebliche Mängel in der Ergebnisqualität festgestellt seien. Bei einer Personalunterschreitung von mindestens 8 Prozent sind nach den damaligen Feststellungen der Richter des BSG Qualitätsmängel unwiderlegbar zu vermuten. Eine Personalunterschreitung von weniger als 8 Prozent soll ohne festgestellte erhebliche Mängel in der Ergebnisqualität nur dann einen Rückforderungsanspruch/eine Vergütungskürzung der Kostenträger dem Grunde nach begründen, wenn es durch den Einrichtungsträger zu einer systematischen und zielgerichteten Unterschreitung der vereinbarten Personalschlüssel gekommen ist. Die entsprechenden Leitsätze im vorgenannten Urteil des BSG lauten:

1. Mit der rückwirkenden Kürzung der Pflegevergütung kann grundsätzlich nur die Verletzung gesetzlicher oder vertraglicher Pflichten geahndet werden, die zu Qualitätsmängeln bei der Pflege geführt haben.
2. Qualitätsmängel werden unwiderlegbar vermutet, wenn ein Personalabgleich ergeben hat, dass die vereinbarte Personalausstattung über mehrere Monate hinweg um jeweils mindestens 8 Prozent unterschritten worden ist oder ein Heimträger die vereinbarte Personalausstattung planmäßig und zielgerichtet nicht bereitstellt.

Im Juli 2017 wurde die Regelung des § 115 SGB XI geändert und lautet auszugsweise aktuell wie folgt:

.... (3) Hält die Pflegeeinrichtung ihre gesetzlichen oder vertraglichen Verpflichtungen, insbesondere ihre Verpflichtungen zu einer qualitätsgerechten Leistungserbringung aus dem Versorgungsvertrag (§ 72) ganz oder teilweise nicht ein, sind die nach dem Achten Kapitel vereinbarten Pflegevergütungen für die Dauer der Pflichtverletzung entsprechend zu kürzen. Über die Höhe des Kürzungsbetrags ist zwischen den Vertragsparteien nach § 85 Abs. 2 Einvernehmen anzustreben. Kommt eine Einigung nicht zustande, entscheidet auf Antrag einer Vertragspartei die Schiedsstelle nach § 76 in der Besetzung des Vorsitzenden und der beiden weiteren unparteiischen Mitglieder. Gegen die Entscheidung nach Satz 3 ist der Rechtsweg zu den Sozialgerichten gegeben; ein Vorverfahren findet nicht statt, die Klage hat aufschiebende Wirkung. Der vereinbarte oder festgesetzte Kürzungsbetrag ist von der Pflegeeinrichtung bis zur Höhe ihres Eigenanteils an die betroffenen Pflegebedürftigen und im Weiteren an die Pflegekassen zurückzuzahlen; soweit die Pflegevergütung als nachrangige Sachleistung von einem anderen Leistungsträger übernommen wurde, ist der Kürzungsbetrag an diesen zurückzuzahlen. Der Kürzungsbetrag kann nicht über die Vergütungen oder Entgelte nach dem Achten Kapitel refinanziert werden. Schadensersatzansprüche der betroffenen Pflegebedürftigen nach anderen Vorschriften bleiben unberührt; § 66 des Fünften Buches gilt entsprechend.

(3a) Eine Verletzung der Verpflichtungen zu einer qualitätsgerechten Leistungserbringung im Sinne des Absatzes 3 Satz 1 wird unwiderlegbar vermutet

1. bei einem planmäßigen und zielgerichteten Verstoß des Trägers der Einrichtung gegen seine Verpflichtung zur Einhaltung der nach § 84 Absatz 5 Satz 2 Nummer 2 vereinbarten Personalausstattung oder
2. bei nicht nur vorübergehenden Unterschreitungen der nach § 84 Absatz 5 Satz 2 Nummer 2 vereinbarten Personalausstattung.

Entsprechendes gilt bei Nichtbezahlung der nach § 84 Absatz 2 Satz 5 beziehungsweise nach § 89 Absatz 1 Satz 4 zu Grunde gelegten Gehälter. Abweichend von Absatz 3 Satz 2 und 3 ist das Einvernehmen über den Kürzungsbetrag unverzüglich herbeizuführen und die Schiedsstelle hat in der Regel binnen drei Monaten zu entscheiden. Bei Verstößen im Sinne von Satz 1 Nummer 1 können die Landesverbände der Pflegekassen gemeinsam den Versorgungsvertrag gemäß § 74 Absatz 1, in schwerwiegenden Fällen nach § 74 Absatz 2, kündigen; § 73 Absatz 2 gilt entsprechend.

(3b) Die Vertragsparteien nach § 113 vereinbaren durch den Qualitätsausschuss gemäß § 113b bis zum 1. Januar 2018 das Verfahren zur Kürzung der Pflegevergütung nach den Absätzen 3 und 3a. Die Vereinbarungen sind im Bundesanzeiger zu veröffentlichen und gelten vom ersten Tag des auf die Veröffentlichung folgenden Monats. Sie sind für alle Pflegekassen und deren Verbände sowie für die zugelassenen Pflegeeinrichtungen unmittelbar verbindlich.

...

Die nach § 115 Abs.3b SGB XI bestimmte Vereinbarung über das Verfahren zur Kürzung der Pflegevergütung nach § 115 Abs.3 und 3a SGB XI ist seit dem 01.03.2018 in Kraft. Sie gibt Aufschluss über die Verletzungshandlungen des § 115 Abs.3a SGB XI und lautet in den entscheidenden Regelungen auszugsweise wie folgt:

§ *§ 1a Planmäßige und zielgerichtete Unterschreitung der Personalausstattung*

(1) Ein planmäßiger und zielgerichteter Verstoß des Trägers der Einrichtung gegen seine Verpflichtung zur Einhaltung der nach § 84 Absatz 5 Satz 2 Nummer 2 SGB XI vereinbarten Personalausstattung stellt ein eindeutig vertragswidriges Verhalten des Pflegeeinrichtungsträgers dar, welches darauf abzielt, sich Vorteile zu verschaffen. Ein Indiz hierfür liegt vor, wenn der Träger einer Einrichtung im Falle von nicht nur temporären oder geringfügigen Personalengpässen oder -ausfällen keine geeigneten und zielgerichteten Maßnahmen zur Einhaltung der Personalausstattung ergriffen hat. Nicht vorhersehbare Schwankungen in der Belegungsstruktur (u. a. durch rückwirkende Höherstufungen) sowie in der durchschnittlichen personellen Besetzung sind dabei als üblich zu berücksichtigen. Nachweisliche Bemühungen um Beseitigung der Personalunterdeckung gelten als Indiz für ein nicht planmäßiges und nicht zielgerichtetes Handeln im Sinne von § 115 Absatz 3a Satz 1 Nummer 1 SGB XI.
(2) ...

§ 1b Nicht nur vorübergehende Unterschreitung der Personalausstattung

(1) Eine nicht nur vorübergehende Unterschreitung der nach § 84 Absatz 5 Satz 2 Nummer 2 SGB XI vereinbarten Personalausstattung liegt vor, wenn die vereinbarte Personalausstattung über mehrere Monate hinweg erheblich (d. h. nicht nur geringfügig) unterschritten wurde. Bei der Bewertung der Unterschreitung ist ein gegebenenfalls vorhandener rechnerischer Personalüberhang in einem angemessenen Betrachtungszeitraum zu berücksichtigen. Nicht vorhersehbare Schwankungen in der Belegungsstruktur (u. a. durch rückwirkende Höherstufungen) sowie in der durchschnittlichen personellen Besetzung sind dabei als üblich zu berücksichtigen.
(2) ...

Ausweislich der genannten Normen wurde keine Toleranzgrenze aufgenommen. Aus § 1b der Vereinbarung nach § 115 Abs.3 und 3a SGB XI folgt aber, dass nicht erhebliche und nur vorübergehende (d.h. nicht über mehrere Monate hinweg andauernde) Unterschreitungen der vereinbarten Personalausstattung für eine Kürzung der Pflegevergütung unschädlich sind. Die Sozialgerichte werden nun zu klären haben, wo die Erheblichkeitsgrenze beginnt und was noch vorübergehend im Sinne der Vorschrift ist.

Treten Personal-Soll-Unterschreitungen in Bezug auf die vereinbarte Personalausstattung auf, sollten zwingend sämtliche Bemühungen der betroffenen Einrichtung zur Personalbeschaffung dokumentiert werden, um im Fall der Fälle dem Vorwurf der planmäßigen und zielgerichteten Unterschreitung der Personalausstattung wirksam entgegentreten zu können. Kann dringend benötigtes Personal über längere Zeit nicht gefunden und auch zusätzliche Leiharbeitskräfte nicht eingesetzt werden, ist unter Umständen in Erwägung zu ziehen, sich als Einrichtung einen Aufnahmestopp selber aufzuerlegen und die Belegungssituation der Personalausstattung anzupassen.

Bei Gesprächen zum Thema Personalengpass und/oder Unterbesetzung sollten grundsätzlich neutrale Bewertungsmaßstäbe herangezogen werden. Die Meinung des Einzelnen zu dieser komplexen Thematik mag interessant, aber im Praxisalltag von untergeordneter Bedeutung sein, weil sich diese Thematik in endlosen hoch emotional geführten Diskussionen ergießt. Zielführend ist das letztlich keineswegs. Eine eindeutige Berechnungsgrundlage ist deswegen im Interesse von Mitarbeitern und Bewohnern von herausragender Bedeutung, weil es darum geht, ob unter Bezugnahme auf die gesetzlichen und vertraglichen Kriterien eine Unterschreitung der Besetzung auftritt, welche von außenstehenden Stellen (Gesetzgeber, Pflegekassen etc.) bei sachgerecht vorgenommener Umsetzung als „angemessen" angesehen wird. Inwieweit diese Besetzung ausreichend im Verständnis einer kundenorientierten Leistungserbringung ist, kann hier nicht Maßstab sein, sondern muss an anderer Stelle entschieden werden. Hier geht es um die objektiv messbare Arbeitsbelastung der Mitarbeiter. Dazu kommt, dass die Führungskraft neutrale Bewertungsmaßstäbe benötigt, um sich nicht von unterschiedlichen Interessengruppen einvernehmen zu lassen.

DEFINITION: UNTERBESETZUNG

Von einer Unterbesetzung oder einem Personalengpass kann dann gesprochen werden, wenn eine (nicht nur kurzfristige) Unterschreitung der bereits beschriebenen Netto-verfügbaren Arbeitszeit (= Regelbesetzung) eintritt. Dabei muss die Übereinstimmung der vorgesehenen dienstplanmäßigen Besetzung mit der rechnerisch zugrunde gelegten Belegung beachtet werden. Bezugsgrößen stellen dabei die vertraglich vereinbarten Pflegeschlüssel in Verbindung mit der Bewohnerstruktur nach Pflegegraden dar oder anderer Vergleichswerte aus der Branche wie dem Budget oder anderen vereinbarten Grundlagen zur Personalbesetzung/Leistungserbringung. Dabei ist zu bedenken, dass es Mitarbeiter gibt, welche den Personalengpass als ständige reale Situation des Alltags erleben. Gerade diese Mitarbeiter sollten auch über die Hintergründe der Personalplanung und Berechnung informiert werden. Viele Mitarbeiter haben in diesem Punkt das Gefühl, die tägliche Besetzung der Dienste sei mehr oder weniger willkürlich von den Vorgesetzten festgesetzt. Dem kann nur durch Aufklärung entgegengewirkt werden. Nicht alle Mitarbeiter werden das nachvollziehen können oder wollen, aber die meisten. Den Autoren bleibt die Rückmeldung eines Mitarbeiters in Erinnerung, der nach einer derartigen Informationsveranstaltung sagte: „Mit dem, was ich erfahren habe, bin ich in der Sache nicht zufrieden, aber ich habe es verstanden und kann es jetzt nachvollziehen". Nicht jeder Sachverhalt mag aus Sicht des einzelnen wünschenswert sein. Für eine mögliche Akzeptanz ist es jedoch von herausragender Bedeutung die Hintergründe zu kennen und über diese informiert zu sein.

Eine nicht nur vorübergehende Unterbesetzung wird spätestens dann kritisch, wenn:

- ein längerer Zeitraum davon betroffen ist, in dessen Folge eine Leistungsminderung für die Kunden eintritt,
- planbare Ausfallzeiten wie Urlaub nicht (mehr) aufgefangen werden können,
- tätigkeitsbezogene Defizite (Dekubitus, mangelnde Getränkeversorgung etc.) infolge der Engpässe/Ausfälle zeitgleich auftreten ohne erkennbare andere Ursachen,
- eine Nichterfüllung gesetzlicher „Dienstplanvorgaben" (= ArbZG, Nichteinhaltung von Ruhezeiten, Ersatzruhetage etc.) auftritt,
- eine Nichterfüllung vertraglicher Verpflichtungen auftritt wie das Einhalten der Fachkraftquote (Bundes-) HeimPersVO, Landesheimpersonalverordnungen etc.,
- Vergleichszahlen aus der Branche unterschritten werden (= quantitativer Leistungsabfall),
- ein kontinuierliches Unterschreiten der Netto-verfügbaren Arbeitszeit infolge auftritt.

Eine unregelmäßig vorkommende Unterbesetzung führt nicht automatisch zu einer defizitären Leistungserbringung i. S. d. § 115 SGB XI bzw. der entsprechenden Regelungen aus den Landesheimgesetzen, weil diese möglicherweise durch einen Mehreinsatz an Stunden aufgefangen wird. Dabei darf nicht nur die Anzahl der anwesenden Mitarbeiter, sondern vor allem deren Dienstlängen betrachtet werden. Das lässt sich im Dienstplan einfach nachprüfen. Dagegen muss eine Anhäufung diesbezüglicher Situationen der Unterbesetzung zwingend eine Überprüfung der internen Planungsstrukturen nach sich ziehen mit der Folge des ggf. notwendigen Einleitens von Korrekturmaßnahmen zur Vermeidung möglicher Wiederholungen in der Zukunft. Davon ausgenommen sind beispielsweise erkennbare und vorübergehende Einzelsituationen (z. B. Grippewelle, Norovirusinfektionsperioden). Entscheidend ist es hier einen Blick in die Rahmenvertragsvereinbarungen der Bundesländer nach § 75 SGB XI zu werfen. Beispielsweise dürfen in Rheinland-Pfalz Überstunden zum Nachweis der eingehaltenen Besetzung mitberücksichtigt werden; in anderen Bundesländern ist dazu gar nichts beschrieben. Denknotwendig müssen Überstunden letztlich bei der Bewertung der Besetzung berücksichtigt werden. Anderenfalls würden Jahresarbeitszeitkontenmodelle ad absurdum geführt werden. Auch wird die Kompensation eines Unterschreitens der Regelbesetzung durch Überstunden nicht von allen Heimaufsichtsbehörden akzeptiert mit dem Argument, dass so die Überforderungen der Mitarbeiter geplant werde. Dieses Argument muss sicherlich sehr differenziert und auch unter Berücksichtigung des Zeitraumes betrachtet werden, über welchen hinweg ein derartiger Ausgleich fehlender Stellen erfolgt ist. Wie undifferenziert der dargestellte Argumentationsansatz der Heimaufsichtsbehörden ist, zeigt sich bereits daran, dass eine Teilzeitkraft mit einem Stellenanteil von 50 % sicherlich auch 40 Überstunden im Monat leisten könnte, ohne überfordert zu sein. Kritisch wird es, wenn alle vorhandenen Mitarbeiter dauerhaft erheblich über dem Soll-Stundenvolumen einer Vollzeitkraft arbeiten.

Meistens werden Ausfallzeiten beim Unterschreiten der Netto-verfügbaren Arbeitszeit (= Regelbesetzung, diejenige Arbeitszeit, welche vertraglich zu erbringen ist) kompensiert und durch ergänzende Maßnahmen (Einsatz von Aushilfen, Zeitarbeit, Überstunden etc.) aufgefangen. Das ist daran zu erkennen, dass zwar auf der einen Seite ein nachweisbarer Anstieg an Ausfallzeiten besteht, dieser jedoch auf der anderen Seite durch eingeleitete Maßnahmen in Bezug auf den Bewohner und dessen Leistungserbringung kompensiert wurde. In der Außenwirkung darf dieser Punkt bei der Diskussion um die Höhe von Ausfallzeiten als Korrektiv in Bezug auf die Verlässlichkeit der Leistungserbringung nicht vergessen werden.

Berücksichtigung der Abwesenheitstage von Bewohnern und Bettenleerstand

Eine hausinterne Statistik, heruntergebrochen auf den einzelnen Wohnbereich, welche die Belegungstage sorgfältig ermittelt, stellt ein weiteres wichtiges Arbeitsmittel dar. Ist die Regelbesetzung vereinzelt unterschritten, sollte geprüft werden, ob infolge von

- Abwesenheitstagen von Bewohnern,
- dem Aufbau von Überstunden oder
- durch Bettenleerstand

eine wie auch immer geartete Form der Kompensation stattgefunden hat. Alle hier genannten Sachverhalte stellen indirekte „arbeitsentlastende" Maßnahmen dar. Der Aufbau von Überstunden, welcher zunächst eine erhöhte Arbeitsbelastung für den betroffenen Mitarbeiter auslöst, entlastet indirekt insofern, als durch einen erhöhten Tagesstundeneinsatz die Arbeitsbelastung gleichermaßen wiederum auch für alle diensthabenden Mitarbeiter sinkt. Infolge auch zusätzlich dadurch, weil der Mehreinsatz an Stunden wieder in Form von freien Tagen ausgeglichen wird.

Folglich stellt sowohl die Unterbesetzung als auch der sich möglicherweise darauf aufbauende Personalengpass zwar eine möglicherweise subjektiv empfundene, auf jeden Fall aber rechnerisch zu ermittelnde Größe dar. Die Mitarbeiter mit Führungsverantwortung sind gehalten darauf zu achten, dass dieser unter Einhaltung der oben genannten Maßnahmen nicht eintritt. Und das ist möglich. Unumgängliche Voraussetzung dafür ist, die Dienst- und Einsatzplanung auf Basis der Netto-Arbeitszeit zu planen. Somit gilt es hier ein besonderes Augenmerk auf die erforderlichen Erholungsphasen der Mitarbeiter zu richten.

Die Dienstplanung muss die hausintern definierten Ausfallzeiten mit einkalkulieren. Wird dies kontinuierlich beobachtet und die Regelbesetzung daran ausgerichtet, ist die Wahrscheinlichkeit einer gelingenden Dienstplangestaltung ohne ständigen Aufbau von Überstunden und die regelmäßige Einplanung von Urlaub ohne (wesentliche) Einbrüche in den Schichtbesetzungen möglich.

Bei konsequenter Umsetzung der Netto-Arbeitszeit-basierten Dienstplanung kann es dazu kommen, dass Minusstunden auftreten. Minusstunden sind für manche Mitarbeiter wie für den Teufel das Weihwasser. Überstunden sind nicht beliebt, aber eher akzeptiert. Vermutlich wegen der psychologischen Seite: Man hat etwas auf der hohen Kante oder „ich werde gebraucht, das sieht man an meinen Überstunden". Warum dann aber diese Unruhe? Keiner bekommt bei Minusstunden ein entsprechend reduziertes Gehalt – dann wäre die Aufregung ja noch verständlich. In Branchen mit Saisonarbeit würden die dortigen Mitarbeiter sicherlich unsere Diskussionen nicht nachvollziehen können, zumal es sich ja nicht um hunderte von Minusstunden handelt.

MINUSSTUNDEN sind die negative Differenz zwischen der in einem vereinbarten Referenzzeitraum geleisteten Ist-Arbeitszeit und der vertraglich geschuldeten Sollarbeitszeit.

Bei Urlaub und Krankheit im bestehenden Dienstplan greift das sogenannte Ausfallprinzip. Der Mitarbeiter ist so zu stellen, als habe er wie geplant gearbeitet. An die Stelle des Zeitwertes für den ausgefallenen Dienst tritt bspw. nicht eine durchschnittliche tägliche Arbeitszeit, was in Fällen von langen Diensten zu Minusstunden führen würde.

Aber wie entstehen denn konkret Minusstunden?

Unter Bezugnahme auf die Definition können Minusstunden nur entstehen, wenn die geleisteten Dienste und die Zeitwerte für Urlaubstage, Krankheitstage und Fortbildungen in der Zeitsumme die anzusetzende Sollarbeitszeit unterschreiten. Wird beispielsweise das monatliche Soll-Stundenvolumen einer Vollzeitkraft in Höhe von 171,5 Stunden nicht vollständig mit Diensten und Fortbildungen verplant und das verbleibende Soll-Stundenvolumen auch nicht durch Urlaubstage oder Freizeitausgleich/Überstundenabbau aufgefüllt, entstehen im Umfang des verbleibenden Soll-Stundenvolumens Minusstunden.

Vertragliche Wochenarbeitszeit	Brutto-Arbeitszeit je VK / Jahr	Netto-Arbeitszeit je VK / Jahr	Netto-Arbeitszeit je VK / Monat	Netto-Arbeitszeit je VK / Woche
	52,14* Wochen des Jahres x Wochen-arbeitszeit (gem. Arbeitsvertrag)	25% Abzug für Ausfallzeiten (Krankheit, Urlaub, Fortbildungen, Feiertage etc.)		
38,5 Stunden / Woche (Stellenanteil = 1,0)	= 2.007,4 Std. / Jahr	= 1.505,6 / Jahr (2.007,4 – 25%)	= 125,5 / Monat (1.505,6 / 12 Monate)	= 28,9 / Woche (1.505,6 / 52,14 Wochen)
40 Stunden / Woche (Stellenanteil = 1,0)	= 2.085,6 Std. / Jahr	= 1.564,2 (2.085,6 – 25%)	= 130,4 / Monat (1.564,3 / 12 Monate)	= 30,0 / Woche (1.564,2 / 52,14 Wochen)

*Die jährliche Brutto- und Netto-Arbeitszeit ist mit 52,14 Wochen des Jahres berechnet für ein Jahr, welches kein Schaltjahr ist.

Bei Leiharbeitnehmern gibt es keine Ausfallzeiten.
Die Brutto-/Netto-Betrachtung ändert sich entsprechend.

Wöchentliche Einsatzzeit des Leiharbeitnehmers	Brutto-Arbeitszeit je Leiharbeitneher/ Jahr	Ausfallzeiten	Netto-Arbeitszeit je Leiharbeitneher/ Jahr	Bewertung des Stellenanteils des Leiharbeitnehmers
38,5 Stunden / Woche	= 2.007,4 Std. / Jahr	keine	= 2.007,4 Std. / Jahr	1,25
40 Stunden / Woche	= 2.085,6 Std. / Jahr	keine	= 2.085,6 Std. / Jahr	1,25

Zur Bewertung des Stellenanteils des Leiharbeitnehmers:

Ausfallzeiten bei Leiharbeitnehmern schlagen nicht zu Buche, da der Verleiher eine Ersatzkraft zu stellen hat, wenn ein eingesetzter Leiharbeitnehmer beispielsweise durch Krankheit ausfällt. Wird ein Leiharbeitnehmer für ein ganzes Jahr mit 40 Stunden je Woche gebucht, hat der Leiharbeitnehmer vertraglich 2.085,6 Stunden im Jahr zu leisten. Im Vergleich zu einer Stammkraft der Einrichtung wird der Leiharbeitnehmer aufgrund der Nichtberücksichtigung von Ausfallzeiten im Jahr faktisch 521,4 Arbeitsstunden mehr leisten als die Stammkraft. Dies rechtfertigt die Bewertung des Stellenanteils eines Leiharbeitnehmers mit dem Faktor 1,25 (streng rechnerisch wäre es sogar ein Faktor von 1,33).

Schaubild I/1.3.3: Übersicht Brutto- und Netto-verfügbare Arbeitszeiten

FAZIT

- Die Regelbesetzung im Dienstplan ist die Nettoverfügbare Arbeitszeit der für den jeweiligen Arbeitsbereich vertraglich vereinbarten Mitarbeiterzahl, aufgeteilt auf die einzelnen Wochentage.

- Ein erhöhter Einsatz an einzelnen Tagen kann durch einen reduzierten Einsatz an anderen Wochentagen ausgeglichen werden. Entscheidend ist es, dass die gesamt verfügbare Netto-Arbeitszeit über einen Zeitraum in Summe eingehalten wird.

FRAGEN AN DEN JURISTEN

- *Was ist konkret unter Arbeitszeit zu verstehen?*
  Antwort: Arbeitszeit im Sinne des Arbeitszeitgesetzes (ArbZG) ist die Zeit vom Beginn bis zum Ende der Arbeit ohne die Ruhepausen (§ 2 Abs.1 ArbZG). Arbeitszeiten bei mehreren Arbeitgebern sind zusammenzurechnen! Aufgrund der Zusammenrechnung der Arbeitszeiten bei mehreren Arbeitgebern sollte der Arbeitgeber die Mitarbeiter arbeitsvertraglich verpflichten, jede Nebentätigkeit vor Aufnahme genehmigen zu lassen und anzuzeigen.
- *Ist Bereitschaftsdienst Arbeitszeit?*
  Antwort: Aus § 7 Abs1 Ziffer 1 a) Arbeitszeitgesetz folgt, dass Bereitschaftsdienst zur Arbeitszeit zählt. Diese erst seit 01.01.2004 im Arbeitszeitgesetz befindliche Regelung geht auf eine Entscheidung des Europäischen Gerichtshofs (EuGH) aus Oktober 2000 zurück. Der EuGH urteilte, dass die früher übliche Qualifikation des Bereitschaftsdienstes als grundsätzliche Ruhezeit, mit erst dann Berücksichtigung als Arbeitszeit, wenn tatsächliche Arbeitsleistung abgerufen wird, gegen Europäisches Recht (die Richtlinie 93/104/EG („Arbeitszeitrichtlinie") vom 23.11.1993) verstößt. Das Bundesarbeitsgericht hat sich in der Folge der Rechtsprechung des EuGH angeschlossen.
- *Was unterscheidet Arbeitsbereitschaft, Bereitschaftsdienst und Rufbereitschaft arbeitszeitrechtlich?*
  Antwort: Von ARBEITSBEREITSCHAFT spricht man, wenn sich der Mitarbeiter an seinem Arbeitsplatz aufhalten und von sich aus bei Bedarf jederzeit die Arbeit aufnehmen muss. Bei BEREITSCHAFTSDIENST muss sich der Mitarbeiter an einem vom Arbeitgeber bestimmten Ort mit der Pflicht zur unverzüglichen Arbeitsaufnahme der Arbeit bei Bedarf aufhalten. Auch Bereitschaftsdienst ist Arbeitszeit im Sinne des ArbZG. Während einer RUFBEREITSCHAFT kann sich der Mitarbeiter an einem von ihm selbst gewählten Ort aufhalten, muss aber seine Arbeit auf Abruf innerhalb einer festgelegten Zeit aufnehmen können. Die reine Rufbereitschaft ist keine Arbeitszeit im Sinne des ArbZG. Erst die Heranziehung zur Arbeit während der Rufbereitschaft zählt als Arbeitszeit.
- *Sind Minusstunden zulässig?*
  Antwort: Um dem flexiblen Arbeitskräfteeinsatz gerecht zu werden, sind in den Arbeitsverträgen der Pflegekräfte oder aber den anwendbaren Tarifverträgen regelmäßig Arbeitszeitkonten vereinbart. Die einfachste Variante eines solchen Arbeitszeitkontos ist die Vereinbarung einer „durchschnittlichen wöchentlichen Arbeitszeit" von xy Stunden, wobei der Durchschnitt in einem bestimmten (sogenannten) Ausgleichszeitraum – zumeist 12 Monate – erreicht sein muss. Damit können in einer Woche bedarfsgerecht mehr Stunden als der Durchschnitt (= Plusstunden) und in einer anderen Woche bedarfsgerecht weniger Stunden als der Durchschnitt (= Minusstunden) verplant werden. Ausgeklügelte und auf die jeweilige Einrichtung zugeschnittene Arbeitszeit-

konten können in der Praxis ohne allzu großen Aufwand – auch gemeinsam mit den Mitarbeitern und deren Interessenvertretungen – entwickelt werden. *(Siehe auch Teil I/2.6)*

- *Was passiert mit Minusstunden, wenn ein Mitarbeiter kündigt oder gekündigt wird und die Stunden nicht mehr bis zum Ende des Arbeitsverhältnisses ausgeplant werden können?*
  Antwort: Ein Arbeitgeber darf Minusstunden in einem Arbeitszeitkonto bei Beendigung des Arbeitsverhältnisses nur bei einer wirksamen Verrechnungsabrede mit Zahlungsansprüchen des Arbeitnehmers verrechnen. Eine wirksame Verrechnungsabrede kann nicht allein aus der Existenz eines Arbeitszeitkontos hergeleitet werden. Eine Saldierung von Minusstunden mit Vergütung kommt bei entsprechender Vereinbarung nur in Betracht, wenn der Mitarbeiter über den Umfang der zu leistenden Arbeit frei entscheiden kann. Das ist dann nicht der Fall, wenn die Minusstunden alleine auf der Dienstplanung durch den Arbeitgeber beruhen. Zum Nachteil des Arbeitnehmers abweichende Vereinbarungen sind hier nur durch Tarifvertrag möglich.
- *Welche Formulierung wäre von Vorteil in Arbeitsverträgen, wenn man mit Minusstunden arbeiten will?*
  Antwort: Sofern nicht bereits eine anwendbare tarifvertragliche Regelung hierzu besteht, ist eine Vertragsklausel erforderlich, die Minusstunden im Rahmen eines Arbeitszeitkontos in einem angemessenen Umfang zulässt und zudem den Ausgleich von bestehenden Minusstunden bei Ausscheiden des Mitarbeiters durch diesen regelt. *(Siehe Teil I/2.6)*
- *Muss ich als Dienstplanender den Betriebsrat informieren, wenn ich Minusstunden plane oder was kann ich hier tun, um flexibel im Interesse der Bewohner handeln zu können?*
  Antwort: Die Verteilung der Arbeitszeit und damit die Erstellung und die Änderung des Dienstplans bedarf der Zustimmung des Betriebsrates. So auch das Planen von Minusstunden. Besondere Flexibilität ist bei kurzfristigen Dienstplanänderungen gefragt. Hier hilft eine Betriebsvereinbarung mit dem Betriebsrat in der kurzfristig notwendige Dienstplanänderungen von bspw. bis zu 3 Kalendertagen nicht der ausdrücklichen Zustimmung des Betriebsrates bedürfen. *(Siehe Teil I/2.6 und 2.11)*

1.4 Indirekte und direkte Pflegezeiten

KAPITELMERKSÄTZE

- Zur Abgrenzung von direkter zu indirekter Pflege ist eine einrichtungsinterne Definition erforderlich.
- Es muss einrichtungsintern bekannt sein, wie sich der zeitliche Aufwand zwischen direkter und indirekter Pflege verhält: Anhaltswert 2/3 zu 1/3.
- Es sollte über eine Aufgabenzuordnung/Matrix erkennbar sein, welche Qualifikationen für welche Anteile der indirekten Pflege zeitlich gebunden werden.

Die einrichtungsinterne Klärung der Fragestellung, welche Arbeitszeitanteile den Ausfallzeiten zuzuordnen sind, ist die Voraussetzung dafür sich der nächsten Fragestellung zu widmen: der jeweiligen Anteile für die direkte und indirekte Pflege an der gesamten „verbleibenden" Netto-Arbeitszeit. Die Netto-Arbeitszeit wird häufig auch „Bruttopflegezeit" genannt, weil – wie der Begriff schon sagt – diese nicht umfassend für die unmittelbare Pflegearbeit zur Verfügung steht, sondern sich in Tätigkeiten der direkten und der indirekten Pflege weiter untergliedert.

Die Frage nach der Zuordnung von Tätigkeiten zu der direkten oder der indirekten Pflege hat insofern eine hohe Bedeutung, weil sie uns zeigt, dass die knappe Ressource Pflege-Arbeitszeit überwiegend dort auch ankommt, wo sie hin soll: zu dem Pflegebedürftigen.

Was ist unter direkter und indirekter Pflege zu verstehen?

Eine umfassende Recherche in der Fachliteratur führt zu dem Ergebnis, dass diese Begrifflichkeiten zwar ständig verwendet werden, aber keine bundesweit übertragbaren und allgemeingültigen Definitionen dazu vorhanden sind. Um aber eine Zuordnung von Arbeitsinhalten zu ermöglichen, bedarf es zunächst einer internen Definition. Aus diesem Grund verwenden wir die nachfolgenden Definitionen.
In der Fachliteratur ist der Begriff Pflege unterteilt in

- DIREKTE PFLEGE (entspricht dem bisher häufig verwendeten Begriff der „Grundpflege"),
- MITARBEIT BEI ÄRZTLICHER THERAPIE UND DIAGNOSTIK (entspricht dem üblicherweise verwendeten Begriff der „Behandlungspflege"),
- INDIREKTE PFLEGE.

Im Rahmen der Einführung des Neuen Begutachtungsinstruments (NBI) zum 01.01.2017 verwendet das PSG II/NBI die Begriffe:

KÖRPERBEZOGENE PFLEGEMASSNAHMEN (Modul 1 und 4) und PFLEGERISCHE BETREUUNGSMASSNAHMEN (Module 2, 3 und 6) und verzichtet gänzlich auf die bisherige Begrifflichkeit der „Grundpflege". Allein daraus ist zu erkennen, dass das erweiterte Verständnis von Pflegebedürftigkeit nach dem NBI weit über die bisherige Definition von „Grundpflege" hinausgeht. Unbenommen davon bleibt die Begrifflichkeit zur „Behandlungspflege"/Mitarbeit bei ärztlicher Diagnostik und Therapie bestehen, zumal sich dort, mit Ausnahme des Einbezugs dieser Maßnahmen in die Pflegegrade nichts verändert hat.

Die Fachliteratur beschreibt die indirekte Pflege wie folgt: *Pflegemanagement, Pflegeorganisation, Pflegedokumentation, Praxisanleitung, Begleitung der Mitarbeiter, Ko-*

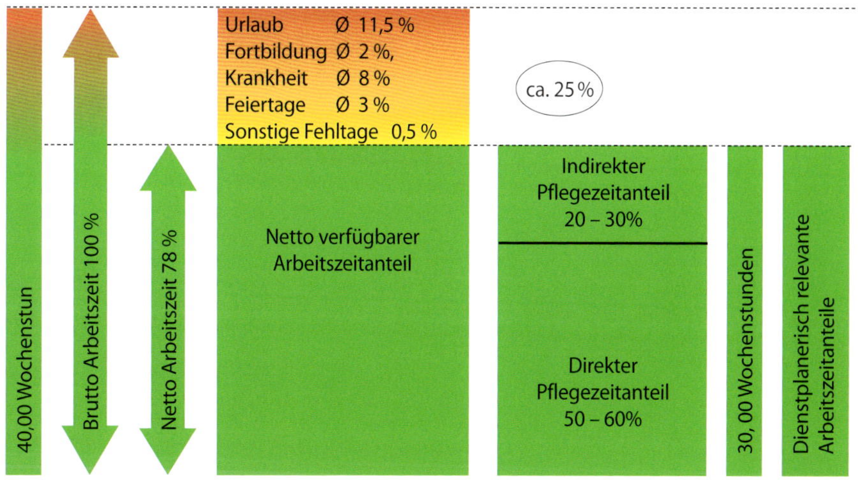

Rechenbeispiel:
15,00 VK- Stellen x 40,00 Brutto Std./Woche = 600,00 Std. Brutto Arbeitszeit
600,00 Std./Woche minus 25 % (Urlaub, Fortbildung, Krankheit, etc.) =
Dienstplanerisch = 450,00 Stunden Netto verfügbare Arbeitszeit f. direkte und indirekte Pflege

Schaubild I/1.4.0: Schematische Übersicht Brutto- zu Netto-Arbeitszeitanteilen und zu direkten und indirekten Pflegearbeitszeitanteilen

operation mit anderen Berufsgruppen. Die indirekten Pflegeaufgaben haben Einfluss darauf, wie die Qualität der direkten pflegerischen Leistungen ist.

In der Wingenfeld Studie „Entwicklung und Erprobung von Grundlagen der Personalbemessung in vollstationären Pflegeeinrichtungen"; Juli 2010, ist Folgendes auf Seite 42 nachzulesen: *Es gibt allerdings keine einheitliche Definition von indirekter Pflege, und auch die verfügbaren Untersuchungsergebnisse weisen in dieser Hinsicht große Unterschiede auf (vgl. BMFSFJ 2005). Besonders die Frage der Zuordnung von hauswirtschaftlichen Tätigkeiten wird unterschiedlich beantwortet.*

Er kommt zu dem Ergebnis, dass der durchschnittliche Anteil von mittelbar bewohnerbezogenen Maßnahmen 33 Prozent an der Arbeitszeit der für die Bewohnerversorgung zuständigen Mitarbeiter ausmacht. Das ist nahezu deckungsgleich mit den diesbezüglich genannten Ergebnissen der Saarländischen Pflegegesellschaft. In den 33 Prozent von Wingenfeld sind Anteile enthalten, welche andere Veröffentlichungen wiederum nicht der indirekten Pflege zuordnen.

Wingenfeld schreibt in der Studie „Entwicklung und Erprobung von Grundlagen der Personalbemessung in vollstationären Pflegeeinrichtungen"; Juli 2010, Seite 46,

... übertragen auf die Stichprobe aus der NRW-Studie (Anmerk.: = Pflegebedarf und Leistungsstruktur in vollstationären Pflegeeinrichtungen" 2002, ergibt sich ein Verhältnis von direkter zu indirekter Pflege: 2/3 – 1/3".

Diese Kenntnis und die dort zugrunde gelegte Definition von indirekten Pflegeleistungen stellen die Voraussetzung dafür dar, sie mit der Einrichtungsinternen-Tätigkeiten-Zuordnung vergleichen zu können.

„In der Bruttopflegezeit müssen alle Tätigkeiten erbracht werden, die nicht zu der unmittelbar bewohnerbezogenen Pflege, Betreuung und Hauswirtschaft gehören (Dokumentation, Besprechungen, Übergabe, Unterbrechungen, Organisatorisches etc.) In einer weiteren Untersuchung der Saarländischen Pflegegesellschaft wurde der Anteil dieser Tätigkeiten ermittelt. Er beträgt rd. 33 % der gesamten Bruttopflegezeit."

Personalausstattung in Pflegeheimen – Saarländische Pflegegesellschaft e.V.; 15.05.2011

Wingenfeld/Büscher kommen in der „Strukturierung und Beschreibung pflegerischer Aufgaben auf der Grundlage des neuen Pflegebedürftigkeitsbegriffs"; November 2017, zu dem Ergebnis, dass die dort definierten indirekten Leistungen je nach Versorgungsbereich einen recht hohen Anteil am Gesamtversorgungsaufwand von bis zu 30 oder 40 Prozent erreichen. Aber auch hier sind die Leistungen wieder abweichend von anderen Definitionsversuchen festgelegt. *(siehe Schaubild I/1.4.2)*

DEFINITION

Direkte Pflege – unmittelbar und bewohnernah

Unter direkter Pflege und Betreuung verstehen wir Tätigkeiten, die direkt am und für den Bewohner geleistet werden und deren Wirkung dem Bewohner UNMITTELBAR zu Gute kommt. Es handelt sich dabei überwiegend um bewohnernahe Tätigkeiten.

DEFINITION

Indirekte Pflege – mittelbar und bewohnerfern

Unter indirekter Pflege und Betreuung verstehen wir Tätigkeiten, die pflegebegleitend für den Bewohner geleistet werden oder erforderlich sind, um direkte Pflege und Betreuung zu unterstützen/zu ermöglichen und/oder zu organisieren. Sie haben in der Regel planerischen sowie organisatorischen Charakter. Die Wirkung dieser Tätigkeiten kommt dem Bewohner MITTELBAR zugute. Es handelt sich dabei überwiegend um bewohnerferne Tätigkeiten.

Bei dem Versuch dieser Definition geht es nicht darum, wissenschaftliche Untersuchungen durchführen zu wollen. Dennoch sollte die Bedeutung einer einrichtungsinternen Klärung dieser Fragestellung nicht unterschätzt werden, weil damit jederzeit belegt werden kann, welche Arbeitszeitanteile von der direkten bzw. der indirekten Pflege gebunden werden.

Es kann anhand dieser Zuordnungen jederzeit überprüft werden, ob die Verwendung der knappen Ressource Arbeitszeit

- im Verhältnis zwischen diesen beiden Aufteilungen sinnvoll ist,
- ob Tätigkeiten, welche einen massiven und in Bezug auf das Ergebnis umfassenden Zeiteinsatz binden, nicht anderweitig geregelt werden müssen.

Allein diese mit einfachen Mitteln zu erzielenden Ergebnisse sprechen für eine interne Regelung im Rahmen des einrichtungsinternen Qualitätsmanagements, zeigen sie doch in Bezug auf die interne Ergebnisüberprüfung mögliche Verbesserungspotenziale auf und erlauben eine recht genau Kalkulation des Arbeitszeit- und des damit verbundenen Kostenaufwands, um mögliche Alternativen rechnerisch zu prüfen. Beispiel: Angehörige äußern bei ihren Besuchen in den Einrichtungen, dass die Mitarbeiter zunehmend mehr Arbeitszeit für die administrativen Tätigkeiten verbringen. Administrative Tätigkeiten wären insofern Maßnahmen der indirekten Pflegearbeit. Es ist wichtig, Anhaltswerte aus der Pflegebranche zu kennen, um im Vergleich dazu den eigenen Arbeitszeitaufwand auf Sinnhaftigkeit zu überprüfen.

Vorsicht ist jedoch bei rein zahlenmäßigen Vergleichen geboten, wenn die herangezogenen Grundlagen nicht eindeutig bekannt sind. Gerade im Bereich der administrativen Tätigkeiten ist die Frage der Zuordnung zu der direkten oder indirekten Pflegetätigkeit nicht immer eindeutig zu beantworten.

Beispiel: Wohin gehört die Pflegevisite? Sie findet zu großen Teilen unmittelbar beim Bewohner statt, gehört vielleicht aber auch zum Bereich der Administration. Bei der Pflegedokumentation erscheint es da schon etwas einfacher: Diese bezieht sich zwar inhaltlich dezidiert auf den Bewohner, wird aber in der Regel bewohnerfern geschrieben: im Dienstzimmer manuell oder am PC. Vor diesem Hintergrund erscheint es wichtig über eine einrichtungsinterne Definition zu verfügen, welche es aber auch ermöglicht, sich an Vergleichswerten zu orientieren.

Der sowohl in der Fachwelt als auch in einer breiten Öffentlichkeit zunehmend höchst umstrittene Umfang an administrativen Tätigkeiten hat insbesondere mit der Einführung der Pflegeversicherung in den Jahren 1995/1996 einen rasant wachsenden Aufschwung genommen und ist trotz aller politischer Bekundungen zur „Entbürokratisierung" bis heute ständig angestiegen. Mit dem Pflege-Qualitätssicherungsgesetz im Jahre 2002 wurden Vorschriften über die Qualitätssicherung eingeführt (§ 80 Abs. 1 SGB XI bzw. Art. 1 Nr. 8 PQsG), welche erheblichen Einfluss auf den Anstieg der administrativen Anforderungen hatten; insbesondere in Folge des Beginns der Regel-Qualitätsprüfungen in stationären Pflegeeinrichtungen.

Zu dem administrativen Aufwand gibt es entgegen der Aussagen mancher Politiker, welche auch noch unterstellen, dass die Heime selbst an dem bürokratischen Aufwand schuld seien – tatsächlich konkrete Erhebungen und wissenschaftliche Arbeiten. Vorliegende Studien gehen von einem Anteil um die 20 Prozent aus. Die beschriebene Studie der Saarländischen Pflegegesellschaft von 33 Prozent der Gesamtarbeitszeit (Brutto-Pflegezeit). Diese Aussage muss man sich in letzter Konsequenz einmal in Ruhe durch den Kopf gehen lassen: Wenn von 100 Prozent Brutto-Arbeitszeit zunächst wenn es gut läuft – „nur" um die 25 Prozent für Urlaub, Krankheit und Fortbildung etc. abgehen *(siehe Teil I/1.2)* – bedeutet die Erhebung aus dem Saarland letztlich nichts anderes, als dass für die direkte und unmittelbare Leistung am Kunden/Bewohner gerade einmal noch knapp 50 Prozent der Brutto-Arbeitszeit verbleiben.

Entscheidend ist es, den Mitarbeitern im Team klar zu machen, dass diese Tätigkeiten im Rahmen der Administration vertraglichen und gesetzlichen Grundlagen entsprechen. Über die Sinnhaftigkeit und Notwendigkeit mancher dieser Anforderungen kann man sicherlich im Einzelfall streiten. Es stellt aber keineswegs eine wirkliche Alternative dar, diese Tätigkeiten deswegen nicht durchzuführen nach dem Motto „Wir versorgen zuerst unsere Bewohner". Diese gutgemeinte, aber letztlich naive Aussage hört sich in der Öffentlichkeit publikumswirksam an, zeugt aber häufig auch davon, dass es lediglich als lästig empfunden wird Pflegeplanungen oder Pflegevisiten oder andere erforderliche Arbeiten umzusetzen. Hier müssen die Pflegefachkräfte noch lernen, sich gegenüber den Helfern nicht dafür zu verteidigen, dass sie eben fachkraftbezogene qualifizierte Aufgaben durchführen, deren Umsetzung letztlich den Erhalt des Arbeitsplatzes – auch den der Helfer – garantiert und die Grundlage einer fachlich-qualifizierten Pflege- und Betreuungsarbeit darstellt.

Die Darstellung in dem *Schaubild I/1.4.1* ist ein Beispiel für eine mögliche Ausarbeitung und gibt Hinweise auf die grobe Zuordnung von Aufgaben/Tätigkeiten. Es müssen nicht immer aufwändige detaillierte Untersuchungen durchgeführt werden. Sollte sich allerdings auf Basis der Erhebungen zeigen, dass massive Defizite in der Zuordnung von Tätigkeiten (konkrete Aktivitäten) zu den Mitarbeitern (quantitativ und qualitativ) bestehen, muss dies zu einem genaueren Hinterfragen der erfassten Sachverhalte führen. Dabei sollte allerdings immer der Aufwand im Verhältnis zum Ergebnis stehen.

Tätigkeiten **Zeitbedarf hängt von der einrichtungsinternen Ausgestaltung der einzelnen Tätigkeiten ab.**	**Direkte Pflege**	**Indirekte Pflege**	**Qualifikations-bedarf**	**Funktion**	**Ø Zeitbedarf / Monat**	**Häufigkeit**	**Mo-Fr.**	**Sa./So.**
Körperbezogene Pflegemaßnahmen	X						x	x
Kontakte zu Angehörigen/Bezugspersonen der Bewohner	X			PDL WBL				
Hauswirtschaftliche Arbeiten	X	X						
Pflegedokumentation		x						
Dienstübergaben		x					x	X
Pflegevisiten	X			PFK			x	
Qualitätszirkel		X						
Besprechungen / Fallbesprechungen		X						
Behandlungspflege	x		PFK				x	X
Medikamente stellen	X		PFK				X	
Begleitung von Arztvisiten	X		PFK				X	
Essen verteilen	X		PH				x	X
Getränke anbieten	X		PH				x	x
Kontakte mit Firmen		X		PDL			X	
Begleitung zu externen Maßnahmen	X		PFK/ PH				x	
Raumgestaltung	X		Ergo				x	
Fortbildungen		X	PFK/ PH				x	
Mitarbeitergespräche		X	PDL				x	
Dienstplanerstellung und lfd. Anpassung/ Korrekturen		x		WBL			x	X
Tägl. Einsatzplanung		x		WBL			x	X
Material Bestellungen		X		WBL			X	
Mentorenarbeit / Praxisanleitung		X	Men- tor				x	
Vor- und Nachbereitung von Qualitätsprüfungen und Heimbegehungen		X	PDL				n. Bed.	

Schaubild I/1.4.1: Beispiele für die Zuordnung von Tätigkeiten zu indirekter und direkter Pflege

Indirekte Leistungen (organisations- bzw. mitarbeiterbezogen)

1. Interne Arbeitsbesprechungen
   Dienstübergaben, Teambesprechungen, Besprechungen/Beurteilungsgespräche im Rahmen der Ausbildung, fachliche Einweisung neuer Mitarbeiter etc.

2. Koordination, Organisation, Verwaltung
   Mitwirkung bei der Durchführung allgemeiner Verwaltungsaufgaben, Materialbestellungen, Materialverwaltung, Kooperationsgespräche mit anderen Einrichtungen (ohne Fallbezug)

3. Begleitung freiwilliger Helfer
   Anleitung von freiwilligen Helfern in stationären Pflegeeinrichtungen, Durchführung von Gruppenangeboten und Reflexionsgesprächen

4. Praxisanleitung und weitere Ausbildungsaufgaben, Anleitungen von Hilfskräften etc.

5. Wäscheversorgung
   Bereitstellung und Transport von Wäsche, Entsorgung von Inkontinenzartikeln, Schmutzwäsche einsammeln etc.

6. Mahlzeitenversorgung
   Tische bestücken, abdecken und säubern, Ein- und Ausräumen der Spülmaschine, Spülen von Medikamentenbehältern, Thermoskannen etc.

7. Aufräum-, Reinigungs- und Wartungsarbeiten
   Reinigung bzw. Desinfektion von medizintechnischen Geräten (z. B. Absauggeräte), Reinigung von Rollstühlen, Gehwagen, Lifter, Toilettenstühlen usw.

8. Vor- und Nachbereitung von unmittelbar patienten-/bewohnerbezogenen Maßnahmen
   Zusammenstellen und Vorbereiten von Materialien/Hilfsmitteln, Vor- und Nachbereitung von Gruppenaktivitäten etc.

9. Maßnahmen zur Qualitätssicherung
   Mitwirkung in Qualitätszirkeln, Qualifizierungsmaßnahmen, Begleitung von externen Qualitätsprüfungen

10. Sonstige indirekte Leistungen
    Einkäufe, Gestaltung von Räumlichkeiten (Gemeinschaftsräume – zur Gewährleistung einer sicheren und orientierungsfördernden Umgebung und zur Förderung von Wohlbefinden) etc.

Schaubild I/1.4.2: Indirekte Leistungen (organisations- bzw. mitarbeiterbezogen)

FAZIT

- Der Anteil der Ausfallzeit an der gesamten Brutto-Arbeitszeit unter Heranziehen vergleichbarer Parameter ist bekannt,
- Die Anteile der direkten und indirekten Pflege sind definiert und ein Zeitanteil von ca. 60 Prozent der Brutto-Arbeitszeit an direkter Pflege kommt den Bewohnern zugute.

FRAGEN AN DEN JURISTEN

- *Welche Bedeutung haben die administrativen Tätigkeiten? Geht es nicht vor allem darum, dass die Bewohner gut gepflegt sind?*
  Antwort: Eine Einrichtung kommt um eine funktionierende Administration nicht herum. Sie ist fester Bestandteil des Unternehmens Pflegeeinrichtung und damit Teil auch der Pflege. Der Arbeitgeber legt im Rahmen des ihm zustehenden sogenannten „Direktionsrechts" für den Arbeitnehmer verbindlich fest, welche administrativen Tätigkeiten und in welchem Umfang diese vom Arbeitnehmer zu leisten sind.
- *Ist es wichtig, dass auch administrative Tätigkeiten nach Qualifikationsbedarfen einrichtungsintern festgelegt sind?*
  Antwort: Die internen und externen Qualitätserfordernisse bedingen, dass konsequent nach Qualifikationsbedarfen geplant und gehandelt wird. Es drohen ansonsten auch haftungsrechtliche Risiken.

1.5 Klassische Formen der Arbeitszeitgestaltung

KAPITELMERKSÄTZE

- Anstelle von klassischer Wochenarbeitszeitformen im Pflegebereich wie der 5-, 5,5- oder der 6-Tage-Woche sollten zeitgemäße einrichtungsintern gewählte Arbeitszeitstrukturen erarbeitet werden, welche tatsächlich auch den internen Bedarf, sowohl der Bewohner als auch der Mitarbeiter abbilden. Dies kann auch unter den gegebenen Rahmenbedingungen sehr gut realisiert werden.
- Die klassische Form der 5-Tage-Woche stellt im Altenhilfesektor nach wie vor eher die Ausnahme als die Regelsituation dar.
- Die 5,5-Tage-Woche stellt oft einen Kompromiss zwischen der 5- und der 6-Tage-Woche dar.
- Innerhalb der Teams sollten die Vor- und Nachteile dieser beiden Formen der Tage-Wochen bekannt sein.
- Bei Umstieg in eine andere Form der X-Tage-Woche müssen die Arbeitsabläufe auf Übereinstimmung/Anpassungsbedarf mit den neuen Arbeitszeiten dringend analysiert werden.
- Überwiegend sind es heute Mischformen aus verschiedenen Tage-Wochen, welche den Hauptanteil an der Arbeitszeitgestaltung in den stationären Pflegeeinrichtungen ausmachen.

1. Zeitgemäße Formen der Arbeitszeitgestaltung

Vorschnell wird oft die Frage nach den klassischen Formen der 5-, 5,5- oder der 6-Tage-Woche die Diskussionen um Arbeitszeitgestaltungsfragen bestimmend geführt. Hintergrund ist vor dem eklatanten Fachkraftmangel die Frage einer möglichst positiven Außendarstellung von einrichtungsinterner Arbeitszeitgestaltung, um Mitarbeiter zu finden und zu binden.

Dabei können hierbei andere Vorgehensweisen wesentlich zielführender sein, als der Versuch, überholte Arbeitszeitmuster an heutige Anforderungen einer zeitgemäßen Pflege- und Betreuungsarbeit zwangsweise zu adaptieren. Arbeitszeitgestaltung in Pflegeeinrichtungen wird immer ein Spagat zwischen den Wünschen und Bedürfnissen der Bewohner und den Interessen der Mitarbeiter sein. Beides schließt sich gegenseitig nicht grundsätzlich aus. Die Problematik „ungünstiger" Arbeitszeiten im allgemeinen Verständnis stellt keine ausschließliche Situation der Pflegeberufe dar, sondern ist auch in anderen Berufen durchaus gegeben. Bevor im Abschluss dieses Kapitels auf die Vor- und Nachteile der 5-, 5,5- und 6-Tage-Woche eingegangen wird, sollen alternative Überlegungen dazu vorangestellt werden. Ganz häufig ist es in der Praxis ohnehin so, dass die im Folgenden dargestellte Möglichkeit der Arbeitszeitstruktur eine Kombination aus verschiedenen – auch den klassischen Strukturen – darstellt. Der Unterschied liegt jedoch darin begründet, dass der in Teil I/1.8 beschriebene Ansatz eine völlig andere Ausgangsbasis wählt und damit perspektivisch neue Möglichkeiten eröffnet. Es wird eben nicht der Versuch unternommen antiquierte Strukturen in die Gegenwart zu pressen, sondern gemeinsam mit den Mitarbeitern neue Wege zu gehen. Letztlich ergeben sich aus den alltäglichen Anforderungen in voll- und/oder teilstationären Pflegeeinrichtungen immer gewisse Dienstlängen, die sich in den tageszeitlichen Anforderungen der Bewohner begründen. Es ist also weniger die Frage nach der X-Tage-Woche, als eine Symbiose aus internen Anforderungen der Einrichtung im Zusammenhang und Einklang mit den Bedarfen der Mitarbeiter zu finden.

2. Klassische Formen der X-Tage-Woche

Viele Einrichtungen arbeiten nach wie vor in klassischen Formen der 5-, 5,5 und 6-Tage-Woche. Weil Teile dieser X-Tage-Wochen wie beschrieben jedoch auch Bestandteil einer Arbeitszeitgestaltung sein können, die auf dem in *Teil I/1.8* beschriebenen Vorgehen beruht, sollen im Folgenden die Vor- und die Nachteile dieser Formen beschrieben werden. Letztlich soll sich jeder sein eigenes Bild machen können, um auf Grundlage umfassender Informationen die eigene Entscheidung treffen zu können. Nicht wenige Einrichtungen arbeiten in diesen Formen und haben damit für sich zufriedenstellende Lösungen gefunden.

2.1 Die 5-Tage-Woche

Arbeitstagewoche und Mitarbeiterzufriedenheit/Historische Entwicklung

Aus der ideologisch gefärbten Diskussion der späten 1970er Jahre, deren Ausgangspunkt die Kliniken waren, hält sich bis heute das hartnäckige Gerücht, dass die 5-Tage-Woche im Pflegedienst für die Mitarbeiter besser sei als andere Formen der Arbeitszeitgestaltung. Häufig wird in dieser allgemeinen und unreflektierten Diskussion die 5-Tage-Woche mit Wohlergehen und Mitarbeitergesundheit gleichgesetzt. Zu Recht wird dies inzwischen wesentlich differenzierter betrachtet. Nicht die Frage nach der 5-Tage-Woche, sondern die, was konkret darunter zu verstehen ist, stellt einen zentralen Ansatz aus Sicht einer für die Mitarbeiter verlässlichen Dienst- und Einsatzplanung und damit deren betrieblichem Wohlbefinden dar. Die zwei freien Tage im Durchschnitt pro Woche werden häufig durch nichts anderes als eine Reduzierung der täglichen Stärke der Schichtbesetzungen erkauft, was zu konsequent erhöhter täglicher Arbeitsbelastung führt *(Schaubilder I/1.5.1 a und b)*. Diese bereits erhöhte Arbeitsbelastung wird noch verstärkt beim Auftreten von Fehlzeiten durch Krankheit mit der Folge einer daraus resultierenden weiteren Reduzierung der Stärke der Besetzungen der Dienste. Besteht dann noch eine Bruttoeinsatzplanung *(siehe Teil I/1.2)* handelt es sich um hochgradige Organisationsfehler in der Dienstplanung.

Eine allgemeine, unreflektierte und extrem einseitige Betrachtungsweise in Bezug auf eine „Pro 5-Tage-Woche" gaukelt eine scheinbare Idealsituation vor. Der versierte Praktiker kann über eine derartig lebensfremde Vorstellung nur den Kopf schütteln; die Praxis belegt das Gegenteil. Die Gründe liegen auf der Hand und sind im Folgenden anhand konkreter Alltagssituationen in ihren Auswirkungen nachzulesen. Gerade die verantwortlichen Mitarbeiter müssen sich darüber im Klaren sein, welche Vor- und Nachteile mit der Entscheidung zu einer X-Tage-Woche verbunden sind und sich ernsthaft fragen, ob sie diese in Bezug auf ihre Auswirkungen in Kauf zu nehmen verantworten können bzw. überhaupt dürfen.

Gerade die 5-Tage-Woche ist oft geprägt von einem hohen Anteil an Vollzeitmitarbeitern, was zu einer enormen Steigerung der Arbeitsbelastung führt.

Vereinfacht ausgedrückt ergibt sich die Form der Tage-Woche aus der individuellen Wochenarbeitszeit geteilt durch die für diesen Mitarbeiter im Wesentlichen einrichtungsintern geplanten Regeldienstlängen. Eine derartige Form der 5-Tage-Woche ist immer machbar, hängt aber auch von der individuellen (wirtschaftlichen) Möglichkeit und vom Wollen eines Arbeitens in Teilzeit ab. Unter dieser Form der Betrachtung ist es einzig und allein die Entscheidung des Mitarbeiters in einer 5-Tage-Woche zu arbeiten: Er selbst bestimmt in der Regel über seine dienstvertragliche Wochenarbeitszeit. Jeder kann somit letztendlich eine „5-Tage-Woche" realisieren, wenn ihm dies über alles wichtig ist.

Eine 5-Tage-Woche in der Form, dass einfach nur die täglichen Dienste verlängert und somit Arbeitszeit verbraucht wird mit der Zielsetzung zwei freie Tage pro Woche zu erzielen, kann der Hauptzielgruppe der Leistungserbringung – den Bewohnern – nicht zugemutet werden. Sie ist weder wirtschaftlich vertretbar noch ist diese Arbeitsform wegen ihrer nachfolgend beschriebenen tageszeitlichen Problematik und der verringerten Stärke der Schichtbesetzungen weder mitarbeiter- noch klientenfreundlich.

Der Arbeitsform 5-Tage-Woche wird unterstellt, dass die Fehlzeiten geringer seien, was nicht im Ansatz belegt ist. Die zwei freien Tage im Durchschnitt pro Woche werden

- durch eine Reduzierung der täglichen Stärke der Schichtbesetzungen erkauft,
- mit der Folge permanent erhöhter täglicher Arbeitsbelastung.
- Diese bereits erhöhte Arbeitsbelastung wird weiter verstärkt beim Auftreten von Fehlzeiten und als Resultat daraus durch weitere Reduzierung der Stärke der Besetzung mit wiederum der Folge eines noch weiteren Anstiegs der Arbeitsbelastung.

Folge: Eine gefährliche Spirale beginnt sich zu entwickeln.

Definition „5-Tage-Woche"

Was versteht man konkret unter der 5-Tage-Woche? Bereits hier gibt es unterschiedliche Sichtweisen:

Wird darunter verstanden, dass

a. von Vollzeitmitarbeitern ausschließlich mit Dienstlängen von 7,7 oder 8,00 Stunden gearbeitet wird (in Abhängigkeit von der jeweiligen einrichtungsintern wöchentlichen Höchstarbeitszeit) oder
b. im Wochendurchschnitt 2 freie Tage zur Verfügung stehen oder
c. jedes Wochenende dienstfrei ist?

In den folgenden Ausführungen wird von a und b ausgegangen, weil diese Formen überwiegend die Diskussion prägen. Punkt c gleicht gemessen an den Anforderungen der Bewohner, eher einer weltfremden Diskussion.

Es geht hier keineswegs darum, ein Plädoyer für die eine oder die andere Form der X-Tage-Woche zu halten, sondern darum, dass sich jede Einrichtung aufgrund ihrer Zielsetzungen in der Bewohnerbetreuung über die Auswirkungen der von ihr gewählten Tage-Woche im Klaren sein muss und hier in einen konstruktiven Diskussionskontext mit den Mitarbeitern eintritt. Parolen für die eine oder andere Form sind nicht zielführend und schon gar nicht kundenorientiert. Den Mitarbeitern vorzugaukeln, dass die 5-Tage-Woche im Pflegedienst der Nabel der Welt ist, ist schlichtweg in dieser vereinfachten Form der Darstellung unseriös und weder bewohner- noch mitarbeiterorientiert.

Auswirkungen der „5-Tage-Woche"

Im Folgenden werden die zentralen und am häufigsten diskutierten Auswirkungen der 5-Tage-Woche näher betrachtet.

a. 2 freie Tage pro Woche

Als herausragendes Merkmal der 5-Tage-Woche werden grundsätzlich die 2 freien Tage im Durchschnitt pro Woche angeführt.

b. Auswirkungen der langen Dienste auf die Arbeitszeitgestaltung

Die 5-Tage-Woche geht in der Regel mit „langen" Dienstschichten einher, um ein Mehr an freien Tagen zu erzielen. Für Dienstlängen mit 7,7 oder 8 Stunden bestehen im Rahmen der Arbeitszeitgestaltung nur die nachfolgend aufgeführten Möglichkeiten der Umsetzung:

- Früher Dienstbeginn gegen 6.00 Uhr morgens. Das entspricht nicht den heutigen Erkenntnissen einer bewohnerorientierten Arbeitszeitgestaltung und Leistungserbringung. Es sei denn, dass es sich um Pflegeeinrichtungen für bestimmte Zielgruppen mit entsprechender biographischer Ausrichtung handelt (z. Bsp. Einrichtung für ehemalige Ordensschwestern).
- Lange Dienstüberlappungszeiten von Früh- zu Spätdiensten: Hier stellt sich die Frage nach der effektiven Nutzung dieser massiven Anhäufung von Arbeitszeiten und die Frage nach deren wirtschaftlicher Vertretbarkeit.
- Ein spätes Dienstende zur Entzerrung der mittäglichen Überlappungszeiten käme bei sinnvoller Nutzung den Bewohnern zugute, ist aber häufig bei den Mitarbeitern sehr unbeliebt. Ein Dienstende gegen 22.00 Uhr oder 22.30 Uhr würde bedeuten, dass manche Mitarbeiter erst gegen 23.00 Uhr zuhause sind.
- Geteilte Dienste würden die langen 7,7 oder 8 Stunden Dienste unter den heutigen wirtschaftlichen Wettbewerbsbedingungen akzeptabel machen, sind aber auch im stationären Sektor weitgehend unbeliebt; ambulant dagegen oft die einzig akzeptierte Möglichkeit zum Einsatz von Vollzeitkräften.
- Ein spätes Dienstende korreliert nicht selten dann mit den Anforderungen aus dem Arbeitszeitgesetz (= Ruhezeiten; *siehe Teil I/2.3*), wenn auf einen Spätdienst

ein Frühdienst erfolgen soll und die gesetzlich vorgegebene Zeitspanne nicht eingehalten wird (werden kann).

c. Auswirkungen langer Dienste auf die Stärke der Schichtbesetzungen

Eine erhebliche negative Auswirkung langer Dienstschichten ist eindeutig darin zu sehen, dass sich die Stärke der tageszeitlichen Dienstbesetzungen zwangsläufig reduziert als logische Folge von Verlängerungen der einzelnen Dienste – beispielsweise von 7,00 auf 8,00 Stunden. Das gesamt verfügbare Stundenkontingent kann nur einmal verteilt werden. Das bedeutet: jede Verlängerung des einen Dienstes führt automatisch zur anteiligen Reduktion eines anderen. *(Siehe Gegenüberstellung Schaubilder I/1.5.1 a und 1.5.1 b)*

Das Resultat davon ist es, dass es bei einer geringeren Anzahl (=„Kopfzahl") an Mitarbeitern pro Dienst und einem hohen Anteil an Vollzeitmitarbeitern in Verbindung mit längeren Diensten automatisch zu einer signifikant erhöhten Arbeitsbelastung als Negativfolge einer geringen Stärke der Schichtbesetzungen für jeden

Beispiel für eine Einsatzplanung mit reduzierten Dienstlängen, vermehrt Teilzeitmitarbeitern und in Folge höherer Besetzung

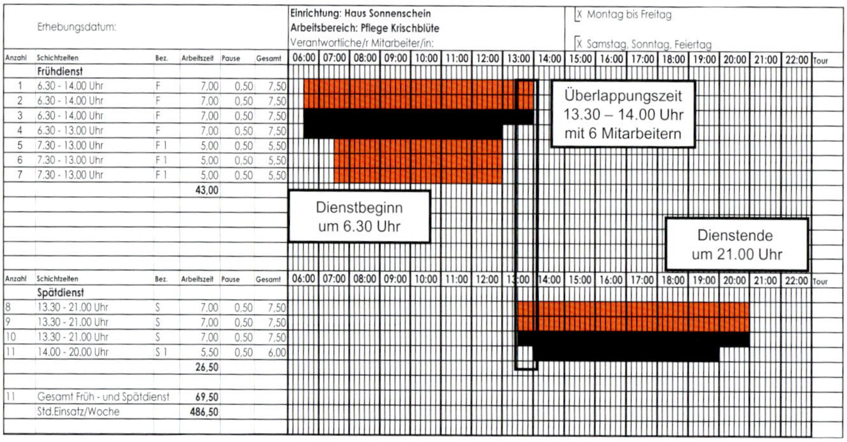

- Verkürzte Dienstlängen erlauben in Verbindung mit den passenden Anstellungsverhältnissen einen stärkeren Abgleich mit den Arbeitsspitzen im Alltag des Arbeitsbereichs mit der Folge sinkender Arbeitsbelastung für den einzelnen Mitarbeiter während dieser Arbeitsphase.
- Ist die Wochenarbeitszeit – gemessen an den Dienstlängen – zu hoch – führt diese zwangsläufig zu vermehrten Arbeitstagen.

Fazit: Es muss arbeitsbereichsbezogen sorgfältig abgewogen werden, ob die Mehrbelastung, die für vermehrt freie Tage zu erbringen ist, gerechtfertigt ist, die täglich erhöhte Arbeitsbelastung bei verringerter Besetzung pro Tag und zuzeiten mit höchstem Arbeitsanfall in Kauf zu nehmen.

Schaubild I/1.5.1 a: Länge der Dienste vs. Stärke der Schichtbesetzungen

einzelnen Mitarbeiter kommt. Aufgrund der Tatsache, dass sich Personalbemessungswerte nicht wegen einer veränderten Tage-Woche erhöhen, führt eine Arbeitszeitverteilung mit täglichen langen Schichten von 7,7 oder 8 oder mehr Stunden automatisch zu einer Reduzierung der Besetzung in Form einer geringeren Anzahl der Mitarbeiter pro Schicht. Dennoch können einzelne Schichtübergreifende Dienste durchaus sinnvoll und zweckmäßig sein, wenn sie nicht die einzige Art der Diensteplanung darstellen.

d. Reduzierte Möglichkeiten des Eingehens auf tageszeitbezogene Bewohnerbedürfnisse

Der Arbeitsanfall im Tagesverlauf – insbesondere der unmittelbar bewohnerbezogene Anteil – kann nur begrenzt einer veränderten Lage der Arbeitszeit angepasst werden. Diese Verteilung hat jedoch dort ihre Grenzen, wo sie einem bewohner-

Beispiel für eine Einsatzplanung mit langen Diensten,
überwiegend Vollzeitmitarbeitern und in Folge reduzierter Besetzung

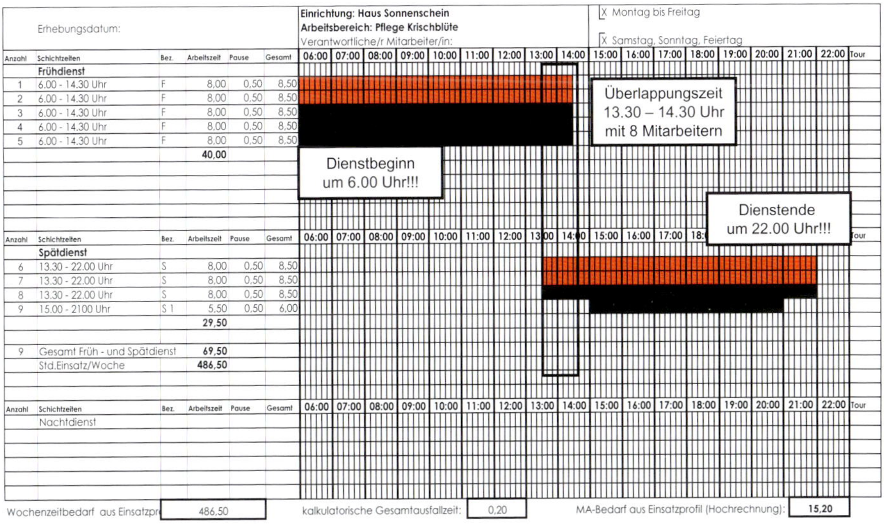

- Lange Dienste werden erkauft durch ausgedünnte Besetzungen
- Ausgedünnte Besetzungen verfügen über keinen Kompensationsspielraum mehr
- Ausgedünnte Besetzungen erfordern häufigeres Einspringen des Einzelnen
- Ausgedünnte Besetzungen erhöhen die Arbeitsbelastung maximal
- Häufigeres Einspringen reduziert Erholungsphasen

Das Hauptproblem hier ist, dass eine im Vorfeld durch lange Dienstlängen bereits ausgedünnte Besetzung – selbst wenn sie auf Basis der Nettoarbeitszeiten geplant ist – über wenig Reservekapazitäten verfügt, um Ausfälle welcher Art auch immer nachhaltig und ohne den ständigen Aufbau von Überstunden zu kompensieren.

Schaubild I/1.5.1 b: Länge der Dienste vs. Stärke der Schichtbesetzungen

und biografieorientierten Handeln im Wege steht. Folglich können Arbeitsspitzen nicht einfach dadurch entzerrt werden, dass Arbeitsanteile zu einem früheren oder späteren Tageszeitpunkt erbracht werden. Dies gelingt maximal für die administrativen Arbeitsanteile. Diese Problematik zeigt sich extrem bei sehr langen Diensten und daraus resultierend gleichzeitiger Reduzierung der Stärke der Besetzung. *(siehe Schaubild I/1.5.1 a und b)*

Der Mitarbeitereinsatz umfasst in beiden Beispielen gleichermaßen 69,5 Stunden Tagdienst.

e. Erhöhung der Anzahl an Wochenenddiensten

Die Häufigkeit von Wochenenddiensten hängt immer von der Anzahl (=„Kopfzahl") der Mitarbeiter ab. Das zu verteilende Stellenkontingent ist indirekt über die Bewohnerstruktur nach Pflegegraden in Verbindung mit den jeweiligen Pflegeschlüsseln in den vertraglichen Vereinbarungen mit den Einrichtungen geregelt. Wird das mögliche Stellenkontingent an Mitarbeitern, welches sich aus der Pflegegradverteilung in Kombination mit den Pflegeschlüsseln ergibt, überwiegend auf Vollzeitmitarbeiter verteilt, steigt die Anzahl der Wochenenddienste als logische Konsequenz an.

Eine klassische Auswirkung bei der 5-Tage-Woche ist wie beschrieben darin zu sehen, dass eine geringere Anzahl an Mitarbeitern in Folge eines hohen Anteils an Vollzeitmitarbeitern automatisch zu einer höheren Anzahl an Wochenenddiensten für den einzelnen führt. Einrichtungen mit einer 5-Tage-Woche haben oft einen hohen Anteil an Vollzeitmitarbeitern und damit nachvollziehbar einen indirekten „Bedarf" zum „Verbrauch" höherer Arbeitszeitstundenkontingente. Möglichkeiten zum sachgerechten Umgang mit dieser Situation sind in *Teil I/1.8* beschrieben.

Um diese erheblich belastenden Auswirkungen für die Mitarbeiter in den Griff zu bekommen, bestehen hier grundsätzlich 2 Alternativen:

- Kompensation durch erhöhte Anzahl an Teilzeitbeschäftigten/geringfügig Beschäftigten.
  Vorsicht: Qualität der Dienstleistung, Kontinuität in der Bewohnerversorgung. *(Schaubild II/2.7.0)*
- Geteilte Dienste reduzieren automatisch die erforderliche Kopfzahl pro Wochenende mit der Folge von vermehrt freien Wochenenddiensten für die übrigen Mitarbeiter.

Geteilte Dienste haben im stationären Sektor fast immer ein Negativimage. Die Häufigkeit von Geteilten Diensten stellt das Resultat einer Anstellungspolitik bzw. einer Reaktion auf das Diktat des Arbeitsmarktes von überwiegend oder nahezu ausschließlich Vollzeitmitarbeitern dar und in der Regel nicht – wie häufig unterstellt – von Fehlern der Dienstplanersteller. Nicht selten wird letzteren unterstellt, sie seien nicht in der Lage oder willens auf geteilte Dienste zu verzichten. Eine derartige Aussage stellt schlichtweg eine Verkennung der Realität dar. Eine besondere Absurdität gipfelt in dem Vorgehen, Geteilte Dienste per Betriebsvereinbarung auszuschließen, wenn die Mitarbeiterstruktur in Folge hohen Anteils an Vollzeitmitarbeitern dieses Vorgehen nahezu erzwingt *(siehe Teil II/2.7)*; vergleichbar könnte im Sommer der Regen vertraglich ausgeschlossen werden.

f. Erhöhte Anzahl an „Geteilten Diensten"

Eine geringere Anzahl an Mitarbeitern in Folge eines hohen Anteils an Vollzeitmitarbeitern führt automatisch zu einem höheren Bedarf an „Geteilten Diensten" für den einzelnen. *(siehe Teil II/2.7)* Besteht die Zielsetzung jedes zweite Wochenende dienstfrei zu geben, führt dies bei einem überwiegenden Anteil an Vollzeitmitarbeitern zwangsläufig zu „Geteilten Diensten".

Zu den „Geteilten Dienste" bestehen genau 3 Alternativen:

- Kompensation durch eine hohe Anzahl an Teilzeitmitarbeitern/Geringfügig Beschäftigten.
- Statt „Geteilten Diensten" Schichtdienst an drei Wochenenden pro Monat (= wirkliche Alternative?).
- Versetzte Wochenenddienste mit ebenfalls drei Wochenenden, wobei an einem davon nur Samstag oder nur Sonntag gearbeitet wird (Versetzt = Freitag/Samstag oder Sonntag/Montag) ist. Aber auch diese Möglichkeit hängt wieder von der Aufteilung der Stellenkontingente in Voll- und Teilzeitanteile ab.

g. Deutlich erhöhte Notwendigkeit zum „Einspringen"

Die 5-Tage-Woche führt in Verbindung mit einem hohen Anteil an Vollzeitmitarbeitern dazu, dass ein deutlich erhöhter Bedarf an Einspringen für den einzelnen besteht. Die Rechnung ist einfach:

Die Häufigkeit des Einspringens wird entscheidend von der verfügbaren Anzahl an Mitarbeitern geprägt. Bei einer höheren Anzahl an Mitarbeitern in Folge eines erhöhten Anteils an Teilzeitmitarbeitern reduziert sich die Anzahl des Einspringens allein durch eine Verteilung auf mehr Beteiligte innerhalb der erforderlichen Qualifikationen; im Umkehrschluss erhöht sie sich bei einer geringeren Anzahl an verfügbaren Mitarbeitern. Ist die einrichtungsinterne 5-Tage-Woche geprägt von einem hohen Anteil an Vollzeitmitarbeitern, wird genau dieser Konflikt verschärft. Mit jeder Erhöhung des Anteils an Vollzeitmitarbeitern erhöht sich der Bedarf an Einspringen, mit deren Reduktion in Verbindung mit einer Erhöhung des Teilzeitanteils verringert sich dieser Bedarf. *(siehe Schaubild II/2.7.0)*

Um diese Konfliktsituation zu entzerren, bestehen 2 Alternativen:

- Kompensation durch hohe Anzahl an Geringfügig Beschäftigten. Vorsicht: Qualität der Dienstleistung kann sich reduzieren mit einer Abnahme in der Kontinuität in der Bewohnerversorgung durch eine steigende Mitarbeiterzahl. *(Schaubild II/2.7.1)*
- Geteilte Dienste reduzieren automatisch die erforderliche Kopfzahl pro Wochenenden mit der Folge von vermehrt freien Wochenenddiensten für die anderen Mitarbeiter und der Reduktion in der Häufigkeit des Einspringens.

h. Anzahl der Fahrten zum Arbeitsplatz

Als Vorteil der 5-Tage-Woche wird von vielen Mitarbeitern die geringere Anzahl der Fahrten zum Dienst angesehen. Das ist bei den Kosten für die PKW-Unterhaltung auch ein nicht von der Hand zu weisendes Argument. Bei konkreter Auswertung von Dienstplänen reduziert sich dieser scheinbare Vorteil jedoch massiv. Aufgrund der verringerten Anzahl an Mitarbeitern und ausgedünnten Schichtbesetzungen als Konsequenz verlängerter Dienste mit 7,7 oder 8 Stunden steigt der Bedarf des Einspringens grundsätzlich – und speziell bei Einrichtungs-/Wohneinheitserhöhten Fehlzeiten verstärkt – zwangsweise an (weil die ohnehin reduzierte Besetzung eine weitere Arbeitsbelastung nicht mehr auffangen kann) und zehrt damit wiederum mindestens einen der geplanten freien Tage häufig auf. Aus besagten Gründen kann aber auch der Nachholungs-Frei-Tag nur schwer eingeplant werden und so steigen die Überstunden an und der scheinbare Vorteil der 2 freien Tage rückt in weite Ferne.

Die gewonnenen 2 freien Tage pro Woche mit den dadurch zunächst ebenfalls um 2 Tage weniger Fahrten zum Dienst werden oft aufgefressen durch

- ein mehr an Wochenenddiensten,
- „Geteilte Dienste" und durch
- häufigeres Einspringen.

i. Reduktion von Büro- und Organisationstagen

Mit der beschriebenen Verlängerung von Diensten reduziert sich automatisch auch die Verfügbarkeit von Büro- und Organisationstagen und das bei dem in *Teil I/1.4* beschriebenen enormen Umfang an administrativen Arbeiten. Dass diese Tätigkeiten in den langen Überlappungszeiten durchgeführt werden, mag theoretisch funktionieren – praktisch zeigt sich das nicht immer. Möglicherweise können zu diesen

Zeiten Fallbesprechungen oder Qualitätszirkel durchgeführt werden; aber weitgehend alle bewohnerbezogenen Maßnahmen scheiden um die Mittagszeit aus, will man nicht die Ruhezeit der Bewohner stören. Mitarbeiter bestätigen, dass die Wahrscheinlichkeit administrative Arbeiten während eines geplanten Regeldienstes „zwischendurch" zu erledigen wenig Erfolgsaussichten eingeräumt werden; ganzen geplanten Administrations-Tagen dagegen deutlich verstärkt.

Ein häufig angesprochenes Gegenargument Bürotage einzuplanen wird damit begründet, dass es Mitarbeiter gibt, welche eine „erhöhte" Besetzung an diesen Tagen ausnutzen, um „krank" zu sein. Diesem Argument schließen sich die Autoren nicht an. Sollte das tatsächlich der Fall sein, so ist dieser Vorgang dienstplanmäßig leicht zu erkennen, ebenso um welche Mitarbeiter es sich dabei im speziellen handelt und dann gilt es mit diesen dazu eindeutige Gespräche zu führen. Deren private „Aus"-Nutzung von Bürotagen darf aber nicht der Anlass sein, Bürotage nicht zu planen und damit kollektiv alle anderen Mitarbeiter, welche diese administrativen Tätigkeiten durchführen müssen, indirekt dafür zu bestrafen.

Rechenbeispiel:
Bisher hat die Einrichtung in der 5,5-Tage-Woche mit 7,0 Stunden Dienstlängen geplant, jetzt wurde auf die 5 Tage-Woche mit 7,7 Stunden Dienstlängen umgestellt. Bei 9 Fachkräften in der Wohneinheit mit jeweils einer Vollzeitstelle fallen pro Monat 9 x 2 Arbeitstage weg (BISHER: 1 freier Tag in 14 Tagen; JETZT 2 in 14 Tagen = pro Monat jetzt 2 freie Tage). Das bedeutet, dass gleichermaßen mit der Erhöhung der Anzahl an freien Tage intern Arbeitstage entfallen. Da zuerst die direkte Pflegearbeit geplant wird, trifft diese folglich die Büro- und Organisationstage. Die Frage stellt sich dann, wann diese Tätigkeiten als Resultat aus dieser veränderten Planung erledigt werden sollen?

j. Besetzung der Dienste mit Pflegefachkräften

Genauso wie sich in Punkt 9 die Büro- und Administrationstage reduzieren, reduziert sich mit jedem zusätzlichen freien Tag jeweils infolge automatisch ein möglicher „Fachkraftbesetzungstag". Hier stellt sich das Dilemma, einerseits den Fachkräften entgegenzukommen, um einen attraktiven Arbeitsplatz zu bieten und gleichermaßen die Arbeitsbelastung der sich im Dienst befindlichen Mitarbeiter auf einem vertretbaren Level zu halten. Diese Diskrepanz belegt, dass nicht die Frage nach der grundsätzlichen Tage-Woche das Problem löst, sondern der einrichtungsinterne Abgleich von Pro und Contra im Gespräch mit den beteiligten Mitarbeitern. Dazu kann die Gegenüberstellung mit den Vor- und Nachteilen der einzelnen Tage-Woche in diesem Kapitel eine Diskussionshilfe darstellen und mit als Entscheidungsgrundlage dienen.

Auswirkungen von Dienstlängen der jeweiligen Tage-Woche auf die Anzahl von Arbeitstagen (= AT) und damit der Anzahl an freien Tagen.

X-Tage-Woche	Dienstlängen	Anzahl AT/14 Tage	Anzahl freie Tage/ 2 Wochen	Summe Tage
5-Tage-Woche	8,00 Std.	10	4	14
5,5-Tage-Woche	7,30 Std.	11	3	14
6-Tage-Woche	6,66 Std.	12	2	14

AT = Arbeitstage; Basis: 40 Std. Woche

2.2 *Die 6-Tage-Woche*

Auswirkungen der „6-Tage-Woche"

Im Folgenden werden die zentralen und am häufigsten diskutierten Auswirkungen der 6-Tage-Woche näher betrachtet.

a. Stabilität statt Illusion

Als in der Auswirkung und allgemeinen Diskussion herausragendes Negativmerkmal wird diskutiert, dass lediglich ein freier Tag durchschnittlich pro Woche zur Verfügung steht und somit auch gegenüber der 5-Tage-Woche eine Fahrt mehr zum Dienst erforderlich wird. Das bedeutet einen Arbeitszyklus von 12 Arbeitstagen innerhalb von 14 Kalendertagen.

In der 6-Tage-Woche bei nur 2 freien Tagen innerhalb von 14 Tagen ist das Einspringen von Vollzeit-Mitarbeitern zum Ausgleich von Fehlzeiten anderer nahezu unmöglich, weil damit eine Erholung durch freie Tage fast nicht mehr möglich ist, unbenommen der Regelungen aus dem ArbZG.

Dabei darf jedoch nicht vergessen werden, dass die Wahrscheinlichkeit, dass dieser freie Tag auch eingehalten werden kann, gegenüber der 5-Tage-Woche deutlich größer ist, weil:

- Kurzfristige Ausfälle als Folge einer höheren Grundbesetzung (als Folge kürzerer Dienstlängen) besser zu kompensieren sind und
- aufgrund dieser etwas höheren Grundbesetzung die Arbeitsbelastung gleichmäßiger auf die Einzelnen verteilt ist.

b. Gefahr frühes Dienstende

Als negative Auswirkung der 6-Tage-Woche muss sicherlich die Möglichkeit ernsthaft in Betrachtung gezogen werden, dass durch die kürzeren Dienstlängen aus pflegefachlicher Sicht die Gefahr eines sehr frühen Dienstendes besteht, welches eine bewohnerorientierte Versorgung am Abend beeinträchtigen kann. Allerdings muss bei der einrichtungsinternen Betrachtung dieses Sachverhalts die Besetzung des Nachtdienstes mit in die Betrachtung einbezogen werden. Die beschriebene Gefahr tritt im Wesentlichen dann auf, wenn der Nachtdienst knapp besetzt ist und die Aufgabenabstimmung/Arbeitsorganisation speziell an der Schnittstelle von Spät- zu Nachtdienst in der Zeitspanne von ca. 18.00 bis 22.00 Uhr nicht abgestimmt erfolgt. *(siehe Teil II/2.5)*

Gleichwohl darf dabei nicht übersehen werden, dass die beschriebene Gefahr teilweise auch bei der 5-Tage-Woche besteht, wenn die mittäglichen Überlappungszeiten enorm überstrapaziert wurden, ebenfalls mit der Folge eines frühen Dienstendes am Abend.

c. Dienstübergabezeiten und Tage-Woche

Ein Vorteil ist unter Bezugnahme auf das heutige Verständnis eines bewohnerorientierten und wirtschaftlichen Umgangs mit der knappen Ressource Arbeitszeit sicherlich, dass aufgrund der deutlich verkürzten Dienstlängen automatisch kurze Dienstüberlappungszeiten bestehen. Die aktuell gültige QPR in der Fassung vom 17. Januar 2014 nimmt auf die Thematik der Dienstübergaben – im Gegensatz zu früheren sog. „MDK-Anleitungen" als QPR-Vorläufer – keinen Bezug mehr. Allerdings sollten die Länderspezifischen Prüfkataloge der Heimaufsichtsbehörden auf ggf. bestehenden Regelungsbedarf durchgeschaut werden.

d. Geringere Arbeitsbelastung pro Mitarbeiter und Dienst

Betrachtet man die Arbeitsbelastung der Mitarbeiter pro Dienst, reduziert sich diese Belastung gleichermaßen mit der Reduktion der Arbeitszeit pro Tag. Hier kommt eine geringere Arbeitsbelastung pro Mitarbeiter gegenüber der 5-Tage-Woche nicht nur wegen kürzerer Dienste zum Tragen. Aufgrund der höheren Besetzung pro Dienst in Folge kürzerer Dienstlängen gegenüber der 5-Tage-Woche erhöht sich daraus resultierend auch die Schichtbesetzung. Mit der Erhöhung der Schichtbesetzung wiederum reduziert sich die Arbeitsbelastung für den einzelnen Mitarbeiter, weil sich der gleiche Arbeitsanfall auf mehr Mitarbeiter verteilt und gleichzeitig mehr verfügbare Arbeitstage pro Woche gesehen auf das gesamte Team zur Verfügung stehen. Die oft im Raum stehende Behauptung, dass ein (weiterer) zusätzlicher freier Tag pro Woche, wie beispielsweise bei der 5-Tage-Woche, der um den massiven Preis einer erhöhten Arbeitsbelastung an allen anderen Tagen pro Woche erkauft wird, letztendlich unter dem Strich einen höheren Erholungsfaktor nach sich ziehen würde, darf in der Grundsätzlichkeit dieser Aussage erheblich angezweifelt werden. Hier spielen noch eine Vielzahl anderer Faktoren eine Rolle.

e. Anzahl der Vollzeitanstellungsverhältnisse und Geteilte Dienste

Bei einem hohen Anteil an Vollzeitmitarbeitern besteht auch in der 6-Tage-Woche die Notwendigkeit für „Geteilte Dienste". Auch hier ist es entscheidend, dass ein entsprechender Anteil an Teilzeitmitarbeitern vorhanden ist, um „Geteilte Dienste" zu reduzieren oder noch besser vermeiden zu können. Die Wahrscheinlichkeit von Geteilten Diensten und deren Häufigkeit beim Einsatz von Teilzeitmitarbeitern ist hier jedoch allein aufgrund deren kürzerer Dienstlänge (z. B. 5,00 oder 6,00 Stunden vs. 7,7 oder 8,0 Std.), in deren Folge sich die Anzahl der verfügbaren Arbeitstage erhöht, gegenüber der 5-Tage-Woche deutlich verringert.

f. Arbeitsmotivation und 6-Tage-Woche

Ebenso wird das Gerücht in die Diskussion eingebracht, dass die Arbeitsmotivation von der X-Tage-Woche beeinflusst sei. Aus nahezu 40 Jahren Berufserfahrung kann der Autor belegen und ist auch allgemein bekannt, dass Arbeitsmotivation ein enorm vielschichtiges Phänomen ist, welches von unterschiedlichsten Faktoren geprägt, aber nachweislich nicht ausschließlich von der Arbeitszeitlichen X-Tage-Woche abhängt. Arbeitsmotivation hängt wesentlich mit der Verlässlichkeit der Dienste für die Mitarbeiter und damit indirekt der Planbarkeit freier Tage zusammen. Arbeitszeitformen, welche die einzelnen Früh- und/oder Spätdienste aufgrund ihrer Struktur eher instabil machen, sind sicherlich nicht förderlich für die Motivationssteigerung.

g. Fehlzeiten und 6-Tage-Woche

Für das sich hartnäckig haltende Gerücht, dass die 6-Tage-Woche zu erhöhten Krankenständen führt, liegt kein nachweislicher Beleg vor. Vor allem, wenn man betrachtet, um welchen (gesundheitlichen) Preis der scheinbare Vorteil von zusätzlichen freien Tagen bei der 5-Tage-Woche erkauft wird.

Weniger Einspringen, weniger Geteilte Dienste und erhöhte Schichtbesetzungen stellen keine gesundheitlichen Gefahren dar, sondern minimieren diese eher. Auch hier stellt die Kausalität des Gleichstellens von Fehlzeiten in Verbindung mit einer Arbeitszeitgestaltung nach der 6-Tage-Woche einen in keiner Form belegten Sachverhalt dar. Die Vielzahl möglicher Einflussfaktoren ist weitaus differenzierter zu betrachten. Hier zeigt sich der Vorteil kürzerer Dienstlängen, weil diese zu einem – in der Regel – geringeren Bedarf an Geteiltem Dienst wegen einer erhöhten Verfügbarkeit von Arbeitstagen pro Woche führen.

Kompensationsmöglichkeiten

Rechenbeispiel:

7 MA x 40,00 Std. u. Dienstlängen von 8,00 Std. = ca. 35 Brutto verfügbare Dienste
7 MA x 40,00 Std. u. Dienstlängen von 6,66 Std. = ca. 42 Brutto verfügbare Dienste

h. Geringere Häufigkeit des Einspringens gegenüber der 5-Tage-Woche.

Durch die höhere Anzahl an verfügbaren Diensten reduziert sich die Häufigkeit des Einspringens für den einzelnen Mitarbeiter in Abhängigkeit von dem Anteil an Teilzeitmitarbeitern im Team. Bei der 5-Tage-Woche ist die Stärke der Besetzungen ohnehin in Folge der längeren Dienste bereits reduziert. Die bereits reduzierte Besetzung führt als Folge abnehmender Kompensationsmöglichkeiten innerhalb der täglichen Besetzung wiederum zu einem häufigeren Einspringen für den einzelnen Mitarbeiter: ein gefährlicher Kreislauf entsteht.

i. Verbesserte Kompensationsmöglichkeiten bei kurzfristigem Mitarbeiterausfall.

Bei der 6-Tage-Woche ist die Stärke der Besetzungen gegenüber der 5-Tage-Woche höher *(siehe Rechenbeispiel)* In Folge der höheren Besetzung pro Dienst können kurzfristige Mitarbeiterausfälle besser kompensiert werden. Eine Erhöhung der Kopfzahl der Mitarbeiter (z. B. durch mehr Teilzeitmitarbeiter) reduziert in Folge automatisch die Notwendigkeit und die Häufigkeit Geteilter Dienste.

j. Weniger Wochenenddienste

Die Anzahl der erforderlichen Wochenenddienste ist in der Regel konstanter, weil wiederum – wie bereits beschrieben – ein ganz entscheidender Faktor für die ungünstigen Auswirkungen bei der 5-Tage-Woche die dort üblicherweise geltenden längeren Dienste pro Tag sind (7,7 oder 8,0 Stunden). Wenn die Dienste verlängert sind, sinkt automatisch die Anzahl der verfügbaren Tage (wechselseitige Beziehung, weil sich das verfügbare Stundenkontingent nur anders verteilen, aber nicht erhöhen lässt). Wenn die Anzahl der verfügbaren Tage sinkt, kommen die einzelnen Dienste (= Mitarbeiter) häufiger an die Reihe. Auch bei den Wochenenden ist die Konstanz der freien Wochenendtage für die Mitarbeiter eher gewährleistet, wenn mehr verfügbare „Diensttage" insgesamt zur Verfügung stehen. Die Anzahl der Wochenenddienste hängt in der Regel wesentlich von der Anzahl der Teilzeitmitarbeiter (mit) ab und/oder vom Arbeiten in Geteilten Diensten. *(siehe Teil II/2.7)*

k. Bessere Berücksichtigung tageszeitlicher Bewohnerbedürfnisse
Durch die höhere Anzahl an Diensten pro Tag kann verstärkt die individuelle tageszeitliche Bewohnersituation berücksichtigt werden. Bei einer reduzierten Besetzung in Folge längerer Dienste bleibt dafür weniger Spielraum. Entscheidend für den Arbeitsablauf ist somit vorrangig nicht die Frage nach der VERFÜGBARKEIT AN STUNDEN für den Früh- oder Spätdienst, sondern vor allem die ANZAHL DER MITARBEITER pro Dienst, um gezielt bewohnerorientiert reagieren zu können. Nicht alle direkten bewohnerbezogenen Arbeitsanteile lassen sich beliebig in Tageszeiten mit geringerem Arbeitsanfall z. B. zwischen 13.00 und 15.00 Uhr verschieben, wenn bewohnerorientiertes Arbeiten wirklich ernst genommen wird.

l. Arbeitszeitreserven durch nicht volles Ausschöpfen der tageszeitlich möglichen Dienstlängen
Dienstlängen beispielsweise mit 7,0 Std. lassen immer gegenüber Dienstlängen von 7,7 oder mehr Stunden einen zeitlichen Spielraum zu. Eine Planung auf Basis von ausschließlich 7,7 oder 8,0 Std. Dienstlängen lässt absolut keinen Spielraum mehr für weitere erforderliche Tätigkeiten (sofern diese nicht Bestandteil der Dienste sind). Konkret bedeutet das, dass jeder einzelne darüber hinausgehende zeitliche Einsatz sofort zur Überstunde wird.

m. Keine Gefahr des zu frühen Dienstbeginns unter fachlichen Gesichtspunkten
Würde der Dienst zu früh beginnen, wäre mittags keine Zeit mehr für Dienstübergaben. Hier regelt die kürzere Dienstlänge gegenüber der 5-Tage-Woche automatisch ihren eigenen Bedarf. Auf jeden Fall erfordert sowohl die 5-, wie auch die 6-Tage-Woche einen versetzten Dienstbeginn und ein versetztes Dienstende innerhalb von verschiedenen tageszeitlichen Früh- und Spätdiensten, um den Tag über bewohnerbezogen sinnvoll die Arbeitszeit einzusetzen.

2.3 Mischformen

Somit sind bei der 6-TAGE-WOCHE 2 FREIE TAGE INNERHALB VON 14 ARBEITSTAGEN regelmäßig möglich; bei der 5-TAGE-WOCHE 4 FREIE TAGE innerhalb von 14 Arbeitstagen und bei der 5,5-TAGE-WOCHE 3 FREIE TAGE INNERHALB VON 14 ARBEITSTAGEN. Insofern stellt die 5,5-Tage-Woche den Versuch eines Kompromisses dar, welcher die beschriebenen Vor- und Nachteile der 5- und der 6-Tage-Woche kompensieren soll, um auf diese Weise möglichst allen Beteiligten einigermaßen gerecht zu werden. Leider ist das in der Praxis nicht so einfach, wie sich das anhört, weil sich zwar Nachteile dadurch reduzieren lassen, aber diese eben dennoch bestehen. Vor diesem Hintergrund werden zunehmend häufiger Mischformen aus den X-Tage-Wochen angewandt und deren Übergänge zu den klassischen Tage-Wochen immer mehr fließend, weil in Folge einer differenzierten tageszeitlichen Notwendigkeit zur Leistungserbringung immer mehr Teilzeitmitarbeiter mit unterschiedlichen Dienstlängen zum Einsatz kommen.

Die Frage nach der 5-, 5,5- oder 6-Tage-Woche spielt zunehmend nur noch eine wirklich zentrale Rolle bei der Frage nach der Berechnung des Urlaubsanspruchs, weil sich – wie beschrieben – die klassischen Arbeitszeitformen zugunsten einer sehr differenzierten Arbeitszeitgestaltung mit einer Vielzahl unterschiedlicher Dienstlängen auflösen.

3. Alternativen: Neues und Bewährtes

Neben den vermeintlich altbekannten Formen der Tage-Wochen gibt es immer wieder Ansätze, über vermeintlich innovative Modelle alle Herausforderungen der bedarfsorientierten, wirtschaftlichen und zudem mitarbeiterorientierten Dienstplanung quasi auf einen Streich und zudem verlässlich zu meistern. Derartige Versprechen scheitern in der Praxis. Wir wollen die Herausforderungen an dem immer wieder hochgelobten „7/7-Modell" beispielhaft und in der gebotenen Kürze aufzeigen.

7 Tage Dienst/7 Tage Frei „Das Modell" schlechthin?

Es hört sich verlockend an: Nie wieder Überstunden und garantiertes Frei! Als fast schon ultimatives Dienstplanmodell wird derzeit das 7/7-Modell gehandelt. Bei diesem Zwei-Schicht-Modell folgen für den Mitarbeiter auf 7 Dienste 7 freie Tage. Beworben wird das 7/7-Modell mit einer festen Rahmendienstplanung, die garantiertes Frei gewährt, bei „nie wieder Überstunden" und langen Urlaubsphasen. Was ist von einer solchen Pauschalierung zu halten? Um es vorweg zu nehmen: Über allem steht ein dickes „Ja, aber ...".

Die Frage nach der idealen Arbeitszeitgestaltung lässt sich nicht für alle Einrichtungen generell und einheitlich beantworten. „Modelle" müssen immer zum einen die Mitarbeiterstruktur (Vollzeit/Teilzeit) und zum anderen die Bewohnerstruktur berücksichtigen. Kern des 7/7-Modells ist eine Verlängerung der Schichten (zumindest) der Vollzeitkräfte (?) auf die nach dem ArbZG maximal zulässige tägliche

Arbeitszeit von 10 Stunden. Als Zwei-Schicht-Modell müssen dabei über längere und/ oder mehrere Pausen 12 Stunden Anwesenheit der Pflegekräfte abgebildet werden. Positiver Effekt für die Bewohner ist die personelle Kontinuität in der Pflege im Wochenverlauf. Für den Mitarbeiter in Vollzeit bedeutet das Modell extrem lange Arbeitstage mit 12 Stunden Anwesenheit zuzüglich Fahrzeiten. Aus diesem Grund sehen Arbeitsmediziner das 7/7-Modell extrem kritisch. Zudem führt es dazu, dass im Zwei-Wochen-Turnus nur 70 Arbeitsstunden geleistet werden können. Wer als Mitarbeiter wirklich in Vollzeit arbeiten möchte, muss auf ein 8/6-Modell ausweichen. Ein Effekt der bei den Nachtdiensten durch den „Ausschlaftag" noch verstärkt wird. Aus den langen Diensten folgt zudem automatisch die Reduzierung der Besetzung oder aber die zwingende Notwendigkeit einer bestimmten Quote an Teilzeitkräften außerhalb des 7/7-Modells in niedrigen Stellenanteilen zur Abdeckung der täglichen Bedarfsspitzen. Den Teilzeitkräften kommt die Aufgabe zu, die nicht planbaren Ausfallzeiten der Mitarbeiter durch Einspringen aufzufangen. Folge sind für diese Teilzeitkräfte Überstunden und damit eben kein verlässliches Frei mehr. Dabei gilt: Je mehr Mitarbeiter im starren 7/7-Modell arbeiten, desto flexibler müssen die (Teilzeit-)Mitarbeiter einsetzbar sein, die nicht in diesem Modell arbeiten. 7/7-Mitarbeiter stehen für Vertretungsfälle schlicht nicht zur Verfügung. Eine weitere besondere Herausforderung des 7/7-Modells ist die Urlaubsplanung. Über das Urlaubsjahr hinweg muss der Jahresurlaub gleichmäßig, wenn möglich mit 1/12 je Monat verplant werden. Gleichzeitig muss vorausschauend eine bestimmte Anzahl von Ersatzurlaubstagen eingeplant werden, damit die im Jahresverlauf durch Krankheit nicht gewährten Urlaubstage noch genommen werden können. Erheblich erleichtert wird die Planung im 7/7-Modell, wenn ein wohnbereichsübergreifender Einsatz der Mitarbeiter möglich ist. Das 7/7-Modell zeigt deutlich, dass Vorteile an einer Stelle nur durch Kompromisse an anderer Stelle möglich sind.

4. Zusammenfassung

Es zeigt sich eindeutig, dass auch die Klassischen Formen der X-Tage-Woche durchaus ihre Vorteile haben. Deswegen sei auf die in *Teil I/1.8* vorgestellte Vorgehensweise zur Ausarbeitung einer einrichtungsinternen Arbeitszeitgestaltung verwiesen, die auf den dort beschriebenen Strukturen aufbaut und sich der Erkenntnisse aus den klassischen Arbeitszeitformen mit bedient. So entsteht eine zeitgenmäße Form der Arbeitszeitgestaltung, welche sich nicht scheut, bewährte Strukturen mit Neuen zusammen zu führen, um das Beste für die Bewohner, die Mitarbeiter und die Einrichtung darin zu bündeln.

In dem *Teil II/2.2* „Vom Pflegeschlüssel zur Dienstplanbesetzung" ist beispielhaft für eine Einrichtung beschrieben, woran sich die Lage der Arbeitszeiten heute orientiert und welche Auswirkungen sich daraus für die Dienst- und Einsatzplanung ergeben.

FAZIT

- Klassische Formen der reinen 6-, 5,5- oder 5-Tage-Woche existieren heute in Reinkultur kaum noch, meist sind auf Grund der Arbeitsmarktlage und der damit verbundenen Notwendigkeit flexibler Dienstformen, Mischformen daraus in Anwendung.
- Die Einrichtung muss sich auf Grundlage der Bewohnerstruktur und dem daraus resultierenden pflegerisch-betreuenden Interventionsbedarf in Verbindung mit der Mitarbeiterstruktur nach Voll- und Teilzeitanstellungen das individuell für sie passende Arbeitszeitmodell erarbeiten.

FRAGEN AN DEN JURISTEN

- *Wie lange darf in der Pflege maximal an einem Tag gearbeitet werden?*
  Antwort: Die reguläre maximale werktägliche Arbeitszeit von 8 Stunden gem. § 3 Satz 1 Arbeitszeitgesetz (ArbZG) kann in der Pflege auf bis zu 10 Arbeitsstunden täglich verlängert werden, sofern innerhalb von sechs Kalendermonaten oder 24 Wochen im Durchschnitt 8 Arbeitsstunden werktäglich nicht überschritten werden *(siehe auch Teil I/2.3)*. Bei vorübergehenden Arbeiten in Notfällen und in außergewöhnlichen Fällen darf die Arbeitszeit ausnahmsweise auf mehr als 10 Stunden werktäglich verlängert werden (§ 14 Abs.1 ArbZG). Eine solche Verlängerung der Arbeitszeit über 10 Stunden werktäglich hinaus ist zudem an einzelnen Tagen bei unaufschiebbaren Arbeiten zur Behandlung, Pflege und Betreuung von Personen möglich, wenn dem Arbeitgeber andere Vorkehrungen nicht zugemutet werden können (§ 14 Abs.2 ArbZG). Darüber hinaus sehen teilweise Tarifverträge eine Verlängerung der täglichen Arbeitszeit über 10 Stunden als Maximum auf bis zu 12 Stunden an Sonn- und Feiertagen vor, wenn dadurch die Arbeitnehmer häufiger an Sonn- und Feiertagen frei haben.
- *Wieviele aufeinanderfolgende Dienste sind rechtlich zulässig?*
  Antwort: Die arbeitszeitrechtlichen Regelungen geben hierzu keine klare Aussage. Auch eindeutige und verbindliche Rechtsprechung findet sich hierzu nicht. Geht man alleine von einer Begrenzung durch die zu gewährenden Ersatzruhetage für Sonntagsarbeit aus, wären rechnerisch maximal 33 Dienste in Folge möglich. Dass eine solche Dienstplanung vor dem Hintergrund der arbeitsmedizinischen Erkenntnisse und der Fürsorgepflicht des Arbeitgebers nicht mehr vom Direktionsrecht des Arbeitgebers gedeckt wäre, dürfte auf der Hand liegen. Bei enger Auslegung und dann strenger Anwendung der Vorgaben der europäischen Arbeitszeitrichtlinie, die 1 arbeitsfreien Tag pro Woche vorsieht, wären maximal 12 Dienste in Folge zulässig.

1.6 Berechnungsgrundlagen zur Dienstplanung

Jeder, der mit der Dienstplanerstellung befasst ist, kommt um grundlegende Rechenoperationen nicht herum. Keine Sorge, um höhere Mathematik handelt es sich dabei nicht. Für manches dabei könnte man eine Tabelle erstellen, und dann in Folge immer nur ablesen. Anderes wiederum muss in Abhängigkeit von Bedarfen jeweils ermittelt werden. Unter „Berechnungsfragen" ist hier beispielsweise auch zu verstehen, was bei der Dienstplanabrechnung wie und in welchem Umfang berücksichtigt wird oder nicht. Gerade jedoch bei dieser Thematik tauchen sehr viele strittige Sachverhalte auf, auf die dieses Buch eine Antwort geben will. Nachfolgend werden viele der wichtigsten Dienstplanberechnungsfragen beispielhaft erläutert.

Rechnen mit der Einfachen Arbeitsplatzmethode

Die einfache „Arbeitsplatzmethode" wird als solche bezeichnet, da das Ergebnis ihrer Anwendung keine konkreten Aussagen zu dem tatsächlichen Bedarf macht. Ob dieser Bedarf in der Sache erforderlich ist, kann diese Methode nicht messen.

Rechenbeispiele:
Es soll geprüft werden, welcher Aufwand an Stellen erforderlich würde, wenn der Nachtdienst um eine komplette Fachkraft zusätzlich aufgestockt würde und im Gegensatz dazu der Aufwand für einen sog. späten Spätdienst. Der Nachtdienst komplett würde 10 Stunden pro Nacht dauern; der zusätzliche Aufwand für den späten Spätdienst bis 22.30 Uhr 2,5 Std. pro Nacht. Angenommen wird eine arbeitsvertragliche 39-Stunden-Woche einer Vollzeitkraft.

Rechenweg für den zusätzlichen Aufwand:
7 Nächte x 10 Stunden geteilt durch die Netto-Arbeitszeit einer Vollzeitkraft von 29,5 Stunden in der Woche = 2,39 VK-Stellen. Mehr als 2 VK-Stellen sind erforderlich, weil ein Mitarbeiter jeweils einen Turnus frei hat und zusätzlich die Ausfallzeiten berücksichtigt werden müssen.

Rechenweg zu der zweiten Frage:
7 Nächte x 2,5 Stunden geteilt durch die Netto-Arbeitszeit einer Vollzeitkraft von 29,5 Stunden in der Woche = 0,6 VK-Stellen. Es war natürlich abzusehen, dass dabei der personelle Aufwand geringer ausfällt. Gleichwohl gilt es zu berücksichtigen, dass jede Erhöhung im Nachtdienst zwangsweise eine Reduzierung im Tagdienst nach sich ziehen muss – „jeder Kuchen kann nur einmal verteilt werden". Und nicht selten

ist ein sog. später Spätdienst ein guter Kompromiss als Zwischen- und/oder ergänzende Lösung gerade in der ersten Nachtdienstphase, um die höchste Arbeitsspitze im Nachtdienst abzubauen.

Die „Einfache Arbeitsplatzmethode“ kann in dieser Form für alle anstehenden Fragen zur Ermittlung des Personalbedarfs in Bezug auf geplante Besetzungen oder neu zu schaffende oder zu strukturierende Arbeitseinheiten als sehr gutes Arbeitsmittel angewandt werden.

UMRECHNUNG VON DEZIMALZAHLEN IN MINUTEN

Auf Dienstplänen mit Minuten und Stunden zu rechnen würde eine erhebliche Unübersichtlichkeit mit sich bringen. Deswegen wird mit Dezimalzahlen gerechnet. Wer hierzu einmal eine „Grundlagen-Tabelle“ erstellt, spart sich das Rechnen für die Zukunft.

Rechenformel: Dezimalzahl multipliziert mit 60 Minuten ergibt den Minutenwert.

Beispiele:

0,50 Stunden x 60 Minuten = 30 Minuten

0,33 Stunden x 60 Minuten = 19,8 Minuten

0,44 Stunden x 60 Minuten = 26,4 Minuten

0,25 Stunden x 60 Minuten = 15 Minuten

0,75 Stunden x 60 Minuten = 45 Minuten

UMRECHNUNG VON MINUTEN IN DEZIMALZAHLEN

Ein erforderliches Umrechnen von Minuten in Dezimalzahlen gestaltet sich wie folgt.

Rechenformel: Minutenwert geteilt durch 60 Minuten ergibt die Dezimalzahl

Beispiele:

30 Minuten geteilt durch 60 (Minuten) = 0,50

19,8 Minuten geteilt durch 60 (Minuten) = 0,33

26,4 Minuten geteilt durch 60 (Minuten) = 0,44

25 Minuten geteilt durch 60 (Minuten) = 0,42

45 Minuten geteilt durch 60 (Minuten) = 0,75

Ermitteln der monatlichen und jährlichen Sollarbeitszeit für Vollzeit- und Teilzeitmitarbeiter

Die Berechnung der Sollarbeitszeit wird je nach Arbeitgeber unterschiedlich praktiziert.

Die für den jeweiligen Mitarbeiter anwendbare Berechnungsmethode ergibt sich unmittelbar aus dem Arbeitsvertrag, einer anwendbaren Betriebsvereinbarung oder aber einem anwendbaren Tarifvertrag. Gibt es keine ausdrückliche Regelung im Arbeitsvertrag und findet auch keine diesbezügliche Betriebsvereinbarung und kein Tarifvertrag Anwendung, so ist die nachfolgend unter Ziffer 1. dargestellte Methode zutreffend. *(siehe grundlegend: Teil I/2.2)*

Gleichwohl wird in vielen Einrichtungen auch ohne entsprechende rechtliche Grundlage eine der unter den nachfolgenden Ziffern 2. und 3. dargestellten „Vorababzug-Methoden" angewendet.

1. Berechnung OHNE Vorababzug von Samstagen, Sonntagen und Feiertagen

Sofern nicht bereits im Arbeitsvertrag oder einem anwendbaren Tarifvertrag eine monatliche oder jährliche Arbeitszeit festgelegt ist, erfolgt die Berechnung bei vertraglich möglicher Verteilung der Arbeitszeit auf die Wochentage Montag – Sonntag auf Basis der vertraglich vereinbarten (durchschnittlichen) wöchentlichen Arbeitszeit wie folgt:

1.1 Monatliche Sollarbeitszeit

„(Kalendertage des Monats): 7 x (vertragliche wöchentliche Arbeitszeit)"

Beispiel: *Monat Mai 2018 (bei einer 39 Stunden-Woche):*

31 : 7 x 39 = 172,7 Soll-Stunden

1.2 Jährliche Sollarbeitszeit

„(Kalendertage des Jahres): 7 x (vertragliche wöchentliche Arbeitszeit)"

Beispiel: *Jahr 2018 (bei einer 39 Stunden-Woche):*

365 : 7 x 39 = 2033,6 Soll-Stunden

2. Berechnung MIT Vorababzug von Sonntagen und Feiertagen

Diese Soll-Stunden-Berechnung beruht auf der Annahme einer 6-Tage-Woche, wobei fiktiv davon ausgegangen wird, dass es sich um wöchentlich die Tage Montag bis Samstag handelt. Hinzu kommt der Abzug von (gesetzlichen) Wochenfeiertagen. Die Berechnungsmethode lautet wie folgt:

„(Arbeitstage des Monats) x (Durchschnittliche tägliche Arbeitszeit)"

Die „ARBEITSTAGE DES MONATS" werden hierbei wie folgt berechnet:

„(Kalendertage des Monats)

abzüglich (Anzahl der Sonntage des Monats)

abzüglich (Anzahl der Wochenfeiertage des Monats)
= Anzahl der „Arbeitstage"

Die „DURCHSCHNITTLICHE TÄGLICHE ARBEITSZEIT" wird hierbei wie folgt berechnet:
„(vertragliche Wochenarbeitszeit) : 6 (da 6-Tage-Woche)"
= „Durchschnittliche tägliche Arbeitszeit"

Beispiel:
Monat Mai 2018 (bei einer 39 Stunden-Woche) in NRW:
Wochenfeiertage: Tag der Arbeit, Christi Himmelfahrt, Pfingstmontag, Fronleichnam

Arbeitstage:
31 (Kalendertage) – 4 (Sonntage) – 4 (Wochenfeiertage) = 23 Arbeitstage

„Durchschnittliche tägliche Arbeitszeit":
39 (Wochenstunden) : 6 = 6,5 Stunden/Tag

Daraus folgt als monatliche Sollarbeitszeit:
23 Arbeitstage x 6,5 Stunden/Tag = 149,5 Soll-Stunden

3. Berechnung MIT Vorababzug von „jedem zweiten" Samstag, Sonntagen und Feiertagen

Diese Soll-Stunden-Berechnung beruht auf der Annahme einer 5,5-Tage-Woche, wobei fiktiv davon ausgegangen wird, dass es sich um wöchentlich die Tage Montag bis Samstag handelt. Hinzu kommt der Abzug von (gesetzlichen) Wochenfeiertagen. Die Berechnungsmethode lautet wie folgt:

„(Arbeitstage des Monats) x (Durchschnittliche tägliche Arbeitszeit)"

Die „ARBEITSTAGE DES MONATS" werden hierbei wie folgt berechnet:
„(Kalendertage des Monats)
abzüglich (Anzahl der Sonntage des Monats)
abzüglich (jeden zweiten Samstag des Monats)
abzüglich (Anzahl der Wochenfeiertage des Monats)
= Anzahl der „Arbeitstage"

Die „DURCHSCHNITTLICHE TÄGLICHE ARBEITSZEIT" wird hierbei wie folgt berechnet:
„(vertragliche Wochenarbeitszeit) : 5,5 (da 5,5-Tage-Woche)"
= „Durchschnittliche tägliche Arbeitszeit"

Beispiel:
Monat Mai 2018 (bei einer 39 Stunden-Woche) in NRW:
Wochenfeiertage: Tag der Arbeit, Christi Himmelfahrt, Pfingstmontag, Fronleichnam

Arbeitstage:
31 (Kalendertage) – 2 („zweite Samstage") – 4 (Sonntage) – 4 (Wochenfeiertage) = 21 Arbeitstage

„Durchschnittliche tägliche Arbeitszeit":
39 (Wochenstunden) : 5,5 = 7,09 Stunden/Tag

Daraus folgt als monatliche Sollarbeitszeit:
21 Arbeitstage x 7,09 Stunden/Tag = 148,9 Soll-Stunden

4. Berechnung des Urlaubsanspruchs

Bei der Berechnung des Urlaubsanspruchs eines Mitarbeiters, also der Antwort auf die Frage, „Wieviel Urlaub steht mir zu?", ist zu unterscheiden, ob der Mitarbeiter an der immer gleichen Anzahl von Arbeitstagen pro Woche eingesetzt ist oder eben nicht kontinuierlich. *(siehe grundlegend: Teil I/2.7)* Ausgangspunkt jeder Berechnung ist der sogenannte „Referenzurlaub", die Urlaubsdauer, die im Arbeitsvertrag als Basis angegeben wird. In der Regel ist dies eine bestimmte Anzahl von Urlaubstagen in einer x-Tage-Woche (z.B. „30 Tage Urlaub in einer 5-Tage-Woche"). Zu dieser x-Tage-Woche ist die vom Mitarbeiter tatsächlich geleistete Tage-Woche ins Verhältnis zu setzen. Erfolgt der tatsächliche Arbeitseinsatz des Mitarbeiters an unterschiedlich vielen Tagen in der Woche, muss in einem vorgezogenen Schritt der Durchschnitt der Arbeitstage innerhalb der letzten 13 Wochen oder der letzten 3 Monate berechnet werden. Am Beispiel des Referenzurlaubs „30 Tage Urlaub in einer 5-Tage-Woche" bedeutet dies folgende Umrechnung:

4-Tage-Woche

$$\frac{\text{„30 Referenzurlaubstage x 4 (4 tatsächliche Arbeitstage/Woche)"}}{\text{5 (Referenzarbeitstage/Woche)}}$$

Ergebnis: 24 Urlaubstage

6-Tage-Woche

$$\frac{\text{„30 Referenzurlaubstage x 6 (6 tatsächliche Arbeitstage/Woche)“}}{\text{5 (Referenzarbeitstage/Woche)}}$$

Ergebnis: 36 Urlaubstage

4,5-Tage-Woche
(als berechneter Durchschnitt der letzten 13 Wochen/3 Monate)

$$\frac{\text{„30 Referenzurlaubstage x 4,5 (4,5 tatsächliche Arbeitstage/Woche)“}}{\text{5 (Referenzarbeitstage/Woche)}}$$

Ergebnis: 27 Urlaubstage

5. *Berechnung des Zeitwertes eines Urlaubstags*

Für den genommenen Urlaub des Mitarbeiters ist im Dienstplan ein urlaubstäglicher Wert zu hinterlegen. Bei der Festlegung dieses Wertes ist danach zu unterscheiden, ob der Urlaub im bereits geplanten Dienstplan oder aber im noch nicht geplanten Zeitraum genommen wird. ACHTUNG: Hier gibt es abweichende tarifvertragliche Regelungen.

a. Im bereits geplanten Dienstplan ist in Umsetzung des „Ausfallprinzips“ für die Urlaubstage der Zeitwert des im Dienstplan geplanten Dienstes anzusetzen.
b. Im noch nicht geplanten Dienstplan ist auf die durchschnittliche Schichtlänge der letzten 13 Wochen vor Urlaubsantritt abzustellen.

6. *Berechnung von Zeitwerten bei sonstigen Ausfallzeiten* *(s. auch Teil I/2.7)*

Berücksichtigung von Arbeitsunfähigkeit im Dienstplan (stundenmäßige Anrechnung)

Für die durch Krankheit des Mitarbeiters ausfallende Arbeitszeit ist im Dienstplan ein Zeitwert je Krankheitstag zu hinterlegen. Bei der Festlegung dieses Wertes ist danach zu unterscheiden, ob die Arbeitsunfähigkeit im bereits geplanten Dienstplan, oder aber im noch nicht geplanten Zeitraum anfällt.

a. Im bereits geplanten Dienstplan ist in Umsetzung des „Ausfallprinzips“ für die Krankheitstage der Zeitwert des im Dienstplan geplanten Dienstes anzusetzen.
b. Im noch nicht geplanten Dienstplan ist auf die durchschnittliche Schichtlänge der letzten 13 Wochen vor Urlaubsantritt abzustellen.

Berücksichtigung von Fortbildungstagen im Dienstplan (stundenmäßige Anrechnung)

Da es sich bei einer vom Arbeitgeber angeordneten Fortbildung um Arbeitszeit handelt, ist im Dienstplan als Arbeitszeitwert für die Fortbildung der tatsächliche zeitliche Umfang der Fortbildung zu hinterlegen.

Berücksichtigung von Betriebsratstätigkeit im Dienstplan (stundenmäßige Anrechnung)

Für Betriebsratsarbeit während der Arbeitszeit gilt der Grundsatz der bezahlten Freistellung. Der Betriebsrats ist zeitlich so zu stellen, als habe er nach der im Dienstplan geplanten Schicht gearbeitet.

Liegt die Betriebsratsarbeit außerhalb der geplanten Arbeitszeit des Betriebsratsmitgliedes, findet sie in der Freizeit des Betriebsratsmitgliedes statt. Hierfür erhält das Betriebsratsmitglied auf sein Verlangen hin einen bezahlten Freizeitausgleich im Umfang der Betriebsratsarbeit in der Freizeit, jedoch gedeckelt auf die durchschnittliche Schichtlänge eines in Vollzeit beschäftigten Mitarbeiters.

7. Ermitteln der Mitarbeiteranzahl aus den Pflegeschlüsseln

Die Ermittlung des Mitarbeitersolls aus den Pflegeschlüsseln ist in *Teil I/1.3* ausführlich beschrieben.

Rechenformel:
Bewohneranzahl nach Pflegegraden geteilt durch den Pflegeschlüssel ergibt das Mitarbeitersoll.

Doch Vorsicht: Von entscheidender Bedeutung ist es, innerhalb des jeweiligen Bundeslandes zu betrachten, welche Anteile die Pflegeschlüssel enthalten, die nicht zu der Dienstplanung herangezogen werden können (z. B. die Pflegedienstleitung oder die Ergotherapie – beides ist in Baden-Württemberg im Pflegeschlüssel enthalten; jedoch nicht in Rheinland-Pfalz und in anderen Bundesländern bestehen möglicherweise abweichende Konstellationen).

8. Erstellen einer Ausfallstatistik

Die Erstellung einer Ausfallstatistik ist in *Teil II/4.1* im 4. Schritt der Regelkreissystematik innerhalb der Dienstplanauswertung ausführlich beschrieben. Hier soll eine kurze Darstellung erfolgen und zeigen, dass eine Ausfallstatistik einfach zu erstellen ist; auch bei manueller Dienstplanung.

Beispiel:
Aus dem abgerechneten Dienstplan ergeben sich die gesamten Ist-Stunden aller Mitarbeiter im Umfang von 1.855,00 Stunden. Darin enthalten sind alle Arbeitstage, die Urlaubs- und Krankheitstage (sofern diese wie beschrieben in die Berechnung einfließen), Fortbildungszeiten, Überstundenaufbau und -abbau. Diese 1.855 Stunden werden mit 100 Prozent angesetzt. In diesem Zeitraum sind angefallen:

Urlaubstage in Stunden	= 100,80 Stunden
Abwesenheiten in Folge v. Krankheit	= 84,50 Stunden
Fortbildungsstunden	= 65,00 Stunden
Gesamt	=250,3 Stunden.

Diese werden durch die 100 Prozent, also 1.855,00 Stunden geteilt und mit 100 multipliziert = 13,49 Prozent Ausfallzeit. Analog kann auch jede einzelne Teil-Ausfallzeit ermittelt werden:
Urlaubstage in Stunden:
100,80 Stunden geteilt durch 1.855,00 x 100 = 5,4 Prozent

Krankheitsabwesenheiten
mit 84,5 Stunden geteilt durch 1.855,00 x 100 = 4,55 Prozent

Fortbildungen
mit 65,00 Stunden geteilt durch 1.855,00 Stunden x 100 = 3,50 Prozent

Die Abweichung in der Summe aus: 5,4 + 4,55 + 3,50 Prozent zu dem Gesamtergebnis von 13,49 Prozent sind Rundungsdifferenzen.

1.7 „Nebenprobleme" mit Auswirkung auf den Dienstplan

KAPITELMERKSÄTZE

- Im Rahmen der Dienstplanung tauchen immer wieder Problemkonstellationen auf, die keine originären Dienstplanprobleme sind.
- Dabei ist es von herausragender Bedeutung den Dienstplanenden Hilfestellungen zu geben, weil die genannten Problemfelder nicht von diesen über die Dienstplanung zu bewältigen sind.

In unserer langjährigen Beratungspraxis zur Dienstplanung zeigt sich immer wieder, dass verschiedene Problemkonstellationen sich bei der Planung bemerkbar machen, die ursprünglich keine speziellen Dienstplanprobleme sind, aber deren Aus- und Folgewirkungen bei der Planung offensichtlich werden. Diese sind oft nicht unerheblich. Darauf soll im Folgenden eingegangen werden, einschließlich der Möglichkeiten zur Behebung und deren Konsequenzen bei Nicht-Beachtung.

Fehlzeiten in Folge von Krankheiten	Ungünstiger Pflegegradmix	Mitarbeiter Struktur	Planungsgröße Wohneinheit	Fachkraftquote
Mögliche Maßnahmen	Mögliche Maßnahmen	Mögliche Maßnahmen	Mögliche Maßnahmen	Mögliche Maßnahmen
Betriebliches Fehlzeitenmanagement	Konsequentes Pflegegradmanagement	Verhältnis von Vollzeit - zu Teilzeitmitarbeitern nach Qualifikationen	Bewohner Anzahl	Landesspezifische Absicherungs möglichkeiten nutzen
Einführung BEM	Kontinuierliche (Wohneinheits)-bezogene Beobachtung des Pflegegradmix		Eigenständige Organisationseinheit sinnvoll?	Konzept zum Woheinheitesübergreifenden Einsatz von Fachkräften
Einführung Rückkehrgespräche			Dienstplanmäßige Adaption an anderen Wohnbereich?	
Zusammenarbeit mit Krankenkassen/ Berufsgenossenschaften			Organisationskonzept zum übergreifenden Fachkrafteinsatz	Tätigkeiten Zuordnung Fach- zu Hilfskräfte

Schaubild I/1.7.1: „Nebenprobleme" mit Auswirkungen auf die Dienstplanung

Fehlzeiten in Folge von Krankheitsausfällen *(siehe Teil II/4.4)*
Ungünstiger Pflegegradmix
Mitarbeiterstruktur *(siehe Teil II/2.7)*
Planungsgröße Wohnbereich
Umsetzung Fachkraftquote *(siehe Teil II/1.10)*

Fehlzeiten in Folge von Krankheitsausfällen

In aller Regel ist der Dienstplan der erste Ort an dem das Fehlen eines Mitarbeiters in Folge von Krankheit augenscheinlich wird, weil an dieser Stelle für Ersatz gesorgt werden muss. Wird bei der Planung – wie in *Teil I/1.2* ausführlich beschrieben – eine Planung auf Basis der Netto-Arbeitszeiten durchgeführt, ist es einfacher diesen Ausgleich herzustellen. Gleichwohl geht es dennoch darum, dass ein Mitarbeiter angesprochen werden muss, der seine Bereitschaft zum Einspringen erklärt *(siehe auch Teil II/4.3)*. In aller Regel wird auch ein entsprechender Mitarbeiter gefunden. Gefährlich ist es, wenn Mitarbeiter die Erfahrung machen, dass die einzige Reaktion auf das Fehlen anderer hin, die Frage nach dem „und wer springt heute ein?" ist mit der Folge, dass sich diejenigen, die bereit sind zu helfen, auf die Dauer ausgenutzt vorkommen und diejenigen, welche einfach einmal zwischendurch Fehlen, kein Problem darin sehen, weil ein anderer einspringt und somit die Besetzung scheinbar im Interesse aller derjenigen, die an diesem Tage im Dienst sind, wiederhergestellt ist.

Bei dem beschriebenen Vorgehen beginnt sich allerdings eine gefährliche Spirale zu drehen, deren Lösung sich an den Ursachen für die erforderliche „Ersatzbeschaffung" orientieren muss. Das bedeutet, dass das zugrundeliegende Problem angegangen werden muss. Beispielhaft seien hier Regelungen zu einem Betrieblichen Fehlzeitenmanagement i.V.m. BEM (= Betriebliches Eingliederungsmanagement gem. § 84 Abs. 2 SGB IX) etc. genannt. Dieses Beispiel soll deutlich machen, dass (hohe) Fehlzeiten keine originären Dienstplanprobleme sind, sondern ihre Auswirkungen am Dienstplan zu Tage treten. Folglich ist das Management gefragt, Lösungen in Bezug auf Fehlzeiten wegen Krankheit zu finden, um nicht die Dienstplanverantwortlichen ständig die Auswirkungen ausbaden zu lassen. Hilfestellungen bei übermäßigen Fehlzeiten in Folge von Krankheiten bieten auch die Berufsgenossenschaften und verschiedene Krankenkassen an.

Mögliche Lösungsansätze:

- Erarbeitung eines betrieblichen Fehlzeitenmanagements/BEM gem. § 82 Abs. 2 SGB IX,
- Einführung von Rückkehrgesprächen,
- Zusammenarbeit mit Berufsgenossenschaften/Krankenkassen.

Ungünstiger Pflegegradmix

Ein hoher Anteil an Bewohnern in niedrigen Pflegegraden führt bekannterweise über die daran adaptierten Pflegeschlüssel zu einer geringen Mitarbeiteranzahl. Hier besteht nicht selten ein Missverhältnis, das sich entweder darin ausdrückt, dass

- die tatsächlich bewohnerbezogene erforderliche Leistung in Folge eines mangelhaften Pflegegradmanagements nicht über den jeweiligen Pflegegrad abgedeckt ist oder
- die Leistung, welche erbracht wird, nicht dem tatsächlichen Bedarf aus der Betrachtung gemäß den Begutachtungsrichtlinien herrührt.

Beides führt letztlich zu dem gleichen Ergebnis: die verfügbare Mitarbeiteranzahl entspricht nicht derjenigen, die zu der aus den beiden beschriebenen Konstellationen erforderlichen Leistungserbringung erforderlich ist. Als Folge daraus wird jedoch versucht, diese Besetzung über den Dienstplan zu gewährleisten. Dieser Versuch ist völlig zum Scheitern verurteilt, weil nur diejenige Mitarbeiteranzahl eingesetzt werden kann, die über die gegebenen SGB XI-Strukturen zur Verfügung gestellt wird. Es sei einmal dahingestellt, dass Einstufungsanträge laufen, welche tatsächlich eine

Wahrscheinlichkeit auf Erfolg haben und nicht zur Beruhigung der Vorgesetzten wegen überhöhter Überstundenkontingente gestellt sind. Auch hier zeigt sich eindeutig, dass für eine ungünstige Pflegegradverteilung nicht der Dienstplan letztlich die Lösung darstellen kann, sondern ein qualifiziertes Pflegegradmanagement.
Mögliche Lösungsansätze:

- Konsequentes Pflegegradmanagement,
- Kontinuierliche (auch wohnbereichsbezogene) Beobachtung der Entwicklung der Pflegegrade.

Mitarbeiterstruktur

Hier tauchen gleich zwei Sachverhalte auf: zum einen geht es bei der Mitarbeiterstruktur um die Frage nach dem Verhältnis von Vollzeit- zu Teilzeitmitarbeitern und zum anderen um die Qualifikation nach Fachkräften und den Pflegehelfern.

Greifen wir zuerst die Frage nach dem Voll- und Teilzeitverhältnis auf. Insbesondere an den Wochenenden taucht die Problematik auf, dass die „Kopfzahl" nicht ausreichend ist, um möglichst alle 14 Tage das Wochenende frei zu gewähren. Die Folge ist, dass versucht wird über den Dienstplan Lösungen herbeizuführen, die ihren Ursprung in einem ungünstigen Verhältnis von Vollzeit zu Teilzeitmitarbeitern begründet. Das lässt sich jedoch nicht über den Dienstplan lösen; das kann nicht gelingen. Nicht selten kommen hier mehrere ungünstige Konstellationen zusammen wie:

- Ungünstig niedrige Pflegegradverteilung,
- hoher Anteil an Vollzeitmitarbeitern *(siehe Teil II/2.7)*,
- zu geringe „Kopfzahl" an Pflegefachkräften *(siehe Teil II/2.7)*,
- kleine Wohneinheiten mit bis zu 20 Bewohnern.

Nahezu die gleichen Auswirkungen hat es, wenn die Anzahl der verfügbaren Fachkräfte im Widerspruch zu dem beschriebenen „Bedarf" vor allem an den Wochenenden besteht. Wenn an den Wochenendtagen jeweils eine Fachkraft in Früh- und Spätdienst arbeitet und es stehen insgesamt drei Fachkräfte zur Verfügung, dann taucht dieses Problem zwar im Rahmen der Dienstplanung kontinuierlich auf, es wird aber darüber letztlich nicht einer Lösung zugeführt. Diese muss auf anderem Wege gesucht werden, wenn sich die Anzahl an Fachkräften nicht durch Anstellung lösen lässt. Letztlich die gleiche Problematik kann ebenso bei den anderen Qualifikationen bestehen.

Mögliche Lösungsansätze:

- Größe der Wohnbereiche sinnvoll?
- Konzeptbeschreibung zum Wohnbereichsübergreifenden Einsatz von Fachkräften.

- Anzahl der Fachkräfte auf den einzelnen Wohnbereichen – andere Aufteilung zwischen den Wohnbereichen?

Planungsgröße Wohnbereich

Oft wird unreflektiert die Größe von Wohnbereichen mit guten oder schlechten Auswirkungen auf die Pflege des Bewohners und dem Teamzusammenhalt in Verbindung gebracht – das trifft in dieser Grundsätzlichkeit der Aussage nicht zu. Zu bedenken ist, dass je kleiner der Wohnbereich in Bezug auf die Mitarbeiteranzahl ist, desto schwieriger ist es diesen dienstplantechnisch zu organisieren. Sind dort neben der Regelbesetzung Mitarbeiter in Urlaub, krank oder auf einer Fortbildung – und im ungünstigsten Fall alles gleichzeitig – ist das Besetzungsdesaster vorprogrammiert. Dem kann auch ab einer „Mindestgröße" selbst von Dienstplanprofis ohne die Unterstützung von anderen Wohnbereichen kaum noch planerisch entgegengewirkt werden.

Dazu kommt, dass die Wohnbereichsleitung eine entscheidende Funktion innerhalb der Organisationsstruktur der Einrichtung innehat. Gleichermaßen ist es schwierig, wirklich gute Wohnbereichsleitungen zu finden. Oft sind es junge im Beruf tätige Mitarbeiter, denen noch die Berufserfahrung fehlt. Das liegt für Berufseinsteiger in Leitungsfunktionen in der Natur der Sache. Diese Leitungen haben aber eine gleichwohl schwierige Nahtstellenposition zwischen dem Mitarbeiter als unmittelbarer Kollege auf deren Seite und der Pflegedienstleitung auf der anderen Seite, nicht zu vergessen die Anforderungen, Wünsche und Erwartungen von Bewohnern und deren Angehörigen, Ärzten und anderen Interessenpartnern. Das ist nicht einfach für jemanden, der sich in eine Leitungsfunktion erst einfinden muss und verdient zweifelsohne Respekt und Unterstützung. Die Quintessenz aus der Tatsache ist, dass gute Wohnbereichsleitungen schwierig zu finden sind. Deswegen macht es auch Sinn diesen mehr zeitlichen Freiraum für eine größere Planungseinheit zu geben, als mehrere Wohnbereichsleitungen auf kleine „Königreiche" zu setzen, wohlwissend dass dabei Leitungen sind, die selbst in den kleinen Einheiten nicht in der Lage sind ihre Aufgaben zu erfüllen.

Gleichwohl kann sich eine Wohnbereichsleitung in diese Aufgabe einfinden, wenn sie zunächst einen kleineren Bereich verantwortet. Dieser sollte aber dann an einen größeren adaptiert sein – wie ein Puzzle zusammengehörend. Die hier genannten Problematiken können umgangen werden, wenn:

- die Wohnbereiche groß genug sind, um auch Fehlzeiten abzufangen,
- die Leitungen der Wohneinheiten klare Aufgabenstrukturen haben *(Schaubild I/1.4.1)* und
- genügend Arbeitszeit zur Erledigung für deren Aufgaben eingeplant ist.

Rechenbeispiel Kleinstwohnbereich:

Oft ist es – wie beschrieben – sinnvoll, einen kleinen Arbeitsbereich an einen größeren zu adaptieren und dort die Planung über einen gemeinsamen Dienstplan vorzunehmen. Damit ist eine größere Flexibilität innerhalb der Dienstplanung gewährleistet. Um negative Auswirkungen aufgrund der größeren Mitarbeiteranzahl für die Bewohner zu verhindern, kann innerhalb dieser größeren Struktur die Bezugspflege *(siehe Begriffserklärung)* umgesetzt werden. Das heißt: Größere Wohnbereiche sind nicht zwingend gleichzusetzen mit hohem Wechsel des Mitarbeitereinsatzes beim Bewohner – das ist eine häufig anzutreffende irrige Annahme.

Im *Schaubild I/1.7.2* ist zu sehen, wie eine kleine Wohneinheit dienstplanerisch einer größeren zugeordnet ist, um mehr Flexibilität in der Dienstplanung zu gewährleisten. Die Wohneinheit 1, beispielhaft dargestellt in *Teil II/2.2* hätte eigenständig bei der Größe des „Behüteten Bereichs" in Verbindung mit dem ermittelten Stellenkontingent – selbst vor dem Hintergrund eines Pflegeschlüssels im oberen Bereich – keine Chance eigenständig zu agieren. Die ermittelte Mitarbeiteranzahl von 4,23 VK-Stellen zur Dienstplanung für den Tagdienst ohne Abzug von anderen im Pflegeschlüssel enthaltene Anteilen wie PDL, QM, Nachtdienst etc. lässt nicht im Ansatz eine eigenständige überlebensfähige Dienstplanung zu. Sehr wohl aber unter Einbezug in die gesamte einrichtungsinterne Stellen- und Dienstplanung der Einrichtung, weil hier auch über eine Aufgabenabstimmung zwischen Fachkräften und Helfern unter Einbezug des Sozialen Dienstes und der Mitarbeiter nach § 43 b eine nachhaltige Besetzungsstruktur möglich ist. Diese kann durch den Einsatz verkürzter Dienste (= weniger als 7 Std. Dienstlänge) optimiert werden.

Wichtig ist es, in den jeweiligen Landesheimgesetzen und deren Ausführungen, Verordnungen, Richtlinien nachzuschauen, ob Regelungen zur Größe von Wohnbereichen bestehen. Und sei es nur, um auf mögliche Diskussionen mit der Behörde entsprechend vorbereitet zu sein und eine stichhaltige Argumentation bereit zu haben. Beispielsweise ist in der Landesheimbauverordnung von Baden-Württemberg die Größe von Wohngruppen mit 15 Bewohnern geregelt (LHeimBauVO § 4/1). Das legen manche Heimaufsichtsbehörden als eine Vorgabe ohne Wenn und Aber aus und lassen Aufzüge wegen einem Zimmer mehr pro Wohngruppe versetzen während andere Behörden im Nachbarbezirk wesentlich großzügiger damit umgehen. Jetzt aber daraus zu schließen, dass ein Wohnbereich nur 15 Bewohner umfassen darf, wäre falsch, mit allen dienstplantechnischen Folgewirkungen. Beispielsweise kann ein Wohnbereich dergestalt organisiert sein, dass zwei Wohngruppen eine Wohneinheit darstellen. *(siehe Schaubild I/1.7.2)*

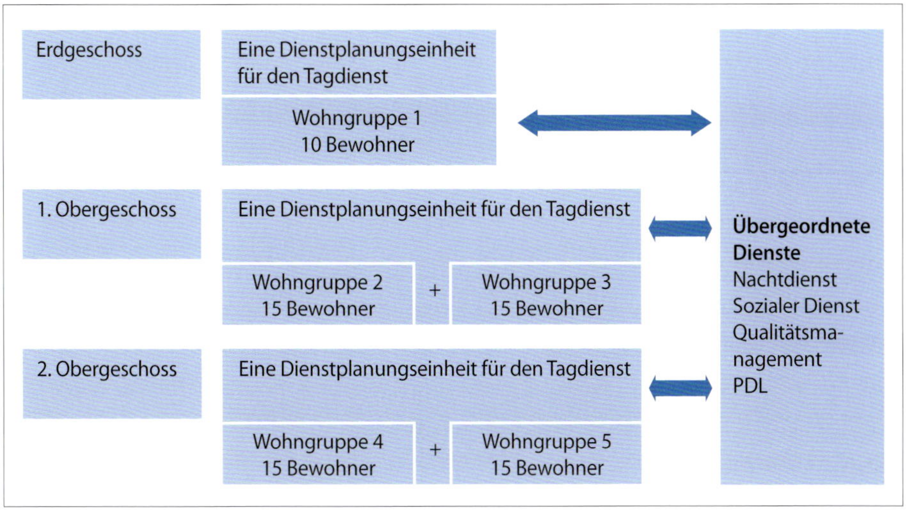

Schaubild I/1.7.2: Übersicht Wohneinheiten

Nicht die Größe einer Wohneinheit selbst ist letztlich falsch oder richtig, sondern dessen interne Strukturorganisation ist ausschlaggebend für die Qualität der Dienstleistung am Bewohner. Daraus ist aber zu lernen, dass es wichtig ist, die Spielregeln vor Ort zu kennen und sich inhaltlich dezidiert damit auseinander zu setzen. Gleichermaßen sagt die Anzahl der Bewohner noch nichts über deren Unterstützungsbedarf aus – so kann eine kleine Planungseinheit (in unserem Beispiel 10 Bewohner) bei entsprechendem Bewohnerklientel einen hohen Unterstützungsbedarf auslösen und im Umkehrschluss ein großer Arbeitsbereich möglicherweise einen deutlich geringeren. Einen groben Anhaltswert stellt dabei auch der Pflegegradverteilung innerhalb einer Organisationseinheit dar und zum anderen mögliche bewohnerbezogene Risikopotenziale aus dem einrichtungsinternen Risikomanagement (pflegerischer Interventionsbedarf). Aus unseren internen jahrelangen Beratungserkenntnissen aus der Praxis sind Wohneinheiten mit um die 30 Bewohner für vollstationäre Pflegeeinrichtungen eine qualifizierte Planungsgröße, die sich auch personell im Interesse aller Beteiligten qualifiziert umsetzen lässt.

Mögliche Lösungsansätze:

- Größe der Wohnbereiche sinnvoll?
- Konzeptbeschreibung zum Wohnbereichsübergreifenden Einsatz von Fachkräften.
- Anzahl der Fachkräfte auf den einzelnen Wohnbereichen – andere Aufteilung zwischen den Wohnbereichen?

Umsetzung Fachkraftquote

Unbenommen von den Diskussionen um die Thematik der Fachkraftquote *(siehe Teil II/1.6)* stellt diese Thematik die Dienstplanenden vor zunehmende Herausforderungen. Hier ist es ähnlich wie mit bei der Thematik der Fehlzeiten in Folge von Krankheiten. Würde sich diese Problematik der fehlenden Fachkräfte über den Dienstplan regeln lassen, würde die gesamte Republik erleichtert aufatmen. Dem ist leider nicht so. Deswegen muss wie im Teil zur Bewohnerstruktur beschrieben *(siehe Teil II/1.1)* ein sorgsamer Abgleich mit dem Pflege- und Betreuungsbedarf aus der Bewohnerstruktur mit den vorhandenen Fachkräften und deren Einsatzplanung über den Dienstplan erfolgen.

Mögliche Lösungsansätze:

- Einhaltung der Besetzungsvorgaben nach den Landesspezifischen Regelungen.
- Keine Doppelbesetzungen wo diese nicht gefordert sind nach dem Motto: knappe Ressource = gezielter Einsatz.
- Gezielte Übereinstimmung mit dem tatsächlichen Pflege- und Betreuungsbedarf der Bewohner.

FAZIT

- Die Nebenprobleme anzugehen ist in der Regel Managementaufgabe, weil deren Behebung die Möglichkeiten der Dienstplanenden selbst aktiv zu werden, im Wesentlichen übersteigt.
- Es handelt sich dabei überwiegend um Einrichtungs- bzw. Unternehmensentscheidungen, die betriebsintern sowohl für eine geordnete Arbeitsablauforganisation als auch von Kostenseite von einschneidender Bedeutung sind.

1.8 Mitarbeiterbeteiligung an der Arbeitszeitgestaltung

KAPITELMERKSÄTZE

- Die Einbindung der Mitarbeiter in die Arbeitszeitgestaltung stellt eine der wesentlichen Voraussetzungen zur Mitarbeiterzufriedenheit und der Attraktivität des Arbeitsplatzes dar.
- Die Berücksichtigung persönlicher Belange der Mitarbeiter in Bezug auf deren möglichen tageszeitlichen Arbeitseinsatz in Verbindung mit den Anforderungen aus der Bewohnerstruktur kann in Einklang gebracht werden.

Mit der Vorab-Definition klarer Spielregeln zur Erarbeitung der Arbeitszeiten hat die Geschäftsführung gleichermaßen die Sicherheit einer vertragsgemäßen und wirtschaftlichen Leistungserbringung.

In *Teil II/1.1* ist beschrieben, wie sich aus der Bewohnerstruktur nach Pflegegraden in Verbindung mit den jeweils geltenden Pflegeschlüsseln das zur Dienstplanung verfügbare Zeitkontingent ermitteln lässt. Dieses Wochenzeitkontingent stellt die Grundlage dafür dar, auf welcher die neue Arbeitszeitgestaltung aufbaut. Das hört sich wesentlich komplizierter an als es in der Umsetzung ist und soll im Folgenden Schritt für Schritt beschrieben werden.

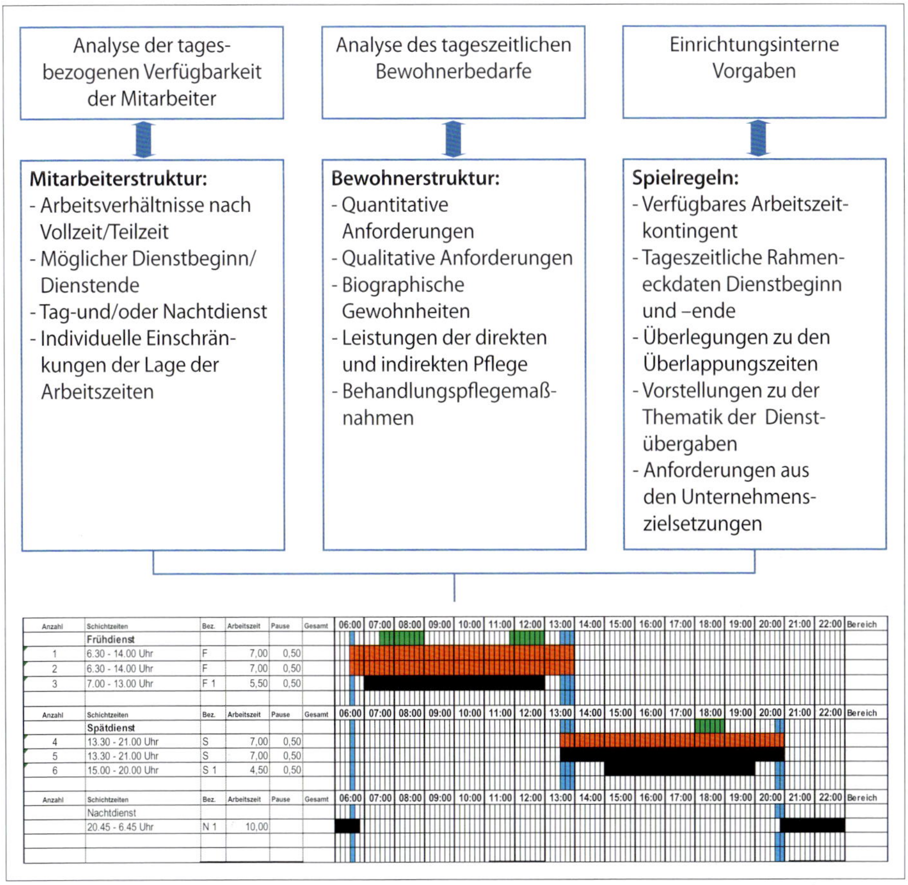

Schaubild I/1.8.0: Übereinstimmung von Mitarbeiterverfügbarkeit und Bewohnerbedarfen

Für die Umsetzung in der Praxis hat sich als vorteilhaft herauskristallisiert, gemeinsam mit den beteiligten Mitarbeitern eine Analyse der Ist-Situation bezüglich der Wechselwirkungen aus der Mitarbeiterstruktur (Vollzeit- und Teilzeitanstellungsverhältnisse) auf die Dienstplanung zu besprechen. Auf dieser Basis können in Folge die Vor- und Nachteile mit den sich daraus ergebenden Konsequenzen abgewogen werden, um gemeinsam einen Konsens für das weitere Vorgehen zu finden. Dieser kann unmittelbare kurzfristige Maßnahmen nach sich ziehen (z. B. „Geteilte Dienste") und gleichermaßen langfristige Zielsetzungen (z. B. Erhöhung des Teilzeitstellenanteils) beinhalten, um die zunächst kurzfristig erforderlichen Maßnahmen wieder zu reduzieren. Konkret könnte dieses Vorgehen so aussehen:

Schritt 1: Zusammenstellung eines Arbeitszeitteams
Hierzu ist es wichtig ein kleines überschaubares Team aus Mitarbeitern zusammenzustellen, welches den Arbeitsbereich sehr gut kennt; damit sind nicht nur die einrichtungsbezogenen Arbeitsabläufe gemeint, die in diesem Zusammenhang idealerweise auf Sinnhaftigkeit (= Inhalt/tageszeitliche Umsetzung etc.) überprüft werden können, sondern auch die individuellen tageszeitlichen Anforderungen aus der Bewohnerstruktur. Oftmals richten sich Bewohnerbedürfnisse im früheren Sinne einer „totalen Institution" an den bestehenden Abläufen aus; umgekehrt muss das Ganze passen, wenn Bewohnerorientierung nicht nur eine leere Worthülse sein soll. Bei der Zusammenstellung dieses Mitarbeiterteams macht es keinen Sinn Mitarbeiter einzubinden, die lediglich präsentieren wollen, wieviel Arbeit zu erledigen ist und dass alles sowieso nicht zu schaffen ist. Ein realistischer und kompetenter Blick auf den Arbeitsalltag ist hier gefragt.

Schritt 2: Spielregeln definieren
Damit ist gemeint, dass seitens des Managements festgelegt sein, muss, welche Eckdaten zu berücksichtigen sind. Es wäre fatal, die Mitarbeiter etwas ausarbeiten zu lassen und hinterher zu sagen, dass das aus welchen Gründen auch immer, überhaupt nicht machbar ist. Frustration bei den Mitarbeitern wäre die logische Folge. Deswegen müssen zumindest folgende Rahmeneckdaten zuvor festgelegt sein *(Schaubild I/1.8.0)*:

- Das ermittelte verfügbare Arbeitszeitkontingent ist das zu verteilende Limit; siehe Schritt 1.
- Tageszeitlich frühester Beginn des Frühdienstes – Was passt hier zu der (biographischen) Bewohnerstruktur verbunden mit den Zielsetzungen der Einrichtung in Bezug auf die Individualität und Selbstbestimmung der Bewohner.

- Tageszeitlich spätestes Ende des Spätdienstes – Wie kann ein Arbeitsablauf am Abend zeitgemäß gestaltet werden, um in Ruhe ab dem späten Nachmittag die Abläufe unter Berücksichtigung der Bewohnerwünsche und Bedürfnisse, nicht der antrainierten Verhaltensweisen, zu planen. Dabei spielt die Schnittstelle von Spät- zu Nachtdienst eine gravierende Rolle.
- Aussagen zu den Überlappungszeiten – Welche Überlappungszeiten sind arbeitsbedingt erforderlich, mit welchem Qualifikationsbedarf, welchem zeitlichen Umfang und mit welchen Tätigkeiten sind diese konkret ausgefüllt?
- Regelungen zu den Dienstübergaben (Kommunikationsformen) – Welche Kommunikationszeiten sind erforderlich? Welche Rolle spielt im Gesamtkontext der einrichtungsinternen Kommunikation die Dienstübergabe?
- Anforderungen aus den Unternehmenszielsetzungen – Diese spielen indirekt in die vorgenannten Sachverhalte hinein.

Die Festlegung dieser „Spielregeln" ist wichtig, damit das Team, welches die Strukturen ausarbeitet, vorab weiß, in welchem Rahmen es sich bewegen darf. Gleichermaßen dürfen die Bedingungen nicht zu sehr einengen, weil das der Kreativität in

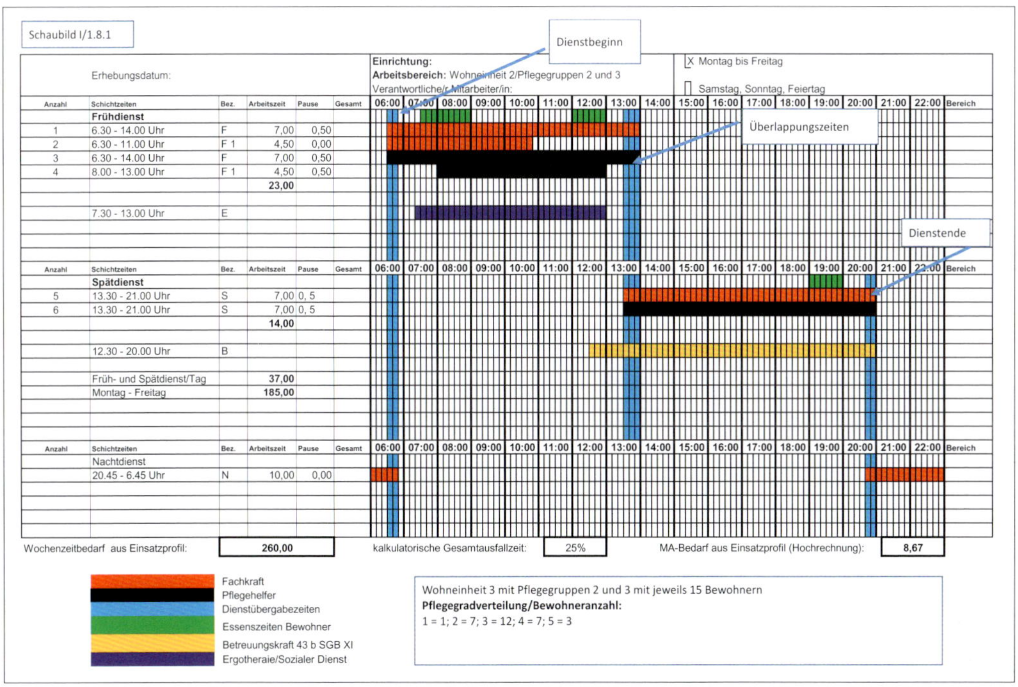

Schaubild I/1.8.1: Dienstplanbesetzungsprofil WE 2 Montag-Freitag

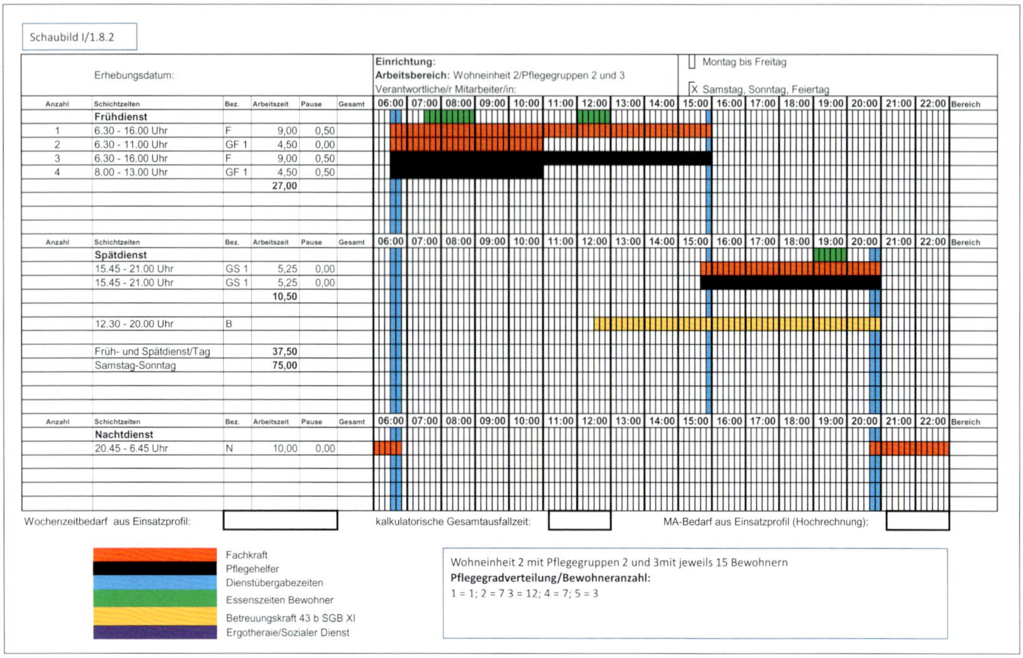

Schaubild I/1.8.2: Dienstplanbesetzungsprofil WE 2 Samstag-Sonntag (1)

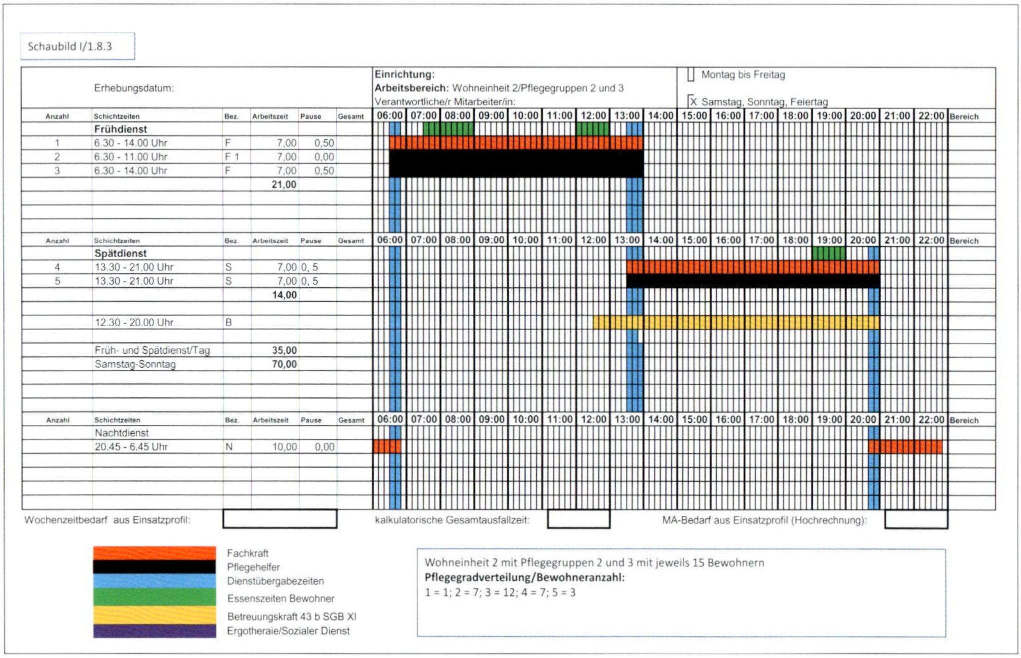

Schaubild I/1.8.3: Dienstplanbesetzungsprofil WE 2 Samstag-Sonntag (2)

der Ausarbeitung schadet. Ggf. kann sich beispielsweise Punkt e auch als Folge der Ausarbeitung der Arbeitszeiten erst ergeben; eine saubere Kommunikationsmatrix zeigt, in welcher Form wann welche Besprechungen stattfinden.

Nicht wenige aus unserer Branche sind der Meinung, dass sich bei der Arbeitszeitgestaltung nicht viel Spielraum bietet. Im Folgenden werden bei gleichen Rahmenbedingungen zumindest für das Wochenende mit den *Schaubildern I/1.8.2 und 1.8.3* zwei sehr unterschiedliche Varianten dargestellt, die letztlich nur einen Bruchteil der tatsächlichen Vielfalt an Gestaltungsspielräumen von Arbeitszeitstrukturen darstellen.

Schritt 3: Koordinator festlegen
Das Team benötigt einen Koordinator, der im Wesentlichen begleitend auf die Einhaltung der Spielregeln hinweist, aber weitgehend nicht inhaltlich eingreift. Konkret bedeutet das, dass er auf die Einhaltung des verfügbaren Wochenzeitstundenkontingents achtet oder auch hinterfragt, ob die Länge der Dienste, Dienstüberlappungen etc. sinnvoll sind. Er kann Denkanstöße liefern, darf aber nicht reglementieren.

Schritt 4: Ermittlung der verfügbaren Stellen und des wöchentlichen Arbeitszeitkontingents

Zunächst werden unter Bezugnahme auf die Bewohnerstruktur nach Pflegegraden und die vertraglich vereinbarten Pflegeschlüssel die verfügbaren Stellenkontingente für den gesamten Pflegedienst ermittelt und davon die „Overhead-Anteile" abgezogen. Als Ergebnis daraus ist dasjenige Stellenkontingent ersichtlich, welches konkret für die Dienstplanung im Tagdienst der jeweiligen Wohneinheit zur Verfügung steht. Dieses Stellenkontingent wird in Folge mit der Netto-Wochenarbeitszeit der Einrichtung multipliziert. Die Zielsetzung ist es zu wissen, wie viele Stunden konkret für die Planung zur Verfügung stehen, um für alle an dem Prozess Beteiligten eine verlässliche Dienstplanung zu gewährleisten. Getreu dem Motto: Es kann nur verteilt werden, was auch verfügbar ist.

Das Ist-Stellenkontingent kann zum Zeitpunkt der Umsetzung des hier beschriebenen Vorgehens sowohl nach oben als auch nach unten – aus welchen Gründen auch immer von dem vertraglich vereinbarten Stellenkontingent abweichen. In diesem Fall ist mit den Verantwortlichen in der Einrichtung abzuklären, wie mit diesem Sachverhalt umzugehen bzw. welches konkrete Stellenkontingent die Basis der Planung darstellt.

Schritt 5: Bestehende Mitarbeiterstruktur beachten
Es macht beispielsweise bei einem Team, welches überwiegend aus Vollzeitmitarbeitern besteht, keinen Sinn überwiegend kurze Dienstlängen zu planen. Das wird

Die geplanten Dienstlängen müssen im wesentlichen in Übereinstimmung mit den arbeitsvertraglich vereinbarten Wochenstunden stehen oder durch einen Ausgleich von langen in Verbindung mit kurzen Dienstlängen freie Tage ermöglichen.

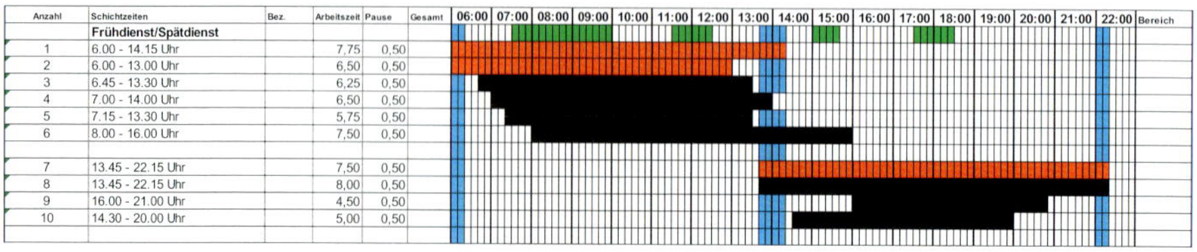

Wochenarbeitszeiten		Mögliche Dienstlängen	Ø freie Tage/Woche
36-40 Wochenstunden	entspricht ca.	7 – 8 Stunden	2
31-35 Wochenstunden	entspricht ca.	6 – 7 Stunden	2
26 – 30 Wochenstunden	entspricht ca.	5 – 6 Stunden	2-3
16 – 25 Wochenstunden	entspricht ca.	4 – 5 Stunden	2-3
Bis 15 Stunden	entspricht ca.	3 Stunden	2

Schaubild I/1.8.4: Übereinstimmung Dienstlänge/arbeitsvertraglich verabredete Wochenstunden

schnell zu Frust und Desinteresse führen, weil die Mitarbeiter nicht auf ihre vertraglich vereinbarten Wochenstunden kommen. Bezüglich der Erfordernis von Minusstunden müssen sich diese dennoch in einem (arbeitsvertraglich vereinbarten) Level halten, weil ansonsten der Vorteil der Verfügbarkeit dieser Stunden durch die Frustration von Mitarbeitern überlagert wird, weil diese trotz nahezu täglichen Arbeitens nicht mehr auf ihre Wochenstunden kommen.

Bei einer (im Wesentlichen) Übereinstimmung zwischen Wochenarbeitszeit und Dienstlänge fallen automatisch die erforderlichen freien Tage an. Ist die Wochenarbeitszeit im Verhältnis zur Dienstlänge zu hoch, entstehen Minusstunden und/oder ein deutliches Mehrerfordernis an Arbeitstagen, um das vertraglich vereinbarte Stundenkontingent zu erreichen. Es sei denn, dass kurze Dienste im Tagdienst durch längere, z. B. im Nachtdienst, ausgeglichen werden können.

Ebenso ist es bei dieser Ausarbeitung von Bedeutung nicht nur die Wochenstunden zu beachten, sondern vor allem auch die verfügbare Kopfzahl im Team. Deswegen ist es vielfach üblich, am Wochenende die Besetzung abzusenken, um den Mitarbeitern – soweit möglich – zwei freie von 4 Wochenenden zukommen zu lassen *(siehe Teil II/2.6)* oder eben zu akzeptieren, dass dies, vor dem Hintergrund eines möglicherweise hohen Anteils an Vollzeitstellen, nicht möglich ist. *(siehe Teil II/2.7)*

Die hier beschriebene Ausarbeitung erfordert eine Auflistung aller Mitarbeiter nach Qualifikationen und den vertraglich vereinbarten Wochenarbeitszeiten, um eine entsprechende Übereinstimmung von Arbeitsvertraglichen Wochenstunden und zu planenden Dienstlängen während der Ausarbeitung im Blick zu haben.

Schritt 6: Ausarbeitung starten

Der 6. Schritt ist ausführlich beschrieben, weil es dabei um die konkrete Umsetzung geht und diese gut nachvollziehbar sein muss. Es wird jetzt auf Grundlage eines Dienstplanbesetzungsprofils *(siehe Teil II/2.1)* von dem Team

- unter Beachtung der bekannten Rahmeneckdaten/Spielregeln (siehe Schritt 3),
- den verfügbaren Wochenarbeitszeiten und
- den Stellenanteilen nach Qualifikationen

die tägliche Besetzung der Dienste einschließlich der Dienstlängen sowie Beginn und Ende derselben ausgearbeitet. Diese kann beispielsweise von Montag – Freitag nahezu identisch sein und an den beiden Wochenend-/Feiertagen Abweichungen aufweisen; sie kann genauso an sieben Wochentagen nahezu identisch sein, aber beispielsweise am Mittwoch wegen des Stellens der Medikamente und am Freitag wegen umfangreicher Arztvisiten Abweichungen zeigen. Wichtig ist es, dass der Teamkoordinator diese Sachverhalte im Blick hat und darauf achtet, dass das gesamte verfügbare Stundenkontingent eingehalten wird. Dazu gehört es auch zwingend alle Tätigkeiten zu berücksichtigen, die außerhalb der üblichen Dienstzeiten anfallen wie z. B. Besprechungen, QM-Tätigkeiten, etc. *(siehe Teil I/1.4)*. So passt es auch durchaus, wenn in einer Woche das Kontingent planerisch über-, in der kommenden Woche aber unterschritten wird.

Folgende Vorgehensweise hat sich als effektiv erwiesen:

Prüfschritt A: Eingesetztes vs. verfügbares Stundenkontingent:

Beispiel: Für die Wohneinheit 2 mit den Pflegegruppen 2 und 3 steht folgendes Stellenkontingent zur Verfügung:

12,69 VK-Stellen minus anteilig 4,44 VK-Stellen Overheadanteil verbleiben 8,25 VK Stellen. Diese multipliziert mit der Netto-Wochenarbeitszeit – in unserem Beispiel 30,00 Stunden (= 40,00 Bruttowochenstunden minus 25 Prozent Ausfallzeit) = 247,5 Stunden/Woche, die dienstplanmäßig auf die einzelnen Wochentage verteilt werden können.

- GROBAUSARBEITUNG: Diese 247,5 Stunden können der Einfachheit halber zunächst durch 7 Tage und 7 Stunden Dienstlänge geteilt werden. Damit ist bekannt, wie viele Dienste auf Basis einer möglichen Dienstlänge von 7 Stunden zur Verfügung stehen würden. In unserem Beispiel sind das: 247,5 Stunden/ Woche/7 Tage/7 Stunden Dienstlängen = 5 Dienste/Tag für Früh- und Spätdienst, zunächst unabhängig von deren zahlenmäßiger Verteilung nach Früh- und Spätdienst; also beispielsweise 3 Dienste a 7 Stunden im Frühdienst und 2 Dienste für den Spätdienst.

- FEINJUSTIERUNG: Ob dann die Entscheidung fällt, die Dienste am Wochenende abweichend zu denen von Montag bis Freitag zu gestalten und stattdessen am Mittwoch wegen des Stellens von Medikamenten den Frühdienst um einen kürzeren Dienst in der Besetzung zu erhöhen oder auch generell Dienste mit kürzerer Dauer als 7 Stunden einzuplanen oder einen längeren Dienst auf der einen und dafür einen kürzeren Dienst auf der anderen Seite, stellt letztlich eine Verteilungsfrage unter Beachtung der gesamt verfügbaren Stunden und der Mitarbeiteranzahl nach Qualifikationen sowie den arbeitsvertraglichen Wochenstunden dar, die in Folge geklärt werden kann.

Diese beschriebene Vorgehensweise ist deswegen von Vorteil, weil sehr schnell ein Grobraster erstellt ist, welches dann mit den Mitarbeitern unter Bezugnahme auf deren Kenntnis der tageszeitlichen bewohnerbezogenen Pflegebedarfe in Übereinstimmung mit der Lage der Dienste gebracht werden kann. Es empfiehlt sich das Vorgehen anhand eines Dienstplanbesetzungsprofils *(siehe Schaubilder I/1.8.1, 1.8.2 und 1.8.3)* über einen Beamer anschaulich während der laufenden Ausarbeitung für alle gut sichtbar darzustellen. So lassen sich laufende Änderungen an der Arbeitszeitplanung wie Beginn oder Ende der Dienste, Überlappungen und Stärke der tageszeitlichen Besetzungen sehr gut nachverfolgen und fortlaufend anpassen.

Über das Dienstplanbesetzungsprofil sind:

- die tageszeitliche Verteilung der Dienste,
- der Stärke der Besetzung in Bezug auf die Arbeitsspitzen,
- die Besetzung zu den Essenszeiten sowie
- die Übereinstimmung von Arbeitsbeginn und -ende mit den Anforderungen aus der Bewohnerstruktur optisch gut in ihrer tageszeitlichen Verteilung zu erkennen. So lässt sich die Arbeitszeit bezogen auf die einzelnen Wochentage unter kontinuierlicher Bezugnahme auf das verfügbare Wochenstundenkontingent von 247,5 Stunden/Woche in unserem Beispiel gut ausarbeiten. Wichtig ist dabei, dass ein Moderator immer die Spielregeln im Auge hat:
- nur einplanen der gesamt verfügbaren Wochenarbeitszeit,

- Arbeitsbeginn und Ende; tageszeitliche Schichtstärken in Übereinstimmung mit dem tageszeitbezogenen Arbeitsanfall,
- Berücksichtigung besonderer tageszeitlicher Bedarfe,
- Berücksichtigung wochenzeitlich wiederkehrender Bedarfe (z. B. feststehende Arztvisiten; Tätigkeitsanfall aus einem Wochenarbeitsplan.

Der Vorteil liegt auf der Hand: das Mitarbeiterteam gestaltet selbst seine Arbeitszeiten und erlebt Arbeitszeit nicht als starr, sondern flexibel, baut die Dienste eigenständig auf Grundlage der aktuellen Bedarfslagen des Bewohnerklientels auf. Das führt selbstverständlich dazu, dass diese Übereinstimmung in größeren Abständen bei Änderung des Bewohnerklientels unter qualitativen/quantitativen Gesichtspunkten *(siehe Teil II/1.1)* auf Aktualität überprüft werden muss.

Wird einem Team nach Erarbeitung der Arbeitszeiten in der hier beschriebenen Form über das Besetzungsprofil die Frage gestellt, ob hier jetzt konkret eine 5-, 5,5- oder 6-Tage-Woche ausgearbeitet wurde, offenbart sich der Unsinn, der hinter dieser rein theoretischen Frage steckt. Das wird den Beteiligten bewusst, wenn diese jetzt darüber nachdenken, wie sie selbst in diesem Team die Arbeitszeiten entwickelt haben und dabei überhaupt nicht an die Frage der zugrundeliegenden X-Tage-Woche gedacht haben. Würde die Frage jedoch vorab gestellt, welche X-Tage-Woche gewünscht ist, würde wohl bei vielen vor schnell die 5-Tage-Woche gewählt ohne über die Auswirkungen nachzudenken *(siehe Teil I/1.5)*: Ebenso würde die Möglichkeit verschenkt eigenständig die Arbeitszeiten in der Wohneinheit wie beschrieben zu gestalten.

Prüfschritt B: Eingeplante vs. verfügbare Mitarbeiteranzahl

Ist dann die beschriebene Übereinstimmung gegeben, das heißt, dass die eingeplanten Stunden mit den verfügbaren Stunden übereinstimmen, so gilt es noch, die Prüfung der Mitarbeiteranzahl vorzunehmen. Dies stellt einen sehr wichtigen Schritt dar.
Beispiel:
Die 8,25 verfügbaren VK Stellen sind wie folgt verteilt:

5 x 1,00 VK-Stellen; davon 3 x 1,00 VK Fachkraft
3 x 0,75 VK-Stellen; davon 1 x 0,75 VK Fachkraft
2 x 0,50 VK-Stellen; davon 1 x 0,5 VK Fachkraft

= 10 Mitarbeiter; davon 5 Fachkräfte mit einem Stellenumfang von 4,25 VK.

Sollten an den Wochenenden eine Besetzung von 4 Mitarbeitern im Frühdienst und 2 Mitarbeitern im Spätdienst realisiert werden, so ist eines von vorneherein schon klar: es wird Geteilte Dienste geben oder häufiger als jedes 2. Wochenende Dienst eingeplant werden müssen, weil die Mitarbeiteranzahl/„**Kopfzahl**“ bei vollständig umgesetzten Pflegeschlüssel zu gering ist. Wie kommt es dazu? Der Pflegeschlüssel ist wie beschrieben vollumfänglich ausgeschöpft. Wenn jedoch der Anteil an Vollzeitmitarbeitern verhältnismäßig hoch ist, reduziert dies – bei gleichem Stellenkontingent – die Mitarbeiteranzahl. Mit geringerer Mitarbeiteranzahl steigt jedoch gleichermaßen die Anzahl an Wochenenddiensten oder die Notwendigkeit von Geteilten Diensten. Für unser Beispiel stellt sich das wie folgt dar:

Sollten am Wochenende im Frühdienst 4 Mitarbeiter und im Spätdienst 2 Mitarbeiter eingesetzt werden, ergibt dies einen Bedarf von wochenendtäglich 6 Mitarbeitern. Wenn jedoch jedes 2. Wochenende frei gegeben werden soll, muss die Anzahl an Mitarbeitern mindestens das Doppelte betragen = 12. Aufgrund von Urlaub und Krankheit reicht jedoch die doppelte Anzahl nicht aus, sondern es werden mindestens 25 Prozent mehr benötigt, also 15 Mitarbeiter „Kopfzahl“ plus. Dies lässt sich z. Bsp. über zusätzliche, im Stellenkontingent berücksichtigte 450 Euro Kräfte (= Erhöhung der Kopfzahl) mit gezieltem Einsatz an den Wochenenden realisieren oder über einen entsprechend hohen Anteil an Teilzeitmitarbeitern. Vorsicht ist geboten bei einem zu hohen Anteil an Praktikanten, Azubis, FSJ, BFD an der Wochenendbesetzung wegen deren unterschiedlicher Qualifikation in Bezug auf die erforderliche Leistungserbringung. Abzugrenzen davon ist der Einsatz von Auszubildenden im fortgeschrittenen Ausbildungsstadium, sofern Anleitung und Beaufsichtigung in klarer Form dennoch geregelt ist.

In dem beschriebenen Beispiel sind 10 MITARBEITER auf die 8,25 VK-Stellen verteilt. Rein rechnerisch müssten es im Idealfall 15, aber mindestens 12 Mitarbeiter sein. Da dies aber nicht der Fall ist, kann dies nur über

- eine vermehrte Anzahl an Wochenenddiensten oder
- über Geteilte Dienste oder
- ein Ersatzwochenende über sog. „versetzte Wochenenden“ jedes 2. Wochenende frei realisiert werden oder
- eine Mischung aus den ersten beiden Punkten sein.

Mit versetzten Wochenenden ist gemeint, auch einmal Freitag/Samstag oder Sonntag/Montag frei zu planen, als Ausgleich zu dem „üblichen Wochenende“.
Das *Schaubild I/1.8.1* zeigt eine mögliche Dienstplanbesetzung für den Zeitraum Montag – Freitag und die *Schaubilder I/1.8.2 und I/1.8.3* abweichende Besetzungsmöglichkeiten für das Wochenende. Von Montag – Freitag sind jeweils 6 Mitarbeiter in Früh- und Spätdienst eingesetzt; 4 Mitarbeiter im Frühdienst und 2 im Spätdienst. Damit

an den Wochenenden möglichst regelmäßig jedes zweite frei gegeben werden kann, sind abweichende Besetzungen geplant.

Im *Schaubild I/1.8.2* sind im Unterschied zu den Tagen von Montag – Freitag verlängerte und Geteilte Dienste eingeplant. Dieses Vorgehen führt dazu, dass nur 4 Mitarbeiter im Dienst sein müssen und damit die Anzahl der freien Wochenenden für die übrigen Mitarbeiter steigt. Die Anzahl der eingesetzten Stunden für Pflege- und Betreuung ist sogar um 1,5 Stunden höher als an den übrigen Wochentagen. Die Geteilten Dienste reduzieren die erforderliche „Kopfzahl" in der Besetzung. Der Geteilte Dienst des einen Mitarbeiters ist das Frei des anderen.

Im *Schaubild I/1.8.3* ist dagegen reiner Schichtdienst geplant. Die Fachkraftbesetzung ist im Gegensatz zu dem vorigen Modell leicht reduziert. Die Frühdienste sind im Gegensatz zu den Tagen von Montag – Freitag auf drei reduziert, der reine Stundeneinsatz ist bis auf eine Stunde nahezu identisch. In diesem Beispiel sind 5 Mitarbeiter im Tagdienst eingesetzt, das heißt ein Mitarbeiter mehr als im vorigen Beispiel. Dadurch reduziert sich die Anzahl der freien Wochenenden leicht.

	Stundeneinsatz		Erforderliche „Kopfzahl"		Verfügbare „Kopfzahl"		Freie Wochenenden 14-tägig	
	Fachkräfte	Pflegehelfer	Fachkräfte	Pflegehelfer	Fachkräfte	Pflegehelfer	Fachkräfte	Pflegehelfer
Schaubild I/1.8.1								
Montag-Freitag	18,50	18,50	3	3	5	5		
Schaubild I/1.8.2								
Samstag-Sonntag	18,75	18,75	2	2	5	5	☺	☺
Schaubild I/1.8.3								
Samstag-Sonntag	14,00	21,00	2	3	5	5	☺	☹

Doch zurück zu der Planung: Am Wochenende sind jeweils zwei Fachkräfte im Tagdienst im Einsatz: Ein bis zwei im Früh- und eine im Spätdienst *(Schaubilder I/1.8.2 und I.8.3)*. Die Wohneinheit 2 umfasst das oben genannte Stellenkontingent mit insgesamt 4,25 Fachkräften auf 5 „Köpfe" verteilt.

Damit wird deutlich, dass diese Fachkraftbesetzung in der Dienstplanung für das Wochenende ohnehin schon das Maximum dessen darstellt, was planerisch machbar ist. Die identische Besetzung von Montag bis Freitag würde erfordern, dass mehr Wochenenden in Folge gearbeitet werden müssten.

Damit ist aber deutlich zu sehen, dass selbst bei vollumfänglicher Erfüllung der (noch) geltenden Fachkraftquote rechnerisch eine höhere Besetzung mit Fachkräften im Dienstplan überhaupt nicht realisierbar ist. Es sei denn, dass diese an mehr als 2 von 4 Wochenenden zum Dienst herangezogen werden. Dann gereicht ihnen ihre Fachlichkeit aber noch mehr zum Nachteil als bisher schon.

Zusammenfassung Schritt 6: Im Idealfall stimmen die eingesetzten Stunden aus Prüfschritt A und die geplante Mitarbeiteranzahl aus Prüfschritt B überein. Wenn nicht, muss in der hier beschriebenen Form nachjustiert werden. Ist dies geschehen, dann kann das ausgearbeitete Dienstplanbesetzungsprofil getrost auf den Dienstplan eins zu eins übertragen werden – dieser Dienstplan funktioniert verlässlich.

Das erzielte Ergebnis mag nicht jeden der an der Ausarbeitung Beteiligten voll umfänglich zufriedenstellen. Möglicherweise liegt das an den erforderlichen Geteilten Diensten, wenn ein Ergebnis wie unter *Schaubild I/1.8.2* als tragfähige Alternative unter der Abwägung von Vor- und Nachteilen erarbeitet wird, aufgrund des aktuell verfügbaren Verhältnisses von Vollzeit- zu Teilzeitmitarbeitern. Letztlich muss es aber insoweit gelingen, dass nicht nur jeder seinen eigenen Vorteil in Form einer für ihn passenden Dienstplansituation wiederfindet und die negativen Auswirkungen bei demjenigen verbleiben, der den Dienstplan erstellen soll. Denn dieser Anforderung kann keiner gerecht werden. Nicht zu vergessen, dass es nicht nur um die optimale Form der Arbeitszeitgestaltung für die Mitarbeiter geht, sondern auch um eine bewohnerorientierte Pflege und Betreuung. Die Verbindung aus beidem gelingt in der Praxis, wenn Hintergründe, Strukturen und Auswirkungen der Dienstplangestaltung transparent gemacht werden. Und bei dem ungeliebten „Geteilten Dienst" darf eines nicht vergessen werden: der „Geteilte Dienst" des einen Mitarbeiters garantiert das Frei des anderen. Begründung: dort wo ansonsten 2 Mitarbeiter mit einem Früh- und einem Spätdienst tätig werden übernimmt der „Geteilte Dienst" diese Doppelfunktion. Das soll nicht dem „Geteilten Dienst" das Wort reden, andererseits darf diese Erkenntnis nicht gänzlich unberücksichtigt bleiben. Dennoch fließt dies häufig nicht in die Betrachtung mit ein und gerade weil der „Geteilte Dienst" des einen, das frei eines anderen Mitarbeiters als logische Folge nach sich zieht, planen nicht wenige Einrichtungen an dem Dienstwochenende lieber einen „Geteilten Dienst", denn so haben sie beides: ein regelmäßiges Frei jedes 2. Wochenende UND eine Vollzeitanstellung. Ist dies grundsätzlich nicht gewünscht, könnte hier die Variante aus *Schaubild I/1.8.3* gewählt werden oder eine weitere.

Schritt 7: Ausarbeitung mit bestehendem Arbeitsablauf auf Übereinstimmung prüfen
Werden im Rahmen der Ausarbeitung Dienstbesetzungen verändert – egal in welcher Dichte – und/oder Arbeitsbeginn und/oder Dienstenden verlagert, Dienstlängen verändert etc., so muss zwingend unmittelbar überprüft werden, welche Auswirkungen das auf die aktuelle Arbeitsablaufplanung hat. Ein geradezu ideales und einfaches Arbeitsmittel sind hier Stecktafeln *(siehe Teil II/3.2)*, weil darauf in Abfolge zu der ermittelten Regelbesetzung *(siehe Teil I/1.3)* auch die tageszeitliche Ablaufplanung nachvollzogen werden kann und somit die Übereinstimmung von Arbeitsanfall und ausgearbeitetem Mitarbeitereinsatz von dem Team sehr einfach auf Übereinstimmung abgeglichen werden kann.

Schritt 8: Probelauf starten
Nach Freigabe der Struktur durch die Einrichtungsintern Verantwortlichen und ggf. Mitarbeitervertretungsorgane muss ein Probelauf erfolgen. Nicht jede Einzelheit kann im Vorfeld bedacht werden. Wichtig ist es, dass mit Start des Probelaufes die Prozessverantwortlichen anwesend sind, um bei auftretenden Fragen und/oder Klärungsbedarf zur Verfügung zu stehen. Es darf nicht sein, dass die umsetzenden Mitarbeiter ohne Begleitung und Hilfestellung sind.

Schritt 9: Regelmäßige Auswertung
Erstmalig nach einer Woche, später alle 14 Tage und dann je nach Bedarf in längeren Zeitabständen muss gemeinsam mit den Mitarbeitern, welche in diesen neuen Strukturen arbeiten, eine Auswertung vorgenommen werden. Dabei sollten jetzt nicht nur das ursprünglich ausarbeitende Team, sondern alle in diesem Bereich arbeitenden Mitarbeiter zu Wort kommen und Ihre Erfahrungen mit einbringen dürfen. Dieses Vorgehen muss schon mit der Kick Off-Veranstaltung zur Vorstellung des Prozesses, eine neue Arbeitszeitstruktur aufzubauen, welche die Mitarbeiter wesentlich bestimmen, bekannt sein. Transparenz ist nicht nur in diesem Prozess von erfolgversprechender Bedeutung.

Schritt 10: Beobachtende Begleitung
Keine Arbeitszeitstruktur ist für die Ewigkeit, das weiß jeder. Bewohner wechseln, Dauer- und Kurzzeitpflegegäste kommen und gehen, Pflegegrade verändern sich und daraus resultierend die verfügbaren Arbeitszeitkontingente. Die einrichtungsintern Verantwortlichen müssen kontinuierlich diese Veränderungen im Auge behalten, um bei Bedarf gemeinsam mit dem ausarbeitenden Team Anpassungen vornehmen zu können. Dazu eignet es sich, das ausgearbeitete und somit aktu-

elle Dienstplanbesetzungsprofil als Vorlage zu nehmen und auf dieser Basis unter Bezugnahme auf

- das ggf. veränderte Wochenarbeitszeitkontingent,
- den veränderten Pflegegradmix,
- die ggf. veränderte Mitarbeiterstruktur,

wieder wie eingangs beschrieben die erforderlichen Anpassungen vorzunehmen.

FAZIT

- Eine in der hier beschriebenen Form gestaltete Arbeitszeit ist eine, welche das Mitarbeiterteam selbst gestaltet hat und diese sich somit darin wiederfinden. Die Erfahrung der Autoren aus vielfältigen Praxisbegleitungen im Aufbau der hier vorgestellten Strukturen ist, dass die Ergebnisse in Bezug auf die Stärke der Besetzungen, Dienstbeginn und -ende, Dienstlängen etc. sich letztlich nicht wesentlich von den klassischen Strukturen der X-Tage-Wochen unterscheiden.
- Der große Unterschied liegt jedoch darin begründet, dass diese Struktur auf Basis des Einbezugs der Mitarbeiter entstanden ist, die in diesen Prozessen arbeiten und somit eine andere Akzeptanz erfährt als rein „historische" oder vorgegebene Arbeitszeitstrukturen. „Unsere Mitarbeiter gestalten ihre Arbeitszeiten selbstständig". Bedenkt man, welche Bedeutung der Arbeitszeitthematik heute in der Diskussion um Arbeitsplätze in der Pflege beigemessen wird, darf das nicht unterschätzt werden. Voraussetzung für das Gelingen des beschriebenen Prozesses ist auf jeden Fall eine kontinuierliche und fachkundige Begleitung.

Das beschriebene Vorgehen entspricht auch den „Schlüsselfaktoren für eine erfolgreiche Personalarbeit in der Langzeitpflege"; einer Arbeitshilfe erstellt durch die AGP Sozialforschung, Prof. Dr. Thomas Klie, im Auftrag des Bundesministeriums für Gesundheit.

Die Schrittfolge erfolgt in Anlehnung an das „Neun Phasen Vorgehen" der Bundeanstalt für Arbeitsschutz und Arbeitsmedizin zur Beteiligung von Mitarbeitern an einem Arbeitszeitmodell. Es handelt sich bei dem beschriebenen Vorgehen um eine Mischung aus Mitarbeiterbezogenen Flexibilisierungsmöglichkeiten und Betriebsbedingten Flexibilitätsanforderungen.

2 Arbeitsrechtliche Grundbetrachtung

2.1 Dienstplangestaltung aus arbeitsrechtlicher Sicht

KAPITELMERKSÄTZE

- Mit der mit den Kostenträgern vereinbarten personellen Ausstattung ist die Versorgung der pflegebedürftigen Bewohner jederzeit sicherzustellen.
- Der Gestaltung des Dienstplans sind arbeitsrechtliche Grenzen gesetzt.
- Die Schranken ergeben sich aus Gesetz, Arbeitsvertrag, Betriebsvereinbarungen und Tarifvertrag.

Der am Bewohnerbedarf ausgerichtete und wirtschaftliche Mitarbeitereinsatz ist Ziel der Dienstplangestaltung. Die vom Gesetzgeber und den Pflegekassen formulierten Vorgaben an eine leistungsfähige und wirtschaftliche pflegerische Versorgung der Bewohner stellen eine große Herausforderung für die Dienstplanenden dar.

§ *So formuliert § 84 Abs. 6 SGB XI:*
„Der Träger der Einrichtung ist verpflichtet, mit der vereinbarten personellen Ausstattung die Versorgung der Pflegebedürftigen jederzeit sicherzustellen. Er hat bei Personalengpässen oder -ausfällen durch geeignete Maßnahmen sicherzustellen, dass die Versorgung der Pflegebedürftigen nicht beeinträchtigt wird."

§ *Hinsichtlich der Zulassung einer Pflegeeinrichtung durch Versorgungsvertrag durch die Pflegekassen bestimmt § 72 Abs. 3 Ziffer 2. SGB XI:*
„Versorgungsverträge dürfen nur mit Pflegeeinrichtungen abgeschlossen werden, die … 2. die Gewähr für eine leistungsfähige und wirtschaftliche pflegerische Versorgung bieten ..."

§ *Ergänzend gibt § 29 Abs. 1 SGB XI unter der Überschrift „Wirtschaftlichkeitsgebot" vor:*
„Die Leistungen müssen wirksam und wirtschaftlich sein; sie dürfen das Maß des Notwendigen nicht übersteigen."

Die Vorgaben sind damit klar. Stets gute Versorgung der Bewohner durch bedarfsgerechten Einsatz von genügend Personal; aber bitte nicht mehr als erforderlich.

Bei diesen Vorgaben drängt sich mit Blick auf die Gestaltung eines bedarfsgerechten und wirtschaftlich verantwortlichen Dienstplans die Frage auf, *„Wie kann und darf geplant werden?"* Einerseits liegen die sich ständig ändernden Bedürfnisse der Bewohner auf der Hand, andererseits kann der Personaleinsatz nicht willkürliche Verfügungsmasse des Arbeitgebers sein. Es gilt, die Interessen aller Beteiligten in einen sachgerechten Ausgleich zu bringen. Wie aber sehen die arbeitsrechtlichen Möglichkeiten des Dienstplanenden aus?

§ *Eine erste und zugleich zentrale Aussage findet sich in § 106 der Gewerbeordnung (GewO). § 106 GewO lautet:*

„Weisungsrecht des Arbeitgebers:

Der Arbeitgeber kann Inhalt, Ort und Zeit der Arbeitsleistung nach billigem Ermessen näher bestimmen, soweit diese Arbeitsbedingungen nicht durch den Arbeitsvertrag, Bestimmungen einer Betriebsvereinbarung, eines anwendbaren Tarifvertrages oder gesetzliche Vorschriften festgelegt sind.

Dies gilt auch hinsichtlich der Ordnung und des Verhaltens der Arbeitnehmer im Betrieb.

Bei der Ausübung des Ermessens hat der Arbeitgeber auch auf Behinderungen des Arbeitnehmers Rücksicht zu nehmen."

Der Arbeitgeber kann also innerhalb der Bandbreite des Arbeitsverhältnisses Inhalt, Ort und Zeit der Arbeitsleistung näher bestimmen und dem Mitarbeiter verbindliche Weisungen erteilen. Welcher Mitarbeiter was, wann und wie zu erledigen hat, bestimmt demnach grundsätzlich der Arbeitgeber. Der Arbeitgeber hat hierbei jedoch die in § 106 GewO genannten Schranken zu beachten. Diese Schranken sind:

- die Gesetze (insbesondere die diversen Arbeitsschutzgesetze),
- der Arbeitsvertrag, anwendbare Betriebsvereinbarungen, anwendbare Tarifverträge und
- „billiges Ermessen" (§ 315 BGB).

Billiges Ermessen besagt, dass alle wesentlichen Umstände des Einzelfalles abzuwägen und die beiderseitigen Interessen von Arbeitgeber und Arbeitnehmer angemessen zu berücksichtigen sind. Die teils widerstreitenden Interessen von Arbeitgeber und Arbeitnehmer lassen sich verallgemeinernd nur grob umreißen. Während der Arbeitgeber in der Pflege eine zu jedem Zeitpunkt bedarfsgerechte und stets wirtschaftliche Versorgung der Bewohner mittels in höchstem Maße flexiblem Mitarbeitereinsatz anstrebt, möchte der Mitarbeiter frühzeitig feststehende und sich nicht in der laufenden Dienstplanperiode ändernde Arbeitszeiten, wobei die Arbeitszeiten im Idealfall seinen persönlichen Bedürfnissen angepasst sind und genügend Raum für Freizeit und freie Wochenenden lassen.

Ist die bedarfsorientierte Schichtbesetzung durch den Dienstplanenden bestimmt, hat er also folgende arbeitsrechtliche Überlegungen anzustellen:

1. Welche Arbeitszeitvolumina der Mitarbeiter stehen für die Dienstplanung zur Verfügung?
2. Welche Möglichkeiten der flexiblen Verteilung der Arbeitszeitvolumina gibt es?

Ist die erstgenannte Frage nach der Sollarbeitszeit der Mitarbeiter noch relativ einfach zu beantworten, verbergen sich hinter der zweitgenannten Überlegung eine Vielzahl von Grenzen des Direktionsrechts des Arbeitgebers. Die Grenzen des Direktionsrechts können dabei gesetzlicher und vertraglicher Natur sein. Die gesetzlichen Grenzen zeigen sich in den verschiedenen Arbeitsschutzgesetzen wie beispielsweise dem Arbeitszeitgesetz. Die vertraglichen Grenzen folgen aus dem – wie kann es anders sein – Inhalt des Arbeitsvertrags des jeweiligen Mitarbeiters.

MERKE

Je enger die Arbeitspflichten im Arbeitsvertrag nach Tätigkeit, Arbeitsort und Arbeitszeit vereinbart sind, umso geringer ist der Spielraum für Weisungen des Arbeitgebers. Hier ist also bei der Gestaltung der Arbeitsverträge Vorsicht geboten.

Eine Mitarbeiterin, deren Arbeitsvertrag bei einer festen Wochenarbeitszeit von 24 Stunden, ausschließlich eine Beschäftigung auf dem Wohnbereich A, im Frühdienst von jeweils 07:00 Uhr bis 13:00 Uhr (ohne Pause) an den Wochentagen Montag bis Donnerstag festlegt, kann auch nur so eingesetzt werden. In diesem Fall bedarf es seitens des Arbeitgebers bei der Dienstplanung kaum noch eines Gedankens an einen flexiblen Mitarbeitereinsatz. Einen solchen gibt es ersichtlich und nachvollziehbar nicht. Der Arbeitgeber hat sein Weisungsrecht durch die enge Vertragsausgestaltung extrem eingeschränkt.

Nun mag man im Umkehrschluss annehmen, dass eine entsprechende Gestaltung der Arbeitsverträge mit möglichst umfassenden Erweiterungsklauseln (flexible Arbeitszeitmodelle, weite Versetzungsklauseln, Klauseln zur Abrufarbeit und Verpflichtung zur Leistung von Überstunden etc.) die Weisungsrechte des Arbeitgebers bis zu den zwingenden Grenzen der Schutzgesetze erweitert.

Dem ist nicht so. Denn hier kommt zum Schutz des Arbeitnehmers die „Leistungsbestimmung nach billigem Ermessen" ins Spiel. Der Arbeitgeber hat die berechtigten Interessen des Mitarbeiters und dessen persönliche Verhältnisse sowie die Zumutbarkeit der Weisung im Einzelfall zu berücksichtigen. So ist es beispielsweise denkbar, dass der Einsatz einer alleinerziehenden Mutter eines siebenjährigen Kindes im Nachtdienst trotz vertraglicher Verpflichtung zur Tätigkeit in Früh-, Spät- und Nachtschicht für die Mitarbeiterin unzumutbar und damit nicht realisierbar ist. Dennoch bleibt die Feststellung, dass ein flexibler Mitarbeitereinsatz schon bei der Gestaltung des Arbeitsvertrages beginnt. Es können und sollen durch den Arbeitgeber die Möglichkeiten genutzt werden, die das Arbeitsrecht bietet. Ein ausgewogenes Verhältnis von Vollzeit- und Teilzeitarbeitsverhältnissen, mit jeweils der Verpflichtung der Mitarbeiter zu Nacht-, Sonn- und Feiertagsarbeit, Mehrarbeit und Überstunden, ggf. Abrufarbeit sowie Rufbereitschaft und Bereitschaftsdienst, unter Zugrundelegung eines Arbeitszeitkontos, ist der Schlüssel zu einem flexiblen Mitarbeitereinsatz. In Kombination mit interessengerechten Betriebsvereinbarungen in Einrichtungen mit einem Betriebsrat ist eine bedarfsorientierte und wirtschaftliche Dienstplanung keine Hexerei.

Inhalt und Auswirkung der jeweiligen Grenzen des Direktionsrechts des Arbeitgebers und damit die arbeitsrechtlichen Möglichkeiten der Dienstplanung werden in den nachfolgenden Unterkapiteln behandelt. Sie befassen sich mit den für die Dienstplanung wesentlichen arbeitsrechtlichen Themen und zeigen praxisorientierte Lösungswege auf. Die Darstellung orientiert sich dabei an den gesetzlichen Grundmodellen. Zu beachten sind zudem die vielfältigen tarifvertraglichen (und arbeitsvertragsrichtlinienrechtlichen) Regelungen, welche in den folgenden Unterkapiteln nur ausgewählt aufgegriffen werden können. Die tarifvertraglichen Regelungen – beispielsweise des TVöD – und die Arbeitsvertragsrichtlinien der kirchlichen Arbeitgeber modifizieren die gesetzlichen Grundmodelle teils erheblich. Wird nachfolgend auf „tarifvertragliche" Regelungen oder Tarifverträge verwiesen, sind damit auch die Arbeitsvertragsrichtlinien (AVR) gemeint.

2.2 Berechnung der Sollarbeitszeit

KAPITELMERKSÄTZE

- Die Sollarbeitszeit bezeichnet die vom Arbeitnehmer in einem Referenzzeitraum (Woche/Monat/Jahr) vertraglich geschuldete Arbeitszeit.
- Wochenfeiertage sind ohne eine anderslautende Vereinbarung für die Berechnung der Sollarbeitszeit unbeachtlich, wenn auch üblich.
- Nur ein bereits auf flexible Mitarbeitereinsatzplanung ausgerichteter Arbeitsvertrag ermöglicht eine bedarfsgerechte Dienstplanung.

Vor der Frage, wie die Arbeitszeiten der Mitarbeiter bedarfsorientiert zu verteilen sind, stellt sich die grundlegende Frage nach dem zur Verteilung stehenden Arbeitszeitvolumen der Mitarbeiter. Es ist die Frage nach der sogenannten „Sollarbeitszeit".

Die Dienstplanung erfolgt in der Regel für den Kalendermonat. Die Kalendermonate haben bekanntlich 28, 29, 30 oder 31 Kalendertage, wobei die Monate mit jedem denkbaren Wochentag beginnen und enden können. Auf den jeweiligen Monat hat der Arbeitgeber die zur Verfügung stehende Arbeitszeit der Mitarbeiter am Bewohnerbedarf ausgerichtet zu verteilen. Vor der Verteilung steht für den Dienstplanenden die Ermittlung des für den zu planenden Monat zur Verfügung stehenden Arbeitszeitvolumens der Mitarbeiter, die Sollarbeitszeit. In der Praxis finden sich teils abenteuerliche Berechnungsmodelle. Es werden ohne vertragliche oder tarifvertragliche Grundlage Berechnungen angestellt, die kaum nachvollziehbar sind und zur Dienstplanung unnötig erschwerenden Ergebnissen führen, da monatlich teils erheblich schwankende Sollarbeitszeiten berechnet werden. Ausgangspunkt der Berechnung der Sollarbeitszeit ist schlicht der Arbeitsvertrag des Mitarbeiters.

Berechnung der Sollarbeitszeit

I. Wöchentliche Arbeitszeit, X-Tage-Woche

Sollarbeitszeit ist die Arbeitszeit, die der Arbeitnehmer für seine monatliche Vergütung zu erbringen hat. Die meisten Arbeitsverträge und/oder Tarifverträge sehen eine „regelmäßige" oder „durchschnittliche" wöchentliche Arbeitszeit vor. Oftmals enthält der Arbeitsvertrag und/oder Tarifvertrag auch eine Regelung hinsichtlich der Anzahl der Wochentage, auf die die wöchentliche Arbeitszeit zu verteilen ist (X-Tage-Woche).

Beispiel:
Im Arbeitsvertrag des Arbeitnehmers A ist eine regelmäßige wöchentliche Arbeitszeit von 40 Stunden, gleichmäßig verteilt auf die Wochentage Montag bis Freitag vorgesehen.

Eine solch starre Regelung ergibt in der Pflege keinen Sinn. Pflegebedürftige Bewohner müssen an 7 Tagen in der Woche, d.h. auch an Samstagen, Sonn- und Feiertagen, rund um die Uhr versorgt werden. Um dies zu gewährleisten, muss die Arbeitszeit vom Arbeitgeber so auf die einzelnen Wochentage (einschließlich der Feiertage) verteilt werden können, wie es die Versorgung der Bewohner erfordert.

Aus der Notwendigkeit der leistungsfähigen und wirtschaftlichen Bewohnerversorgung ergibt sich darüber hinaus das Bedürfnis unterschiedlicher Schichtlängen. Würde die wöchentliche Arbeitszeit immer gleichmäßig auf die einzelnen Wochentage verteilt, hätte dies insbesondere bei Vollzeitbeschäftigten extrem lange Überschneidungszeiten zur Folge. Die hier gebundenen Arbeitszeiten würden dann in

Zeiten von Arbeitsspitzen fehlen. Dem kann nur durch unterschiedlich lange Schichten sinnvoll begegnet werden.

Um die Pflege der Bewohner an 7 Tagen pro Woche rund um die Uhr gewährleisten zu können, erfolgt der Arbeitseinsatz der Mitarbeiter aufgrund von Dienstplänen, die in der Regel jeweils für einen Monat erstellt werden. Für die Mitarbeiter wird idealerweise ein Arbeitszeitkonto geführt, welches die monatlich zu leistenden Soll-Stunden den tatsächlich geleisteten Ist-Stunden gegenüberstellt *(zu den rechtlichen Voraussetzungen eines Arbeitszeitkontos siehe Teil I/2.6)*.

Ist im Arbeitsvertrag nur die Dauer der wöchentlichen Arbeitszeit geregelt, aber keine Regelung dazu getroffen, auf wie viele Tage pro Woche die vereinbarte wöchentliche Arbeitszeit zu verteilen ist (X-Tage-Woche), können die Mitarbeiter grundsätzlich an 7 Tagen in der Woche eingeplant werden. Hinsichtlich der Schichtlängen, der Pausen, der Ruhezeiten etc. sind freilich die Grenzen des Arbeitszeitgesetzes, ggf. auch des Jugendarbeitsschutzgesetzes zu beachten *(siehe dazu Teil I/2.3 und 2.4)*.

Sieht der Arbeitsvertrag hingegen eine bindende Verteilung der wöchentlichen Arbeitszeit auf eine X-Tage-Woche vor (z.B. 5-Tage-Woche oder 6-Tage-Woche), ist dies bei der Dienstplanerstellung zu berücksichtigen. Solche Vertragsmodelle sind in der Pflege tunlichst zu vermeiden. Denn bereits ein Blick in bedarfsorientiert erstellte Dienstpläne zeigt, dass die Mitarbeiter über die 52 Wochen des Jahres verteilt an unterschiedlich vielen Tagen je Woche arbeiten.

Zwischenfazit:

Klauseln zur flexiblen Mitarbeitereinsatzplanung gehören in jeden Arbeitsvertrag. Ausgangspunkt ist hierbei die Vereinbarung einer durchschnittlichen (beispielsweis wöchentlichen oder monatlichen) Arbeitszeit, welche in einem vereinbarten Ausgleichszeitraum (beispielsweise einem Kalenderjahr) zu erreichen ist oder in einem fortlaufenden Arbeitszeitkonto geführt wird und welches in gewissem Umfang Plus- und Minusstunden zulässt. Ungeeignet ist die in der Praxis in Formulararbeitsverträgen oft anzutreffende Klausel

§ x Arbeitszeit

Die durchschnittliche wöchentliche Arbeitszeit beträgt 39 Stunden."

Aus der Formulierung „durchschnittlich" ohne jede weitere Erläuterung ist für den Arbeitnehmer nicht ersichtlich, in welchem Zeitraum (dem sogenannten „Ausgleichzeitraum") die vereinbarte wöchentliche Arbeitszeit von 39 Stunden erreicht werden muss. Im Quartal? Im Halbjahr? Im Jahr? Während des gesamten Arbeitsverhältnisses? Die Klausel ist insoweit intransparent und damit nach der Rechtsprechung des Bundesarbeitsgerichtes unwirksam. Zu einer wirksamen Klausel über flexible Arbeitszeit wird die Formulierung durch die Ergänzung des Ausgleichszeitraums:

„Die durchschnittliche wöchentliche Arbeitszeit ist in einem Zeitraum von einem Kalenderjahr zu erreichen."

Oder aber alternativ durch die Ergänzung um ein (im Beispiel fortlaufendes) Arbeitszeitkonto:

„Es wird ein Arbeitszeitkonto eingerichtet, das durchlaufend zu führen ist und der Feststellung der tatsächlich geleisteten Arbeitszeit dient. Im Rahmen des Arbeitszeitkontos ist ein Zeitguthaben oder ein Zeitsoll bis zu ______ Stunden möglich."

II. Berechnung der monatlichen Sollarbeitszeit

Im Arbeitsvertrag wird in der Regel eine wöchentliche Arbeitszeit (z. B. 38,5, 39 oder 40 Stunden) vereinbart. Die Dienstpläne werden demgegenüber für einen Zeitraum von in der Regel einem Monat erstellt, so dass bei der Gestaltung des jeweiligen Dienstplans zunächst die monatliche Sollarbeitszeit eines jeden Mitarbeiters zu bestimmen ist. Es hat eine Umrechnung der vertraglich geschuldeten Wochenarbeitszeit auf eine Monatsarbeitszeit zu erfolgen. Nur wie?

In der Praxis werden bei dieser Umrechnung häufig von vornherein – ohne eine vertragliche oder tarifvertragliche Grundlage – die Stunden an Wochenfeiertagen für alle Mitarbeiter pauschal abgezogen. Diese gängige Berechnungspraxis ist ohne ihre ausdrückliche Vereinbarung im Arbeits- oder anwendbaren Tarifvertrag nicht korrekt. Das Bundesarbeitsgericht hat in ständiger Rechtsprechung entschieden, dass sich durch den Wochenfeiertag die geschuldete Wochenarbeitszeit eines im Schichtdienst Beschäftigten nicht automatisch um die auf den Wochenfeiertag entfallenden Arbeitsstunden verringert, sondern nur dann, wenn die Arbeitsleistung allein wegen des Feiertages ausgefallen ist. Hätte der Mitarbeiter auch ohne den Feiertag frei gehabt, so verringert sich seine Sollarbeitszeit nicht. Dies ist in der Pflege der Regelfall, da sich das Frei des Mitarbeiters am Feiertag nicht aufgrund des Feiertags, sondern alleine aufgrund der Dienstplanung ergibt.

Zwischenfazit:

Wochenfeiertage bleiben in der Pflege bei der Berechnung der monatlichen Sollarbeitszeit ohne anderslautende Vereinbarung unberücksichtigt. Wird ein Feiertagsabzug durchgeführt, ist der sich hieraus ergebende Effekt der Reduzierung der Netto-Arbeitszeit zwingend zu berücksichtigen. Zudem ist bei der Berechnung der

Netto-Arbeitszeit zu berücksichtigen, ob der für Arbeit am Feiertag zu gewährende Ersatzruhetag zusätzlich mit einem eigenen Zeitwert hinterlegt ist.

Auch ist es gängige Praxis, bei der Berechnung der monatlichen Sollarbeitszeit die in dem jeweiligen Monat anfallenden Samstage und Sonntage (bei einer 5-Tage-Woche) oder nur die Sonntage (bei einer 6-Tage-Woche) abzuziehen. Die so ermittelten Arbeitstage sollen dann mit der durchschnittlichen täglichen Arbeitszeit multipliziert werden, was die monatliche Sollarbeitszeit ergäbe. Auch diese Berechnungsweise ist unseres Erachtens in mehrfacher Hinsicht verfehlt. Zum einen setzt sie voraus, dass ein Mitarbeiter, mit dem eine 5-Tage-Woche vereinbart wurde, seine Arbeitsleistung immer an den Wochentagen Montag bis Freitag erbringt, und ein Mitarbeiter, mit dem eine 6-Tage-Woche vereinbart wurde, immer an den Wochentagen Montag bis Samstag arbeitet. Diese Voraussetzungen sind angesichts der oben beschriebenen besonderen Bedürfnisse in der Pflege nicht einzuhalten. Die Versorgung der Bewohner kann zum einen nicht starr auf Montag bis Freitag oder Montag bis Samstag gelegt werden. Zum anderen führt diese Berechnungsweise zu unterschiedlichen monatlichen Sollarbeitszeiten, je nachdem, ob die Verteilung der (gleichen) wöchentlichen Arbeitszeit auf 5 oder auf 6 Tage pro Woche erfolgt. Dies wird anhand der nachfolgenden Beispielberechnung für den Monat Dezember 2017 deutlich, welche den 25.12.2017 und 26.12.2017 als gesetzliche Feiertage unberücksichtigt lässt:

Der Monat Dezember 2017 beinhaltete 5 Samstage und 5 Sonntage.

Für einen MITARBEITER IN DER 5-TAGE-WOCHE bedeutet dies nach der oben dargelegten Berechnungsweise, dass im Monat Dezember 2017 für ihn 21 Arbeitstage angesetzt wurden (31 Kalendertage abzüglich 5 Samstage und 5 Sonntage = 21 Arbeitstage). Seine durchschnittliche tägliche Arbeitszeit beträgt 7,8 Stunden (39 (Wochenstunden) geteilt durch 5 = 7,8). 7,8 multipliziert mit 21 Arbeitstagen ergäbe eine monatliche Soll-Stundenzahl von 163,8.

Für einen MITARBEITER IN DER 6-TAGE-WOCHE wurde mit 26 Arbeitstagen gerechnet (31 Kalendertage abzüglich 5 Sonntage = 26 Arbeitstage). Seine durchschnittliche tägliche Arbeitszeit beträgt 6,5 Stunden (39 (Wochenstunden) geteilt durch 6 = 6,5). 6,5 multipliziert mit 26 Arbeitstagen ergibt eine monatliche Soll-Stundenzahl von 169,0.

Zieht man nun wie eingangs dargestellt zusätzlich bei der Berechnung noch die Wochenfeiertage 25. Dezember und 26. Dezember mit der fiktiven Durchschnittstagesarbeitszeit ab, verringert sich die Monats-Sollarbeitszeit wie folgt weiter:

Für einen MITARBEITER IN DER 5-TAGE-WOCHE auf 148,2 Stunden.

Für einen MITARBEITER IN DER 6-TAGE-WOCHE auf 156,0 Stunden.

Dies ist beachtlich, wenn man bedenkt, dass beide Mitarbeiter die gleiche wöchentliche Arbeitszeit haben und die Einrichtung im Monat Dezember an 31 Tagen Pflege zu leisten hat. Die Dienstplanenden werden über „zu wenige Soll-Stunden" und die Mitarbeiter über erforderlich werdende „Überstunden" stöhnen. Ein ohne Not hausgemachtes Problem, wenn man sich vor Augen führt, dass die tatsächlich geschuldete Monats-Sollarbeitszeit ohne sonstige weitere Regelung – wie noch darzustellen ist –, für beide Mitarbeiter mit vertraglicher Wochenarbeitszeit von 39 Stunden im Dezember 172,7 beträgt.

Eine unterschiedliche monatliche Sollarbeitszeit trotz gleicher Dauer der Wochenarbeitszeit ist nicht einzusehen, zumal sich eine Verteilung der Arbeitszeit gleichbleibend auf 5 oder auf 6 Tage pro Woche in der pflegerischen Praxis ohnehin nicht einhalten lässt. Noch befremdlicher wird die Berechnung bei Ansatz einer fiktiven „5,5-Tage-Woche". Die in der Praxis ständig anzutreffende „5,5-Tage-Woche" beschreibt nicht den Einsatz des Mitarbeiters an fünf „ganzen" Tagen und einem „halben" Tag. Es soll vielmehr zum Ausdruck gebracht werden, dass ein Mitarbeitereinsatz an 11 Tagen in der Doppelwoche die Regel sein soll. An dieser Stelle zeigt sich deutlich, dass es ausgesprochen sinnvoll ist, Arbeitsverträge nach den Anforderungen der Praxis zu gestalten und sie zudem vertragsgemäß und praxisorientiert zu leben.

Praxisgerecht wäre es beispielsweise, mit den Mitarbeitern eine Jahresarbeitszeit zu vereinbaren, die in zwölf gleichen Anteilen gleichmäßig auf die zwölf Kalendermonate des Jahres verteilt wird und auf Basis eines fortlaufenden Arbeitszeitkontos im Jahresschnitt erreicht werden soll. Dazu nachfolgend mehr.

Bis sich solche Jahresarbeitszeitmodelle in der Pflege flächendeckend durchgesetzt haben, ist die monatliche Sollarbeitszeit auf Grundlage der vertraglichen Wochenarbeitszeit zu berechnen. Der Ansatz zur Berechnung der arbeitsvertraglich geschuldeten monatlichen Arbeitszeit (Sollarbeitszeit) ist konsequent auf die Vertragsabsprache bezogen und letztlich simpel. Im Arbeitsvertrag ist eine Wochenarbeitszeit vereinbart. Diese Wochenarbeitszeit multipliziert mit den Wochen des zu planenden Monats ergibt die vertragliche Sollarbeitszeit für diesen Monat.

Die Berechnungsweise in zwei Schritten:

Man dividiert zunächst die Anzahl der Kalendertage des Monats durch 7. Dies ergibt die tatsächliche Anzahl der Wochen in dem betreffenden Monat. Sodann multipliziert man das Ergebnis mit der vertraglich vereinbarten Wochenarbeitszeit.

Beispiel
für einen Monat mit 31 Kalendertagen bei einer geschuldeten wöchentlichen Arbeitszeit von 39 Stunden:
31 : 7 x 39 = 172,7

Beispiel
für einen Monat mit 30 Kalendertagen bei einer geschuldeten wöchentlichen Arbeitszeit von 39 Stunden:
30 : 7 x 39 = 167,14

Die Formel lautet:

$$\frac{\text{Kalendertage des Monats x Wochenarbeitszeit}}{\text{7 Wochentage}} = \text{monatliche Sollarbeitszeit}$$

Für vertragliche Wochenarbeitszeiten von 38,5 Stunden und 40,0 Stunden ergeben sich vorbehaltlich tarifvertraglich oder in Betriebsvereinbarungen abweichend vereinbarter Berechnungsmodelle folgende konstante (gerundete) Monats-Sollarbeitszeiten in Nicht-Schaltjahren:

	Monats-Sollarbeitszeit in der	
Monat	**38,5-Std.-Woche**	**40,0-Std.-Woche**
Januar (31 Kalendertage)	170,5 Stunden	177,1 Stunden
Februar (28 Kalendertage)	154,0 Stunden	160,0 Stunden
März (31 Kalendertage)	170,5 Stunden	177,1 Stunden
April (30 Kalendertage)	165,0 Stunden	171,4 Stunden
Mai (31 Kalendertage)	170,5 Stunden	177,1 Stunden
Juni (30 Kalendertage)	165,0 Stunden	171,4 Stunden
Juli (31 Kalendertage)	170,5 Stunden	177,1 Stunden
August (31 Kalendertage)	170,5 Stunden	177,1 Stunden
September (30 Kalendertage)	165,0 Stunden	171,4 Stunden
Oktober (31 Kalendertage)	170,5 Stunden	177,1 Stunden
November (30 Kalendertage)	165,0 Stunden	171,4 Stunden
Dezember (31 Kalendertage)	170,5 Stunden	177,1 Stunden

(Anmerkung: In Schaltjahren beträgt die Monats-Sollarbeitszeit im Februar mit dann 29 Kalendertagen in der 38,5-Stunden-Woche 159,5 Stunden und in der 40-Stunden-Woche 165,7 Stunden)

Die vorstehende Berechnung erfolgt unabhängig davon, ob mit dem Mitarbeiter die Verteilung der wöchentlichen Arbeitstage auf 6, auf 5 oder auf weniger Wochentage vereinbart wurde. Sie führt bei gleicher wöchentlicher Arbeitszeit daher nicht zu ungleichen Ergebnissen. Zudem geht sie nicht von der – falschen – Prämisse aus, dass die Mitarbeiter an Samstagen und/oder Sonntagen nicht eingesetzt werden. Selbst wenn letzteres nur als Grundlage für die Berechnung herangezogen wird, so führt diese Prämisse dennoch zu falschen Ergebnissen.

III. Berechnung der jährlichen Sollarbeitszeit

Die größtmögliche Flexibilität bei der Einsatzplanung bietet ein Jahresarbeitszeitmodell. Kennzeichen des Jahresarbeitszeitmodells ist, dass die zu leistende Arbeitszeit auf Jahresbasis berechnet wird, und die vereinbarte Jahresarbeitszeit erst im Zeitraum eines Jahres erreicht werden muss. Für den Arbeitnehmer wird ein Arbeitszeitkonto eingerichtet, in das zu Beginn des Kalenderjahres die Jahres-Sollarbeitszeit eingestellt wird, die dann im Rahmen der regulären Dienstplangestaltung abgearbeitet wird. Die Bezahlung erfolgt monatlich gleichbleibend als sogenanntes „verstetigtes Entgelt" in Höhe des vertraglich vereinbarten Monatsgehaltes unabhängig davon, an wie vielen Tagen der Mitarbeiter gemäß Dienstplan tatsächlich gearbeitet hat.

Für die Ermittlung der jährlichen Sollarbeitszeit schlagen wir folgende Berechnungsweise vor:

Ein Jahr, welches kein Schaltjahr ist, hat 52 Wochen und einen Tag, dezimal ausgedrückt: somit 52,142857 Wochen (365 : 7 = 52,142857). Ein Schaltjahr hat 52 Wochen und zwei Tage, dezimal ausgedrückt somit 52,285714 Wochen.

Multipliziert man die Anzahl der Wochen in einem Kalenderjahr mit der individuell vereinbarten wöchentlichen Arbeitszeit, ergibt sich die jährliche Soll-Stundenzahl.

Berechnungsbeispiel
für ein Jahr, welches kein Schaltjahr ist, bei einer vertraglichen Arbeitszeit von 39 Wochenstunden:
365 : 7 x 39 (Wochenstunden) = 2.033,57 (Soll-Stunden pro Jahr)
Die jährliche Sollstundenzahl beträgt im Beispielfall also 2033,57 Stunden.

Berechnungsbeispiel
für ein Jahr, welches ein Schaltjahr ist, bei einer vertraglichen Arbeitszeit von 39 Wochenstunden:

366 : 7 x 39 (Wochenstunden) = 2.039,14 (Soll-Stunden pro Jahr)
Die jährliche Sollstundenzahl beträgt im Beispielfall also 2.039,14 Stunden.

Der Effekt des Schaltjahres kann bei der arbeitsvertraglichen Vereinbarung einer Jahresarbeitszeit anteilig berücksichtigt werden, indem bei der Berechnung der Jahresarbeitszeit von durchschnittlich 365,25 Kalendertagen im Jahr ausgegangen wird.

Auch bei der Berechnung der jährlichen Sollarbeitszeit ist es unseres Erachtens weder erforderlich noch richtig, die Wochenendtage und Wochenfeiertage abzuziehen. Dies führt vielmehr genau wie bei der Berechnung der monatlichen Sollarbeitszeit *(siehe unter II.)* zu ungenauen und widersprüchlichen Ergebnissen. Die ermittelte Jahresarbeitszeit lässt sich dividiert durch 12 gleichmäßig auf die einzelnen Kalendermonate mit dann jeweils gleicher Monats-Sollarbeitszeit verteilen. In unserem Beispiel einer vertraglichen 39-Stunden-Woche beläuft sich die so berechnete Monats-Sollarbeitszeit in einem Nicht-Schaltjahr auf 169,46 Stunden je Kalendermonat. Nun könnte auf den ersten Blick eingewendet werden, dass eine monatlich gleichbleibende Sollarbeitszeit in Monaten mit 28, 29 und 30 Kalendertagen ein Zuviel an Arbeitszeitvolumen und in Monaten mit 31 Kalendertagen ein Zuwenig an Arbeitszeitvolumen darstellt. Diesem Einwand wird jedoch durch die Existenz eines fortlaufenden Arbeitszeitkontos mit Plus- und Minusstunden der Boden entzogen. Dank des Arbeitszeitkontos kann bedarfsgerecht um die Sollarbeitszeit herum geplant werden.

IV. Sommer- und Winterzeitumstellung

Ein jährlich zweifach auftretendes Kuriosum ist die Dienstplanung an den Tagen der Umstellung von Sommer- auf Winterzeit und umgekehrt. Gelten hier Besonderheiten für die Berechnung der Sollarbeitszeit?

Der Kalendertag zum Wechsel zwischen Sommer- und Winterzeit hat zwar entweder 23 oder 25 Stunden, es bleibt aber bei jeweils unverändert 1 Kalendertag, an dem die auf diesen Tag entfallende, geplante Arbeitszeit vom Mitarbeiter zu erbringen ist. Bei der Berechnung der monatlichen Sollarbeitszeit bleibt die Zeitumstellung daher unberücksichtigt. Sie wirkt sich aber gegebenenfalls über die tatsächlich geleistete oder tatsächlich weggefallene Arbeitsstunde im Nachtdienst des Umstellungstags auf eventuelle Nacht-, Zeit- und Sonntagsarbeitszuschläge aus. Da die Ruhezeitregelungen des Arbeitszeitgesetzes ebenfalls auf den Tag bezogen sind, ist die sich aus der Zeitumstellung ergebende Verkürzung des für die Ruhezeit zur Verfügung stehenden Tags im Frühling sowie der sich verlängernde Nachtdienst am Tag der Zeitumstellung im Herbst zu berücksichtigen.

2.3 Vorgaben durch das Arbeitszeitgesetz

KAPITELMERKSÄTZE

- Das Arbeitszeitgesetz stellt strenge Regeln zur Dauer von Arbeitszeiten, Pausen und Ruhezeiten auf.
- Die Pausen- und Ruhezeiten des Arbeitszeitgesetzes sind Mindestvorgaben.

Hat der Dienstplanende die zur Verplanung zur Verfügung stehenden Soll-Stunden der Mitarbeiter ermittelt, steht im nächsten Schritt der Dienstplanung die Verteilung der Arbeitszeit an. Aus dem *Teil I/2.1* wissen Sie, dass der Arbeitgeber nach § 106 Gewerbeordnung (GewO) die Zeit der Arbeitsleistung nach billigem Ermessen näher bestimmen kann, soweit u.a. gesetzliche Vorschriften nicht entgegenstehen. Die Regelungen des Arbeitszeitgesetzes (ArbZG) setzen einen vom Arbeitgeber zu beachtenden zeitlichen Rahmen, innerhalb dessen Grenzen er seine Mitarbeiter einsetzen darf. Die zu beachtenden Regelungen des ArbZG umfassen zum Schutz der Arbeitnehmer sowohl Obergrenzen für die tägliche und wöchentliche Arbeitszeit, als auch Mindestvorgaben in Bezug auf Pausen während der Arbeitszeit und Ruhezeiten im Anschluss an die Arbeit. Aufgrund der Bedeutung des ArbZG für den Schutz der Arbeitnehmer ist der Verstoß gegen die zwingenden Vorschriften des ArbZG mit empfindlichen Geldbußen für den Arbeitgeber belegt. Arbeitsanweisungen des Arbeitgebers, die gegen das ArbZG verstoßen, muss der Arbeitnehmer überdies nicht befolgen.

Neben dem Arbeitszeitgesetz finden sich häufig abweichende Regelungen in Tarifverträgen, Betriebsvereinbarungen und Arbeitsverträgen, welche die Grenzen der Arbeitszeit weiter konkretisieren. Für die Mitarbeiter günstigere Vereinbarungen lösen die Regelungen des Arbeitszeitgesetzes ab und müssen bei der Dienstplangestaltung und dem konkreten Einsatz der Mitarbeiter vorrangig beachtet werden (sogenanntes Günstigkeitsprinzip). Die mit dem Einsatz ihrer Mitarbeiter betraute Leitung muss daher neben den Regelungen des Arbeitszeitgesetzes stets auch etwaig anderweitig vorhandene Vereinbarungen im Auge behalten.

Der gesetzliche Rahmen des ArbZG zur Höchstarbeitszeit

Das ArbZG stellt – ganz überwiegend durch den Arbeitsvertrag nicht abänderbare – Regeln zur Arbeitszeit der Arbeitnehmer auf. Arbeitszeit ist die Zeit vom Beginn bis zum Ende der Arbeit ohne die Pausenzeiten (§ 2 Abs.1 ArbZG). Das Arbeitszeitgesetz erlaubt grundsätzlich eine Höchstarbeitszeit von acht Stunden werktäglich

(§ 3 ArbZG). Da der Samstag Werktag im Sinne des ArbZG ist, beträgt die durchschnittliche wöchentliche Höchstarbeitszeit 48 Stunden. Die Arbeitszeit kann jedoch auf bis zu zehn Stunden pro Tag bzw. 60 Stunden in der Woche verlängert werden, wenn die durchschnittliche tägliche Arbeitszeit von 8 Stunden über einen Ausgleichszeitraum von sechs Kalendermonaten oder 24 Wochen erreicht wird (§ 3 ArbZG). Die zulässige Gesamtarbeitszeit im Ausgleichzeitraum beträgt somit *[24 (Wochen) x 6 (Werktage) x 8 Stunden =]* 1.152 Stunden. Zu beachten ist, dass der Ausgleichszeitraum sowohl in die Zukunft als auch in die Vergangenheit gerichtet ist.

ACHTUNG!

Die Arbeitszeiten eines Mitarbeiters bei mehreren Arbeitgebern sind zusammenzurechnen (§ 2 Abs. 1 ArbZG) und von allen Arbeitgebern des Mitarbeiters gesondert zu beachten. Um Verstöße gegen das ArbZG zu vermeiden, muss der Arbeitgeber seinen Arbeitnehmern aufgeben, weitere Beschäftigungsverhältnisse und den dortigen Umfang und die Lage der Arbeitszeit mitzuteilen.

Durch Tarifverträge darf die Arbeitszeit an Sonn- und Feiertagen auf bis zu 12 Stunden täglich verlängert werden, wenn dadurch mehr freie Sonn- und Feiertage für die Mitarbeiter ermöglicht werden (§ 12, Abs. 1, Ziff. 4 ArbZG). Auch darf die werktägliche Arbeitszeit durch Tarifvertrag über 10 Stunden verlängert werden, wenn in die Arbeitszeit regelmäßig und in erheblichem Umfang Arbeitsbereitschaft oder Bereitschaftsdienst fällt (§ 7, Abs. 1, Ziff. 1.a ArbZG). Umkleidezeiten zählen nicht zur Arbeitszeit. Das Umkleiden, wie auch eine vor Arbeitsaufnahme und nach Arbeitsende erforderliche Desinfektion beispielsweise der Hände, sind keine Hauptleistungspflichten des Arbeitnehmers aus dem Arbeitsverhältnis, weshalb sie nicht als Arbeitszeit gelten und für die der Arbeitgeber daher keine Vergütung zu gewähren hat.

Ruhepausen/Ruhezeiten

Der Arbeitgeber ist zur Gewährung von Ruhepausen verpflichtet, die dem Arbeitnehmer Entspannung und Erholung bringen und die Einnahme von Mahlzeiten ermöglichen sollen. Das Arbeitszeitgesetz gibt auch insoweit den Mindestrahmen vor und verlangt im Voraus feststehende Ruhepausen von mindestens 30 Minuten bei einer Arbeitszeit von mehr als sechs bis zu neun Stunden und 45 Minuten bei einer Arbeitszeit von mehr als neun Stunden. Die Ruhepausen können in Zeitabschnitte von jeweils mindestens 15 Minuten aufgeteilt werden. Länger als sechs Stunden hintereinander dürfen Mitarbeiter nicht ohne Ruhepause beschäftigt werden (§ 4 ArbZG).

Die Festlegung der Ruhepausen im Voraus kann im Dienstplan in der Weise erfolgen, dass Zeitfenster für die Lage der Pausen definiert werden und die Mitarbeiter die Anweisung bekommen, ihre Pausen nach Abstimmung mit der Schichtleitung in diese Zeitfenster zu legen. Da es sich bei den Pausenregelungen des ArbZG um Mindestpausenzeiten handelt, kann der Arbeitgeber kraft seines Direktionsrechts problemlos längere Pausen als im ArbZG vorgesehen anordnen.

Darüber hinaus müssen Mitarbeiter nach Beendigung der täglichen Arbeitszeit eine ununterbrochene Ruhezeit von mindestens elf Stunden haben. Die Dauer der Ruhezeit kann in Krankenhäusern und allen Einrichtungen zur Behandlung, Pflege und Betreuung von Personen um bis zu eine Stunde auf 10 Stunden verkürzt werden, wenn jede Verkürzung der Ruhezeit innerhalb eines Kalendermonats oder innerhalb von vier Wochen durch Verlängerung einer anderen Ruhezeit auf mindestens zwölf Stunden ausgeglichen wird (§ 5 ArbZG).

Die Regelungen zu den Pausen und Ruhezeiten sind zu Lasten der Arbeitnehmer vertraglich nicht abänderbar. Solche Abänderungen dürfen nur durch einen Tarifvertrag erfolgen (§ 7 ArbZG).

Bereitschaftsdienst, Arbeitsbereitschaft und Rufbereitschaft

Definitionen

- BEREITSCHAFTSDIENST leistet ein Mitarbeiter, der sich außerhalb seiner regelmäßigen Arbeitszeit an einer vom Arbeitgeber bestimmten Stelle aufzuhalten hat, um auf Abruf unverzüglich seine Arbeit aufzunehmen.
- ARBEITSBEREITSCHAFT ist die „Zeit wacher Aufmerksamkeit im Zustande der Entspannung" an einem vom Arbeitgeber vorgegebenen Ort. So hat die Rechtsprechung die Arbeitsbereitschaft umschrieben und damit die erheblich geminderte Beanspruchung von Mitarbeitern während ihrer regelmäßigen Arbeitszeit gemeint.
- RUFBEREITSCHAFT (auch Hintergrunddienst genannt) leistet ein Mitarbeiter, wenn er verpflichtet ist, außerhalb seiner regelmäßigen Arbeitszeit auf Abruf die Arbeit aufzunehmen, sich aber an einem beliebigen Ort seiner Wahl aufhalten darf. Der Mitarbeiter muss für den Arbeitgeber lediglich (z. B. über Handy oder einen Piepser) erreichbar sein und kurzfristig seine Arbeit bei Bedarf aufnehmen können.

Die Unterscheidung zwischen Bereitschaftsdienst und Arbeitsbereitschaft auf der einen und Rufbereitschaft auf der anderen Seite ist rechtlich sehr erheblich. Bereitschaftsdienst und Arbeitsbereitschaft sind Arbeitszeit im Sinne des Arbeitszeitgesetzes und daher in vollem Umfang bei der Berechnung der Arbeitszeit zu berücksichtigen. Die Höchstgrenzen der Arbeitszeit (§ 3 ArbZG) sind so schnell erreicht.

Rufbereitschaft ist dagegen Ruhezeit im Sinne des Arbeitszeitgesetzes. Solange der Mitarbeiter aus der Rufbereitschaft nicht zur Arbeit abgerufen wird, ist sie bei der Berechnung der Arbeitszeit unbeachtlich. Erst die Inanspruchnahme der Arbeitsleistung fließt in die Berechnung der täglichen bzw. wöchentlichen Arbeitszeit ein.

PRAXISTIPP

Die im Arbeitszeitgesetz für Kranken- und Pflegeeinrichtungen vorgeschriebene Mindestruhezeit von zehn Stunden im Anschluss an einen Dienst kann Rufbereitschaft sein. Die Inanspruchnahme während des Rufbereitschaftsdienstes darf in diesem Falle allerdings nicht mehr als die Hälfte der Ruhezeit betragen. Im Ergebnis kann somit die vorgeschriebene Ruhezeit auf bis zu fünf Stunden verkürzt werden.

Nachtarbeit

Das Arbeitszeitgesetz enthält zum Schutz von Nachtarbeitnehmern einige besondere Regelungen zur Nachtarbeit, die mitunter in Tarifverträgen modifiziert werden.

DEFINITIONEN

- NACHTARBEIT im Sinne des Arbeitszeitgesetzes ist jede Arbeit, die in der Zeit zwischen 23:00 Uhr und 06:00 Uhr in einem Umfang von mehr als zwei Stunden erbracht wird.
- NACHTARBEITNEHMER im Sinne des Arbeitszeitgesetzes sind Mitarbeiter, die aufgrund ihrer Arbeitszeiteinteilung normalerweise Nachtarbeit in Wechselschicht zu leisten haben oder Nachtarbeit an mindestens 48 Tagen im Kalenderjahr leisten.

Die Arbeitszeit der Nachtarbeitnehmer ist nach den gesicherten arbeitswissenschaftlichen Erkenntnissen über die menschengerechte Gestaltung der Arbeit festzulegen. So steht es schlagwortartig im ArbZG. Was steckt dahinter?

- Die Anzahl der aufeinanderfolgenden Nachtschichten sollte möglichst gering sein. Empfohlen werden nicht mehr als vier Nächte hintereinander;
- Nach einer Nachtschichtphase sollte eine möglichst lange Ruhephase folgen. Empfohlen sind mehr als 24 Stunden;
- Geblockte Wochenendfreizeiten sind besser als einzelne freie Tage am Wochenende.

Es handelt sich um Empfehlungen, die nicht zwingend vorgeschrieben sind, den Planenden aber als Orientierungshilfe und Richtschnur dienen. Die Grenze der Anzahl maximal aufeinander folgender Nachtdienste ergibt sich letztlich aus dem Zusammenspiel der Regelungen des ArbZG zur maximalen täglichen Arbeitszeit und den diesbezüglichen Ausgleichzeiträumen, zu den Ruhezeiten und den Ersatzruhetagen bei Sonn- und Feiertagsbeschäftigung. Hiernach sind rechnerisch mehr als 10 Nachtdienste am Stück möglich. Die oben bereits beschriebene Vorgabe, die Arbeitszeit nach den gesicherten arbeitswissenschaftlichen Erkenntnissen festzulegen führt jedoch dazu, dass längere Schichtfolgen als 7 Nachtdienste am Stück rechtlich problematisch sind.

Zwingend einzuhalten sind die übrigen konkreten Regelungen des ArbZG zum Schutz von Nachtarbeitnehmern. Die regelmäßige Arbeitszeit darf über 8 Stunden täglich hinaus auf bis zu 10 Stunden nur dann erhöht werden, wenn im Durchschnitt die werktägliche Arbeitszeit von 8 Stunden innerhalb eines Kalendermonats oder innerhalb von 4 Wochen nicht überschritten wird (§ 6 ArbZG). Anders als bei sonstigen Mitarbeitern, dort beträgt der Ausgleichszeitraum bis zu 6 Monate, ist der Ausgleichszeitraum wesentlich verkürzt. Auch die sonstigen Vorgaben des ArbZG zu Ruhezeiten und Ruhepausen sind zu beachten.

Gerade die Sicherstellung von Pausen bereitet im Nachtdienst Schwierigkeiten. Der Arbeitgeber erfüllt seine Pflicht, eine Ruhepause zu gewähren nur, wenn er eine Pausenregelung schafft, die es den Arbeitnehmern ermöglicht, die Ruhepausen auch zu nehmen. Nach der Rechtsprechung sind Ruhepausen iSd ArbZG Unterbrechungen der Arbeitszeit von bestimmter Dauer, die der Erholung dienen. Es muss sich um im Voraus (§ 4 ArbZG) festliegende Unterbrechungen handeln, in denen der Arbeitnehmer weder Arbeit zu leisten noch sich dafür bereitzuhalten hat. Er muss frei darüber entscheiden können, wo und wie er diese Zeit verbringen will. Entscheidendes Merkmal der Ruhepause ist, dass der Arbeitnehmer von jeder Arbeitsverpflichtung und auch von jeder Verpflichtung, sich zur Arbeit bereitzuhalten, freigestellt ist. Für den Nachtdienst folgen aus diesen Vorgaben zwei Kernprobleme: Was bedeutet „im Voraus" und was bedeutet „frei entscheiden, wo und wie"? Das Bundesarbeitsgericht hält es für unverzichtbar, aber auch für ausreichend, dass der Mitarbeiter bei Beginn der Pause weiß, wie lange sie andauern soll. Zur Begründung wird darauf verwiesen, dass eine Arbeitsunterbrechung, bei deren Beginn der Arbeitnehmer nicht weiß, wie lange sie dauern wird, keine Pause ist, weil er sich dann durchgehend zur Arbeit bereithalten müsste. Zudem muss zumindest ein verbindlicher Zeitkorridor feststehen, innerhalb dessen der Arbeitnehmer Pause machen soll. Unzweifelhaft ist es bei der Besetzung in der Nacht mit nur einer Fachkraft unmöglich, der Fachkraft einzuräumen, die Einrichtung zu verlassen und für Notfälle nicht zur Verfügung zu stehen. Hier haben alle Beteilig-

ten schlicht zu akzeptieren, dass dem tatsächlich so ist. Die Pause hat in der Einrichtung zu erfolgen.
Ob Mitarbeiter im kontinuierlichen Nachtdienst auch zu Dienstbesprechungen des Tagdienstes und zur Teilnahme an Fortbildungen verpflichtet werden können, ist eindeutig mit Ja zu beantworten, sofern die Regelungen des ArbZG eingehalten werden.

In Tarifverträgen, Betriebsvereinbarungen und Arbeitsverträgen finden sich häufig Regelungen, welche die Grenzen des Nachtdienstes weiter konkretisieren. Für die Mitarbeiter günstigere Vereinbarungen lösen die Regelungen des ArbZG ab und müssen bei der Dienstplangestaltung und dem konkreten Einsatz der Mitarbeiter vorrangig beachtet werden.

Für die mit der Nachtarbeit verbundenen Beeinträchtigungen muss der Arbeitgeber einen Ausgleich gewähren. Das Gesetz verlangt entweder angemessene Zuschläge auf das Bruttoarbeitsentgelt für die in der Nachtarbeit geleistete Zeit oder eine angemessene Zeit bezahlter freier Tage. Welche Form des Ausgleichs der Arbeitgeber wählt, liegt in seinem Ermessen. Die mit der Nachtarbeit verbundene Erschwernis muss mit dem Ausgleich in einem ausgewogenen Verhältnis stehen. Bei entsprechend hohem Grundgehalt können die Nachtzuschläge als mit dem Gehalt bereits abgegolten vereinbart werden.

Sonn- und Feiertagsarbeit

Das ArbZG enthält in § 9 Abs. 1 ein grundsätzliches Verbot von Sonn- und Feiertagsarbeit. Als Feiertage gelten die gesetzlichen Feiertage, die je nach Bundesland unterschiedlich sind bzw. sein können. Sonn- und Feiertagsarbeit ist hiervon abweichend in Krankenhäusern und allen Einrichtungen zur Behandlung, Pflege und Betreuung von Personen uneingeschränkt in den für alle anderen Wochentage geltenden Grenzen möglich. Werden Arbeitnehmer an einem Sonntag oder einem auf einen Werktag fallenden gesetzlichen Feiertag beschäftigt, muss lediglich innerhalb der folgenden Zeiträume ein Ersatzruhetag unmittelbar im Anschluss an eine Ruhezeit gewährt werden (§ 11 ArbZG):

- Sonntagsarbeit: Innerhalb von ZWEI Wochen,
- Feiertagsarbeit: Innerhalb von ACHT Wochen.

Hinsichtlich des Ausgleichzeitraums für den Ersatzruhetag ist von Interesse, dass er den Beschäftigungstag am Sonntag/Feiertag „einschließen" muss. § 11 ArbZG bestimmt nicht – wie oft fälschlich angenommen wird –, dass der Ersatzruhetag nach dem Beschäftigungstag liegen muss; er kann vielmehr auch vorher liegen. Der Beschäftigungstag am Sonntag/Feiertag kann folglich der erste oder letzte Tag des Ausgleichszeitraums sein.

Beispiel:
Mitarbeiterin Taya wird am 17. September, einem Sonntag im Frühdienst eingesetzt. Der früheste Ersatzruhetag ist der 04. September, der späteste Ersatzruhetag ist der 30. September.

Mitarbeiterin Bridges wird am 01. Mai (gesetzlicher Feiertag in allen Bundesländern) im Frühdienst eingesetzt. Der früheste Ersatzruhetag ist der 06. Mai, der späteste Ersatzruhetag ist der 26. Juni.

Kann der Arbeitgeber einem Mitarbeiter aus tatsächlichen Gründen einen Ersatzruhetag für Sonntagsarbeit nicht gewähren, weil der Mitarbeiter bspw. vertraglich ausschließlich an Sonntagen eingesetzt wird und montags bis samstags einer weiteren Beschäftigung nachgeht, ist der Arbeitgeber zu einer personenbedingten Kündigung des Arbeitsverhältnisses berechtigt.

Die Ersatzruhetage für Sonn- und Feiertagsarbeit nach dem ArbZG sind entgegen weit verbreiteter Meinung ohne ausdrückliche Regelung hierüber im Arbeitsvertrag, einer anwendbaren Betriebsvereinbarung oder einem anwendbaren Tarifvertrag nicht zu vergüten oder mit einem Zeitwert/einer Zeitgutschrift zu berücksichtigen. Sie werden demnach auch nicht mit einem Dienst im Dienstplan hinterlegt, müssen nicht einmal gesondert im Dienstplan ausgewiesen werden, wobei es aus Gründen der Transparenz allerdings sinnvoll ist, die Ersatzruhetage im Dienstplan zu vermerken.

PRAXISTIPP

Ersatzruhetag kann jeder Werktag einschließlich eines arbeitsfreien Samstags sein. Es muss sich nicht um einen geplanten Beschäftigungstag handeln, der etwa „frei" zu planen wäre. Als Ersatzruhetage gelten arbeitsfreie Werktage nämlich unabhängig davon, ob dieser Werktag für den Arbeitnehmer ohnehin frei ist oder nicht.

Auch haben Mitarbeiter nach ständiger Rechtsprechung des Bundesarbeitsgerichts keinen Anspruch auf Vergütungszuschläge für Sonn- und Feiertagsarbeit. Ein solcher Anspruch kann sich nur aus dem Arbeitsvertrag, einen anwendbaren Tarifvertrag oder einer Betriebsvereinbarung ergeben.

In der Praxis werden die Vorschriften zur Gewährung des Ersatzruhetages meist schon ganz automatisch ohne besondere Berücksichtigung bei der Dienstplangestaltung eingehalten. Der Gesetzgeber wollte mit der Vorschrift aus Arbeitsschutzgründen lediglich sicherstellen, dass Arbeitnehmer wenigstens einen arbeitsfreien Tag in der Woche zur Verfügung haben. Der Ersatzruhetag bedeutet somit keinen zusätzlichen freien Tag.

Mindestens 15 Sonntage im Jahr müssen beschäftigungsfrei bleiben (§ 11 ArbZG). Einen Anspruch auf ein arbeitsfreies Wochenende (Samstag und Sonntag) kennt das Arbeitszeitgesetz nicht. Entsprechende Regelungen zu einer gewissen Anzahl von freien Wochenenden finden sich jedoch regelmäßig in Betriebsvereinbarungen zur Dienstplangestaltung und gelegentlich in Tarifverträgen.

Abweichende Regelungen zu Lasten der Mitarbeiter

Das ArbZG enthält keine Vorgaben bezüglich der höchstens zulässigen Schichtfolgen im Tag und Nachtdienst. Die Grenzen ergeben sich aus der Kombination der vorgenannten Vorgaben von täglicher und wöchentlicher Höchstarbeitszeit, mindestens freien Sonntagen im Jahr, Ruhezeiten und Ersatzruhetagen. Hiernach sind Schichtfolgen von bis zu 19 Diensten und mehr in Folge (maximal 33 Dienste) denkbar, arbeitsmedizinisch jedoch nicht wünschenswert. Nur bei enger Auslegung der Vorgaben der Europäischen Arbeitszeitrichtlinie (Richtlinie 2003/88/EG) kommt man zu einer maximal zulässigen Schichtfolge von 12 Diensten. Grundlage ist hier die Annahme, dass in jeder Kalenderwoche 1 Tag arbeitsfrei zu sein hat, was in der Rechtsprechung noch nicht abschließend geklärt ist.

Sollen die Mitarbeiter über die im Arbeitszeitgesetz vorgegebenen Grenzen hinaus eingesetzt werden, ist dies bei Vorliegen einer gesonderten Regelung in einem Tarifvertrag oder aufgrund eines Tarifvertrages in einer Betriebsvereinbarung möglich. Darüber hinaus dürfen auch Kirchen und öffentlich-rechtliche Religionsgemeinschaften sowie deren Einrichtungen von den Regelungen des Arbeitszeitgesetzes in gewissem Umfang abweichen (§ 7 und § 12 ArbZG). Die täglichen Arbeitszeiten können so noch weiter verlängert, Ruhezeiten sowie die Mindestanzahl der arbeitsfreien Sonntage verkürzt und Ersatzruhetage für auf einen Werktag fallende Feiertage gestrichen werden. In diesen Fällen müssen aber die folgenden Voraussetzungen eingehalten werden:

- In eine tägliche Arbeitszeit von mehr als zehn Stunden muss regelmäßig oder in erheblichem Umfang Arbeitsbereitschaft oder Bereitschaftsdienst fallen;
- wird die tägliche Arbeitszeit über acht Stunden hinaus ohne Ausgleich verlängert, muss in die Arbeitszeit neben regelmäßiger oder in erheblichem Umfang anfallender Arbeitsbereitschaft oder anfallenden Bereitschaftsdienstes darüber hinaus sichergestellt sein, dass die Gesundheit der Arbeitnehmer nicht gefährdet wird;
- durch eine Kürzung darf die Ruhezeit neun Stunden nicht unterschreiten. Die Kürzung ist innerhalb eines festzulegenden Zeitraums auszugleichen;
- die Anzahl der arbeitsfreien Sonntage im Jahr darf nicht auf weniger als zehn Sonntage reduziert werden;

- eine Verlängerung der Arbeitszeit an Sonn- und Feiertagen auf bis zu 12 Stunden täglich muss zu mehr freien Sonn- und Feiertagen für die Mitarbeiter führen.

Darüber hinaus dürfen ausnahmsweise jederzeit die gesetzlichen Zeitrahmen des Arbeitszeitgesetzes in Not- und außergewöhnlichen Fällen überschritten werden, die unabhängig vom Willen der Betroffenen eingetreten und deren Folgen nicht auf andere Weise beseitigt werden können sowie bei unaufschiebbaren Arbeiten zur Behandlung, Pflege und Betreuung von Personen (§ 14 ArbZG). Diese Ausnahmen beschränken sich auf konkrete und unvorhergesehene Notfallsituationen und können nicht zur Kompensation einer von vornherein mangelhaften Mitarbeitereinsatzplanung herangezogen werden. Da § 14 ArbZG auf unvorhergesehene Notfallsituationen abstellt, kann diese Vorschrift denknotwendig nur auf Überschreitungen der gesetzlichen Zeitrahmen im laufenden Dienstplan Anwendung finden und nicht für die Planung des anstehenden Dienstplans angewendet werden.

Die Lage der Arbeitszeit

Wie bereits mehrfach erwähnt, kann der Arbeitgeber die Lage der Arbeitszeit (wie auch den Inhalt der Arbeit) unter Beachtung der Vorgaben des ArbZG im Rahmen des billigen Ermessens nach § 106 GewO bestimmen. Finden sich keine diesbezüglichen vertraglichen Einschränkungen, kann ein Mitarbeiter den Anforderungen der Pflege entsprechend, im Drei-Schicht-System an allen Wochentagen eingeplant und eingesetzt werden. Dies gilt auch dann, wenn der Mitarbeiter über einen sehr langen Zeitraum hinweg beispielsweise nur im Tagdienst, oder aber nie an Sonntagen, oder aber immer nur in einem 7,7-stündigen Dienst eingesetzt war.

Beispiel:
Der Arbeitsvertrag der Mitarbeiterin V. sieht unter dem Punkt „Arbeitszeit" unter anderem vor:
„Die Arbeitnehmerin wird im Drei-Schicht-System im Früh-, Spät- und Nachtdienst an Werktagen sowie an Sonn- und Feiertagen eingesetzt werden."

Nachdem die Einrichtung die Mitarbeiterin über Jahre hinweg nicht im Nachtdienst eingesetzt hat, weigert sich die Mitarbeiterin, zukünftig wieder im Nachtdienst eingesetzt zu werden. Sie stellt sich auf den Standpunkt, dass sich ihr Arbeitsvertrag auf einen Einsatz nur im Tagdienst konkretisiert habe.

Dem ist aus den genannten Gründen nicht so. Die Mitarbeiterin riskiert bei Arbeitsverweigerung eine Abmahnung und im Wiederholungsfall eine Kündigung.

Tabelle: Vergleich gesetzliche Regelungen (im Bereich Pflege) nach TVÖD/AVR Caritas/AVR EKD

Regelungsgegenstand	Gesetzliche Regelung	TvöD (Bund)
Tägliche Arbeitszeit	10 Std. als Höchstgrenze. 8 Std im Ø von 6 Kalendermonaten / 24 Wochen.	Durch Dienstvereinbarung Abweichung von Vorgaben ArbZG unter bestimmten Voraussetzungen. 12 Std. als Höchstgrenze für Sonn- und Feiertagsarbeit, wenn dadurch zusätzlich freie Schichten erreicht werden.
Max. wöchentliche Arbeitszeit	60 Std. als Höchstgrenze, 48 Std. im Ø von 6 Kalendermonaten / 24 Wochen.	60 Std. als Höchstgrenze. 39 Std. jeweils im Ø von bis zu einem Jahr.
Pausen	Bis 6 Std. Arbeitszeit = ./. Bis 9 Std. Arbeitszeit = 30 Min. Ab 9 Std. Arbeitszeit = 45 Min. Teilpausen von jeweils 15 Min. möglich.	Gesetzliche Regelung.
Ruhezeit	Mind. 11 Std. Reduzierung auf 10 Std. möglich, bei Ausgleich binnen 1 Monat oder 4 Wochen.	Gesetzliche Regelung.
Sonntagsarbeit	Ersatzruhetag innerhalb von 2 Wochen vor oder nach der Sonntagsarbeit.	2 arbeitsfreie Tage innerhalb von 2 Wochen. Hiervon soll ein freier Tag auf einen Sonntag fallen.
Mindestanzahl freier Sonntage im Jahr	15 Sonntage pro Jahr (nicht zwingend Kalenderjahr).	Gesetzliche Regelung.
Arbeit an einem auf einen Werktag fallenden gesetzlichen Feiertag	Ersatzruhetag innerhalb von 8 Wochen vor oder nach der Feiertagsarbeit.	Ausgleich durch Freistellung bis Ende des 3. Kalendermonats, möglichst aber schon bis Ende des nächsten Kalendermonats.
Arbeitszeitkonto	Keine gesetzlichen Vorgaben oder Regelungen. Arbeitszeitkonto folgt aus individual- oder kollektivrechtlichen Vereinbarungen.	Höchstmögliche Zeitschuld bis zu 40 Std; höchstzulässiges Zeitguthaben bis zu einem Vielfachen von 40 Std. Details in Dienstvereinbarung zu regeln.

Aushang und Arbeitszeitnachweise

Der Arbeitgeber ist verpflichtet, einen Abdruck des Arbeitszeitgesetzes sowie etwaig abweichender Regelungen an geeigneter Stelle im Betrieb zur Einsichtnahme auszulegen oder auszuhändigen. Darüber hinaus hat er die über die werktägliche Arbeitszeit von acht Stunden hinausgehende Arbeitszeit der Arbeitnehmer aufzuzeichnen und für mindestens zwei Jahre aufzubewahren (§ 16 ArbZG).

	AVR Caritas	AVR EKD
	10 Std. als Höchstgrenze, wenn 8 Std. im Ø von 13 Wochen. 12 Std als Höchstgrenze für Sonn- und Feiertagsarbeit, wenn dadurch zusätzliche freie Schichten erreicht werden.	10 Std. als Höchstgrenze, wenn 8 Std. im Ø von 1 Jahr.
	60 Std. als Höchstgrenze. 39 Std. jeweils im Ø von bis zu einem Jahr. 48 Std. im Ø bei regelmäßiger und erheblicher Arbeitsbereitschaft.	60 Std. als Höchstgrenze. 39 Std. jeweils im Ø von bis zu einem Jahr. 48 Std. im Ø, bei durchschnittlich mind. 2 Std. täglich Arbeitsbereitschaft in Arbeitszeit.
	Gesetzliche Regelung. Aber: Kurzpausen durch Dienstvereinbarung möglich.	Gesetzliche Regelung. Aber: Kurzpausen durch Dienstvereinbarung möglich.
	Mind. 11 Std. Reduzierung auf 9 Std. möglich, bei Ausgleich binnen 13 Wochen.	Mind. 11 Std. Reduzierung auf 9 Std. durch Dienstvereinbarung möglich, bei Ausgleich binnen 8 Wochen.
	2 arbeitsfreie Tage innerhalb von 2 Wochen. Hiervon soll ein freier Tag auf einen Sonntag fallen.	Freier Werktag innerhalb der auf den Sonntag folgenden 2 Wochen.
	Gesetzliche Regelung. Aber: Es sollen 2 Sonntage im Monat arbeitsfrei bleiben.	Gesetzliche Regelung. Aber: Es sollen 2 Sonntage im Monat arbeitsfrei bleiben.
	Ersatzruhetag innerhalb von 13 Wochen vor oder nach der Feiertagsarbeit.	Freier Werktag innerhalb der auf den Feiertag folgenden 2 Wochen.
	Höchstmögliche Zeitschuld bis zu 40 Std; höchstzulässiges Zeitguthaben bis zu einem Vielfachen von 40 Std. Details in Dienstvereinbarung zu regeln.	Pro Kalendermonat ist Abweichung von monatlicher Sollarbeitszeit um jeweils bis 30 Plus-und Minus-Std möglich. Bis zu 150 Plus-Std. und bis zu 50 Minus-Std. können auf das nächste Kalenderjahr übertragen werden. Fortlaufendes Jahresarbeitszeitsaldo darf 50 Minus-Std nicht überschreiten. Details in Dienstvereinbarung zu regeln.

Erweiterte Aufzeichnungspflichten des Arbeitgebers sehen die Regelungen zum Pflegemindestlohn in Verbindung mit dem Arbeitnehmerentsendegesetz vor. Danach muss der Arbeitgeber Beginn, Ende und Dauer der täglichen Arbeitszeit seiner Arbeitnehmer spätestens bis zum Ablauf des siebsten auf den Tag der Arbeitsleistung folgenden Kalendertag aufzeichnen und die Aufzeichnung für mindestens zwei Jahre aufbewahren. Ein Dienstplan, der über die ausgewiesenen Dienste den

Beginn, das Ende und die Dauer der Arbeitszeiten der Mitarbeiter ausweist, genügt den vorstehenden Aufzeichnungspflichten.

FAZIT

- Trotz strenger Vorgaben des Arbeitszeitgesetzes bestehen hinreichende Möglichkeiten einer bedarfsgerechten Dienstplanung.
- Die Fürsorgepflicht des Arbeitgebers gebietet es, die Möglichkeiten der flexiblen Arbeitszeitgestaltung im Hinblick auf die Belastungen der Mitarbeiter mit Augenmaß und Weitsicht zu nutzen.

2.4 Arbeitsschutzgesetze und Dienstplangestaltung

KAPITELMERKSÄTZE

- Verschiedene arbeitsrechtliche Gesetze regeln den sozialen und technischen Arbeitsschutz.
- Ziel der Arbeitsschutzgesetze ist, die Gesundheit der Beschäftigten zu schützen und zu verbessern.

Durch seine berufliche Tätigkeit setzt sich der Arbeitnehmer mitunter gesundheitlichen Gefährdungen aus. Ziel der Arbeitsschutzgesetze ist es, die Gesundheit der Mitarbeiter zu schützen und zu verbessern. Als Arbeitsschutzgesetze werden all diejenigen Gesetze bezeichnet, die – auch – das genannte Ziel des Gesundheitsschutzes verfolgen. Dieses Unterkapitel beschäftigt sich mit den im Zusammenhang mit der Dienstplanung einschlägigen und relevanten Arbeitsschutzgesetzen. Daneben gibt es eine Vielzahl weiterer Arbeitsschutzgesetze, die nicht bei der Dienstplangestaltung im Fokus stehen, aber in der täglichen Arbeit selbstverständlich genauestens zu beachten sind. Beispielhaft seien nur die Gefahrstoffverordnung oder die Medizingeräteverordnung genannt.

Arbeitsschutzgesetze allgemein

Arbeitsschutz unterteilt sich systematisch in den

- SOZIALEN ARBEITSSCHUTZ, der den Arbeitnehmer als abhängig Beschäftigten schützt (z. B. Mutterschutzgesetz, Jugendarbeitsschutzgesetz, SGB IX, Entgeltfortzahlungsgesetz, Bundesurlaubsgesetz etc.),

  und den

- TECHNISCHEN ARBEITSSCHUTZ, der die Sicherheit am Arbeitsplatz gewährleisten soll (z. B. Arbeitsschutzgesetz).

Sozialer Arbeitsschutz in der Pflege

1. Mutterschutzgesetz (MuSchG)

Werdende und stillende Mütter (sowie das Ungeborene) werden durch das MuSchG, welches im Jahr 2017 grundlegend reformiert wurde, besonders geschützt. Seit dem 01.01.2018 zählen neben Arbeitnehmerinnen auch Auszubildende und Praktikantinnen zum geschützten Personenkreis des MuSchG. In Bezug auf die Dienstplanung sind insbesondere folgende Regelungen zu beachten:

Gefährdungsbeurteilung, § 10 MuSchG

Das reformierte MuSchG verpflichtet den Arbeitgeber unabhängig davon, ob in der Einrichtung schwangere Frauen oder überhaupt Frauen beschäftigt sind, für jede Tätigkeit in der Einrichtung eine „generelle Gefährdungsbeurteilung" durchzuführen. Dabei ist zu ermitteln, ob eine „unverantwortbare Gefährdung" von dem jeweiligen Arbeitsplatz für Schwangere oder deren ungeborenen Kindern ausgeht. Ziel dieser Gefährdungsbeurteilung ist es, den Tätigkeiten innewohnende Gefährdungspotenziale für Schwangere und deren ungeborenen Kindern aufzudecken, um sich auf diese entsprechend im Sinne eines effektiven Schutzes von Mutter und Kind einstellen zu können und geeignete Schutzmaßnahmen vorzuhalten. Der Arbeitgeber hat Schwangere sowie die übrigen Mitarbeiterinnen über das Ergebnis der Gefährdungsbeurteilung und die eingeleiteten Schutzmaßnahmen zu unterrichten. Sobald eine Arbeitnehmerin dem Arbeitgeber ihre Schwangerschaft mitteilt, hat der Arbeitgeber unverzüglich die in der generellen Gefährdungsbeurteilung ermittelten Schutzmaßnahmen umzusetzen. Dabei sind die Arbeitsbedingungen so umzugestalten, dass eine Gefährdung der Gesundheit der Schwangeren und ihres Ungeborenen ausgeschlossen ist. Ist der hierfür erforderliche Aufwand für den Arbeitgeber unzumutbar, ist eine Umsetzung der Schwangeren auf einen anderen Arbeitsplatz denkbar. Ist auch diese Maßnahme nicht möglich oder nicht zumutbar, kommt als letztes Mittel ein Beschäftigungsverbot aus betrieblichen Gründen in Betracht (§ 13 MuSchG). In Zweifelsfällen muss der Arbeitgeber die zuständige Aufsichtsbehörde konsultieren. Die im jeweiligen Bundesland zuständige Behörde findet man auf der Internetseite des Bundesministeriums für Familien, Senioren, Frauen und Jugend (BMFSFJ) unter www.bmfsfj.de. Über die zuständigen Behörden können Informationsblätter und -broschüren zum Einsatz von Schwangeren und Stillenden in der ambulanten und stationären Pflege kostenlos bezogen werden.

Beschäftigungsverbote, §§ 3, 11, 12 und 16 MuSchG

In den letzten sechs Wochen vor der Entbindung dürfen werdende Mütter nicht beschäftigt werden, es sei denn, sie erklären sich ausdrücklich zur Arbeitsleistung bereit (§ 3 Abs. 1 MuSchG). Diese Erklärung kann von der werdenden Mutter jederzeit widerrufen werden. Ein absolutes Beschäftigungsverbot für Schwangere und stillende Mütter besteht acht Wochen nach der Entbindung (§ 3 Abs. 2 MuSchG.) Bei Früh- und Mehrlingsgeburten sowie (auf Antrag der Mutter) bei einer Behinderung des Neugeborenen verlängert sich das Beschäftigungsverbot auf 12 Wochen nach der Entbindung. Dieses Beschäftigungsverbot steht nicht zur Disposition der Mutter. Zeiten, die bei der Phase des Beschäftigungsverbots vor der Entbindung durch eine frühere Entbindung entfallen, werden an die Zeit des Beschäftigungsverbots nach der Entbindung angehängt. So ist sichergestellt, dass die Beschäftigungsverbote vor und nach der Entbindung zusammen zumindest 14 Wochen umfassen. Neben den erst zu ermittelnden Gefahren gibt es arbeitsmedizinisch feststehende Gefährdungen für die Schwangere und stillende Mutter, die per se zu vermeiden sind. Hierzu listen die §§ 11 und 12 des MuSchG „unzulässige Tätigkeiten und Arbeitsbedingungen" auf. Werdende Mütter dürfen zudem nicht beschäftigt werden, soweit nach ärztlicher Beurteilung das Leben oder die Gesundheit von Mutter oder Kind durch die Beschäftigung gefährdet sind (§ 16 Abs. 1 MuSchG).

Verbot von Mehr-, Nacht- und Sonntagsarbeit, §§ 4, 5 und 6 MuSchG

Werdende und stillende Mütter dürfen grundsätzlich nicht mit Mehrarbeit, nicht in der Nacht zwischen 20:00 Uhr und 6:00 Uhr und nicht an Sonn- und Feiertagen beschäftigt werden. Als Mehrarbeit in diesem Sinne gilt bei Frauen unter 18 Jahren jede Arbeit, die über 8 Stunden täglich oder 80 Stunden in der Doppelwoche hinausgeht und bei Frauen ab 18 Jahren jede Arbeit, die über 8,5 Stunden täglich und 90 Stunden in der Doppelwoche hinausgeht. Der Arbeitgeber darf überdies eine Schwangere oder Stillende nicht in einem Umfang beschäftigen, der die vertraglich vereinbarte wöchentliche Arbeitszeit im Durchschnitt des Monats übersteigt. Für Pflegeeinrichtungen gilt hinsichtlich der Sonn- und Feiertagsregelungen die Ausnahmeregelung des § 6 MuSchG: Sofern ihnen in jeder Woche eine ununterbrochene Ruhezeit von 24 Stunden im Anschluss an eine Nachtruhe gewährt wird und eine unverantwortbare Gefährdung der Schwangeren oder Stillenden ausgeschlossen ist, dürfen werdende oder stillende Mütter ausnahmsweise mit deren Einverständnis an Sonn- oder Feiertagen beschäftigt werden. Auf jederzeit widerruflichen Wunsch der Schwangeren oder Stillenden darf diese auch zwischen 20:00 Uhr und 22:00 Uhr beschäftigt werden, sofern diesbezüglich eine ärztliche Unbedenklichkeitsbescheinigung sowie eine Genehmigung der zuständigen Aufsichtsbehörde vorliegt.

Kündigungsverbot, § 17 MuSchG

Während einer Schwangerschaft und bis zum Ablauf von vier Monaten nach der Entbindung ist die arbeitgeberseitige Kündigung gegenüber einer schwangeren Arbeitnehmerin unzulässig, wenn dem Arbeitgeber die Schwangerschaft oder Entbindung bekannt war oder spätestens innerhalb von zwei Wochen nach Zugang der Kündigung mitgeteilt wird. In besonderen Fällen, die nicht mit dem Zustand der Frau während der Schwangerschaft oder ihrer Lage nach der Entbindung in Zusammenhang stehen (z. B. Betriebsstilllegung), kann die für den Arbeitsschutz zuständige Landesbehörde oder die von ihr bestimmte Stelle die Kündigung ausnahmsweise für zulässig erklären. Eine ohne vorherige Zustimmung der zuständigen Behörde ausgesprochene Kündigung ist unwirksam. Die Kündigung muss schriftlich erfolgen und den Kündigungsgrund angeben.

Abschließend ist darauf hinzuweisen, dass die werdende Mutter keine Verpflichtung trifft, den Arbeitgeber über das Bestehen der Schwangerschaft zu informieren. Allerdings soll die Schwangere gem. § 15 MuSchG dem Arbeitgeber die Schwangerschaft und den voraussichtlichen Termin der Entbindung mitteilen. Um die Fristen der Beschäftigungsverbote berechnen zu können, kann der Arbeitgeber von der Schwangeren die Vorlage einer ärztlichen Bescheinigung über das voraussichtliche Entbindungsdatum verlangen. Die Kosten hierfür hat der Arbeitgeber zu tragen. Es empfiehlt sich für den Arbeitgeber, von der Schwangeren in der 8. Woche vor dem prognostizierten Entbindungstermin eine erneute, aktuelle Bescheinigung zu verlangen, um so den Beginn des Beschäftigungsverbotes vor der Entbindung neu berechnen zu können, damit nicht mehr als die vorgeschriebenen 6 Wochen Freistellung vor der Entbindung gewährt werden. Denn zu viel gewährte Freistellung vor der Entbindung kann nicht auf das Beschäftigungsverbot nach der Entbindung angerechnet werden.

2. Jugendarbeitsschutzgesetz (JArbSchG)

Das Jugendarbeitsschutzgesetz regelt Beschränkungen der Arbeitszeit Jugendlicher. Zu beachten sind bei der Dienstplanung folgende Regelungen:

Zulässige Arbeitszeit, Ruhepausen, Schichtzeit §§ 8, 11, 12 JArbSchG
Jugendliche sind Personen, die mindestens 15, aber noch nicht 18 Jahre alt sind. Sie dürfen täglich maximal 8 Stunden und wöchentlich maximal 40 Stunden beschäftigt werden (§ 8 JArbSchG). Ihnen muss bei einer täglichen Arbeitszeit von 4,5 bis 6 Stunden eine Ruhepause von mindestens 30 Minuten, bei einer täglichen Arbeitszeit von mehr als 6 Stunden eine Ruhepause von mindestens 60 Minuten gewährt werden. Mehr als 4,5 Stunden dürfen Jugendliche nicht ohne Pause beschäftigt werden (§ 11 JArbSchG). Die tägliche Schichtzeit darf 10 Stunden nicht überschreiten (§ 12 JArbSchG).

Tägliche Freizeit und Nachtruhe, §§ 13, 14 JArbSchG
Nach Beendigung der täglichen Arbeitszeit muss eine ununterbrochene Ruhezeit von mindestens 12 Stunden liegen (§ 13 JArbSchG). Ferner dürfen Jugendliche nur in der Zeit von 6:00 Uhr bis 20:00 Uhr beschäftigt werden (§ 14 JArbSchG).

Fünf-Tage-Woche, Samstags-, Sonntags-, Feiertagsarbeit, §§ 15 bis 18 JArbSchG
Jugendliche dürfen nur an fünf Tagen in der Woche beschäftigt werden (§ 15 JArbSchG). Zudem dürfen Jugendliche entgegen dem ansonsten bestehenden grundsätzlichen Verbot der Samstags- und Sonntagsbeschäftigung in Pflegeeinrichtungen auch an diesen beschäftigt werden (§ 16 Abs. 2 Nr. 1 und § 17 Abs. 2 Nr. 1 JArbSchG). Allerdings muss auch im Falle einer Beschäftigung an Samstagen und Sonntagen stets die Fünf-Tage-Woche eingehalten werden. Bei einer in Pflegeeinrichtungen ausnahmsweise zulässigen Beschäftigung an gesetzlichen Feiertagen (§ 18 Abs. 2 JArbSchG) ist in derselben oder der folgenden Woche ein Ausgleichstag an einem berufsschulfreien Tag zu gewähren (§ 18 Abs. 3 JArbSchG). Ein absolutes Beschäftigungsverbot besteht am 25.12., am 01.01., am Ostersonntag und am 01.05. Am 24.12. und 31.12. besteht ein Beschäftigungsverbot für Jugendliche ab 14:00 Uhr.

3. SCHWERBEHINDERTENRECHT (SGB IX)

Das Schwerbehindertenrecht ist seit Juli 2017 im Kapitel 10 des neunten Sozialgesetzbuches (SGB IX) geregelt. Die Regelungen finden Anwendung auf schwerbehinderte Menschen (Grad der Behinderung von mindestens 50). Für Personen mit einem Grad der Behinderung von mindestens 30, die den Schwerbehinderten gleichgestellt sind, gelten sie – mit Ausnahme des § 208 SGB IX und des Kapitels 13 – ebenfalls.

Mehrarbeit, § 207 SGB IX
Auf ihr Verlangen sind schwerbehinderte und ihnen gleichgestellte behinderte Menschen von Mehrarbeit freizustellen. Mehrarbeit im Sinne dieser Vorschrift ist

die über die normale gesetzliche Arbeitszeit des § 3 S. 1 ArbZG von 8 Stunden hinaus geleistete Arbeit. Nicht abzustellen ist auf die individuelle Arbeitszeit des Schwerbehinderten

Zusatzurlaub, § 208 SGB IX

Schwerbehinderte Menschen (nicht aber die ihnen gleichgestellten behinderten Menschen) haben Anspruch auf bezahlten zusätzlichen Urlaub. Dieser beträgt bei einer Fünf-Tage-Woche fünf Arbeitstage pro Urlaubsjahr. Bei einer wöchentlichen Arbeitszeit von mehr oder weniger Arbeitstagen je Kalenderwoche erhöht oder vermindert sich der Zusatzurlaub entsprechend (§ 208 SGB Abs. 1 SGB IX).

Sonderkündigungsschutz, §§ 168 ff. SGB IX

Die Kündigung des Arbeitsverhältnisses eines schwerbehinderten Menschen oder eines diesen gleichgestellten behinderten Menschen durch den Arbeitgeber bedarf der vorherigen Zustimmung des Integrationsamtes. Kündigt der Arbeitgeber ohne die vorherige Zustimmung des Integrationsamtes, ist die Kündigung unwirksam.

4. Entgeltfortzahlung bei Arbeitsunfähigkeit und an Feiertagen/ Bundesurlaubsgesetz

Die ebenfalls zum sozialen Arbeitsschutz zählenden Regelungen zur Entgeltfortzahlung bei Arbeitsunfähigkeit und an Feiertagen sowie das Bundesurlaubsgesetz werden im *Teil I/2.7* „Die arbeitsrechtliche Behandlung von Ausfallzeiten" separat dargestellt und erläutert.

Technischer Arbeitsschutz (ArbSchG)

Das Arbeitsschutzgesetz gilt gemäß § 1 Abs. 1 S. 1 ArbSchG in allen Tätigkeitsbereichen. Der Arbeitgeber ist verantwortlich für die Einhaltung und Umsetzung des Arbeitsschutzes. Er hat alle erforderlichen Maßnahmen zu treffen, die Sicherheit und Gesundheit der Beschäftigten bei der Arbeit beeinflussen, § 3 ArbSchG. § 4 ArbSchG legt allgemeine Grundsätze fest, nach denen der Arbeitsschutz zu gestalten ist, u. a.:

- Die Arbeit ist so zu gestalten, dass eine Gefährdung für Leben und Gesundheit möglichst vermieden und die verbleibende Gefährdung möglichst gering gehalten wird.
- Gefahren sind an ihrer Quelle zu bekämpfen.
- Bei den Maßnahmen sind der Stand von Technik, Arbeitsmedizin und Hygiene sowie sonstige gesicherte arbeitswissenschaftliche Erkenntnisse zu berücksichtigen.

- Spezielle Gefahren für besonders schutzbedürftige Beschäftigtengruppen, etwa Jugendliche, werdende und stillende Mütter, sind zu berücksichtigen.
- Den Beschäftigten sind Anweisungen zu erteilen, die geeignet sind, Gefährdungen von den Beschäftigten abzuwenden oder diese abzumildern.

Durch eine Gefährdungsbeurteilung hat der Arbeitgeber zu ermitteln, welche Maßnahmen des Arbeitsschutzes im Einzelfall erforderlich sind (§ 5 ArbSchG). Der Katalog der zu ermittelnden Gefährdungen ist weit gefasst. Neben Fragen der Gestaltung von Arbeitsplätzen (Ergonomie) sowie den physikalischen, chemischen und biologischen Einwirkungen auf die Arbeitnehmer besteht auch Ermittlungsbedarf bei Gestaltung und Auswahl von Arbeitsmitteln sowie bei der Gestaltung von Arbeitsabläufen und der Arbeitszeit und deren Zusammenwirken. Darunter fällt nach höchstrichterlicher Rechtsprechung des Bundesarbeitsgerichts auch die Ermittlung psychischer Belastungen. Der Arbeitgeber kann externe Personen oder Stellen mit der Durchführung von Gefährdungsbeurteilungen etc. beauftragen (§ 13 Abs.2 ArbSchG). Die Delegation der Aufgaben an eine Fachkraft für Arbeitssicherheit nimmt dem Arbeitgeber jedoch nicht die Verantwortung für die Gewährleistung der Arbeitssicherheit ab. Die Arbeitnehmer haben ihrerseits die Hinweise des Arbeitgebers zu beachten und dafür Sorge zu tragen, dass durch ihre Tätigkeit andere Personen nicht gefährdet werden (§ 15 ArbSchG). Sie sind ferner verpflichtet, festgestellte Mängel, die Auswirkungen auf Sicherheit und Gesundheit haben können, dem Arbeitgeber zu melden (§ 16 ArbSchG). Das Ergebnis der Gefährdungsbeurteilung kann lauten, dass bestimmte Mitarbeiter mit bestimmten Arbeiten nicht oder nur eingeschränkt betraut werden können/dürfen. Dies ist in der Folge bei der Dienstplanung zu berücksichtigen.

2.5 Teilzeit- und Befristungsrecht

KAPITELMERKSÄTZE

- Flexibilität in der Mitarbeitereinsatzplanung bedingt einen bestimmten Anteil an Teilzeitmitarbeitern.
- Schlechterstellung, aber auch Besserstellung von Teilzeitkräften ist nicht erlaubt.
- Geringfügig Beschäftigte sind Teilzeitarbeitnehmer im Sinne des Teilzeit- und Befristungsgesetzes.
- Die Befristung eines Arbeitsverhältnisses unterliegt strengen (gesetzlichen) Vorgaben.

Eine zu hohe Quote an Mitarbeitern in Vollzeit erschwert die flexible, bedarfsorientierte und wirtschaftliche Dienstplangestaltung. Teilzeitkräfte bieten dem Arbeitgeber den Vorteil einer größeren Bandbreite an Einsatzmöglichkeiten innerhalb der für eine bedarfsgerechte Planung erforderlichen Schwankungen an zu verplanenden Arbeitszeitvolumina. Ist ein bestimmter Bedarf an zusätzlichen Personalkapazitäten erforderlich, weil beispielsweise eine Mitarbeiterin in Elternzeit geht oder ein Mitarbeiter eine längere Kur antritt, so bietet es sich an, einen neuen Mitarbeiter nur für den befristeten Bedarfszeitraum einzustellen. Eine solche befristete Einstellung kann selbstverständlich auch in Teilzeit erfolgen. Der aktuelle Fachkräftemangel macht es allerdings schwer – bis fast unmöglich – die Stelle einer examinierten Pflegekraft befristet in Teilzeit zu besetzen.

Das Teilzeit- und Befristungsgesetz (TzBfG)

Das Teilzeit- und Befristungsgesetz (TzBfG) regelt neben dem Recht der befristeten Arbeitsverhältnisse auch das Recht des Teilzeitarbeitsverhältnisses und die „Arbeit auf Abruf".

I. Das Teilzeitarbeitsverhältnis

Gemäß § 2 Abs.1 TzBfG ist derjenige Arbeitnehmer teilzeitbeschäftigt, dessen regelmäßige Wochenarbeitszeit kürzer ist als die eines vergleichbaren vollzeitbeschäftigten Arbeitnehmers. Auch, wer eine nur geringfügige Beschäftigung (sog. „Minijob" oder „450-€-Job") ausübt, ist teilzeitbeschäftigt (klarstellend: § 2 Abs. 2 TzBfG).

Die unterschiedliche Arbeitszeitregelung darf nicht zu einer arbeitsrechtlichen Schlechterstellung der Teilzeitbeschäftigten führen. Dem teilzeitbeschäftigten Arbeitnehmer steht deshalb eine dem zeitlichen Umfang seiner Arbeitsleistung entsprechende anteilige Vergütung vergleichbarer vollzeitbeschäftigter Arbeitnehmer zu. Für den Grundlohn des teilzeitbeschäftigten Arbeitnehmers gilt daher, dass er diesen in anteiliger Höhe des Grundlohns für eine Vollzeitbeschäftigung verlangen kann. Aus dem Verbot der Diskriminierung teilzeitbeschäftigter Arbeitnehmer wird immer wieder abgeleitet, dass Teilzeitbeschäftigte nicht zur Arbeit an Feiertagen und Wochenenden sowie nicht zur Ableistung von Mehrarbeit und Überstunden verpflichtet seien. Diese Auffassung ist unzutreffend. Auch teilzeitbeschäftigte Mitarbeiter sind auf entsprechender arbeitsvertraglicher Grundlage verpflichtet, Arbeit an Feiertagen und Wochenenden sowie in angemessenem Umfang Mehrarbeit und Überstunden zu leisten. Es gelten insoweit die in *Teil I/2.1* dargestellten Voraussetzungen des § 106 Gewerbeordnung (GewO), wonach der Arbeitgeber Inhalt, Ort und

Zeit der Arbeitsleistung nach billigem Ermessen näher bestimmen kann. Im Rahmen der Interessenabwägung ist auf die persönlichen Umstände des teilzeitbeschäftigten Arbeitnehmers Rücksicht zu nehmen.

Geringfügige Beschäftigung ist Teilzeittätigkeit

Auch geringfügig beschäftigte Mitarbeiter sind Teilzeitkräfte im Sinne des TzBfG. Folge hieraus ist, dass das Verbot der Schlechterstellung von Teilzeitbeschäftigten auch für geringfügig Beschäftigte uneingeschränkt gilt. Der geringfügig Beschäftigte hat beispielsweise Anspruch auf Entgeltzahlung im Krankheitsfall und die Gewährung von (bezahltem) Urlaub. Eine geringfügige Beschäftigung liegt nach § 8 Abs. 1 Nr. 1 SGB IV vor, wenn das Arbeitsentgelt aus dieser Beschäftigung regelmäßig 450,00 Euro im Monat nicht überschreitet. Gratifikationszahlungen wie etwa Urlaubs- oder Weihnachtsgeld sind anteilig auf den Monat berechnet bei der 450-Euro-Grenze zu berücksichtigen. Die vom geringfügig Beschäftigten wöchentlich zu leistende Arbeitszeit sowie die Anzahl der monatlichen Arbeitstage sind hierbei unerheblich. Eine geringfügige Beschäftigung liegt auch vor, wenn die Beschäftigung innerhalb eines Kalenderjahres auf längstens zwei Monate oder 50 Arbeitstage nach ihrer Eigenart begrenzt zu sein pflegt oder im Voraus vertraglich im genannten Umfang begrenzt ist, es sei denn, die Beschäftigung wird berufsmäßig ausgeübt und das Entgelt aus dieser Beschäftigung übersteigt 450,00 Euro im Monat (sogenannte „kurzfristige Beschäftigung" gem. § 8 Abs. 1 Nr. 2 SGB IV). Vom 2-Monats-Zeitraum ist auszugehen, wenn die Beschäftigung an mindestens 5 Tagen pro Woche ausgeübt wird. Bei Beschäftigungen von regelmäßig weniger als 5 Tagen pro Woche geht man bei der Prüfung der Kurzfristigkeit von 50 Arbeitstagen aus.

Der Teilzeitanspruch, § 8 TzBfG

Kernpunkt des Teilzeitrechts ist der Anspruch des Mitarbeiters auf Verringerung der Arbeitszeit. Anspruch auf Teilzeit haben grundsätzlich alle Arbeitnehmer, deren Arbeitsverhältnis länger als 6 Monate ununterbrochen bestanden hat, bevor der Teilzeitanspruch geltend gemacht wird. Beginnt das Arbeitsverhältnis am 01. Januar, kann der Antrag daher zulässigerweise erst am 01. Juli gestellt werden. Der Arbeitgeber muss in der Regel mehr als 15 Arbeitnehmer (Pro-Kopf-Prinzip), mit Ausnahme der Auszubildenden beschäftigen, § 8 Abs. 7 TzBfG.

Der Anspruch ist auf eine Verringerung der Arbeitszeit gerichtet. Der Umfang der Verringerung ist dabei nicht gesetzlich vorgegeben; die Arbeitszeit kann daher in Extremfällen um lediglich eine Stunde oder auch auf das zeitliche Niveau einer geringfügigen Beschäftigung herabgesetzt werden. Mit dem Antrag auf Verringerung der Arbeitszeit soll der Arbeitnehmer die von ihm gewünschte Arbeitszeit angeben. Eine bloße Änderung der Arbeitszeit ohne Verringerung des Zeitvolumens ist auf der Grundlage von § 8 TzBfG hingegen nicht möglich. Der Arbeitnehmer muss die Verringerung der Arbeitszeit mindestens 3 Monate vor dem gewünschten Zeitpunkt des Wirksamwerdens geltend machen, § 8 Abs. 2 TzBfG.

Beispiel:
Gewünschte Arbeitszeitverringerung ab 01. Juli, Zugang der Erklärung beim Arbeitgeber spätestens am 31. März.

Ein Teilzeitantrag, der diese Mindestfrist nicht einhält, ist zwar wirksam; allerdings tritt die gewünschte Verminderung der Arbeitszeit nicht zu dem gewünschten Zeitpunkt, sondern erst nach Ablauf der gesetzlichen Dreimonatsfrist ein. Eine bestimmte Form ist – anders als bei dem Teilzeitantrag in der Elternzeit (§ 15 Abs. 7 Bundeselterngeld- und ElternzeitG) – für den Antrag nicht vorgesehen. Eine Begründung des Antrages ist nicht erforderlich, kann jedoch mit Blick auf eine möglichst positive Reaktion des Arbeitgebers sinnvoll sein. Die Verringerung der Arbeitszeit ist auf Dauer angelegt. Eine nur befristete Verkürzung kann über § 8 TzBfG nicht erzwungen werden. Nach der Intention des Gesetzgebers sollen sich Arbeitgeber und Arbeitnehmer über die Verringerung der Arbeitszeit und deren Verteilung einigen, § 8 Abs. 3 TzBfG (Erörterungspflicht). Die Erörterungspflicht ist eine Obliegenheit des Arbeitgebers, deren Verletzung allerdings weder die Fiktion der Zustimmung zum Teilzeitwunsch des Mitarbeiters zur Folge hat noch das Recht des Arbeitgebers, das Teilzeitverlangen abzulehnen, verwirken lässt. Eine solch schwerwiegende Rechtsfolge hätte der Gesetzgeber ausdrücklich regeln müssen.

Verständigen sich Arbeitgeber und Arbeitnehmer über den Teilzeitwunsch des Arbeitnehmers, wird der Arbeitsvertrag entsprechend abgeändert. Lehnt der Arbeitgeber die beantragte Arbeitszeitverkürzung ab, muss der Arbeitnehmer seinen Teilzeitanspruch gerichtlich durchsetzen. Er ist nicht berechtigt, die Arbeitszeit eigenmächtig zu verkürzen. Durch ein solches Verhalten ginge der Arbeitnehmer das Risiko arbeitsrechtlicher Sanktionen bis hin zu einer fristlosen Kündigung wegen Arbeitsverweigerung ein.

Die Entscheidung über die Verringerung der Arbeitszeit und ihre Verteilung muss dem Arbeitnehmer spätestens einen Monat vor dem gewünschten Beginn der Verringerung schriftlich mitgeteilt werden, § 8 Abs. 5 S. 1 TzBfG. Hält der Antrag die Mindestfrist nicht ein (s.o.), so endet die Frist zur Stellungnahme einen Monat vor dem frühestmöglichen Beginn. Die Schriftform bedarf der Übermittlung einer eigenhändig unterschriebenen Erklärung. Eine Begründung der Entscheidung ist nicht zwingend vorgesehen, kann sich jedoch zur Vermeidung einer gerichtlichen Auseinandersetzung empfehlen. Unterbleibt die Ablehnungserklärung oder wird sie nicht form- und fristgerecht übermittelt, verkürzt sich die Arbeitszeit entsprechend den Wünschen des Arbeitnehmers, § 8 Abs. 5 S. 3 TzBfG automatisch (gesetzliche Fiktion). Der Arbeitgeber muss daher bei der Behandlung von Teilzeitwünschen besondere Sorgfalt walten lassen. Für die Ablehnungserklärung sollte er unbedingt einen Zugangsnachweis sicherstellen. Eine Berechtigung des Arbeitgebers zur Verweigerung der Zustimmung besteht nur dann, wenn betriebliche Gründe entgegenstehen.

Als entgegenstehende betriebliche Gründe werden im Gesetz beispielhaft genannt:

- Wesentliche Beeinträchtigung der Organisation, des Arbeitsablaufs oder der Sicherheit im Betrieb.
- Die Entstehung unverhältnismäßig hoher Kosten durch die Arbeitszeitverkürzung.

Wie dargestellt, haben Arbeitnehmer nach dem TzBfG einen gesetzlichen Anspruch auf eine dauerhafte Verringerung ihrer vertraglich festgelegten Arbeitszeit, soweit sie in einem Betrieb mit mehr als 15 Beschäftigten arbeiten und dort schon länger als 6 Monate beschäftigt sind. Jedoch besteht kein Anspruch „in umgekehrter Richtung", sodass Teilzeitbeschäftigte im Allgemeinen keine Aufstockung ihrer Arbeitszeit vom Arbeitgeber verlangen können. Allerdings können teilzeitbeschäftigte Arbeitnehmer verlangen, bei der Vergabe freier Vollzeitstellen im Betrieb auf ihren Wunsch hin bevorzugt berücksichtigt zu werden. § 9 TzBfG verlangt vom Arbeitgeber (unabhängig von der Größe des Betriebs), eine Teilzeitkraft bei entsprechendem Aufstockungsverlangen bei gleicher Eignung bevorzugt zu berücksichtigen, es sei denn, dringende betriebliche Gründe oder Arbeitszeitwünsche anderer teilzeitbeschäftigter Arbeitnehmer stehen entgegen. Beachtet ein Arbeitgeber diese Grundsätze nicht, setzt er sich der Gefahr aus, schadenersatzpflichtig in Bezug auf die Gehaltsdifferenz zum gewünschten aufgestockten Arbeitszeitanteil zu werden. Die Verpflichtung des Arbeitgebers aus § 9 TzBfG, einen Teilzeitbeschäftigten bei entsprechendem Aufstockungsverlangen bei der Besetzung eines Vollzeitarbeitsplatzes bevorzugt zu berücksichtigen, greift an sich erst bei der Stellenbesetzung und nicht schon bei der Personalplanung. Dies ist dem Grundsatz geschuldet, dass es die alleinige organisatorische Entscheidung des Arbeitgebers ist, wie er den von ihm erkannten Beschäftigungsbedarf abdeckt. Jedoch kann der gesetzlich eingeräumte Anspruch auf Berücksichtigung von Verlängerungswünschen teilzeitbeschäftigter Arbeitnehmer nicht dadurch unterlaufen werden, dass ohne Rücksicht auf arbeitsplatzbezogene Erfordernisse ausschließlich Teilzeitstellen eingerichtet werden. Bereits bei einer solchen Planung sind Aufstockungswünsche von teilzeitbeschäftigten Arbeitnehmern zu berücksichtigen.

II. Abrufarbeit

Arbeitgeber und Arbeitnehmer können vertraglich vereinbaren, dass der Mitarbeiter seine Arbeitsleistung entsprechend dem Arbeitsanfall auf Abruf durch den Arbeitgeber zu erbringen hat. Diese Form der Flexibilisierung wird „Arbeit auf Abruf" genannt. Ihre gesetzliche Grundlage findet die Abrufarbeit in § 12 TzBfG. Auf Basis der Vereinbarung der Abrufarbeit kann der Arbeitgeber ein arbeitsvertraglich vereinbartes Stundenkontingent so abrufen, wie es dem Arbeitsanfall und den betrieblichen Erfordernissen entspricht. Gemäß § 12 Abs. 2 TzBfG ist dem Arbeitnehmer die Lage und Dauer der jeweiligen Arbeitszeit mindestens 4 Tage im Voraus mitzuteilen. Hält der Arbeitgeber die Abruffrist von 4 Tagen nicht ein, ist der Mitarbeiter nicht verpflichtet, der Arbeitsaufforderung nachzukommen; er kann die Arbeit in diesem Fall verweigern. Eine Ausnahme ist bei betrieblichen Notfällen gegeben, bei denen die ordnungsgemäße Versorgung der Bewohner gefährdet ist. In diesen Fällen kann die Abruffrist von 4 Tagen ausnahmsweise unterschritten werden. Vereinbaren Arbeitgeber und Arbeitnehmer keine bestimmte Dauer der wöchentlichen und täglichen Arbeitszeit, gilt eine wöchentliche Arbeitszeit von 10 Stunden und eine tägliche Arbeitszeit von mindestens 3 Stunden als vereinbart, § 12 Abs. 1 S. 1 und 2 TzBfG. Hieraus folgt, dass eine geringere wöchentliche Arbeitszeit als 10 Stunden und eine geringere tägliche Arbeitszeit als 3 Stunden vereinbart werden kann. Nach der Rechtsprechung des Bundesarbeitsgerichtes ist eine weitergehende Flexibilisierung der Abrufarbeit dahingehend möglich, dass zwischen Arbeitgeber und Arbeitnehmer alternativ vereinbart werden kann, dass der Mitarbeiter über eine vertragliche Mindestarbeitszeit hinaus in bestimmtem Umfang Arbeit auf Abruf leisten muss oder der Arbeitgeber die Arbeitszeit in bestimmtem Umfang reduzieren kann. Bei der Vereinbarung eines zusätzlichen Abrufvolumens darf der variable Arbeitszeitanteil nicht mehr als 25 % der vereinbarten Arbeitszeit betragen, während das Volumen der einseitig durch den Arbeitgeber zu verringernden Arbeitszeit nicht mehr als 20 % der Arbeitszeit betragen darf. Die Kombination beider Alternativen ist zulässig. Eine Klausel zur Abrufarbeit mit teilflexibler Arbeitszeit kann wie folgt lauten:

„§ x Arbeitszeit

(1) Die regelmäßige wöchentliche Mindestarbeitszeit beträgt 20 Stunden. Sie kann je nach betrieblichem Bedarf auf mehrere Wochen ungleichmäßig verteilt werden, wobei der Ausgleich in 26 zusammenhängenden Wochen erreicht sein muss.

(2) Dem Mitarbeiter wird eine Mindestbeschäftigungszeit von 3 aufeinander folgenden Stunden je Arbeitstag zugesagt. Ein darüber hinausgehender Anspruch auf gleichmäßige Verteilung der vorgenannten Wochenarbeitszeit besteht nicht.

(3) Es besteht Einigkeit, dass der Arbeitgeber bis zu 5 Stunden je Woche zusätzlich über die unter (1) genannte Mindestarbeitszeit hinaus abrufen kann. Es besteht kein Anspruch des Arbeitnehmers auf Abruf zusätzlicher Stunden. Es besteht weiter Einigkeit, dass der Arbeitgeber die unter (1) genannte Mindestarbeitszeit um bis zu 4 Stunden reduzieren kann. Eine Vergütung erfolgt nur für tatsächlich abgerufene Arbeitszeit.

(4) Der Arbeitgeber wird dem Arbeitnehmer die Lage und Dauer der über die regelmäßige Arbeitszeit hinausgehenden Arbeit mindestens 4 Tage im Voraus mitteilen.

III. Das Recht befristeter Arbeitsverträge

Oft ist es für den Arbeitgeber absehbar, dass ein Beschäftigungsbedarf nur für einen bestimmten Zeitraum besteht. Die Gründe hierfür können vielfältig sein. Eine Mitarbeiterin erkrankt längerfristig oder geht beispielsweise in Elternzeit. Zudem ermöglicht es der Rückgriff auf die Befristungsmöglichkeiten des TzBfG, auf Schwankungen in der Belegung, dem Versorgungsbedarf der Bewohner und der Verfügbarkeit der Mitarbeiter zu reagieren.

1. Zeitbefristung, Zweckbefristung und auflösende Bedingung

Das TzBfG unterscheidet die Zeitbefristung und die Zweckbefristung, die wiederum von der sogenannten auflösenden Bedingung abzugrenzen sind.

Die Zeitbefristung (§ 620 Abs. 1 BGB; §§ 3 Abs. 1 S. 2, 1. Alt, 14 Abs. 2 TzBfG)

Das Arbeitsverhältnis wird für eine bestimmte Dauer geschlossen. Ist der Beendigungszeitpunkt exakt bestimmt oder zumindest bestimmbar, endet das Arbeitsverhältnis mit diesem Zeitpunkt. Fehlt es hingegen an einer hinreichend genauen Bestimmung des Endtermins, ist die Befristung unwirksam und das Arbeitsverhältnis gilt als auf unbestimmte Zeit geschlossen. Ungeeignet sind Formulierungen in Vertragsklauseln wie „etwa ein Jahr“ oder „ca. 9 Monate“ etc.

Die Zweckbefristung (§ 620 Abs. 2 BGB; §§ 3 Abs. 1 S. 2, 2. Alt.; 14 Abs. 1 TzBfG)
Bei der Zweckbefristung ist die Dauer des Arbeitsverhältnisses nicht kalendermäßig bestimmbar, vielmehr hängt die Beendigung von dem Eintritt eines zukünftigen Ereignisses ab, wobei der Zeitpunkt des Eintritts dieses Ereignisses als ungewiss angesehen wird.

Beispiel:
Vertretung eines erkrankten Mitarbeiters, mit dessen Genesung zu rechnen ist; Benötigung von zusätzlichem Pflegepersonal bei ungewöhnlich starkem Zulauf im Bereich der Kurzzeitpflege.

Die auflösende Bedingung (§ 158 BGB; § 21 TzBfG)
Beim auflösend bedingten Arbeitsverhältnis ist der Endtermin abhängig von einem von den Parteien als ungewiss angesehenen Ereignis, z. B. die Einstellung eines Arbeitnehmers zur Krankheitsvertretung, wenn nicht absehbar ist, ob der vertretene Arbeitnehmer wieder gesund wird. Der Gesetzgeber hat in § 21 TzBfG auflösend bedingte Arbeitsverhältnisse den befristeten Arbeitsverhältnissen weitgehend gleichgestellt. Die auflösende Bedingung muss durch einen sachlichen Grund gerechtfertigt sein.

2. Schriftformerfordernis
Gemäß § 14 Abs. 4 TzBfG bedarf die Befristung eines Arbeitsvertrages zu ihrer Wirksamkeit der Schriftform. Es gilt demnach die strenge Schriftform i.S.v. § 126 BGB, sodass nicht nur die mündliche Befristung von Arbeitsverträgen unzulässig ist, sondern auch die Übermittlung der auf die Befristungsvereinbarung bezogenen Erklärung per Telefax oder E-Mail nicht ausreicht. Bei der Angabe des Befristungsgrundes ist zu differenzieren: Bei zweckbefristeten und auflösend bedingten Arbeitsverhältnissen ist die Angabe des Befristungsgrundes zwingend in die schriftliche Vereinbarung mit aufzunehmen. Bei der Zeitbefristung ist die Angabe des Befristungsgrundes demgegenüber nicht erforderlich, sofern nicht Sonderregelungen (beispielsweise in Tarifverträgen) die Benennung des Befristungsgrundes bzw. der Befristungsgrundform fordern. Für die Praxis von erheblicher Bedeutung ist, dass die schriftliche Befristungsabrede vor der Aufnahme der Tätigkeit getroffen sein muss. Die Aufnahme einer „befristeten" Tätigkeit ohne vorherige Unterzeichnung des befristeten Arbeitsvertrags führt dazu, dass ein unbefristetes Arbeitsverhältnis als begründet gilt.

3. Materielle Rechtfertigung der Befristung

Das Rechtsinstitut der Befristung widerspricht eigentlich dem Grundgedanken des Arbeitsrechtes, dass Arbeitsverhältnisse als Dauerschuldverhältnisse unbefristet und damit auf lange Zeit angelegt sind bzw. angelegt sein sollen.

Sachgrundlose Befristung nach § 14 Abs. 2 TzBfG

Ein Arbeitsverhältnis kann für die Dauer von bis zu 2 Jahren ohne sachlichen Grund befristet werden. Innerhalb dieser zeitlichen Höchstgrenze kann ein befristeter Vertrag dreimal verlängert werden. Die Verlängerungsvereinbarung muss vor Ablauf der Befristung geschlossen werden und die übrigen Vertragsinhalte im Wesentlichen unberührt lassen. So darf zusammen mit einer Verlängerung der Befristung auf keinen Fall eine erhebliche Gehaltssteigerung oder eine wesentliche Änderung der Tätigkeit wie beispielsweise die „Beförderung" zur WBL vereinbart werden. Zur Begrenzung von Kettenbefristungen ordnet § 14 Abs. 2 S. 2 TzBfG an, dass eine Befristung ohne Sachgrund nicht zulässig ist, wenn mit demselben Arbeitgeber bereits zuvor ein Arbeitsverhältnis bestanden hat. Nach der Rechtsprechung des Bundesarbeitsgerichts ist eine vorhergehende Beschäftigung, die mehr als drei Jahre zurückliegt, jedoch keine relevante „Zuvorbeschäftigung" im Sinne dieser Vorschrift.

Diese „Auslegung" der Zuvorbeschäftigung durch das Bundesarbeitsgericht wurde am 06.06.2018 durch das Bundesverfassungsgericht als unzulässige richterliche Rechtsfortbildung qualifiziert. Nach den Feststellungen des Bundesverfassungsgerichts ist das Verbot der Zuvorbeschäftigung streng am Wortlaut des Gesetzes als Verbot einer jemals zuvor bestandenen Beschäftigung bei demselben Arbeitgeber zu verstehen, egal, wie lange diese Zuvorbeschäftigung zurück liegt. Nur in wenigen Ausnahmefällen, wie beispielsweise einer Zuvorbeschäftigung in ganz geringem Umfang (z.B. eine kurze Aushilfstätigkeit) vor sehr langer Zeit, soll es auf diese Zuvorbeschäftigungen nicht ankommen. Diese vom Bundesverfassungsgericht angedachten Sonderfälle der letztlich dann doch zulässigen Zuvorbeschäftigungen werden die Arbeitsgerichte herauszuarbeiten haben. Wünschenswert wäre es, wenn der Gesetzgeber ebenfalls handeln würde und die vom Bundesverfassungsgericht angedachten Sonderfälle in einer Ergänzung des § 14 Abs. 2 TzBfG benennt.

Aus sachlichem Grund befristete Arbeitsverhältnisse, § 14 Abs. 1 TzBfG

Von den Sonderregelungen des § 14 Abs. 2, 2a und 3 TzBfG abgesehen, kann eine Befristung nur dann wirksam vereinbart werden, wenn sie durch einen sachlichen Grund getragen wird. Die sachliche Rechtfertigung einer Befristung beruht überwiegend in der Anerkennung der arbeitgeberseitigen Prognose, dass – aus unterschiedlichen Gründen – nach Ablauf der Befristung ein weiteres Bedürfnis für die Beschäftigung des Arbeitnehmers nicht mehr bestehen wird (Prognoseprinzip). Die in § 14 Abs. 1 TzBfG aufgeführten Befristungsgründe sind nicht abschließend („insbesondere"), sondern geben lediglich die geläufigen Sachgründe wieder, die den Wertungsrahmen für die Zulässigkeit einer Befristung vorgeben. Ein Sachgrund liegt demnach insbesondere in folgenden Fällen vor:

- der betriebliche Bedarf an der Arbeitsleistung besteht nur vorübergehend – § 14 Abs. 1 Nr. 1 TzBfG (Projekttätigkeiten),
- die Befristung erfolgt im Anschluss an eine Ausbildung oder ein Studium, um den Übergang des Arbeitnehmers in eine Anschlussbeschäftigung zu erleichtern – § 14 Abs. 1 Nr. 2 TzBfG,
- der Arbeitnehmer wird zur Vertretung eines anderen Arbeitnehmers beschäftigt – § 14 Abs. 1 Nr. 3 TzBfG (beispielsweise zur Überbrückung von Ausfallzeiten anderer Arbeitnehmer wegen Krankheit),
- die Eigenart der Arbeitsleistung rechtfertigt die Befristung – § 14 Abs. 1 Nr. 4 TzBfG (z. B. Fußballtrainer, Schauspieler),
- die Befristung erfolgt zur Erprobung – § 14 Abs. 1 Nr. 5 TzBfG
- in der Person des Arbeitnehmers liegende Gründe rechtfertigen die Befristung – § 14 Abs. 1 Nr. 6 TzBfG (z. B.: Altersgrenzen),
- der Arbeitnehmer wird aus Haushaltsmitteln vergütet, die haushaltsrechtlich für eine befristete Beschäftigung bestimmt sind – § 14 Abs. 1 Nr. 7 TzBfG (nur für öffentliche Arbeitgeber relevant),
- die Befristung beruht auf einem gerichtlichen Vergleich – § 14 Abs. 1 Nr. 8 TzBfG.

In der Praxis wird noch zu selten von der Möglichkeit Gebrauch gemacht, dass eine befristete Aufstockung von Stellenanteilen bei nur vorübergehendem Personalbedarf möglich ist. Es handelt sich hierbei um eine zulässige Befristung mit sachlichem Grund.

4. Beendigung des befristeten Vertrages

Der zeitbefristete Vertrag endet mit Ablauf des Tages, an dem die Befristung vereinbarungsgemäß enden sollte, § 15 Abs. 1 TzBFG. Der zweckbefristete Vertrag endet grundsätzlich mit dem Erreichen des vereinbarten Zwecks (§ 15 Abs. 2 TzBfG), frühestens jedoch zwei Wochen nach Zugang der SCHRIFTLICHEN UNTERRICH-

TUNG durch den Arbeitgeber, dass der Zweck erreicht ist. Verpasst der Arbeitgeber die Frist zur Mitteilung der Zweckerreichung und wird der Mitarbeiter über den Zeitpunkt der Zweckerreichung hinaus beschäftigt, gilt das Arbeitsverhältnis in der Folge als unbefristete Beschäftigung. Die Beendigung des befristeten Vertrages erfolgt unabhängig davon, ob aufgrund anderer Umstände, insbesondere dem Eingreifen gesetzlicher Kündigungsverbote, eine Kündigung möglich wäre. Auch bei Vorliegen einer Schwangerschaft oder Schwerbehinderung führt die Befristung zur Beendigung des Vertrages.

Die ordentliche Kündigung eines befristet abgeschlossenen Vertrages ist nur dann möglich, wenn dies einzelvertraglich oder im Rahmen eines anwendbaren Tarifvertrages vereinbart wurde (§ 15 Abs. 3 TzBfG). Das Recht zur außerordentlichen Kündigung gemäß § 626 BGB aus wichtigem Grund bleibt unberührt.

5. Folgen einer unwirksamen Befristung, § 16 TzBfG

Ist die Befristung rechtsunwirksam, gilt der befristete Arbeitsvertrag als auf unbestimmte Zeit abgeschlossen. Der Arbeitgeber ist jedoch, sofern nicht tarif- oder einzelvertraglich eine ordentliche Kündigungsmöglichkeit ausdrücklich vorgesehen ist, an die vereinbarte Vertragsdauer gebunden, es sei denn, die Unwirksamkeit der Befristung beruht alleine auf der Nichteinhaltung der Schriftform.

2.6 Ausgleichszeiträume und Arbeitszeitkonten

KAPITELMERKSÄTZE

- Eine bedarfsorientierte Mitarbeitereinsatzplanung erfordert flexible Arbeitszeitmodelle.
- Es stehen dem Arbeitgeber verschiedene Arbeitszeitmodelle zur Verfügung, die nach dem individuellen Regelungsbedarf der Einrichtung bewertet werden müssen.
- Alle Arbeitszeitmodelle finden dort ihre Grenzen, wo die beiderseitigen Interessen von Arbeitgeber und Arbeitnehmer nicht mehr ausgewogen berücksichtigt werden.

Ausgleichszeiträume und Arbeitszeitkonten

Eine unregelmäßige Verteilung der Arbeitszeit ist in Pflegeeinrichtungen unabdingbar. Nur durch flexible Arbeitszeitmodelle und eine bedarfsgerechte Mitarbeitereinsatzplanung lassen sich die täglichen Aufgaben in der Altenpflege wirtschaftlich bewältigen. Die Einhaltung starrer Zeiten, die für jeden Arbeitstag und jede Arbeitswoche eine kontinuierlich gleiche Stundenzahl vorsehen, ist in der Praxis weder umsetzbar, noch wird dies von den Mitarbeitern erwartet. Das Gegenteil ist der Fall. Die Mitarbeiter in der Pflege sehen selber die Notwendigkeit einer bedarfsorientierten Dienstplangestaltung.

Erfreulicherweise hat auch die Rechtsprechung inzwischen die Notwendigkeit zur Anpassung von Arbeitsbedingungen an externe Gegebenheiten erkannt und ermöglicht eine flexiblere Gestaltung der Arbeitszeit. Die Arbeitnehmerinteressen dürfen dabei aber nicht außer Acht gelassen werden. Die Grenzen von Flexibilisierungsabreden ergeben sich aus einer umfassenden Interessenabwägung.

Es ist wichtig, dass der rechtlich zulässige Rahmen für eine flexible Verteilung der wöchentlichen Arbeitszeit geschaffen wird. Die regelmäßige Über- und Unterschreitung der wöchentlichen Arbeitszeit gewinnt dadurch auch die notwendige Akzeptanz und vermeidet Unzufriedenheit unter den Mitarbeitern.

Die Möglichkeit der Einrichtung von Arbeitszeitkonten besteht grundsätzlich auch bei geringfügig Beschäftigten. Hier ist nach derzeitiger Rechtslage darauf zu achten, dass das Arbeitszeitkonto schriftlich vereinbart wird und genauestens darauf geachtet wird, dass die Vergütung im Kalenderjahr 5.400,00 Euro (12 x 450,00 Euro) nicht übersteigt.

1. Arbeitszeitmodelle

Die gesetzlichen Regelungen eröffnen einen weiten Rahmen für flexible Arbeitszeitmodelle. Es kommt damit schlicht auf das „Gewusst wie" der Umsetzung an. Heute sind in der Altenpflege insbesondere die folgenden Varianten vorzufinden:

- ÜBERSTUNDENKONTEN: Dabei werden geleistete Überstunden anstelle einer Auszahlung auf einem Arbeitszeitkonto gutgeschrieben, um sie später als arbeitsfreie Zeit in Form von freien Tagen in Anspruch nehmen zu können oder durch Einteilung in kürzeren Schichten abzubauen.
  Nachteil: Dieses Modell eröffnet lediglich die Möglichkeit des Abbaus zuvor aufgebauter Guthaben. Eine nicht „erarbeitete" Inanspruchnahme von Minusstunden ist von vorne herein nicht möglich. Solche Überstundenkonten sind zur Verwendung in der Altenpflege daher nur bedingt geeignet.
- BANDBREITENMODELLE: Hierbei ist eine vertraglich vereinbarte wöchentliche oder monatliche Regelarbeitszeit als Durchschnittswert fixiert, um den die tatsächliche Arbeitszeit innerhalb festgelegter Grenzen bei gleichbleibender monatlicher Vergütung schwanken kann. Die tatsächlich geleistete Arbeitszeit wird in einem Arbeitszeitkonto festgehalten, das im Plus- und Minusbereich geführt werden kann.

- *Vorteil:* Derartige Modelle eröffnen ausreichend flexible Gestaltungsmöglichkeiten im Hinblick auf die Lage der Arbeitszeit. Der Schutz der Arbeitnehmer wird durch festzulegende Grenzen des möglichen Plus- und Minusbereiches sowie das Arbeitszeitgesetz gewährleistet.
- JAHRESARBEITSZEIT: Mit den Mitarbeitern wird die jährlich zu erbringende Sollarbeitszeit vereinbart. Die tatsächliche Arbeitszeit kann dann wie beim Bandbreitenmodell innerhalb festgelegter Grenzen bei gleichbleibender monatlicher Vergütung schwanken und wird auf einem Arbeitszeitkonto erfasst.
- *Vorteil:* Der flexible Gestaltungsrahmen zur Lage der Arbeitszeit ist noch weitgehender als beim Bandbreitenmodell. Während des laufenden Kalenderjahres können Mitarbeiter auch über längere Zeiträume zulässig mit höheren bzw. niedrigeren Stundenzahlen eingesetzt werden.

Kennzeichnend für alle Modelle ist die wünschenswerte variable Lage der Arbeitszeit, die dem Direktionsrecht des Arbeitgebers unterstellt und im Rahmen der Dienstplangestaltung umgesetzt wird. Aufgrund des arbeitnehmerseitigen Interesses an einer planbaren Arbeitszeitdauer ist dies jedoch nicht unbeschränkt möglich. Die Grenzen von Flexibilisierungsabreden ergeben sich aus einer umfassenden Interessenabwägung. Stets sind auch die Vorgaben des Arbeitszeitgesetzes zu beachten.

2. Ausgleichszeiträume

Um den Arbeitnehmer vor übermäßigen Schwankungen der Arbeitszeit zu schützen, können Ausgleichszeiträume festgelegt werden, innerhalb derer die vereinbarte durchschnittliche Arbeitszeit erreicht werden muss. Die Arbeitszeiten können im Rahmen des Ausgleichszeitraumes sowohl über als auch unter der arbeitsvertraglich vereinbarten Arbeitszeit liegen. Vertraglich kann dies wie folgt fixiert werden:

„Die durchschnittliche regelmäßige wöchentliche Arbeitszeit beträgt ____ Stunden. Auf dieser Basis wird die Vergütung kontinuierlich monatlich gezahlt. Die Arbeitszeit kann aus betrieblichen Gründen zwischen ____ und ____ Stunden pro Woche ungleichmäßig verteilt werden. In ____ zusammenhängenden Wochen muss der Ausgleich erreicht sein."

Neben den vertraglich fixierten Grenzen ist der gesetzliche Ausgleichszeitraum des Arbeitszeitgesetzes von sechs Monaten oder 24 Wochen zu beachten, innerhalb dessen die werktägliche Arbeitszeit von acht Stunden im Durchschnitt nicht überschritten werden darf, wenn sie zuvor auf bis zu zehn Stunden verlängert worden ist (§ 3 ArbZG).

ARBEITSZEITKONTEN

Im Arbeitszeitkonto wird für jeden Mitarbeiter die Differenz der tatsächlich erbrachten Arbeitszeit zur Sollarbeitszeit dokumentiert. Hierdurch kann die Arbeitszeit für alle Beteiligten nachvollziehbar kontrolliert werden. Für die Erfassung berechtigter Fehlzeiten wie Urlaub oder Krankheit gelten zumindest dann keine Besonderheiten, wenn hierdurch bereits geplante Stunden ausfallen. In diesem Falle werden die Abwesenheitsstunden schlicht entsprechend der Planarbeitszeit notiert. Probleme können sich allerdings ergeben, wenn die von dem Mitarbeiter abzuleistende Arbeitszeit noch nicht festgelegt war und er z. B. längerfristig nicht arbeiten kann. Richtigerweise ist dann unter Berücksichtigung der letzten 13 Wochen von der durchschnittlichen täglichen Arbeitszeit auszugehen. Hierzu Näheres im folgenden *Teil I/2.7* „Die arbeitsrechtliche Behandlung von Ausfallzeiten".

VERTRAGSGESTALTUNG

Durch die Vereinbarung von Höchstständen kann ein Schutz der Mitarbeiter vor unangemessener Benachteiligung auch über ein Arbeitszeitkonto selbst erfolgen.

§ x Arbeitszeit

(1) Es wird eine durchschnittliche wöchentliche Arbeitszeit von ____ Stunden vereinbart.

(2) Ausgehend von der vertraglich vereinbarten durchschnittlichen wöchentlichen Arbeitszeit wird der Arbeitgeber die konkrete Arbeitszeit aufgabengerecht unter Berücksichtigung der betrieblichen Erfordernisse monatlich bestimmen.

(3) Es wird ein Arbeitszeitkonto eingerichtet, das durchlaufend zu führen ist und der Feststellung der tatsächlich geleisteten Arbeitszeit dient. Im Rahmen des Arbeitszeitkontos ist ein Zeitguthaben oder ein Zeitsoll bis zu ____ Stunden möglich.

(4) Die Vergütung wird unabhängig vom jeweiligen Stand des Arbeitszeitkontos auf der Basis der vereinbarten durchschnittlichen wöchentlichen Arbeitszeit kontinuierlich gezahlt."

Beim Jahresarbeitsvertrag sind dem Arbeitgeber noch weitgehendere Möglichkeiten zur flexiblen Gestaltung der Arbeitszeit eröffnet. Zur Wahrung des Arbeitnehmerschutzes sind daher begrenzende Vorgaben umso wichtiger.

„§ x Arbeitszeit

(1) Die jährliche Arbeitszeit des Mitarbeiters beträgt ____ Stunden (in einem Schaltjahr ____ Stunden) mit einer durchschnittlichen monatlichen Arbeitszeit von ____

Stunden (in einem Schaltjahr ____ Stunden). Die Lage der Arbeitszeit wird vom Arbeitgeber aufgabengerecht unter Berücksichtigung der betrieblichen Erfordernisse monatlich bestimmt.

(2) Die Arbeitszeit ist so festzulegen, dass mindestens eine monatliche Arbeitszeit von ____ % und höchstens von ____ % der durchschnittlichen monatlichen Arbeitszeit erreicht wird.

(3) Es wird ein Arbeitszeitkonto eingerichtet, das durchlaufend zu führen ist und der Feststellung der tatsächlich geleisteten Arbeitszeit dient.

(4) Die Vergütung wird unabhängig vom jeweiligen Stand des Arbeitszeitkontos auf der Basis der vereinbarten durchschnittlichen monatlichen Arbeitszeit kontinuierlich gezahlt.

(5) Das Arbeitszeitkonto soll am Ende des Kalenderjahres ausgeglichen sein. Ist das Arbeitszeitkonto am Ende des Kalenderjahres nicht ausgeglichen, erfolgt ein Übertrag von Zeitguthaben oder Zeitsoll in Höhe von bis zu ____ % der Jahresarbeitstunden."

Werden flexible Arbeitszeitmodelle angemessen begrenzt, steht einer rechtssicheren Planung von Plus- und Minusstunden nichts im Wege. Eine Unterscheidung zwischen Vollzeit- und Teilzeitarbeitnehmer ist nicht erforderlich. Lediglich die Grenzen der Arbeitszeitflexibilisierung müssen für Teilzeitmitarbeiter im Verhältnis ihrer verringerten Stundenzahl entsprechend enger ausgestaltet sein. Die Fragestellung, ob Vollzeitbeschäftigte nur für lange Schichten und Teilzeitbeschäftigte nur für kurze und/oder lange Schichten verplant werden können, muss dabei im Zusammenhang mit den Notwendigkeiten aus dem Bedarf der Erforderlichkeiten in der Bewohnerversorgung einvernehmlich beantwortet und umgesetzt werden. Hierzu kann mit dem Betriebsrat oder der Personalvertretung/MAV eine Vereinbarung über den möglichen Mitarbeitereinsatz getroffen werden. Rechtlich gibt es hierzu keine Grenzen.

3. Die rechtliche Bewertung von „Minus-Stunden"

Wie dargestellt, dient das Arbeitszeitkonto dazu, den entsprechend der schwankenden Abwesenheitszeiten der Mitarbeiter und dem schwankenden Bewohnerbedarf folgenden Einsatz der Mitarbeiter über oder unter den individuellen Soll-Stunden zu verwalten. Die tatsächlich geleistete Arbeitszeit des jeweiligen Mitarbeiters wird im Arbeitszeitkonto festgehalten, das im Plus- und Minusbereich geführt werden kann. Der Vorteil für die Dienstplanung liegt mit der ausreichend flexiblen Arbeitszeitverteilung auf der Hand. In Dienstplanperioden mit geringem Krankenstand und außerhalb der Haupturlaubszeit werden die Mitarbeiter unterplant und „machen Minusstunden". In Dienstplanperioden mit höherem Krankenstand und innerhalb der Haupturlaubszeit werden die Mitarbeiter „in Plusstunden" geplant.

Entgegen sich hartnäckig haltender, anderslautender Darstellung sind Minusstunden in der Dienstplanung immer dann zulässig, wenn sie auf einer entsprechenden arbeitsvertraglichen oder tarifvertraglichen Regelung oder aber einer Betriebsvereinbarung basieren. Existiert eine solche Grundlage, bedarf die Planung im vereinbarten Rahmen keiner Zustimmung des jeweiligen Mitarbeiters. In der Praxis sind massive Bedenken der Arbeitnehmer gegen Minusstunden feststellbar. Von zentraler Bedeutung ist die Befürchtung, dass ein Arbeitszeitkonto im Minus von Vorgesetzten als Druckmittel beim Einspringen/Kommen aus dem Frei eingesetzt wird. Es kann leider nicht wegdiskutiert werden, dass es solche Vorgehensweisen bei einzelnen PDL und WBL immer wieder gibt. Dem entgegenzuwirken ist Aufgabe der Einrichtungsleitungen.

Existiert ein funktionierendes Arbeitszeitkonto, kann es sein, dass das Arbeitszeitkonto eines Mitarbeiters Minusstunden zum Zeitpunkt der Beendigung des Arbeitsverhältnisses ausweist. Durchaus üblich ist in der betrieblichen Praxis, dass Minusstunden bei der Endabrechnung des Arbeitsverhältnisses mit Restgehalt oder aber Urlaubsabgeltungsansprüchen verrechnet werden. Abgesehen davon, dass das Entgelt der Arbeitnehmer im Rahmen der Pfändungsfreigrenzen vor Aufrechnung geschützt ist, ist der generelle Spielraum für eine solche Verrechnung sehr eng. Die Berechtigung für eine Verrechnung von Minusstunden beim Ausscheiden des Mitarbeiters bedarf einer ausdrücklichen Regelung hierzu. Diese kann nicht allein aus der Existenz eines Arbeitszeitkontos an sich hergeleitet werden. Doch auch bei Vorhandensein einer entsprechenden Verrechnungsabrede ist Obacht geboten. Eine Saldierung von Minusstunden mit Vergütung kommt auch bei entsprechender Vereinbarung nur in Betracht, wenn der Mitarbeiter über den Umfang der zu leistenden Arbeit frei entscheiden kann. Dies ist dann nicht der Fall, wenn die Minusstunden alleine auf der Dienstplanung durch den Arbeitgeber beruhen. Minusstunden verfallen demnach regelmäßig mit Ausscheiden des Mitarbeiters zum Nachteil des Arbeitgebers. Zum Nachteil des Arbeitnehmers abweichende Vereinbarungen sind hier nur durch Tarifvertrag möglich. Die Dienstplanenden müssen demnach darauf achten, bestehende Minusstunden während der laufenden Kündigungsfrist auszuplanen. Vereitelt der Mitarbeiter die Möglichkeit zur Ausplanung, beispielsweise durch Veranlassung einer fristlosen Kündigung, kann eine Verrechnung der Minusstunden mit Entgeltansprüchen des Mitarbeiters unter Beachtung der Pfändungsfreigrenzen allerdings wieder in Erwägung gezogen werden.

2.7 Die arbeitsrechtliche Behandlung von Ausfallzeiten

KAPITELMERKSÄTZE

- Die arbeitsrechtliche Bewertung von Ausfallzeiten durch Krankheit und Urlaub erfolgt stets nach dem sogenannten Ausfallprinzip.
- Bei der Berechnung nach dem Ausfallprinzip sind Ausfallzeiten im bereits geplanten Dienstplan und in noch nicht von einem Dienstplan erfassten Zeiten zu unterscheiden.
- Eine Rückrufklausel aus dem Urlaub kann im Arbeitsvertrag nicht wirksam vereinbart werden.
- Überstundenabbau ist bei Planung und Bekanntgabe vor Eintritt einer Erkrankung auch während der Erkrankung möglich.

Die arbeitsrechtliche Behandlung von Ausfallzeiten

Mitarbeiter werden krank, gehen in den Urlaub und nehmen an Fortbildungen teil. Während der Zeiten der Erkrankung, des Urlaubs und der Fortbildungen steht der Mitarbeiter für die Pflege nicht zur Verfügung. In Bezug auf die Pflege werden solche Zeiten auch als Ausfallzeiten bezeichnet. Hinsichtlich der Dienstplangestaltung stellt sich die Frage, wie solche Ausfallzeiten rechtlich einzuordnen und zu bewerten sind.

Gerade in flexiblen Arbeitszeitmodellen steht der Dienstplanende vor dem Problem, feststellen zu müssen, ob die Ausfallzeiten in Bezug auf das persönliche Arbeitszeitkonto des Arbeitnehmers relevant sind und wenn ja, in welchem Umfang. Auslöser für diese Problematik ist der Umstand, dass die Arbeitszeit des Mitarbeiters unregelmäßig auf den Planungszeitraum verteilt werden kann, weshalb sich regelmäßig eine Überschreitung oder Unterschreitung der vertraglich vereinbarten durchschnittlichen Arbeitszeit ergibt, hingegen aber das fortlaufende Gehalt des Mitarbeiters als sogenannter „verstetigter Monatslohn" Monat für Monat in gleicher Höhe gezahlt wird. Es tritt damit bezüglich der Ausfallzeiten die Frage in den Mittelpunkt, ob und wenn ja in welchem Umfang Ausfallstunden in das Arbeitszeitkonto einfließen.

Bei der arbeitsrechtlichen Bewertung von Ausfallzeiten durch Urlaub und Arbeitsunfähigkeit ist danach zu unterscheiden, ob diese

- im geplanten Dienstplan anfallen
  oder
- in noch nicht durch Dienstplan abgedeckten Zeiträumen liegen oder in diese hineinreichen.

Beispiele:

- Pfleger Nils nimmt im laufenden, durch Dienstplan abgedeckten Monat Juni, für den Zeitraum 06.06. bis 12.06. Urlaub.
- Pflegerin Anna erkrankt im laufenden, durch Dienstplan abgedeckten Monat Juni, im Zeitraum 06.06. bis 12.06.
- Pfleger Levin beantragt im Februar Urlaub für den noch nicht durch Dienstplan abgedeckten Zeitraum 01.06. bis 14.06.

Unproblematische Ausfallzeiten

So sehr Ausfallzeiten durch Urlaub und Krankheit in der Praxis erhebliche Probleme bei der arbeitsrechtlichen Bewertung machen, so einfach ist die Rechtslage bei Feiertagen und Fortbildungen.

1. Die Situation bei gesetzlichen Feiertagen

Feiertage erhalten in der Pflege durch zwei Umstände eine Relevanz bei der Dienstplangestaltung. Dies sind:

- Vertragliche oder tarifvertragliche Regelungen sowie Regelungen in Betriebsvereinbarungen, wonach (gesetzliche) Wochenfeiertage bei der Berechnung der Sollarbeitszeit in Abzug gebracht werden.
- Ein grundlegendes Fehlverständnis der gesetzlichen Regelung zur Entgeltfortzahlung an Feiertagen in § 2 Entgeltfortzahlungsgesetz (EFZG).

§ *§ 2 EFZG lautet:*
„Entgeltzahlung an Feiertagen

Für Arbeitszeit, die infolge eines gesetzlichen Feiertags ausfällt, hat der Arbeitgeber dem Arbeitnehmer das Arbeitsentgelt zu zahlen, dass er ohne den Arbeitsausfall erhalten hätte."

Durch die Regelung des § 2 EFZG soll der Arbeitnehmer vor Lohnkürzungen wegen Nichtleistung der vertraglich geschuldeten Arbeit aus Gründen geschützt werden, die der Mitarbeiter nicht beeinflussen kann. § 9 Arbeitszeitgesetz (ArbZG) verbietet die Arbeit an Sonn- und Feiertagen. Greift das Verbot der Feiertagsarbeit, fällt die Arbeit aufgrund des Feiertages aus. Auf diesen Arbeitsausfall haben die Arbeitsvertragsparteien dann keinen Einfluss. Dies ist in der Pflege anders. § 10 Abs. 1 Nr. 3 ArbZG erlaubt in Pflegeeinrichtungen die Arbeit an Sonn- und Feiertagen. Wird also ein Mitarbeiter in der Pflege an einem Feiertag nicht eingesetzt und arbeitete er an diesem Tag aufgrund der Dienstplanung nicht, so fällt die Arbeit gerade nicht wegen des Feiertags aus. § 2 EFZG findet keine Anwendung. Ohne eine anderslautende Regelung im Arbeitsvertrag, einer anwendbaren Betriebsvereinbarung oder einem anwendbaren Tarifvertrag erfolgt ein in der Praxis sehr oft anzutreffender Abzug von Wochenfeiertagen bei der Berechnung der Sollarbeitszeit ohne jeden Rechtsgrund.

2. Die Situation bei Fortbildungen

Fortbildungen sind als vom Arbeitgeber festgelegte Dienstveranstaltungen Arbeitszeit im Umfang der Dauer der Fortbildung und entsprechend im Dienstplan und im Arbeitszeitkonto zu bewerten. Dauert eine Fortbildung länger als eingeplant, sind auch die zusätzlichen Zeiten zu berücksichtigen. Ist eine Fortbildung kürzer als geplant, sind dennoch die geplanten Zeiten der Fortbildung als Arbeitszeit zu berücksichtigen.

3. Ausfallzeiten durch Krankheit (Fehlzeiten)

Der Gesetzgeber schützt den Arbeitnehmer zeitlich beschränkt vor Lohnverlusten durch krankheitsbedingte Arbeitsunfähigkeit. § 3 des Entgeltfortzahlungsgesetz (EFZG) regelt die Entgeltfortzahlung im Krankheitsfall:

§ *„Ist der Arbeitnehmer infolge unverschuldeter Krankheit an der Arbeitsleistung verhindert, hat er Anspruch auf Entgeltfortzahlung bis zur Dauer von sechs Wochen."*

Daraus folgt, dass Entgeltfortzahlung an (nur) solchen Tagen zu leisten ist, an denen der Mitarbeiter ohne die Erkrankung tatsächlich gearbeitet hätte. Wäre die Arbeit sowieso aus anderen Gründen – wie beispielsweise einer geplanten Freischicht – ausgefallen, fehlt es an der Kausalität zwischen Arbeitsausfall und Krankheit. Hinsichtlich der Bewertung der durch Krankheit ausgefallenen Arbeitstage greift das Ausfallprinzip, welches bei Arbeitszeitkonten und verstetigtem Monatslohn zur Frage der Zeitgutschrift bei Krankheit führt.

3.1 Krankheit in der laufenden Dienstplanperiode

Bei einer Erkrankung im laufenden Dienstplan ist (vorbehaltlich einer vertraglich oder tarifvertraglich längeren Dauer) für die Dauer von sechs Wochen der durch Krankheit ausgefallene Dienst zeitlich 1:1 so zu bewerten, wie er bei tatsächlicher Arbeitsleistung gewertet werden würde.

Beispiel:
Ein Spätdienst mit 6 Arbeitsstunden ist bei Erkrankung des Mitarbeiters an diesem Tag dem Arbeitszeitkonto mit sechs Stunden gutzuschreiben.

Es ist bei der Zeitbewertung des durch die Erkrankung ausgefallenen Arbeitstags auf den tatsächlichen Arbeitsausfall und NICHT eine fiktive durchschnittliche Arbeitszeit abzustellen. Ausschließlich durch Tarifvertrag kann vom gesetzlich verankerten Lohnausfallprinzip abgewichen und vereinbart werden, dass beispielsweise unabhängig von der tatsächlich geplanten Arbeitszeit eine fiktive durchschnittliche tägliche Arbeitszeit auf Basis der vertraglich vereinbarten x-Tage-Woche anzusetzen sein soll, die dem Arbeitszeitkonto gutgeschrieben wird. Außerhalb von Tarifverträgen ist eine solche Vorgehensweise – so bequem und einfach sie auch sein mag – unzulässig. Ohne eine tarifliche Regelung bleibt es zwingend bei dem gesetzlichen Ausfallprinzip, von dem zum Nachteil des Arbeitnehmers nicht abgewichen werden darf. Ein Abweichen zum Vorteil des Arbeitnehmers durch beispielsweise Annahme eines stets 10-stündigen Ausfalls je Krankheitstag wäre nach dem Prinzip der Günstigkeit hingegen möglich.

Hinsichtlich des 6-Wochen-Zeitraums der Entgeltfortzahlung im Krankheitsfall ist zu beachten, dass ein Eintreten der Erkrankung während des Dienstes dazu führt, dass dieser Tag als gearbeitet gezählt wird. Der rechnerisch erste Krankheitstag ist erst der folgende Tag. Als Krankheitstag zählt nur der Tag, an dem die Arbeit aufgrund der Erkrankung nicht aufgenommen werden konnte.

3.2 Krankheit über die laufende Dienstplanperiode hinaus

Reicht der Entgeltfortzahlungszeitraum wegen Krankheit in eine noch nicht geplante Dienstplanperiode, so muss für die Berechnung der Zeitgutschriften auf dem Arbeitszeitkonto darauf abgestellt werden, an welchen Tagen der Mitarbeiter in welchem Umfang ohne Erkrankung gearbeitet hätte. Arbeitet der Mitarbeiter stets an den Tagen Montag bis Freitag mit je 7,7 Arbeitsstunden täglich, ist die Berechnung nachvollziehbar einfach. Fehlt es an einem festen Rhythmus der Dienstplanung, ist eine Berechnung im Jahresschnitt durchzuführen. Es ist auf die durchschnittliche Anzahl von Arbeitstagen pro Woche im Zeitraum von 12 Monaten abzustellen. Für diesen Zeitraum von 12 Monaten ist zu ermitteln, an wie vielen Tagen pro Woche der Mitarbeiter im Durchschnitt eingesetzt war.

Für die Frage der Zeitgutschrift pro Krankheitstag kann ebenso nach einer Durchschnittsberechnung verfahren werden. Der Mitarbeiter hat für jeden Krankheitstag, an dem er ohne Erkrankung gearbeitet hätte, Anspruch auf eine Zeitgutschrift entsprechend der wegen der Erkrankung ausgefallenen Schicht oder anders ausgedrückt in Höhe der geplanten Arbeitszeit. Ist die Arbeitszeit für den Zeitraum, in den die Erkrankung fällt, noch nicht geplant, ist hier auf die letzten 13 Wochen vor der Erkrankung abzustellen und die durchschnittliche tägliche Arbeitszeit in diesem Zeitraum zu ermitteln. Diese ist dem Mitarbeiter dann pro Krankheitstag gutzuschreiben. Aus den oben unter Ziffer 1.1 dargelegten Gründen bleiben gesetzliche Wochenfeiertage bei der Berechnung unberücksichtigt.

3.3 Krankheit und Überstundenabbau/Freizeitausgleich

In der Praxis kommt es immer wieder zu Verwirrungen und Unsicherheiten bei der Frage, wie mit Überstundenabbau und Freizeitausgleich bei Erkrankung der Mitarbeiter umzugehen ist.

Ein u.a. vertraglich vorgesehener Überstundenausgleich durch Freistellung von der Arbeit ist grundsätzlich auch während einer krankheitsbedingten Arbeitsunfähigkeit möglich. Es handelt sich bei der Arbeitsbefreiung und der Beschaffung von Freizeit lediglich um die Entbindung des Arbeitnehmers von seiner vertraglichen Arbeitspflicht im Umfang der vorab geleisteten Überstunden, nicht aber darüber hinaus, um das Verschaffen einer zu Erholungszwecken nutzbaren arbeitsfreien Zeit. Ein Recht des Arbeitnehmers auf weiteren Freizeitausgleich, wenn der Arbeitnehmer nach Festlegung des Freizeitausgleichstages an dem dafür vorgesehenen Arbeitstag arbeitsunfähig krank wird, besteht nicht. Dies gilt jedenfalls dann, wenn die Zeiten der Arbeitsbefreiung schon vor der Erkrankung des Arbeitnehmers festgelegt und bekannt gegeben worden waren. Daraus folgt:

- Ist der Überstundenabbau/Freizeitausgleich vor Bekanntwerden der Erkrankung geplant und dem Mitarbeiter durch den Dienstplan bekannt gegeben, hat die Erkrankung keinen Einfluss auf den Überstundenabbau. Die Überstunden werden wie geplant abgebaut und entsprechend auf das Arbeitszeitkonto gebucht.
- Ist die Erkrankung des Mitarbeiters dem Dienstplanenden hingegen bereits bei der Planung des Überstundenabbaus/Freizeitausgleichs bekannt, kann ein Überstundenabbau aufgrund der Erkrankung nicht erfolgen.

4. Ausfallzeiten durch Urlaub

Die gesetzlichen Regelungen zum Urlaub im Arbeitsverhältnis finden sich im Bundesurlaubsgesetzt (BurlG).

§ *§ 1 BUrlG lautet:*
„Jeder Arbeitnehmer hat in jedem Kalenderjahr Anspruch auf bezahlten Erholungsurlaub."

4.1 Berechnung des gesetzlichen Urlaubsanspruchs in der konstanten X-Tage-Woche

Der gesetzliche Urlaubsanspruch eines Arbeitnehmers beträgt gemäß § 3 BUrlG 24 Werktage, wobei als Werktage alle Kalendertage gelten, die nicht Sonn- oder gesetzliche Feiertage sind. Der Samstag ist also ein Werktag. Das BUrlG geht mithin von einer 6-Tage-Woche (Montag bis Samstag) aus, so dass der gesetzliche Mindesturlaubsanspruch von 24 Werktagen insgesamt 4 Kalenderwochen entspricht.

In den meisten Betrieben ist die Bezugsgröße heutzutage nicht die 6-Tage-Woche, sondern die 5-Tage-Woche, so dass eine Umrechnung erforderlich ist. Auch bei einer Verteilung der wöchentlichen Arbeitszeit auf weniger als 5 Tage oder bei einer unregelmäßigen Verteilung der wöchentlichen Arbeitszeit auf die einzelnen Wochentage ist eine solche Umrechnung erforderlich, um den gesetzlichen Mindesturlaubsanspruch zu ermitteln.

- Am einfachsten lässt sich der GESETZLICHE Mindesturlaubsanspruch mit folgender Formel berechnen:
  Anzahl Arbeitstage pro Woche x 4 (Wochen) = Anzahl der Urlaubstage
  Berechnungsbeispiel für die 5-Tage-Woche:
  5 Arbeitstage pro Woche x 4 (Wochen) = 20 Urlaubstage
  Berechnungsbeispiel für einen Teilzeitbeschäftigten mit einer 3-Tage-Woche:
  3 Arbeitstage pro Woche x 4 (Wochen) = 12 Urlaubstage
- Die Berechnung kann auch mittels Dreisatz erfolgen:
  Berechnungsbeispiel für die 5-Tage-Woche:
  24 Urlaubstage : 6 Werktage x 5 Arbeitstage = 20 Urlaubstage
  Berechnungsbeispiel für einen Teilzeitbeschäftigten mit einer 3-Tage-Woche:
  24 Urlaubstage : 6 Werktage x 3 Arbeitstage = 12 Urlaubstage

Insgesamt entspricht der berechnete Urlaub in den vorgenannten Beispielen immer 4 Kalenderwochen. Wer in der 3-Tage-Woche arbeitet, muss 3 Arbeitstage einsetzen, um 1 Woche Urlaub zu erlangen. Um 4 Wochen Urlaub zu erlangen, muss er 12 Tage einsetzen. Für Tage, an denen ohnehin keine Arbeitspflicht besteht, muss er keinen Urlaub einsetzen.

Die Umrechnung des vertraglichen oder tariflichen Urlaubsanspruches erfolgt entsprechend. Sieht der Arbeitsvertrag der Parteien beispielsweise einen jährlichen Urlaubsanspruch von 30 Arbeitstagen unter Zugrundelegung der 5-Tage-Woche vor, entspricht dies einem Urlaubsanspruch von insgesamt 6 Wochen. Bei einer 3-Tage-Woche beträgt der Urlaubsanspruch nach der obigen Berechnungsformel demnach *3 Arbeitstage pro Woche x 6 (Wochen) = 18 Urlaubstage.*

In der Praxis wird oft übersehen, dass während der Elternzeit zwar grundsätzlich die gegenseitigen Rechte und Pflichten aus dem Arbeitsverhältnis zwischen Arbeitgeber und Arbeitnehmer ruhen, der Urlaubsanspruch aber fortbesteht. Dies liegt darin begründet, dass der volle Urlaub des Arbeitnehmers mit dem Beginn des Kalenderjahres entsteht. § 17 Abs.1 des Bundeselterngeld- und Elternzeitgesetz gibt dem Arbeitgeber aber die Möglichkeit, den Erholungsurlaub, der dem Arbeitnehmer für das Urlaubsjahr zusteht, für jeden vollen Monat der Elternzeit um ein Zwölftel zu kürzen.

4.2 Berechnung des Urlaubsanspruchs bei flexibler Arbeitszeit

In der Pflege arbeiten die Mitarbeiter nach Dienstplänen. Ihre wöchentliche Arbeitszeit wird nicht gleichmäßig auf die Wochentage verteilt, sondern es fallen jeweils unterschiedlich viele Arbeitstage pro Woche an. Es kann vorkommen, dass ein Arbeitnehmer in einer Woche an 7 Tagen, in der nächsten Woche an 5 und in der übernächsten Woche nur an 3 Tagen eingeplant wird. Eine konstante X-Tage-Woche gibt es also nicht. Hinzu kommt, dass die Dienstpläne in der Pflege meist im Monats- oder Zweimonatsrhythmus erstellt werden. Es ist somit nicht möglich, am Anfang des Jahres den konkreten Urlaubsanspruch des Mitarbeiters (in Tagen) zu berechnen.

Beispiel:
Einem Mitarbeiter, dessen Arbeitszeit nicht konstant auf die einzelnen Wochentage verteilt ist, stehen arbeitsvertraglich 25 Arbeitstage Urlaub auf Basis einer 5-Tage-Woche (mithin 5 Wochen Urlaub) zu.

Fehlt es an einem festen Rhythmus der Dienstplanung ist eine Berechnung im Jahresschnitt durchzuführen. Es ist auf die durchschnittliche Anzahl von Arbeitstagen pro Woche im Zeitraum von 12 Monaten abzustellen. Für diesen Zeitraum von 12 Monaten ist zu ermitteln, an wie vielen Tagen pro Woche der Mitarbeiter im Durchschnitt eingesetzt war. Die ermittelte Anzahl an tatsächlichen Arbeitstagen pro Jahr ist ins Verhältnis zu den im Arbeitsvertrag angenommenen 5 Arbeitstagen in der 5-Tage-Woche zu setzen.

Berechnungsbeispiel für vertraglich vereinbarte 25 Urlaubstage pro Jahr in einer 5-Tage-Woche, wenn bei der Jahresbetrachtung ein Durchschnitt von 4,3 Arbeitstagen pro Woche ermittelt wurde:
25 Urlaubstage: 5 fiktive Arbeitstage x 4,3 tatsächliche Arbeitstage = 21,5 Urlaubstage

MERKE

Eine Auf- oder Abrundung der berechneten Urlaubstage findet nicht statt. Die Rundungsregel in § 5 Abs. 2 BUrlG ist nur auf den dort geregelten Teilurlaub anzuwenden. Nach der Gewährung des Urlaubs in ganzen Tagen ist ein als Bruchteil eines Tages verbleibender Resturlaub durch stundenweise Freistellung zu gewähren.

4.3 Die Berechnung der für einen bestimmten Urlaubszeitraum einzusetzenden Urlaubstage

Wird Urlaub für Zeiten innerhalb eines laufenden Dienstplans genommen, stehen die Arbeitstage des Mitarbeiters fest. Er hat für jeden Arbeitstag einen Urlaubstag einzusetzen. Dies unabhängig davon, mit welchen Schichten und damit mit welchen Arbeitsstunden er an den jeweiligen Arbeitstagen eingeplant ist. Urlaub wird tageweise und nicht stundenweise gewährt. Hinsichtlich der Frage, wie viele Stunden dem Arbeitszeitkonto des Mitarbeiters je Urlaubstag gutzuschreiben sind, gilt das sogenannte „Ausfallprinzip". Es sind exakt die Dienste/Dienstlängen anzusetzen, die geplant sind und die der Mitarbeiter ohne den Urlaub auch gearbeitet hätte.

MERKE

Das Entstehen von Minus- oder Plusstunden durch Urlaubstage weist außerhalb von entsprechenden tarifvertraglichen Regelungen auf schwerwiegende Fehler der Dienstplansystematik hin.

Schwieriger ist die Betrachtung bei der Urlaubsgewährung für einen noch nicht durch einen Dienstplan abgedeckten Zeitraum.

Beispiel:
Mitarbeiterin Brigitte beantragt im Februar Urlaub für den Zeitraum 01.06. bis 14.06.

Da zu diesem Zeitpunkt weder der Dienstplan für den Monat Juni noch für die restlichen Monate des betreffenden Jahres feststeht, stellen sich folgende Fragen:

- Wie viele Urlaubstage muss die Mitarbeiterin für die beantragten 2 Wochen Urlaub einsetzen?
- Wie viele Stunden sind dem Arbeitszeitkonto der Mitarbeiterin pro Urlaubstag gutzuschreiben?

Wie im Entgeltfortzahlungsrecht gilt auch hier das sog. „Ausfallprinzip", welches jedoch nur bedingt weiterhilft: Danach muss die Mitarbeiterin die Arbeitstage einsetzen, die wegen des Urlaubs ausgefallen sind. Es ist also darauf abzustellen, an welchen Tagen die Mitarbeiterin in der Zeit vom 01.06. bis 14.06. eingeplant worden wäre, wenn sie in dieser Zeit keinen Urlaub gehabt hätte. Die Beantwortung dieser Frage bereitet in der Praxis Schwierigkeiten, weil

- der Dienstplan zum Zeitpunkt der Urlaubsbeantragung in der Regel noch nicht feststeht und

- sich bei einer unregelmäßigen Verteilung der wöchentlichen Arbeitszeit gerade nicht sagen lässt, an welchen Tagen der Mitarbeiter in dem Zeitraum, für den er Urlaub beantragt hat, eingeplant worden wäre.

Fehlt es an einem festen Rhythmus der Dienstplanung ist auch hier eine Berechnung im Jahresschnitt durchzuführen. Es ist auf die durchschnittliche Anzahl von Arbeitstagen pro Woche im Zeitraum von 12 Monaten abzustellen. Für diesen Zeitraum von 12 Monaten ist zu ermitteln, an wie vielen Tagen pro Woche der Mitarbeiter im Durchschnitt eingesetzt war. Für seinen Urlaub hat der Mitarbeiter dann pro Woche die auf diese Weise ermittelte durchschnittliche Anzahl der Arbeitstage einzusetzen. Aus den dargelegten Gründen bleiben gesetzliche Wochenfeiertage bei der Berechnung unberücksichtigt.

Für die Frage der Zeitgutschrift pro Urlaubstag kann ebenso nach einer Durchschnittsberechnung verfahren werden. Der Mitarbeiter hat für jeden Urlaubstag Anspruch auf eine Zeitgutschrift entsprechend der wegen des Urlaubstages ausgefallenen Schicht oder anders ausgedrückt in Höhe der geplanten Arbeitszeit. Ist die Arbeitszeit für den Zeitraum, in den der beantragte Urlaub fällt, noch nicht geplant, ist hier auf die letzten 13 Wochen vor Urlaubsantritt abzustellen und die durchschnittliche tägliche Arbeitszeit in diesem Zeitraum zu ermitteln, § 11 Abs. 1 BUrlG. Diese ist dem Mitarbeiter dann pro Urlaubstag gutzuschreiben. Außerdem bleiben gesetzliche Wochenfeiertage bei der Berechnung auch hier unberücksichtigt.

Demgegenüber ist es in der Praxis weit verbreitet, insoweit eine fiktive X-Tage-Woche zugrunde zu legen und davon ausgehend eine durchschnittliche tägliche Arbeitszeit zu ermitteln, die pro Urlaubstag gutzuschreiben ist. Bei einer wöchentlichen Arbeitszeit von 38,5 Stunden unter Zugrundelegung einer 5-Tage-Woche müsste ein Mitarbeiter somit pro Urlaubswoche 5 Tage einsetzen, wobei jeder Tag mit 7,7 Stunden (38,5 : 5 = 7,7) bewertet würde. Diese Praxis führt zu ungenauen und ggf. ungerechten Ergebnissen, da sie sich nicht an der tatsächlichen durchschnittlichen Verteilung der Arbeitszeit und der tatsächlichen durchschnittlichen täglichen Arbeitszeit orientiert, sondern auf eine fiktive X-Tage-Woche abstellt. So erhält ein Mitarbeiter, der an nur zwei Tagen in einer Woche Urlaub nehmen möchte, dann eine zu geringe Zeitgutschrift für jeden der beiden Urlaubstage, wenn der Mitarbeiter durch häufige Nachtdienste eine durchschnittliche tatsächliche tägliche Arbeitszeit von beispielsweise 8,5 Stunden hat. Dieser Mitarbeiter würde durch den Urlaub Minusstunden aufbauen. Ein Verstoß gegen § 11 Abs. 1 BUrlG. Eine Abweichung von der Berechnungsmethode des § 11 Abs. 1 BUrlG ist nur durch Tarifvertrag möglich!

4.4 Theorie und Praxis

Die vorstehend unter den Punkten 4.2 und 4.3 dargestellte Vorgehensweise zur Berechnung des Urlaubs bei nicht konstanter Tage-Woche der Mitarbeiter ist der Systematik des BUrlG geschuldet, die nur in engen Grenzen Ausnahmen bei der Berechnung und Bewertung des Urlaubs durch tarifvertragliche Regelungen zulässt. Dies führt in Einrichtungen ohne entsprechende tarifvertragliche Regelungen bei einer konsequenten Umsetzung der Vorgaben des BUrlG zu einer nicht zu leugnenden Verkomplizierung des Themas Urlaub in der praktischen Umsetzung. Es müsste ständig gerechnet werden, was für sich genommen mit entsprechender technischer Unterstützung durch beispielsweise Dienstplanungssoftware nicht zu kompliziert ist. Allerdings müssen auch die Mitarbeiter nachvollziehen können und verstehen, warum Urlaub im laufenden Jahr immer wieder neu berechnet werden muss und letztlich zu Beginn des Urlaubsjahres gar nicht sicher feststeht, wie viele Urlaubstage im Verlauf des Jahres zur Verplanung zur Verfügung stehen. So kann es sein, dass eine Berechnung der tatsächlichen Arbeitstage gegen Ende des Jahres ergibt, dass Mitarbeiter A. im Jahresdurchschnitt an 5,1 Tagen in der Woche gearbeitet hat, während es bei Mitarbeiterin B. im Jahresdurchschnitt 5,6 Tage waren. Die Urlaubsberechnung und Urlaubsplanung wurde jedoch beispielsweise auf Basis einer angenommenen 5,5-Tage-Woche vorgenommen. Eine Annahme, die bei beiden Mitarbeitern tatsächlich nicht zutrifft, weshalb nach den Regelungen des BUrlG der auf Basis einer angenommenen 5,5-Tage-Woche zu Jahresbeginn angenommene Urlaubsanspruch zu korrigieren wäre. Die Korrektur würde im vorgenannten Beispiel zu einer Herabsetzung des Urlaubsanspruchs für Mitarbeiter A. im Urlaubsjahr und zu einer Heraufsetzung des Urlaubsanspruchs für Mitarbeiterin B. im Urlaubsjahr führen.

Wie will der verantwortliche Dienstplanende das den Mitarbeitern nachvollziehbar erklären? In der Praxis hat sich angesichts der zugegeben komplizierten Berechnungssystematik des BUrlG eingebürgert, auch ohne entsprechende tarifvertragliche Vorgabe jedem Mitarbeiter die gleiche Anzahl an Urlaubstagen, berechnet auf Basis einer (letztlich) fiktiven X-Tage-Woche zu gewähren und über den Stellenanteil des Mitarbeiters den Wert eines jeden Urlaubstages zu bestimmen. So hat beispielsweise eine Pflegekraft in Vollzeit mit 39 Wochenstunden bei einer angenommenen 5,5-Tage-Woche immer 32 Tage Urlaub, wobei jeder Urlaubstag mit 7,1 Stunden bewertet wird. Eine solche Praxis führt zu einer Urlaubsgewährung in Stunden, die das BUrlG streng genommen nicht kennt. Das BUrlG kennt nur den Urlaubstag, egal, ob die Vollzeitkraft am Urlaubstag mit einem kurzen Dienst von 5 Stunden oder aber mit einem langen Dienst von 8,5 Stunden eingeplant war oder eingeplant worden wäre. In unserer Beratungspraxis sehen wir, dass das nicht dem BUrlG entsprechende System der Urlaubsgewährung in Stunden von den Mitarbeitern akzeptiert und ganz überwiegend auch als gerecht angesehen wird.

4.5 Zeitpunkt, Übertragbarkeit und Abgeltung des Urlaubs, § 7 BUrlG

Bei der zeitlichen Festlegung des Urlaubs sind die Wünsche des Arbeitnehmers zu berücksichtigen, soweit dringende betriebliche Belange oder die Urlaubswünsche anderer Arbeitnehmer, die unter sozialen Gesichtspunkten (z. B. schulpflichtige Kinder) Vorrang verdienen, nicht entgegenstehen (§ 7 Abs. 1 BUrlG). Grundsätzlich ist der Urlaub zusammenhängend zu gewähren, es sei denn, dringende betriebliche oder in der Person des Arbeitnehmers liegende Gründe erfordern eine Teilung. Dann jedoch muss einer der Urlaubsteile mindestens 12 aufeinanderfolgende Werktage umfassen (§ 7 Abs. 2 BUrlG). Die Gewährung des Urlaubs und damit die Erfüllung des Urlaubsanspruchs erfolgt durch entsprechende Erklärung des Arbeitgebers. Die zur Erfüllung des Urlaubsanspruchs erforderliche Erklärung des Arbeitgebers muss hinreichend deutlich erkennen lassen, dass eine Befreiung von der Arbeitspflicht zur Erfüllung des Anspruchs auf Urlaub gewährt wird. Die Erfüllung von Urlaubsansprüchen durch den Arbeitgeber bedarf der unwiderruflichen Befreiung des Arbeitnehmers von der Arbeitspflicht. Nur dann ist es dem Arbeitnehmer möglich, anstelle der geschuldeten Arbeitsleistung die ihm aufgrund des Urlaubsanspruchs zustehende Freizeit uneingeschränkt zu nutzen. Das ist nur dann gewährleistet, wenn der Arbeitnehmer während der Freistellung nicht damit rechnen muss, zur Arbeit gerufen zu werden. Äußert der Arbeitnehmer keine abweichenden Urlaubswünsche gegen eine einseitige Festlegung des Urlaubs durch den Arbeitgeber und bleibt der Arbeitnehmer hiernach im festgesetzten Zeitraum der Arbeit fern, so ist der Urlaubsanspruch des Arbeitsnehmers ordnungsgemäß erfüllt. Da grundsätzlich der Arbeitgeber den Urlaub gewährt und dabei auch auf die betrieblichen Belange Rücksicht nehmen darf, ist es zulässig, dass der Arbeitgeber für bestimmte Zeiträume des Jahres von vornherein keinen Urlaub gewährt, quasi Urlaubssperren erklärt. Dies wird immer dann relevant sein, wenn der Arbeitgeber zu bestimmten Zeiten mit erhöhten Bedarfen der Bewohner und/oder erhöhten Krankheitsabwesenheiten der Mitarbeiter rechnen muss.

Ist der Mitarbeiter zur Erfüllung des Urlaubsanspruchs freigestellt, kann der Arbeitgeber den Mitarbeiter selbst in dringenden Fällen nicht aus dem Urlaub zurückrufen. Eine vertragliche Vereinbarung, in der sich der Arbeitnehmer verpflichtet, den Urlaub auf Aufforderung des Arbeitgebers abzubrechen und die Arbeit wieder aufzunehmen, verstößt gegen § 13 Abs. 1 Bundesurlaubsgesetz (BUrlG). Eine solche Vereinbarung ist rechtsunwirksam.

Der Urlaub ist grundsätzlich im Kalenderjahr vollständig zu nehmen, wenn nicht dringende betriebliche oder in der Person des Arbeitnehmers liegende Gründe (Krankheit) eine Übertragung auf das nächste Kalenderjahr rechtfertigen. In diesen Fällen muss der Urlaub grundsätzlich bis zum 31.03. des Folgejahres genommen werden (§ 7 Abs. 3 BUrlG). Nicht genommener Urlaub verfällt somit grundsätzlich mit Ablauf des Kalenderjahres bzw. mit Ablauf des 31.03. des Folgejahres. Diese Regelung, wonach der Urlaub, der im Übertragungszeitraum nicht genommen werden kann, ersatzlos verfällt, ist jedoch eingeschränkt in den Fällen, in denen der Urlaub wegen Krankheit des Arbeitnehmers auch im Übertragungszeitraum nicht gewährt werden konnte. Hier verfällt der übertragene Resturlaub erst 15 Monate nach Ablauf des Urlaubsjahres, mithin am 31.03. des zweiten Folgejahres. Diese weitreichende Regelung zur Übertragung des Urlaubs kann durch entsprechende Regelung im Arbeitsvertrag auf den gesetzlichen Urlaub beschränkt werden. Ein diesbezügliches Formulierungsbeispiel findet sich im Anhang dieses Buches.

Nach ständiger Rechtsprechung des Bundesarbeitsgerichts kann der Urlaubsanspruch eines Arbeitnehmers auch dadurch erfüllt werden, dass der Arbeitgeber den Arbeitnehmer bis zur Beendigung des Arbeitsverhältnisses unter Anrechnung auf den Urlaubsanspruch von der Arbeit freistellt. Kann der Urlaub wegen der Beendigung des Arbeitsverhältnisses ganz oder teilweise nicht gewährt werden, ist er finanziell abzugelten (§ 7 Abs. 4 BUrlG). Eine finanzielle Abgeltung während des bestehenden Arbeitsverhältnisses ist hingegen nicht zulässig. Die Abgeltung des offenen Urlaubs bei Ausscheiden des Mitarbeiters umfasst bei Ausscheiden des Mitarbeiters in der ersten Jahreshälfte ein Zwölftel des Jahresurlaubs für jeden vollen Monat des Bestehens des Arbeitsverhältnisses in der ersten Jahreshälfte (§ 5 Abs. 1 BUrlG). Scheidet der Arbeitnehmer nach erfüllter Wartezeit von 6 Monaten in der zweiten Jahreshälfte aus, ist der gesamte noch offene Jahresurlaub abzugelten. Die Abgeltung des Resturlaubs bei Ausscheiden kann vertraglich auf den gesetzlichen Urlaub beschränkt werden (siehe Formulierungsbeispiel im Anhang). Während des Arbeitsverhältnisses ist der Urlaub in natura zu gewähren. Die Abgeltung des gesamten Resturlaubs des Jahres bei Ausscheiden des Arbeitnehmers in der zweiten Jahreshälfte wird in der Praxis bei Neueinstellungen von Mitarbeitern in der zweiten Jahreshälfte oft übersehen, was zu unnötigen Problemen bei der Dienstplanung führt. So wird einem Arbeitnehmer, der zum 01.09 in das neue Arbeitsverhältnis eintritt, vom neuen Arbeitgeber noch anteiliger Urlaub für die Monate September bis Dezember des laufenden Jahres gutgeschrieben, obwohl der gesamte Jahresurlaub bereits vom Vorarbeitgeber abgegolten wurde. Diese faktische Doppelgewährung von Urlaub wird durch § 6 BUrlG ausgeschlossen.

2.8 Der Einsatz von Leiharbeitnehmern

KAPITELMERKSÄTZE

- Die rechtlichen Grundlagen des Leiharbeitsverhältnisses folgen aus dem Arbeitnehmerüberlassungsgesetz (AÜG).
- Der Einsatz von Leiharbeitnehmern stellt eine nach dem Betriebsverfassungsgesetz mitbestimmungspflichtige personelle Einzelmaßnahme dar.

Der Einsatz von Leiharbeitnehmern

Zur Versorgung der Bewohner greifen auch Pflegeeinrichtungen auf Leiharbeitnehmer zurück. Die Gründe hierfür sind ein hoher Personalbedarf, kurzfristiger Personalbedarf oder die Schwierigkeit, geeignetes Personal zu finden.

Leiharbeitnehmer haben in der Regel einen unbefristeten Arbeitsvertrag mit dem Verleiher, einer Personalleasingfirma, abgeschlossen. Die entleihende Firma schließt mit dem Leiharbeitsunternehmen (Zeitarbeitsfirma) einen Arbeitnehmerüberlassungsvertrag. Die Sozialabgaben für Leiharbeiter werden von der Zeitarbeitsfirma getragen, für den Entleiher fällt also nur der tatsächliche „Mietpreis" an. Für viele Firmen ist der Zeitarbeiter die Rettung in der Not bei längeren Arbeitsausfällen fester Mitarbeiter durch Krankheit oder Ähnliches. Aufgrund des Fachkräftemangels kommt es aber auch immer häufiger vor, dass in Einrichtungen dauerhaft auf Leiharbeitnehmer zurückgegriffen wird.

I. Rechtsgrundlage

Rechtsgrundlage für die Arbeitnehmerüberlassung ist das Arbeitnehmerüberlassungsgesetz (AÜG). Das AÜG regelt in erster Linie die gewerbsmäßige Arbeitnehmerüberlassung. Diese ist nur mit Erlaubnis der Bundesagentur für Arbeit zulässig. Das AÜG wurde im Februar 2017 umfassend reformiert. Die Änderungen traten mit Wirkung ab dem 01.04.2017 in Kraft.

1. Rechtsverhältnis zwischen Verleiher und Entleiher

Zwischen dem Verleiher und dem Entleiher von Arbeitnehmern wird ein sog. Arbeitnehmerüberlassungsvertrag geschlossen. Dieser muss schriftlich abgeschlossen werden (§ 12 Abs. 1 AÜG). In der Vertragsurkunde muss der Verleiher bestätigen, dass er die zur Arbeitnehmerüberlassung erforderliche Erlaubnis besitzt. Der Entleiher ist verpflichtet, die wesentlichen Arbeitsbedingungen für vergleichbare Mitarbeiter seines

Betriebs anzugeben. Der Verleiher schuldet die Auswahl des Leiharbeitnehmers und dessen Überlassung an den Entleiher: Hierfür hat der Entleiher die vereinbarte Vergütung zu zahlen. In der Regel vereinbaren die Parteien, dass der Entleiher jederzeit die Auswechslung des Leiharbeitnehmers verlangen kann. Für ein Verschulden des Leiharbeitnehmers bei Ausübung seiner Tätigkeit haftet der Verleiher jedoch nicht.

2. Rechtsverhältnis zwischen Verleiher und Leiharbeitnehmer
Der Verleiher ist Arbeitgeber des Leiharbeitnehmers; er bleibt dies auch während der Überlassung an den Entleiher. Das Arbeitsverhältnis besteht also zwischen Verleiher und Leiharbeitnehmer.

3. Rechtsverhältnis zwischen Entleiher und Leiharbeitnehmer
Zwischen Leiharbeitnehmer und Entleiher besteht kein Arbeitsverhältnis. Während der Überlassung steht jedoch dem Entleiher das Direktionsrecht über den Leiharbeitnehmer zu; er übt dies anstelle des Verleihers aus. Leiharbeitnehmer stehen dem Entleiher zur Verfügung, ohne dass Abwesenheitszeiten für Krankheit und Urlaub des Leiharbeitnehmers zu Buche schlagen. Fällt ein entliehener Leiharbeitnehmer aus, hat der Verleiher diesen Ausfall durch Stellung eines anderen Leiharbeitnehmers zu kompensieren. Dies führt im Rahmen der Personalberechnung und des Personalabgleichs dazu, dass Leiharbeitnehmer im Verhältnis zu eigenen Mitarbeitern mit einem Faktor von 1,2 bis 1,25 zu bewerten sind (streng rechnerisch wäre es sogar ein Faktor von 1,33).

4. Verbot der „verdeckten" Arbeitnehmerüberlassung
Es kam bis zur Reform des AÜG häufig vor, dass der Einsatz von Arbeitnehmern im Rahmen von Werk- oder Dienstverträgen, die tatsächlich eine Arbeitnehmerüberlassung darstellten (sog. „Scheindienst- bzw. Scheinwerkverträge") vorgenommen wurde.

Die Arbeitnehmerüberlassung bedurfte allerdings der Erlaubnis. Das Fehlen der Erlaubnis führt und führte dazu, dass der Arbeitsvertrag zwischen Verleiher und Leiharbeitnehmer unwirksam ist und kraft Gesetzes ein Arbeitsverhältnis mit dem Entleiher begründet wird.

Zur Vermeidung dieser Rechtsfolge wurde gestalterisch im Fall der sogenannten Scheindienst- bzw. Scheinwerkverträge eine sogenannte Vorratsgenehmigung eingeholt. Damit konnte auch im Nachhinein für den Fall der Annahme einer Arbeitnehmerüberlassung die Rechtsfolge des Arbeitsverhältnisses zum Entleiher umgangen werden, da der Verleiher für diese Fälle seine auf Vorrat beantragte Arbeitnehmerüberlassungserlaubnis aus dem Ärmel zaubern konnte. Nach Auffassung des Gesetzgebers handelt es sich um eine verdeckte Arbeitnehmerüberlassung und damit um eine missbräuchliche Gestaltung des Fremdpersonaleinsatzes. Zur Vermeidung der verdeckten Arbeitnehmerüberlassung Gesetzgeber in § 1 Abs. 1 S. 5 und 6 AÜG Offenlegungspflichten normiert. Diese lauten wie folgt:

§ *„Verleiher und Entleiher haben die Überlassung von Leiharbeitnehmern in ihrem Vertrag ausdrücklich als Arbeitnehmerüberlassung zu bezeichnen, bevor sie den Leiharbeitnehmer überlassen oder tätig werden lassen. Vor der Überlassung haben sie die Person des Leiharbeitnehmers unter Bezugnahme auf diesen Vertrag zu konkretisieren."*

Ein Verstoß gegen diese Offenlegungspflichten hat, auch bei Vorliegen einer Überlassungserlaubnis, die Rechtsfolge, dass der Arbeitsvertrag zwischen Leiharbeitnehmer und Verleiher unwirksam ist und ein Arbeitsverhältnis zum Entleiher begründet wird.

Etwas anderes gilt auch in diesem Fall nur, wenn der Arbeitnehmer von der Möglichkeit, eine Festhaltenserklärung abzugeben, wirksam Gebrauch macht.

5. Überlassungshöchstdauer

In der alten Fassung des Arbeitnehmerüberlassungsgesetzes findet sich in § 1 Abs. 1 S. 2 die lapidare Aussage: „Die Überlassung von Arbeitnehmern an Entleiher erfolgt vorübergehend."

Hieraus hat das Bundesarbeitsgericht (BAG) den Schluss gezogen, dass die dauerhafte Arbeitnehmerüberlassung sei verboten. Ungeklärt blieb jedoch eine konkrete zeitliche Obergrenze. Der Gesetzgeber hat mit der AÜG-Reform eine bezifferte Obergrenze eingeführt. Die Grundregel gem. § 1 Abs. 1b AÜG lautet nunmehr:

§ *„Der Verleiher darf denselben Leiharbeitnehmer nicht länger als 18 aufeinander folgende Monate demselben Entleiher überlassen; der Entleiher darf denselben Leiharbeitnehmer nicht länger als 18 aufeinander folgende Monate tätig werden lassen. Der Zeitraum vorheriger Überlassungen durch denselben oder einen anderen Verleiher an denselben Entleiher ist vollständig anzurechnen, wenn zwischen den Einsätzen jeweils nicht mehr als drei Monate liegen."*

Das bedeutet, dass ein Entleiher einen Leiharbeitnehmer in seinem Betrieb nicht länger als 18 Monate einsetzen darf. Erst nach einer Pause oder Unterbrechung von drei Monaten kommt ein weiterer zeitlich begrenzter erneuter Einsatz in Betracht, die zeitliche Begrenzung liegt dann wieder bei Monaten.

Das Gesetz sieht allerdings eine Ausnahme von der Überlassungshöchstdauer von 18 Monaten vor. In einem Tarifvertrag von Tarifvertragsparteien der Einsatzbranche kann eine von den 18 Monaten abweichende Überlassungshöchstdauer festgelegt werden. Dabei ist sowohl eine Abweichung nach unten als auch nach oben möglich. Ist der Entleiher nicht tarifgebunden, so kann dennoch die tarifvertragliche Abweichung von der Überlassungshöchstdauer zur Anwendung kommen. Diese Abweichung gilt, wenn in einer mit dem Betriebsrat geschlossenen Betriebsvereinbarung geregelt ist, dass die Regelungen zur abweichenden Überlassungshöchstdauer aus dem jeweiligen Tarifvertrag angewendet werden sollen. Zu beachten gilt: Es kann nicht jeder beliebige Tarifvertrag einbezogen werden. Es kann lediglich derjenige Tarifvertrag zur Anwendung kommen, der räumlich, fachlich und zeitlich einschlägig ist. Sofern ein Betrieb in den Geltungsbereichen mehrerer Tarifverträge fällt, ist wiederum auf den für die Branche des Entleihers „repräsentativen" Tarifvertrag abzustellen.

Nach der neuen Rechtslage gilt nun folgendes: War der Leiharbeitnehmer ab dem 01.04.2017 bei einem Entleiher im Einsatz, ist die Überlassungshöchstdauer am 31.10.2018 erreicht. Der Einsatz muss nach der neuen Regelung dann enden. Der weitere Einsatz bei demselben Entleiher ist dann erst wieder nach 3 Monaten, also am 01.02.2019 möglich.

Als Rechtsfolge der Verletzung der Überlassungshöchstdauer sieht das reformierte AÜG vor, dass mit dem Zeitpunkt der Überschreitung das Arbeitsverhältnis zwischen dem Leiharbeitnehmer und dem Verleiher unwirksam wird und ein neues Arbeitsverhältnis zum Entleiher begründet wird. Der Unternehmer, der einen Leiharbeitnehmer zu lange einsetzt, läuft somit Gefahr, dass gegen seinen Willen ein Arbeitsverhältnis mit diesem entsteht. Das Gesetz (§ 9 Abs. 1 Nr. 1b AÜG n.F.) räumt dem Leiharbeitnehmer die Möglichkeiten ein, die eben beschriebene Rechtsfolge (Wechsel des Arbeitgebers bei Überschreitung der Überlassungshöchstdauer) zu vermeiden, durch eine sogenannte „Festhaltenserklärung", die bewirkt, dass der Verleiher Arbeitgeber des Leiharbeitnehmers bleibt.

6. Der Gleichstellungsgrundsatz

Für die Zeit der Überlassung muss der Verleiher dem Leiharbeitnehmer die im Betrieb des Entleihers für vergleichbare Arbeitnehmer geltenden wesentlichen Arbeitsbedingungen einschließlich des Arbeitsentgelts gewähren. Diesen Grundsatz nennt man auch „Equal-Pay-Grundsatz". Vereinbarungen, die gegen den Gleichstellungsgrundsatz verstoßen, sind unwirksam.

Eine gravierende Änderung, die bei der AÜG-Reform umgesetzt wurde, betrifft den Equal-Pay Grundsatz. Die seit 01.04.2017 geltenden Änderungen des AÜG haben den als „Gleichstellungsgrundsatz" definierten Grundsatz des Equal-Pay an sich unangetastet gelassen; er ist nunmehr in § 8 AÜG zusammengefasst. Der Verleiher ist nach wie vor verpflichtet, dem Leiharbeitnehmer die im Betrieb des Entleihers für einen vergleichbaren Arbeitnehmer geltenden wesentlichen Arbeitsbedingungen einschließlich Arbeitsentgelt zu gewähren. Wie bisher sind Maßstab auch die Arbeitsbedingungen vergleichbarer Stammmitarbeiter beim Entleiher. Weiterhin sind auch Ausnahmen vom Gleichstellungsgrundsatz durch Tarifvertrag möglich.

Entscheidende Änderung ist allerdings, dass diese Ausnahmen auch nur (noch) zeitlich beschränkt sind auf eine Überlassungsdauer von 9 Monaten. Findet kein entsprechender Tarifvertrag beim Verleiher Anwendung, oder geht die Überlassung über 9 Monate hinaus, gilt der Gleichheitsgrundsatz. Was genau Gegenstand der gleichen Arbeitsbedingungen ist, ist derzeit nicht zweifelsfrei geklärt. Es wird jedoch davon ausgegangen, dass folgende Parameter Grundlage für die Ermittlung des vergleichbaren Lohns sind: Grundvergütung, Zulagen, Sonderzahlungen (Prämien, 13.Gehalt, Urlaubsgeld, Weihnachtsgeld, Provisionen), Arbeitgeberzuschüsse, Sachbezüge.

Wie auch bei der Höchstüberlassungsdauer von 18 Monaten werden Einsatzzeiten des Leiharbeitnehmers beim Entleiher, die vor dem Inkrafttreten der Neuregelung des § 8 AÜG am 01.04.2017 zurückgelegt wurden, gem. § 19 Abs. 2 AÜG auch beim Gleichstellungsgrundsatz nicht berücksichtigt. Demnach sind Verstöße gegen den Gleichstellungsgrundsatz frühestens bzw. erstmalig ab dem 01.01.2018 möglich.

7. Unzulässige Arbeitnehmerüberlassung und Rechtsfolgen

Werden Arbeitnehmer überlassen, ohne dass der Verleiher die erforderliche Erlaubnis hierfür besitzt, sind sowohl der Arbeitsvertrag zwischen Verleiher und Leiharbeitnehmer als auch der Überlassungsvertrag zwischen Verleiher und Entleiher unwirksam (§ 9 Nr. 1 AÜG). Es gilt dann ein Arbeitsverhältnis zwischen Leiharbeitnehmer und Entleiher als entstanden (§ 10 Abs. 1 AÜG). Der Leiharbeitnehmer kann von dem Entleiher das Arbeitsentgelt verlangen, welches er mit dem Verleiher vereinbart hatte.

II. Betriebsverfassungsrechtliche Stellung der Leiharbeitnehmer

§ 14 AÜG enthält die Grundregelungen zu den Mitwirkungs- und Mitbestimmungsrechten im Zusammenhang mit dem Einsatz von Leiharbeitnehmern.

Leiharbeitnehmer sind betriebsverfassungsrechtlich grundsätzlich weiterhin dem Betrieb des Verleihers zuzuordnen. Dort haben sie alle betriebsverfassungsrechtlichen Rechte. Betriebsverfassungsrechtliche Rechte haben Leiharbeitnehmer aber auch im Betrieb des Entleihers.

Bis vor einigen Jahren bestand noch der Grundsatz, dass Leiharbeitnehmer im Entleiherbetrieb „zwar wählen, aber nicht zählen". Diesen Grundsatz hat das BAG 2011 aufgegeben. Das BAG „zählt" mittlerweile Leiharbeitnehmer bei der Ermittlung der maßgeblichen Unternehmensgröße bei Betriebsänderungen nach § 111 Satz 1 BetrVG, der Ermittlung der Anzahl der zu wählenden Betriebsratsmitglieder gemäß § 9 BetrVG sowie der maßgebenden Betriebsgröße für Freistellungen von Betriebsratsmitgliedern gemäß § 38 BetrVG mit. Diese vom BAG durchgeführte Rechtsprechungsänderung hat der Gesetzgeber im Rahmen der AÜG-Reform durch die Neufassung von § 14 Abs. 2 Satz 4 AÜG gesetzlich geregelt.

Des Weiteren dürfen Leiharbeitnehmer an den Betriebsversammlungen im Entleiherbetrieb teilnehmen, und ihnen stehen Anhörungs-, Erörterungs- und Beschwerderechte zu (§§ 82 und 84 ff. BetrVG).

Mitbestimmungsrechte des Betriebsrates

Der Einsatz von Leiharbeitnehmern stellt im Entleiherbetrieb eine „Einstellung", d. h. eine personelle Einzelmaßnahme im Sinne des BetrVG dar, vor der der Betriebsrat um Zustimmung zu ersuchen ist und zwar auf der Grundlage umfassender Informationen bzw. „unter Vorlage der erforderlichen Unterlagen". Das gilt auch für jede Verlängerung der Überlassung eines Leiharbeitnehmers. § 80 Abs. 2 S. 3 BetrVG stellt seit 01.04.2017 klar, dass zu den Unterlagen, die dem Betriebsrat zur Verfügung gestellt werden müssen, auch die Verträge gehören, die der Beschäftigung von Leiharbeitnehmern zugrunde liegen. Diese Regelungen ermöglichen dem Betriebsrat die Überprüfung, ob z.B. Branchenzuschläge gezahlt (bzw. nach und nach erhöht) werden und ob nach 9 bzw. 15 Monaten der Überlassung desselben Leiharbeitnehmers der Gleichstellungsgrundsatz beachtet wird. Der Betriebsrat hat insoweit ein Mitbestimmungsrecht gemäß § 99 BetrVG. Die Beschäftigung eines Leiharbeitnehmers kann damit nur mit Zustimmung des Betriebsrates erfolgen. Der Betriebsrat kann die Zustimmung zum Einsatz von Leiharbeitnehmern nicht mit der Begründung verweigern, dass die vereinbarten Arbeitsbedingungen gegen den „Equal-Pay-Grundsatz" verstoßen. Verweigert der Betriebsrat die Zustimmung dennoch, ist der Arbeitgeber gehalten, die Ersetzung der Zustimmung gem. §§ 99, 100 BetrVG bei dem Arbeitsgericht zu beantragen.

Ferner hat der Betriebsrat des Entleiherbetriebs beispielsweise ein Mitbestimmungsrecht bei der Festlegung der Lage der Arbeitszeit der Leiharbeitnehmer nach § 87 BetrVG. Das Mitbestimmungsrecht des Betriebsrates bei der Dienstplangestaltung erstreckt sich somit auch auf die Einsatzplanung der Leiharbeitnehmer.

Durch die Reform des AÜG zum 01.04.2017 wurde auch die in § 92 Abs. 1 BetrVG normierte Pflicht des Arbeitgebers, den Betriebsrat über seine Personalplanung, den Personalbedarf und die geplanten personellen Maßnahmen zu unterrichten, erweitert. Nun bezieht sich die Informations- und Beratungspflicht des Arbeitgebers auch auf die „geplante Beschäftigung von Personen, die nicht in einem Arbeitsverhältnis zum Arbeitgeber stehen", mithin auf Leiharbeitnehmer.

III. Lohnsteuer und Sozialversicherung

Die Verpflichtung zur ordnungsgemäßen Abführung der Lohnsteuer von den Arbeitslöhnen liegt beim Arbeitgeber und somit beim Verleiher. Ihn treffen die lohnsteuerrechtlichen Arbeitgeberpflichten. Bei nicht ordnungsgemäßer Einbehaltung und Abführung der Lohnsteuer haftet er. Für die ordnungsgemäße Entrichtung der Sozialversicherungsbeiträge ist ebenfalls der Verleiher als Arbeitgeber verantwortlich. Kommt er dieser Verpflichtung nicht nach, so haftet allerdings der Entleiher für die Zeit der Arbeitnehmerüberlassung wie ein Bürge. Der Entleiher kann die Zahlung jedoch solange verweigern, wie die Krankenkasse den Verleiher nicht unter Fristsetzung gemahnt und diese Frist nicht abgelaufen ist.

2.9 Der Einsatz von „selbständigen Pflegekräften/Honorarkräften"

KAPITELMERKSÄTZE

- Der Einsatz von „selbständigen Pflegekräften/Honorarkräften" ist mit großen sozialversicherungsrechtlichen Risiken verbunden.
- Die Rechtsprechung der Landessozialgerichte zum Status der „selbständigen Pflegekräfte/Honorarkräfte" ist noch uneinheitlich.
- Ganz überwiegend gehen die Landessozialgerichte bei „selbständigen Pflegekräften/Honorarkräften" von einer Scheinselbständigkeit und folglich von einem Arbeitnehmerstatus der Betroffenen aus.

Der Einsatz von „selbständigen Pflegekräften/Honorarkräften"

Aufgrund des Fachkräftemangels sehen sich Pflegeeinrichtungen oft gezwungen, externe Kräfte einzusetzen und hierdurch Engpässe zu überbrücken. Dies geschieht einerseits durch den Einsatz von Leiharbeitnehmern im Wege der Arbeitnehmerüberlassung. Andererseits wird der Personalmangel oft auch durch den Einsatz von „selbständigen Pflegekräften/Honorarkräften" behoben.

Die freie Mitarbeit ist sozialversicherungsrechtlich problematisch und kann zu Konsequenzen für die Pflegeeinrichtungen als Auftraggeber führen, die sehr unangenehm sind. Es drohen hohe Nachforderungen, was Sozialversicherungsbeiträge, Steuern und Säumniszuschläge angeht. Die Rentenversicherung, die alle vier Jahre eine Sozialversicherungsprüfung in den Einrichtungen durchführt, wertet inzwischen fast jede Honorar-Pflegekraft als scheinselbstständig tätig und fordert die gesamten Sozialversicherungsbeiträge für den vierjährigen Prüfungszeitraum nach. Die Nachzahlungspflicht trifft dabei allein den Arbeitgeber, der sowohl den Arbeitgeber- als auch den Arbeitnehmerbeitrag nachzahlen muss, mithin ca. 40 % des gezahlten Honorars. Es gilt dabei eine Verjährung von vier Jahren, und im Falle einer vorsätzlichen Vorenthaltung von Beiträgen von 30 Jahren. Auch die Lohnsteueraußenprüfung könnte zusätzlich den Sachverhalt aufgreifen und zusätzlich Lohn- und Kirchensteuern nachfordern. Zudem ist bei vorsätzlichem Handeln durch die Nichtabführung von Sozialversicherungsbeiträgen der Straftatbestand des § 266a StGB erfüllt.

Daneben hat ein Urteil des Europäischen Gerichtshofs (EuGH) vom 29.11.2017 (Az.: C-214/16) für eine Verschärfung der Risiken bei Scheinselbständigkeit gesorgt, indem er Scheinselbständigen ab dem Zeitpunkt der Feststellung der Scheinselbständigkeit rückwirkende Ansprüche auf bezahlten Urlaub gegen den (nach Feststellung der Scheinselbständigkeit) Arbeitgeber zubilligt. Es ist zu erwarten, dass die deutschen Arbeitsgerichte diesem Urteil des EuGH folgen werden.

Ob ein Arbeitnehmer sozialversicherungspflichtig ist, hängt davon ab, ob er abhängig beschäftigt ist. Merkmale einer abhängigen Beschäftigung sind nach der Rechtsprechung des Bundessozialgerichts (BSG) unter Bewertung des „Gesamtbildes einer Beschäftigung" gegeben bei

- Eingliederung in den Betrieb,
- Weisungsabhängigkeit nach Zeit, Dauer, Ort und Art der Ausführung,
- persönlicher Abhängigkeit.

Bei der Beantwortung der Frage der abhängigen Beschäftigung sind folgende Ansätze relevant: Kann die Pflegekraft, die Zeiten der Tätigkeit, den Ort und den Umfang vorgeben? Ist das Honorar grundsätzlich frei verhandelbar? Bringt die Pflegekraft eigene Arbeitsmittel und Betriebsmittel zum Einsatz? Kann sie Aufträge weiterer Auftraggeber annehmen? Kann die Pflegekraft Aufträge ablehnen? Arbeitet die Pflegekraft auf eigene Rechnung? Ist die Pflegekraft für die fachliche Qualität der Leistung selbst verantwortlich und muss sie sich deshalb privat in einer Berufshaftpflichtversicherung versichern?

Ist der „freie Mitarbeiter"/die Honorarkraft, wie alle anderen Pflegekräfte der Einrichtung auch, unter der ständigen Verantwortung der PDL tätig und somit grundsätzlich weisungsgebunden, wird von einer abhängigen Beschäftigung und damit einer Sozialversicherungspflicht auszugehen sein.

Die Rentenversicherung geht damit davon aus, dass die freie Pflegefachkraft nicht für die fachliche Qualität ihrer Leistung selbst verantwortlich ist. Dies wird insbesondere mit Rückgriff auf § 71 Abs. 2 Nr. 1 SGB XI begründet. Dort heißt es:

§ *„Stationäre Pflegeeinrichtungen (Pflegeheime) im Sinne dieses Buches sind selbständig wirtschaftende Einrichtungen, in denen Pflegebedürftige:*
1. unter ständiger Verantwortung einer ausgebildeten Pflegefachkraft gepflegt werden, ..."

Innerhalb einer stationären Pflegeeinrichtung tätige Pflegekräfte müssen daher unter der Verantwortung einer Pflegefachkraft stehen. Damit die Pflegefachkraft die Verantwortung im Sinne von § 71 SGB 11 erfüllen kann, müssen die innerhalb der Pflegeeinrichtung pflegerisch tätigen Mitarbeiter zwingend weisungsgebunden sein. Die Weisungsgebundenheit als ein entscheidendes Merkmal für eine abhängige Beschäftigung ist damit nach Auffassung der Deutschen Rentenversicherung sowie auch des Bundessozialgerichts erfüllt. Aus diesem Grund befinden die Versicherungsbehörden regelmäßig die freie Mitarbeit in stationären Pflegeeinrichtungen als sozialversicherungspflichtige abhängige Beschäftigung.

Anders sieht es indes das Landessozialgericht Schleswig-Holstein. Dort konnte in einem Verfahren ein freiberuflicher Krankenpfleger mehrere Auftraggeber nachweisen, wobei sein Stundensatz zudem deutlich über dem Verdienst von festangestellten Pflegekräften lag. Da das Bundessozialgericht kürzlich in einer Entscheidung klargestellt hatte, dass das Arbeitseinkommen ein wesentliches Indiz zur Abgrenzung zwischen Selbstständigkeit und sozialversicherungspflichtiger Beschäftigung darstellt, entschied das Landessozialgericht Schleswig-Holstein zugunsten der nichtabhängigen selbständigen Tätigkeit. Ähnliche Urteile gab es im Bereich der Altenpflege. Eine freiberufliche Altenpflegerin, die für mehrere Heime tätig ist und vertraglich die Haftung für Pflegefehler übernommen hat, ist nach Auffassung des Landessozialgerichtes Schleswig-Holstein freiberuflich tätig (LSG Schleswig-Holstein Urteil vom 04.11.16, Az.: L 5 KR 162/16 B ER).

Es bleibt abzuwarten, ob die Deutsche Rentenversicherung an Ihrer strengen Bewertungspraxis festhält. Letztliche Klarheit wird erst ein Urteil durch das Bundessozialgericht bringen. Bis dahin ist der Einsatz von „selbständigen Pflegekräften/Honorarkräften" risikobehaftet und sollte gut bedacht werden.

Genossenschaftsmodell

Seit einiger Zeit wird das sogenannte „Genossenschaftsmodell" als „der" Ausweg aus der Scheinselbständigkeit von „freiberuflichen Pflegekräften" beworben. Vorreiter dieses Modells war im Jahr 2012 der Bundesverband der Honorarärzte e.V. für den ärztlichen Sektor. Die Pflegebranche zog nach, um den oben beschriebenen Gefahren der Feststellung einer Scheinselbständigkeit der eigesetzten Honorarkräfte zu entgehen. Bei diesen Genossenschaftsmodellen handelt es sich um einen Zusammenschluss von Freiberuflern, ähnlich einer Berufsausübungsgemeinschaft. Zweck einer Genossenschaft als juristischer Person ist es, die unternehmerische Tätigkeit ihrer Mitglieder durch den gemeinsamen Geschäftsbetrieb zu fördern. Durch die gewählte Form der Genossenschaft bleibt die Freiberuflichkeit der Mitglieder der Genossenschaft erhalten. Im üblichen Genossenschaftsmodell beauftragen Pflegeeinrichtungen die Genossenschaft mit der Erbringung der Dienstleistung Pflege. Diese führt die beauftragte Dienstleistung durch die Mitglieder der Genossenschaft, die freiberuflichen Pflegekräfte, aus. Durch die damit alleine zwischen der Genossenschaft und der beauftragenden Pflegeeinrichtung bestehenden Vertragsbeziehung scheinen die Anhaltspunkte für eine Scheinselbständigkeit bereits dem Grunde nach beseitigt. Denn wie bei anderen Gesellschaftsformen auch, spricht die Beauftragung einer juristischen Person grundsätzlich gegen eine abhängige Beschäftigung und damit gegen eine Scheinselbständigkeit. An diesem Punkt enden oftmals die juristischen Bewertungen. Dabei wird ausgeblendet, dass das Problem für die auftraggebenden Einrichtungen bei einer Gesamtbetrachtung auf eine andere Ebene verlagert wird, nämlich die der illegalen Arbeitnehmerüberlassung. Wird ein Beschäftigungsverhältnis zwischen den Mitgliedern der Genossenschaft und der Genossenschaft angenommen, liegt gleich die weitere Annahme nahe, dass die Genossenschaftsmitglieder zur Erbringung von Pflegetätigkeiten an die Auftraggeber im Sinne des Arbeitsnehmerüberlassungsgesetzes verliehen würden. Mangels wirksamer Arbeitnehmerüberlassung befindet sich der Auftraggeber wieder in der sozialversicherungsrechtlichen Haftungsfalle. In diesem Zusammenhang ist von Interesse, dass die Deutsche Rentenversicherung Bund als sozialversicherungsrechtlich zuständige Prüfinstanz pauschal und ohne Differenzierung die Auffassung vertritt, dass Mitglieder einer Genossenschaft der Sozialversicherungspflicht unterliegen. Nach unserer Auffassung wird es letztlich darauf ankommen, wie das Verhältnis einerseits zwischen Genossenschaft und Genossenschaftsmitglied (der freiberuflichen Pflegekraft) und andererseits insbesondere zwischen der freiberuflichen Pflegekraft und der beauftragenden Pflegeeinrichtung konkret ausgestaltet ist. Hier ist wie bei der Prüfung der Scheinselbständigkeit ausschlaggebend, ob die freiberuflichen Pflegekräfte den Weisungen der auftraggebenden Pflegeeinrichtung unterliegen und in den Betrieb der Pflegeeinrichtung eingegliedert werden. Hier schließt sich der Kreis. Es verbleibt für die Pflegeeinrichtungen beim Rückgriff auf Genossenschaftsmodelle ein nicht zu unterschätzendes rechtliches Risiko. Zumindest so lange, bis erste gerichtliche Entscheidungen zu den vorstehend aufgeworfenen Fragestellungen vorliegen.

2.10 Der Einsatz von Auszubildenden

KAPITELMERKSÄTZE

- Die Ausbildung dient dem schrittweisen Heranführen an die Praxis.
- Die Pflegeschüler sollen und müssen mit den täglichen Betriebsabläufen möglichst wirklichkeitsnah vertraut gemacht werden.
- Die gesetzlichen Vorgaben des Arbeitszeitgesetzes (ArbZG) und des Jugendarbeitsschutzgesetztes (JArbSchG) zu Arbeitszeiten, Ruhezeiten und Pausen sind genauestens einzuhalten.

Der Einsatz von Auszubildenden in der Pflege

Die Auszubildenden in der Pflege sind die Fachkräfte von morgen. So banal diese Feststellung ist, so kritisch ist teilweise der Umgang mit Altenpflegeschülern in der Praxis. Altenpflegeschüler sind weder billige Arbeitskräfte noch Notstopfen in einem nicht funktionierenden Dienstplan. Das Wichtigste aus arbeitsrechtlicher Sicht: Die Ausbildung in der Altenpflege soll die Kenntnisse, Fähigkeiten und Fertigkeiten vermitteln, die zur selbständigen und eigenverantwortlichen Pflege einschließlich der Beratung, Begleitung und Betreuung alter Menschen erforderlich sind. So regelt es (noch) § 3 Abs. 1 des Altenpflegegesetzes (AltPflG). Die Ausbildung erschöpft sich dabei nicht in der Vermittlung des Prüfungsstoffes für die praktischen Prüfungen. Sie hat auch den Zweck, den Pflegeschüler mit den täglichen Betriebsabläufen möglichst wirklichkeitsnah vertraut zu machen. Deshalb dürfen dem Pflegeschüler alle im Rahmen des Berufsbildes üblichen Arbeiten übertragen werden, soweit sie dem Ausbildungszweck dienen und die körperlichen und geistigen Kräfte des Pflegeschülers nicht übersteigen. An dieser Grundidee der Ausbildung wird auch die anstehende Reform der Ausbildung in den Gesundheitsberufen durch das Pflegeberufegesetz nichts ändern, welches ab dem 1. Januar 2020 das Altenpflegegesetz und das Krankenpflegegesetz ablösen wird.

Schrittweises Heranführen des Auszubildenden an die Praxis

Das Ausbildungsziel wird durch ein schrittweises Heranführen an die eigenständige Wahrnehmung der beruflichen Aufgaben erreicht. Am Ende der Ausbildung soll der Erwerb der beruflichen Handlungskompetenzen in all ihren Dimensionen stehen. Die theoretische Ausbildung an den Pflegeschulen wird ergänzt durch die praktische Ausbildung in den Einrichtungen. So die Ausbildungstheorie. Die Ausbildungspraxis sieht leider allzu oft ganz anders aus und hat vor geraumer Zeit das Bayerische Staatsministerium für Bildung, Kultus, Wissenschaft und Kunst dazu veranlasst, die ausbildenden Einrichtungen in der Altenpflege insbesondere nachdrücklich an den zutreffenden Umgang mit Unterrichtszeiten an den Pflegeschulen erinnert. Das AltPflG regelt die Ausgestaltung des Ausbildungsverhältnisses in der Pflege nur als Rahmen. Es finden sich auch keine genauen Vorgaben in den Ausbildungs- und Prüfungsverordnungen. Damit bleibt nur der Rückgriff auf die allgemeinen arbeitsrechtlichen Grundsätze. Diese Grundsätze sind unabhängig von den (noch) einzelnen Ausführungsbestimmungen zu den Altenpflege Ausbildungs- und Prüfungsverordnungen der Bundesländer.

Die wichtigsten Grundregeln

Die Beachtung der nachfolgenden Grundregeln bildet den Rahmen für einen rechtskonformen Einsatz der Pflegeschüler in den Einrichtungen:

- Tätigkeiten, die nicht dem Ausbildungszweck dienen, sind verboten.
- Der Einsatz der Auszubildenden hat sich stets an den Fähigkeiten und dem Ausbildungsstand zu orientieren.
- Die gesetzlichen Vorgaben des Arbeitszeitgesetzes (ArbZG) und des Jugendarbeitsschutzgesetztes (JArbSchG) zu Arbeitszeiten, Ruhezeiten und Pausen sind genauestens einzuhalten.

Konkret bedeutet die Umsetzung dieser Grundsätze:

- Von zentraler Bedeutung ist die Beachtung der gesetzlichen Vorgaben zu den Arbeitszeiten und Pausen nach dem ArbZG. Hier gibt es keine Abweichungen zu den Regelungen für die Arbeitnehmer.
- Überstunden sind grundsätzlich zulässig, ein Ausgleich ist jedoch zeitnah in Freizeit zu gewähren.
- Wochenenddienste und Nachtdienste sind ebenfalls in den Grenzen des ArbZG zulässig. Es müssen aber ausgebildete Fachkräfte zur Anleitung und Aufsicht zugegen sein. Auch muss der Nachtdienst dem Ausbildungszweck dienen.

- Einsatz und Ausbildung ist auch an Samstagen, Sonntagen und gesetzlichen Feiertagen erlaubt und möglich. Auch insoweit sind schlicht die Vorgaben des ArbZG zu beachten.
- Es besteht keine Arbeitspflicht der Pflegeschüler in der Einrichtung an Unterrichtstagen in der Pflegeschule.
- Nach 5 Unterrichtsstunden in der Altenpflegeschule gilt die tägliche „Arbeitszeit" des Pflegeschülers als erbracht. Pflegeschüler erwerben mithin keine Minusstunden während der theoretischen Ausbildung.
- Bei der Ausbildung im Blockmodell ist ein Einsatz des Pflegeschülers in der Einrichtung am Wochenende und an Feiertagen nicht möglich. Zudem muss auch das letzte Wochenende im Ausbildungsblock frei geplant werden.
- Jede Unterrichtsstunde an der Pflegeschule von 45 Minuten entspricht einer vollen Arbeitsstunde in der Einrichtung.
- Die Planung von Bereitschaftsdienst für Pflegeschüler ist grundsätzlich zulässig. Bereitschaftszeit ist nach den allgemeinen Grundsätzen als Arbeitszeit zu werten.

Bei der Ausbildung noch nicht Volljähriger gilt es zudem, die Besonderheiten des JArbSchG, insbesondere zu täglicher und wöchentlicher Höchstarbeitszeit, zur Sonntagsarbeit sowie zu den Freizeit- und Pausenregelungen zu beachten. Auch sind arbeitsmedizinische Vorsorgeuntersuchungen und Vorsorgemaßnahmen, wie beispielsweise das Angebot einer Impfung gegen Hepatitis-B bei allen Auszubildenden obligatorisch. Die ausbildende Einrichtung sollte Auszubildende einmal jährlich über die Unfall- und Gesundheitsgefahren am Arbeitsplatz aufklären. Bei Jugendlichen ist diese jährliche Aufklärung Pflicht.

Urlaub und Ausbildung

Da der Unterricht an den Pflegeschulen nur bei Anwesenheit aller Pflegeschüler sinnvoll geleistet werden kann, gilt: Keine Urlaubsgewährung während der theoretischen Ausbildung an der Altenpflegeschule. Urlaub ist demnach alleine in den Phasen der praktischen Ausbildung in den Einrichtungen zu gewähren.

Aufgaben der Pflegedienstleitung

Im Rahmen der Ausbildung von Pflegeschülern ist es die Aufgabe der Pflegedienstleitung, die notwendigen strukturellen Voraussetzungen für eine gute Ausbildung zu schaffen. Dazu zählt auch, der Praxisanleitung und den Auszubildenden die erforderlichen Freiräume für Ausbildung und Lernen zu sichern. Zudem ist der Dienstplan „ausbildungskompatibel" zu gestalten. Die eigentliche Ausbildungsverantwortung liegt jedoch bei der Praxisanleitung.

Das Ausbildungsverständnis der Einrichtungen

Um dem Fachkräftemangel langfristig effektiv zu begegnen, müssen die Einrichtungen ihren Ausbildungsauftrag ernst nehmen. Die Ausbildung nach einem schlüssigen Ausbildungskonzept unter Anleitung einer erfahrenen Fachkraft Praxisanleitung ist das A und O einer guten Ausbildung. Dabei kann es allerdings nicht darum gehen, den Pflegeschülern durch „Kuschelkurs" eine nicht existierende Berufsrealität vorzugaukeln. Es gilt, den Beruf der Altenpflegerin/des Altenpflegers im Ausbildungsalltag praxisnah in all seinen Facetten zu vermitteln. Und dazu zählt auch Dienst im Schichtmodell sowie an Sonn- und Feiertagen.

2.11 Die Mitbestimmungsrechte des Betriebsrates

KAPITELMERKSÄTZE

- Ein bestehender Betriebsrat muss einem Dienstplan vor Inkrafttreten zustimmen.
- Einer Zustimmung des Betriebsrates bedarf auch jede Änderung des laufenden Dienstplans.
- Der Betriebsrat ist bei der Aufstellung von Urlaubsgrundsätzen und dem Aufstellen eines Urlaubsplans zu beteiligen.
- Betriebsvereinbarungen zur Dienstplangestaltung und zur Urlaubsplanung erleichtern das Procedere der Mitbestimmung.
- Auch bei personellen Maßnahmen wie der Einstellung, Versetzung und Entlassung von Mitarbeitern bestehen Mitbestimmungsrechte des Betriebsrates.
- Ohne eine erforderliche Mitbestimmung des Betriebsrates sind mitbestimmungspflichtige Maßnahmen des Arbeitgebers in der Regel unwirksam.

Besteht in der Einrichtung ein Betriebsrat (bzw. eine Personalvertretung/MAV), so ist dieser nach dem Betriebsverfassungsgesetz (BetrVG) in vielen Vorgängen, die mittelbaren oder unmittelbaren Einfluss auf die Dienstplanung haben, zu beteiligen. In diesem Unterkapitel werden die Mitbestimmungsrechte des Betriebsrates bei der Dienstplangestaltung und dem Mitarbeitereinsatz im weiteren Sinne behandelt. Auch in diesem Themenkomplex ist zu beachten, dass die Regelungen im Bereich der öffentlich-rechtlichen und kirchlichen Träger zu den Personal- und Mitarbeitervertretungen teilweise von den Bestimmungen des BetrVG abweichen. Die Grundstrukturen sind jedoch vergleichbar.

I. Die Mitbestimmung in sozialen Angelegenheiten nach § 87 Abs. 1 BetrVG

Die wesentlichen Mitbestimmungsrechte des Betriebsrates in Bezug auf die unmittelbare Dienstplangestaltung finden sich in den §§ 87 Abs. 1 Nr. 2 und Nr. 3 BetrVG. Es handelt sich um die Mitbestimmung des Betriebsrates bei der Dienstplangestaltung und Dienstplanänderung (Nr. 2) sowie der Anordnung von Überstunden (und Kurzarbeit) (Nr. 3). Von erheblicher Bedeutung für die Dienstplanung ist daneben die Regelung des § 87 Abs. 1 Nr. 5 BetrVG, der die Mitbestimmung bei der Aufstellung von Urlaubsgrundsätzen, der Aufstellung des Urlaubsplans und der zeitlichen Lage des Urlaubs der einzelnen Mitarbeiter bestimmt.

Das Wesen der Mitbestimmung ist, dass der Arbeitgeber Maßnahmen jeglicher Art in Bezug auf die genannten Bereiche nur durchführen darf, wenn der Betriebsrat diesen zugestimmt hat. Fehlt es an einer Zustimmung des Betriebsrates, ist die Maßnahme „mitbestimmungswidrig" und aus diesem Grund unwirksam. Der Betriebsrat kann die Unterlassung der Maßnahme verlangen und die Unterlassung gerichtlich durchsetzen; der Mitarbeiter muss Anordnungen des Arbeitgebers in Bezug auf die mitbestimmungswidrige Maßnahme nicht umsetzen. Begünstigt eine mitbestimmungswidrige Maßnahme einen Mitarbeiter, kann sich der Arbeitgeber nicht auf die Unwirksamkeit der Maßnahme berufen. Die den Mitarbeiter begünstigende Maßnahme bleibt für diesen bestehen, wenn der Mitarbeiter es möchte. Zu beachten ist vom Dienstplanenden, dass die Mitbestimmungsrechte des Betriebsrates auch bei Eilfällen bestehen. Erkrankt beispielsweise eine für den Spätdienst eingeteilte examinierte Pflegekraft am Morgen des Tages des Spätdienstes, bedarf es einer Änderung des Dienstplans. Der Dienst der erkrankten Mitarbeiterin muss von einer anderen Pflegekraft übernommen werden. In einem solchen Fall ist der Betriebsrat trotz der Kürze der Zeit an der Dienstplanänderung zu beteiligen. Seine Zustimmung erteilt (oder verweigert) der Betriebsrat auf Basis eines gefassten Beschlusses.

MERKE

Schweigt der Betriebsrat auf die beantragte und erbetene Zustimmung zu einer Maßnahme, kann alleine aus dem Schweigen nicht die Zustimmung geschlossen werden!

Die einzelnen Mitbestimmungsrechte mit unmittelbarer Relevanz für die Dienstplangestaltung:

1. Mitbestimmung bei der „Verteilung der Arbeitszeit", § 87 Abs. 1 Nr. 2 BetrVG

Gemäß § 87 Abs. 1 Nr. 2 BetrVG hat der Betriebsrat bei „Beginn und Ende der täglichen Arbeitszeit einschließlich der Pausen sowie Verteilung der Arbeitszeit auf die einzelnen Wochentage" mitzubestimmen.

In Einrichtungen zur Behandlung, Pflege und Betreuung von Personen wird die Lage der täglichen Arbeits- und Pausenzeit in der Regel mittels rechtzeitig bekanntzugebender Dienstpläne festgelegt. Bevor Dienstpläne ausgehängt oder ausgelegt werden, bedürfen sie daher der Zustimmung eines etwaig bestehenden Betriebsrates. Das Mitbestimmungsrecht besteht auch bei jeder Änderung bereits genehmigter Arbeits- und Pausenzeiten, d.h. bei jeder Änderung des laufenden **Dienstplans** *(siehe dazu Teil I/2.12).*

Ein immer wieder von Arbeitgebern und Betriebsräten übersehenes Detail ist, dass das Mitbestimmungsrecht nach § 87 Abs. 1 Nr. 2 BetrVG nicht die Frage der Dauer der vertraglichen Arbeitszeit und damit die Bestimmung der Sollarbeitszeit betrifft. Der Betriebsrat hat bei Beginn und Ende der täglichen Arbeitszeit einschließlich der Pausen sowie bei der Verteilung der Arbeitszeit auf die einzelnen Wochentage mitzubestimmen. Dieses Mitbestimmungsrecht bezieht sich nicht auf die Regelung der generellen Dauer der wöchentlichen Arbeitszeit an sich, die von den Arbeitsvertrags- oder Tarifvertragsparteien im Arbeits- oder Tarifvertrag verbindlich festgelegt wird, sondern ausschließlich auf die Lage der täglichen Arbeitszeit. Es geht im Kern um die Beteiligung des Betriebsrates bei der Verteilung der Arbeitszeit. Ausgangspunkt dieses Beteiligungsrechtes des Betriebsrates ist es, die Interessen der Mitarbeiter an einer sinnvollen Arbeitszeit- und Freizeiteinteilung zu schützen. Unter die mitbestimmungspflichtige Festlegung der Arbeitszeit fallen neben der Lage der üblichen Arbeit auch die Lage sämtlicher sonstiger von den Mitarbeitern geschuldeter Leistungen wie etwa Bereitschaftsdienst und Rufbereitschaft oder vom Arbeitgeber angeordnete Schulungsmaßnahmen/Fortbildungen. Daraus ergibt sich, dass der Betriebsrat auch über sämtliche Schichtlängen, die Einführung flexibler Arbeitszeitmodelle wie etwa Gleitzeit in der Verwaltung, die Lage von Sonntags- und Feiertagsarbeit einschließlich der erforderlichen Ersatzruhetage oder über die Einführung einer Vier-, Fünf- oder Sechstagewoche mitzubestimmen hat.

2. Mitbestimmung bei der „vorübergehenden Verlängerung oder Verkürzung der betriebsüblichen Arbeitszeit", § 87 Abs. 1 Nr. 3 BetrVG

Gemäß § 87 Abs. 1 Nr. 3 BetrVG hat der Betriebsrat bei der *„vorübergehenden Verkürzung oder Verlängerung der betriebsüblichen Arbeitszeit;"* mitzubestimmen.

Dieses Mitbestimmungsrecht stellt eine Ausnahme von dem Grundsatz dar, dass die Dauer der wöchentlichen Arbeitszeit an sich mitbestimmungsfrei ist. Ziel des Mitbestimmungsrechtes ist eine gerechte Verteilung der in jeder Einrichtung anfallenden Belastungen der Mitarbeiter durch Verlängerungen oder Verkürzungen der betriebsüblichen Arbeitszeit.

Arbeitszeiten werden durch die Anordnung von Überstunden vorübergehend verlängert. Es handelt sich um Zeiten, die über das von den Mitarbeitern vertraglich geschuldete Zeitvolumen hinausgehen. Jede einzelne Überstunde ist mitbestimmungspflichtig. Das Mitbestimmungsrecht bezieht sich darauf, ob, von wem, in welchem Umfang und zu welchen Zeiten Überstunden geleistet werden müssen. Es gilt auch, wenn der Arbeitgeber die Ableistung von Überstunden duldet, indem er sie entgegennimmt und bezahlt. Eine vorübergehende Verkürzung der Arbeitszeit erfolgt durch die Einführung von Kurzarbeit. In diesem Falle wird die betriebsübliche Arbeitszeit vorübergehend um Stunden, Tage oder Wochen herabgesetzt. Das Mitbestimmungsrecht des Betriebsrats bezieht sich in diesem Falle darauf, ob, in welchem Umfang und mit welcher Ankündigungsfrist Kurzarbeit eingeführt wird.

3. Die praxistaugliche Beteiligung des Betriebsrats bei der Dienstplangestaltung durch die Schaffung von Rahmenbedingungen in einer Betriebsvereinbarung

Bevor Dienstpläne ausgehängt oder ausgelegt werden, bedürfen sie der Zustimmung eines etwaig bestehenden Betriebsrats. Geschieht dies nicht, können die Folgen fatal sein. Wie dargestellt, besteht ohne Zustimmung des Betriebsrats keine rechtliche Grundlage für den Einsatz der Mitarbeiter. Die Mitarbeiter sind in diesem Falle nicht verpflichtet, ihre Arbeitsleistung zu erbringen. Gleichwohl muss der Arbeitgeber den vollen Lohn weiterbezahlen. Zudem kann der Betriebsrat die Unterlassung der Umsetzung des nicht genehmigten Dienstplans verlangen und die Unterlassung bei Weigerung des Arbeitgebers auch gerichtlich durchsetzen. Konkret bedeutet der Umstand eines nicht vom Betriebsrat genehmigten Dienstplans im schlimmsten Fall: „Kein vom Betriebsrat mitbestimmter Dienstplan, keine Pflege". Ein untragbarer Zustand für die Einrichtung, die Mitarbeiter und selbstverständlich auch für die Bewohner. Das Procedere der Mitbestimmung des Betriebsrats bei der Dienstplangestaltung sollte daher im Rahmen einer Betriebsvereinbarung klar geregelt werden. Regelungsbedürftig sind dabei insbesondere die folgenden Gesichtspunkte:

- Zeitpunkt der Vorlage eines Dienstplanentwurfes bei dem Betriebsrat; (PRAXISTIPP: In der Regel genügen drei Wochen vor Beginn der nächsten Dienstplanperiode)

- Stellungnahmefrist für den Betriebsrat zur Zustimmung bzw. Ablehnung eines Dienstplanentwurfes; (PRAXISTIPP: Drei bis fünf Kalendertage)
- Regelung der Folgen einer Nichtausübung der Mitbestimmungsrechte durch den Betriebsrat (PRAXISTIPP: Zustimmungsfiktion bei Nichtausübung der Mitbestimmungsrechte)
- Handhabung bei Ablehnung des Dienstplanentwurfes durch den Betriebsrat; (PRAXISTIPP: Unverzügliche Erörterung mit allen Beteiligten)
- Weitere Vorgehensweise bei endgültigem Scheitern der Verhandlungen. (PRAXISTIPP: Unverzügliche Anrufung der Einigungsstelle, ggf. Regelung zu deren Besetzung).

Im Anhang findet sich ein Basismuster für eine Betriebsvereinbarung über die „Grundsätze und das Verfahren zur Erstellung und Änderung von Dienstplänen" für eine nicht tarifgebundene Einrichtung.

Bei der Dienstplangestaltung und Planung der Mitarbeitereinsätze ist darüber hinaus ein etwaig im Betrieb geltender Urlaubsplan zu beachten. Urlaubspläne bedürfen ebenfalls der Zustimmung des Betriebsrates. Dazu nachfolgend mehr.

4. Die Beachtung der individuellen Rechte der Mitarbeiter

Die Mitbestimmung des Betriebsrates bei der Dienstplangestaltung und Dienstplanänderung entbindet den Arbeitgeber nicht von der Beachtung der individuellen arbeitsrechtlichen Ansprüche und Rechte der Mitarbeiter, die neben den gesetzlichen Bestimmungen zur Arbeitszeit *(siehe dazu Teil I/2.3)* und zum Arbeitsschutz *(siehe dazu Teil I/ 2.4)* bestehen. Nachfolgend ein Kurzüberblick:

Umfang und Lage der Arbeitszeit

Mitarbeiter sind nicht grenzenlos einsetzbar. Wichtige Rahmenbedingungen ihres Einsatzes werden u.a. im Arbeitsvertrag abgesteckt und sind bei der Dienstplangestaltung zu beachten. Festzulegen sind im Arbeitsvertrag insbesondere ein fester Umfang eines Arbeitszeitdeputats (wöchentliche, monatliche oder jährliche Arbeitszeit). Die Vereinbarung einer Bandbreite von Mindest- und Höchstarbeitszeit ohne Fixierung einer durchschnittlich geltenden Arbeitszeit ist unzulässig, wenn sie nicht in einem anwendbaren Tarifvertrag geregelt ist. Der Flexibilisierung des Umfanges der Arbeitszeit sind somit von vornherein Grenzen gesetzt. Diesen wird in der Regel mit Arbeitszeitkonten begegnet, deren Rahmen bei der Dienstplangestaltung beachtet werden muss *(siehe dazu Teil I/2.6)*. Anders ist dies bei der Lage der Arbeitszeit. Grenzen sollten hier im Vorfeld vertraglich nicht geschaffen werden, damit sich der Arbeitgeber beim flexiblen Einsatz der Mitarbeiter in der Pflege nicht selber einschränkt und die Mitarbeiter grundsätzlich an allen Kalendertagen (einschließlich Samstagen, Sonn- und Feiertagen) sowie flexibel in Früh-, Spät und Nachtschichten eingesetzt werden können. Ist die Lage der Arbeitszeit nicht geregelt, bleibt der Mitarbeiter für die gesamte Dauer des Arbeitsverhältnisses flexibel einsetzbar. Eine betriebliche Übung, woraus ein Mitarbeiter aufgrund einer regelmäßigen Wiederholung bestimmter Verhaltensweisen des Arbeitgebers schließen könnte, auch weiterhin so behandelt zu werden (z. B. jahrelang kein Einsatz in der Nachtschicht; jahrelang kein Einsatz am Wochenende) kann nicht entstehen. Der Dienstplangestaltung sind somit allein aufgrund einer über Jahre oder Jahrzehnte praktizierten Handhabung keine Grenzen gesetzt.

Beachtung einer Ankündigungsfrist

Durch den Aushang bzw. die Auslage des Dienstplanes übt der Arbeitgeber sein Direktionsrecht zur Lage der Arbeitszeit aus und bestimmt, wann die Arbeit tatsächlich zu leisten ist. Einer Zustimmung des Mitarbeiters bedarf es hierzu nicht, wenn der Arbeitsvertrag entsprechend offen gestaltet ist und jede Lage der Arbeitszeit zulässt. Die gesetzlich vorgeschriebene Ankündigungsfrist für den Einsatz der Mitarbeiter beträgt vier Tage. Die hiermit verbundenen Konsequenzen werden in der Praxis in erster Linie bei kurzfristigen Änderungen der Dienstpläne relevant und werden im Einzelnen im dortigen *Teil I/2.12* behandelt.

Geteilte Dienste

In vielen Einrichtungen werden Mitarbeiter in geteilten Diensten eingesetzt. Die tägliche Arbeitsleistung wird dann nicht am Stück, sondern in zwei oder mehreren Arbeitsperioden am Tag erbracht. Rechtlich ist die Planung und Durchführung geteilter Dienste zulässig, jedoch nicht unproblematisch. Zur Vermeidung späterer Streitigkeiten kann bereits im Arbeitsvertrag vereinbart werden, dass die tägliche Arbeitszeit gegebenenfalls nicht zusammenhängend, also geteilt zu erbringen ist. Dann ergeben sich keine Probleme bezüglich der Frage, ob geteilte Dienste grundsätzlich zulässig sind. Trotz grundsätzlicher Zulässigkeit von geteilten Diensten ist vor dem Hintergrund der Grenze des Direktionsrechts des Arbeitsgebers in Form des billigen Ermessens in jedem Einzelfall zu prüfen, ob einem Mitarbeiter die Ableistung von geteilten Diensten zumutbar ist. Bei weiten Wegstrecken zwischen Einrichtung und Wohnort des Mitarbeiters oder aber bei erforderlicher Betreuung des Kindes durch eine alleinerziehende Pflegekraft dürften geteilte Dienste für die betroffenen Mitarbeiter mitunter nicht mehr zumutbar und damit unzulässig sein.

Schichtlängen

Die maximal zulässige Länge einer Schicht beträgt vorbehaltlich einer zulässigen Verlängerung in einem Tarifvertrag oder aber in Sondersituationen – zehn Stunden zuzüglich der Pausen *(siehe dazu Teil I/2.3)*. Ist eine Mindestdauer der täglichen Arbeitszeit nicht festgelegt, muss der Arbeitgeber die Arbeitsleistung der Arbeitnehmer für mindestens drei aufeinander folgende Stunden in Anspruch nehmen. Dies gilt bei geteilten Diensten für jede Arbeitsperiode. Hierdurch wird der Arbeitnehmer vor unangemessenen Belastungen, z. B. bei langen Anfahrtswegen, geschützt. Etwas anderes gilt nur dann, wenn die Arbeitsvertragsparteien im Vorfeld eine kürzere tägliche Arbeitszeit vereinbart haben. Bei der Vertragsgestaltung ist jedoch Vorsicht geboten. Es bedarf einer klaren Regelung, welche die kürzeren Einsatzzeiten genau festlegt. Nur dann ist sie bindend. In diesen Fällen bedarf es keines besonderen Schutzes der Arbeitnehmer, da sie bei Vertragsschluss wissen, was auf sie zukommt. Für die Pflegepraxis werden diese Anforderungen häufig nicht praktikabel sein, da die Mitarbeiter nur noch im Rahmen der arbeitsvertraglich vereinbarten Grenzen und damit nur begrenzt flexibel einsetzbar sind. Die Vereinbarung eines globalen Rechts, die Mitarbeiter bei Bedarf jederzeit in kürzeren Schichten als drei Stunden einzusetzen, ist jedoch zu unbestimmt und daher unzulässig. In der Praxis bleiben daher kürzere Schichten als drei Stunden problematisch.

Kurzfristiger Mehrbedarf

Durch eine konsequente Einsatzplanung auf Basis der verfügbaren Netto-Arbeitszeiten, die rasche Reduzierung der Regelbesetzung bei Abwesenheiten von Bewohnern und eine vollständige Ausschöpfung von vornherein großzügig bemessener Arbeitszeitkonten lassen sich die betriebsbedingten Schwankungen des Bedarfes an Arbeitskräften bereits gut in den Griff bekommen. Bei kurzfristigem hohem Mehrbedarf kann es jedoch dennoch erforderlich sein, über die Grenzen von Arbeitszeitkonten hinweg Mitarbeiter einzusetzen. Dies gilt umso mehr, wenn Neueinstellungen nicht zeitnah zur Verfügung stehen oder absehbar ist, dass der Mehrbedarf nicht dauerhaft bestehen wird. Neueinstellungen machen dann keinen Sinn. Klassischer Weise werden dann Überstunden angeordnet. Die Anordnungsbefugnis muss sich aus einer entsprechenden Vereinbarung, in der Regel dem Arbeitsvertrag, ergeben. Bei der Dienstplangestaltung sind dabei die Grenzen des Arbeitszeitgesetzes zu beachten. Im Falle einer entsprechenden Vereinbarung können Überstunden durch Freizeit ausgeglichen werden. In der Praxis sind die unterschiedlichsten Regelungen zu finden, etwa auch ein Wahlrecht der Arbeitnehmer auf Freizeit- oder Entgeltausgleich. Gibt es keine Vereinbarung zum Ausgleich von Überstunden, sind Überstunden grundsätzlich auszuzahlen. Die Höhe bemisst sich, ausgehend von der regelmäßigen Arbeitszeit, nach dem auf eine Arbeitsstunde entfallenden Entgelt. Entgegen verbreiteter Ansicht sind Überstundenzuschläge nicht zwingend, sondern nur dann zu bezahlen, wenn sich dies aus einer Vereinbarung ergibt. Besteht ein Mehrbedarf an Arbeitskraft für einen absehbaren Zeitraum, können auch befristet Stellenanteile von Mitarbeitern erhöht werden. Hierbei ist jedoch besondere Vorsicht geboten. Es muss ein eindeutiger sachlicher Grund für die befristete Stellenerhöhung bestehen. *(siehe hierzu Teil I/2.5)*

5. Mitbestimmung bei der „Aufstellung allgemeiner Urlaubsgrundsätze, des Urlaubsplans und Festsetzung der zeitlichen Lage des Urlaubs für einzelne Mitarbeiter, wenn zwischen dem Arbeitgeber und dem beteiligten Mitarbeiter kein Einverständnis erzielt wird", § 87 Abs. 1 Nr. 3 BetrVG

Der Betriebsrat hat bei der Aufstellung allgemeiner Urlaubsgrundsätze mitzubestimmen. Allgemeine Urlaubsgrundsätze sind in der Einrichtung geltende Richtlinien, nach denen einzelnen Mitarbeitern Urlaub zu gewähren ist. Hierzu gehören Verfahrensgrundsätze für die Urlaubsanträge und deren Bewilligung, Regeln zur Bevorzugung bestimmter Personengruppen bei der Urlaubsverteilung zu bestimmten Zeiten (z. B. Eltern von schulpflichtigen Kindern während der Schulferien, Abstimmung des Urlaubs mit berufstätigen Ehegatten), Lage von Betriebsferien, Regelungen zur Urlaubsvertretung und Urlaubssperre. Darüber hinaus ist der Urlaubsplan mit dem Betriebsrat abzustimmen. Unter Berücksichtigung der allgemeinen Urlaubsgrundsätze wird im Urlaubsplan der Urlaub der einzelnen Mitarbeiter zu bestimmten Zeiten festgelegt. Der Betriebsrat hat auch dann mitzubestimmen, wenn zwischen dem Arbeitgeber und einem Mitarbeiter Streit über einen einzelnen Urlaubswunsch entsteht, weil man sich nicht darüber einigen kann, wann der Mitarbeiter seinen Urlaub nimmt. Es sind dann die widerstreitenden Interessen von Arbeitgeber und Mitarbeiter gegeneinander abzuwägen. Der Arbeitgeber kann einen Urlaub in diesem Falle nur dann erteilen oder ablehnen, wenn der Betriebsrat zustimmt.

Um eine reibungslose Urlaubsplanung zu gewährleisten und sowohl für den Arbeitgeber als auch die Mitarbeiter Rechtssicherheit bei der Abwicklung des Erholungsurlaubes sicherzustellen, empfiehlt sich der Abschluss einer Betriebsvereinbarung zur Urlaubsplanung. In Betracht kommen insbesondere die folgenden Regelungsgegenstände:

- Auslage/Aushang von Urlaubslisten, in welche die Mitarbeiter ihre Urlaubswünsche für das Kalenderjahr eintragen können;

- Klarstellung der Berechnung der Urlaubsansprüche;
  - Vorrangregelungen für bestimmte Personengruppen, z. B.:
  - Mitarbeiter mit schulpflichtigen Kindern in den Schulferien,
  - Mitarbeiter mit berufstätigen Ehepartnern für gemeinsamen Urlaub,
  - Mitarbeiter aus gesundheitlichen Gründen während einer bestimmten Jahreszeit,
  - Auszubildende in den Berufsschulferien,
  - Urlaub im Anschluss an eine medizinische Vorsorge oder Rehabilitation;
- Übertragungsregeln für Resturlaub in das folgende Kalenderjahr;
- Möglichkeiten zur nachträglichen Änderung von Urlaubszeiten aus betrieblichen Gründen.

Im Anhang findet sich ein Muster für eine Rahmenbetriebsvereinbarung zur „Gestaltung der Urlaubsplanung und Urlaubsgewährung" für eine nicht tarifgebundene Einrichtung.

6. Folgen der Mitbestimmungsrechte

Ohne Zustimmung des Betriebsrates zu den Arbeitszeiten besteht keine rechtliche Grundlage für den Einsatz der Mitarbeiter, ohne Zustimmung des Betriebsrates zur Urlaubsplanung besteht keine rechtliche Grundlage für die Urlaubsgewährung. Die Mitarbeiter sind im ersteren Falle nicht verpflichtet, ihre Arbeitsleistung zu erbringen. Gleichwohl muss der Arbeitgeber den vollen Lohn weiterbezahlen. Ohne Zustimmung geregelte Urlaubsgrundsätze oder erteilte Urlaubspläne sind ebenfalls nicht umsetzbar und daher nicht verbindlich. Einen vom Arbeitgeber genehmigten Urlaub kann der Arbeitnehmer als für ihn günstige Regelung antreten. Den Urlaubsantritt kann der Betriebsrat nicht verhindern.

Wie ist aber von Seiten des Arbeitgebers vorzugehen, wenn der Betriebsrat dem Dienstplan oder dem Urlaubsplan nicht zustimmt?

Kommt eine Einigung über eine Angelegenheit zwischen dem Arbeitgeber und dem Betriebsrat nicht zustande, ist eine Einigungsstelle zu bilden. Die Einigungsstelle besteht aus einer gleichen Anzahl von Beisitzern, die vom Arbeitgeber und der Personalvertretung bestellt werden, und einem unparteiischen Vorsitzenden, auf dessen Person sich beide Seiten einigen müssen. Kommt eine Einigung über die Person des Vorsitzenden nicht zustande, so bestellt ihn das Arbeitsgericht auf Antrag einer der Parteien. Als Einigungsstellenvorsitzender wird in der Regel ein Arbeitsrichter von den Parteien ausgesucht oder aber durch das Arbeitsgericht bestimmt. Die Einigungsstelle entscheidet dann verbindlich über eine streitige Angelegenheit und ersetzt damit die erforderliche Einigung zwischen dem Arbeitgeber und dem Betriebsrat.

II. Die personelle Mitbestimmung des Betriebsrates, §§ 99 ff. BetrVG

Auch bei personellen Veränderungen in der Belegschaft sind die Mitbestimmungsrechte des Betriebsrates zu beachten. Dies gilt für die vor Ausspruch einer Kündigung erforderliche Anhörung des Betriebsrates als auch bei der Einstellung von Mitarbeitern, der Änderung von Arbeitsverträgen oder einer Versetzung. Diese personellen Maßnahmen haben Einfluss auf die Dienstplangestaltung, weshalb die diesbezüglichen Mitbestimmungsrechte des Betriebsrates in kurzer Form dargestellt werden sollen.

1. Mitbestimmung bei Einstellungen, § 99 Abs. 1 BetrVG

Die Mitwirkungsrechte des Betriebsrats bei der Einstellung von Mitarbeitern sind deutlich intensiver als bei Kündigungen. Darf eine Kündigung nach Ablauf von bestimmten Fristen selbst dann ausgesprochen werden, wenn ein Widerspruch des Betriebsrats vorliegt, bedarf die Einstellung eines Mitarbeiters der ausdrücklichen Zustimmung des Betriebsrats. Ohne die ausdrückliche Zustimmung des Betriebsrats ist der Mitarbeiter nicht wirksam einsetzbar. Nur wenn es aus sachlichen Gründen DRINGEND erforderlich ist, einen Mitarbeiter vorläufig einzusetzen, noch bevor die Zustimmung des Betriebsrats vorliegt, kann dies geschehen, § 100 BetrVG. Über diese vorläufige Umsetzung der personellen Maßnahme ist der Betriebsrat ebenfalls zu unterrichten. Bestreitet der Betriebsrat unverzüglich, dass die Maßnahme aus sachlichen Gründen dringend erforderlich ist, so darf der Arbeitgeber die vorläufige personelle Maßnahme nur dann aufrechterhalten, wenn er innerhalb von drei Tagen beim Arbeitsgericht die Ersetzung der Zustimmung des Betriebsrats und die Feststellung beantragt hat, dass die Maßnahme aus sachlichen Gründen dringend erforderlich ist. Der Arbeitgeber hat dem Betriebsrat unter Vorlage der erforderlichen Unterlagen Auskunft über die Person der Beteiligten und über die Auswirkungen der geplanten Maßnahme zu geben. Hierzu gehört neben der Angabe der Personalien sowie der fachlichen und persönlichen Voraussetzungen aller Bewerber die Darstellung, aus welchen Gründen man sich für eine bestimmte Person entschieden hat.

MERKE

Zu beachten ist, dass auch die Einstellung/der Einsatz von Leiharbeitnehmern eine mitbestimmungspflichtige Maßnahme nach § 99 BetrVG ist.

2. Mitbestimmung bei Versetzungen, § 99 Abs. 1 BetrVG

Wie bei der Einstellung ist auch VOR Versetzungen die ausdrückliche Zustimmung des Betriebsrats einzuholen. Eine ohne Zustimmung erfolgte Versetzung ist unwirksam. Das Mitbestimmungsrecht knüpft an die tatsächliche Zuweisung eines anderen Arbeitsbereiches an, entweder für die Dauer von mehr als einem Monat oder bei einer erheblichen Änderung der äußeren Umstände.

Nicht jede Änderung im Arbeitsbereich löst jedoch die Mitbestimmung des Betriebsrats aus. Die Veränderung muss vielmehr so erheblich sein, dass sich das Gesamtbild der Tätigkeit ändert. Es kommt darauf an, ob sich die Tätigkeiten vor und nach der Zuweisung so voneinander unterscheiden, dass die neue Tätigkeit vom Standpunkt eines mit den betrieblichen Verhältnissen vertrauten Beobachters als eine andere angesehen werden kann. Aber auch eine erhebliche Änderung der Umstände allein ohne Zuweisung eines anderen Arbeitsbereiches kann eine Versetzung sein. Dies ist z. B. der Fall, wenn der Mitarbeiter seine gleichbleibende Arbeit in einer anderen organisatorischen Einheit erbringt. Die Umsetzung einer Pflegekraft für mehr als einen Monat auf eine andere Station in einem in mehrere Stationen gegliederten Pflegeeinrichtung ist eine Versetzung, wenn die einzelnen Stationen organisatorisch eigenständig sind (z. B. durch jeweils eigene Wohnbereichsleitungen geführt werden).

3. Mitbestimmung bei Änderungskündigungen, § 102 BetrVG

Bei der Änderung von Arbeitsbedingungen durch Änderungskündigung ist für die Mitbestimmungsrechte des Betriebsrats zu unterscheiden zwischen der

individualrechtlichen Ebene = rechtliche Grundlage der Änderung durch Abänderung des Arbeitsvertrages einerseits

und der

tatsächlichen Ebene = tatsächliche Zuweisung des geänderten Arbeitsplatzes durch Realakt andererseits.

Beide Ebenen lösen Mitbestimmungsrechte des Betriebsrats aus.

Die Abänderung des Arbeitsvertrages erfolgt durch den Ausspruch einer Kündigung mit dem Angebot einer Weiterbeschäftigung unter geänderten Bedingungen. In der Praxis wird häufig mit dem Kündigungsschreiben ein neuer, geänderter Arbeitsvertrag vorgelegt. Es kann jedoch auch auf ein zuvor schon einmal unterbreitetes anderweitiges Beschäftigungsangebot Bezug genommen werden. Da in jedem Falle das bisherige Arbeitsverhältnis gekündigt wird, erfolgt die Mitbestimmung auf der individualrechtlichen Ebene nach den gleichen Maßstäben wie bei sonstigen Kündigungen durch Anhörung des Betriebsrats. Es gelten insoweit die nachstehenden Ausführungen unten zu Ziffer 4. entsprechend. Außerdem ist der Betriebsrat umfassend über das Änderungsangebot zu informieren. Ist mit der Änderung des Arbeitsvertrages gleichzeitig eine Änderung der Arbeitsbedingungen verbunden, die eine Versetzung darstellt, so ist die Zuweisung des geänderten Arbeitsplatzes darüber hinaus eine Maßnahme, welcher der Betriebsrat zustimmen muss. In diesem Falle gelten zusätzlich auch die Ausführungen oben zu Ziffer 2. entsprechend.

4. Mitbestimmung bei Kündigungen, § 102 BetrVG

Ein bestehender Betriebsrat ist vor Ausspruch einer Kündigung anzuhören. Neben den Sozialdaten des von der Kündigung betroffenen Mitarbeiters müssen sich aus der Anhörung die Kündigungsart (außerordentliche oder ordentliche Kündigung) und der Kündigungsgrund entnehmen lassen. Dabei ist der Kündigungssachverhalt so genau zu umschreiben, dass der Betriebsrat ohne eigene Nachforschungen in die Lage versetzt wird, die Stichhaltigkeit der mitgeteilten Kündigungsgründe zu überprüfen. Im Rahmen des Anhörungsverfahrens ist dem Betriebsrat bei ordentlichen Kündigungen eine Woche, bei außerordentlichen Kündigungen drei Tage Zeit zur Stellungnahme zu gewähren. Fällt der letzte Tag der Fristen auf einen Samstag, Sonntag oder einen gesetzlichen Feiertag, verlängert sich die Frist bis zum nächsten Werktag. Eine ohne vorherige Anhörung ausgesprochene Kündigung ist unwirksam. Beachtung bedarf darüber hinaus der besondere Kündigungsschutz bestimmter Personengruppen.

- Mitarbeiter in Elternzeit, Schwangere, Schwerbehinderte oder den Schwerbehinderten Gleichgestellte:
  Vor Ausspruch der Kündigung ist die Zustimmung der zuständigen Aufsichtsbehörde
  (z. B.: Bezirksregierung, Integrationsamt) einzuholen;
- Mitglieder der Personalvertretung:
  Mit Ausnahme bei einer Betriebs- oder Betriebsteilstilllegung bedarf die Kündigung der ausdrücklichen Zustimmung der Personalvertretung. Gegebenenfalls muss die Zustimmung durch das Arbeitsgericht ersetzt werden.

FAZIT

Die Beachtung der Mitbestimmungsrechte des Betriebsrats ist die Grundlage für eine verlässliche Dienstplangestaltung

2.12 Die Änderung von „laufenden" Dienstplänen

KAPITELMERKSÄTZE

- Bei Dienstplanänderungen sind kollektivrechtliche und individualrechtliche Vorgaben zu beachten.
- Ein „Holen aus dem Frei" erfordert gewichtige betriebliche Gründe.

Die Änderung von bestehenden Dienstplänen

Die Praxis zeigt es permanent. Kaum ist der Dienstplan veröffentlicht, wird es erforderlich, den Dienstplan zu ändern. Die Gründe für die Veränderung bereits festgelegter Dienstpläne sind vielfältig. Neben Schwankungen bei der Belegung sind als häufigste Ursache krankheitsbedingte Ausfälle von Mitarbeitern zu kompensieren. Aber auch eine kurzfristige Änderung der Bewohnerstruktur kann die Anpassung der Schichtstärken notwendig machen, was eine Dienstplanänderung auslöst. Die erforderlichen Dienstplanänderungen können im Dienst befindliche Mitarbeiter und Mitarbeiter in Frei bzw. im Urlaub betreffen. Oftmals sind Änderungen im Dienstplan, insbesondere wenn sie sehr kurzfristig erfolgen müssen, ein Reizwort und mit enormen „Sensibilitäten" in der Belegschaft besetzt. Umso wichtiger ist es, alle Beteiligten in den Prozess der Veränderung einzubinden. Dies kann nur durch klare Regelungen oder einvernehmliche Lösungen im Einzelfall geschehen. Die nähere Ausgestaltung eines einrichtungsspezifischen Ausfallzeitenmanagements wird im nachfolgenden *Teil I/2.13* dargestellt. Werden Personalvertretungen oder Mitarbeiter vor vollendete Tatsachen gestellt, wird eine einvernehmliche Lösung schwierig. Bei Dienstplanänderungen sind Vorgaben in Bezug auf die Rechte der einzelnen Mitarbeiter (dies sind sogenannte individualrechtliche Vorgaben) sowie Vorgaben in Bezug auf die Mitbestimmungsrechte des Betriebsrates (dies sind sogenannte kollektivrechtliche Vorgaben) zu beachten.

1. Dienstplanänderungen aus individualrechtlicher Sicht

Die Änderung eines Dienstplanes bedarf grundsätzlich nicht der Zustimmung der betroffenen Mitarbeiter. Es bedarf hierzu weder eines ausdrücklichen Vorbehaltes im Arbeitsvertrag noch kann sich ein Mitarbeiter auf einen vormals ausgehängten oder ausgelegten Dienstplan berufen. Der später veränderte Dienstplan geht dem zuvor geltenden Dienstplan vor. Die Änderung des Dienstplans ist individualrechtlich die erneute Ausübung des Weisungsrechts des Arbeitgebers nach § 106 GewO *(siehe hierzu auch Teil I/2.1)*. Und diese erneute Ausübung des Direktionsrechts unterliegt denselben rechtlichen Voraussetzungen, denen auch die erstmalige Ausübung unterliegt. Der Arbeitgeber hat demnach auch bei der erneuten Ausübung des Direktionsrechts sogenanntes billiges Ermessen anzuwenden und bestehende gesetzliche, tarifvertragliche Grenzen sowie Vorgaben in Betriebsvereinbarungen zu beachten. Als zentrale Grenzen sind hier Höchstarbeitszeiten, Ruhezeiten und maximale Schichtfolgen zu nennen. Von ganz überragender Bedeutung ist allerdings die viel diskutierte Frage der sogenannten Ankündigungsfristen. Konkret: Welchen zeitlichen Vorlauf muss der Arbeitgeber bei Dienstplanänderungen beachten?

Ankündigungsfrist

Eingeschränkt wird das Recht des Arbeitgebers auf Änderung der Lage der Arbeitszeit durch eine Regelung in § 12 Abs. 2 Teilzeit- und Befristungsgesetz (TzBfG), wonach der Arbeitnehmer zur Arbeitsleistung nur dann verpflichtet ist, wenn der Arbeitgeber ihm die Lage der Arbeitszeit, also den konkreten Zeitraum der Arbeitsleistung an einem bestimmten Tag, jeweils mindestens vier Kalendertage im Voraus mitteilt. Eine im Vorhinein getroffene Vereinbarung, die eine kürzere Ankündigungsfrist oder einen Verzicht des Arbeitnehmers auf die Frist beinhaltet, ist unwirksam. Es wird teilweise vertreten, dass eine viertätige Ankündigungsfrist nur für Teilzeitbeschäftigte gilt. Diese Auffassung trifft nicht zu. Selbstverständlich gilt das TzBfG unmittelbar nur für Teilzeitbeschäftigte. Eine viertägige Ankündigungsfrist, wie sie sich ausdrücklich in § 12 Abs. 2 TzBfG findet, ist jedoch als Mindeststandard zum Schutz aller Arbeitnehmer zu verstehen und Ausdruck der bei der Ausübung des Direktionsrechts vom Arbeitgeber zu beachtenden Grenze des billigen Ermessens *(siehe Teil I/2.1)*. Der Arbeitnehmer soll ein Mindestmaß an verlässlich planbarer Freizeit haben, auf die der Arbeitgeber keinen Zugriff hat. Die Ankündigungsfrist von vier Kalendertagen gilt nicht bei Eilfällen, wenn beispielsweise durch den Ausfall eines Mitarbeiters die Versorgung der Bewohner ernsthaft gefährdet ist. In solchen betrieblichen Notsituationen ist der Arbeitnehmer verpflichtet, einem angeforderten Einsatz mit einer Ankündigungsfrist von weniger als vier Tagen Folge zu leisten und auch Überstunden zu erbringen. Es wird hierdurch sichergestellt, dass im Dienst befindliche Mitarbeiter bei Eilfällen über das geplante Dienstende hinaus eingesetzt werden können.

Selbstverständlich können Mitarbeiter einer kurzfristigen Arbeitsaufforderung außerhalb von Eilfällen freiwillig nachkommen. Die Anfrage des Arbeitgebers kann in diesem Falle aber nur als Bitte, nicht jedoch als rechtlich bindende Aufforderung verstanden werden. Wenn die Notwendigkeiten zur kurzfristigen Veränderung transparent kommuniziert werden, erhöht dies immer die Akzeptanz bei den Mitarbeitern. Hier ist Führungskompetenz und insbesondere Geduld und Beharrlichkeit, vor allen Dingen aber Kommunikationsbereitschaft gefragt.

Eine schnellere Verfügbarkeit von Mitarbeitern kann im Übrigen nur durch die Vereinbarung von Rufbereitschaft oder Bereitschaftsdienst erzielt werden.

„Holen aus dem Frei" ein ausgesprochen sensibles Thema

Es kommt immer wieder vor, dass der – beispielsweise krankheitsbedingte – Ausfall eines Mitarbeiters oder aber ein plötzlich auftretendes Mehr an Pflegebedarf bei den Bewohnern nicht durch Änderung der Dienste der zu Diensten eingeplanten Mitarbeitern aufgefangen werden kann. Hier bleibt dem Arbeitgeber nur der Rückgriff auf Mitarbeiter im Frei. In fast allen Einrichtungen ist das Thema „Holen aus dem Frei" Gegenstand kontroverser Diskussionen. Es sind insoweit zwei Konstellationen denkbar:

- Aufforderung zur Arbeitsaufnahme bei Mitarbeitern, die sich laut Dienstplan im „Frei" befinden.
  In diesem Falle gilt das, was zur Ankündigungsfrist oben schon formuliert wurde. Es sind keine Besonderheiten zu beachten. Ein „Holen aus dem Frei" ist ohne Zustimmung der Mitarbeiter grundsätzlich nicht möglich, solange die Ankündigungsfrist für den Arbeitseinsatz von vier Tagen unterschritten wird und sich der Mitarbeiter weder in Rufbereitschaft oder einem Bereitschaftsdienst befindet, noch eine betriebliche Notlage besteht.
- Aufforderung zur Arbeitsaufnahme bei Mitarbeitern, die sich im gewährten Urlaub befinden. Eine Unterbrechung oder Aufgabe eines gewährten Urlaubs kann von den Mitarbeitern grundsätzlich nicht verlangt werden. Der Arbeitgeber ist an die Festlegung der Urlaubstermine gebunden. Lediglich im Falle einer extremen betrieblichen Notlage, bei der der Arbeitgeber eine Versorgung der Bewohner ansonsten nicht aufrecht erhalten kann, kann ein Mitarbeiter ausnahmsweise verpflichtet sein, einer Rückgängigmachung des gewährten Urlaubs zuzustimmen. Ein solcher extremer Notfall ist aufgrund des auch kurzfristig möglichen Einsatzes von Leiharbeitnehmern eher theoretischer Natur und tatsächlich nur schwer denkbar.

2. Dienstplanänderungen aus betriebsverfassungsrechtlicher Sicht

Wie die Erstellung des Dienstplanes bedarf auch jede Änderung des Dienstplans der Zustimmung des Betriebsrates. Es gilt insoweit das in *Teil I/2.11* zur Mitbestimmung des Betriebsrats Gesagte. Damit ist auch bei der Änderung des laufenden Dienstplans zu beachten, dass eine Umsetzung der Änderung ohne die Zustimmung des Betriebsrates nicht vorgenommen werden kann. Klare Regelungen zum Procedere in einer Betriebsvereinbarung zur Dienstplangestaltung vermeiden hier Komplikationen.

Damit eine zeitnahe Umsetzung der Dienstplanänderung erfolgen kann, ist Geschwindigkeit und Klarheit bei der Information des Betriebsrates über Grund, Umfang und konkrete Ausgestaltung der geplanten Dienstplanänderung oberstes Gebot. Es sollte hierzu mit dem Betriebsrat abgestimmt werden, in welcher Art und Weise er sich das Verfahren auf Zustimmung zur Dienstplanänderung vorstellt und wünscht. In aller Regel lassen sich zusammen mit dem Betriebsrat praktikable Verfahrensweisen finden. Es hat sich bewährt, eine solche Verfahrensweise bei Änderung des Dienstplans zwischen Arbeitgeber und Betriebsrat in einer Betriebsvereinbarung zu regeln. Geregelt werden sollten dabei folgende Eckpunkte:

- Zeitpunkt der Mitteilung einer notwendigen Änderung an den Betriebsrat; (PRAXISTIPP: Unverzüglich nach Bekanntwerden der notwendigen Änderung.)
- Stellungnahmefrist für den Betriebsrat zur Zustimmung bzw. Ablehnung einer mitgeteilten Änderung außerhalb von Eilfällen; (PRAXISTIPP: Maximal zwei Kalendertage.)
- Folgen einer Nichtausübung der Mitbestimmungsrechte durch den Betriebsrat; (PRAXISTIPP: Zustimmungsfiktion bei Nichtausübung der Mitbestimmungsrechte.)
- Regelung bei Ablehnung einer notwendigen Änderung durch den Betriebsrat; (PRAXISTIPP: Möglichkeit zur Durchführung der Maßnahme bis zu einem etwaigen Spruch der Einigungsstelle.)
- Handhabung von Eilfällen; (PRAXISTIPP: Regelung zum Verzicht des Betriebsrats auf seine Zustimmungsrechte zu Dienstplanänderungen für die Dauer von z. B. drei bis fünf Kalendertagen nach Bekanntwerden einer notwendigen Änderung. Es soll eine nachträgliche Anzeige der Änderung an den Betriebsrat genügen.)

2.13 Der planerische und strategische Umgang mit Ausfallzeiten der Mitarbeiter

KAPITELMERKSÄTZE

- Der Umgang mit Ausfallzeiten in der Einrichtung ist von nicht zu unterschätzender Bedeutung für die Mitarbeiterzufriedenheit.
- Ein praxistaugliches Ausfallzeitenmanagement bedarf der genauen Kenntnis von Umfang und Grund von Ausfallzeiten.

- Planbare Ausfallzeiten sollen gleichmäßig auf längere Planungszeiträume verteilt werden.
- Nicht planbare Ausfallzeiten bedürfen eines auf die Bedürfnisse der Einrichtung zugeschnittenen Ausfallzeitenmanagements.

1. Bedeutung des Ausfallzeitenmanagements

Mitarbeiterorientierte Dienstplan- und Arbeitszeitmodelle werden mehr und mehr zu einem entscheidenden Auswahlkriterium von Fachkräften bei der Suche nach dem passenden Arbeitgeber. Verlässliche Dienstpläne und familienfreundliche Arbeitszeiten sind bei der Auswahl des Arbeitgebers ein bedeutsames Kriterium. Eine nicht bedarfs- und mitarbeiterorientierte Dienstplanung verhindert nicht nur die Wirtschaftlichkeit der Einrichtung, sie führt auch zu Unzufriedenheit bei den Mitarbeitern mit entsprechend unliebsamen Folgen wie einem erhöhten Krankenstand und einem Verlust an Motivation und damit Pflegequalität. Dabei ist die Bedeutung von Verlässlichkeit und Kontinuität der Dienstplanung je nach Lebensphase des Mitarbeiters unterschiedlich. Die Wünsche der Mitarbeiter in Bezug auf die Arbeitszeit sind vielfältig. Gewünscht werden planbare Dienstzeiten, feste freie Tage, freie Wochenenden, kein Holen aus dem Frei, keine geteilten Dienste, Selbstbestimmung in Bezug auf Überstundenabbau, Berücksichtigung von Planungswünschen … Die Liste ist lang.

Die ideale Dienstplanung schafft es, das Personal frei von Über- und Unterdeckung exakt auf die Bedarfssituation der Bewohner hin einzusetzen und zugleich die Bedürfnisse und Wünsche der Mitarbeiter hinreichend zu berücksichtigen. Jeder Praktiker weiß, dass dieses Ideal nicht zu 100 % erreicht werden kann, weshalb die Annäherung das Ziel ist. Eine Annäherung an das genannte Dienstplanideal gelingt indes nur, wenn flexible Arbeitszeitmodelle zum Einsatz kommen. Ohne diese kann es letztlich keine bedarfs- und mitarbeiterorientierte Dienstplangestaltung geben. Dabei bilden die arbeitszeitrechtlichen Bestimmungen, arbeitsvertragliche Vorgaben sowie Regelungen in anzuwendenden Tarifverträgen und Betriebsvereinbarungen den Rahmen für die Dienstplanung. Fehlt es in den Einrichtungen an den arbeitsrechtlichen Rahmenbedingungen für einen bedarfs- und mitarbeiterorientierten Personaleinsatz, sind die Träger gut beraten, solche kurz- und mittelfristig zu schaffen. Gegebenenfalls müssen bestehende Regelungen in der Einrichtung schlicht entsprechend angepasst und erweitert werden.

Von zentraler Bedeutung ist, dass ein bedarfsgerechter und zudem mitarbeiterfreundlicher Personaleinsatz nicht alleine durch Planung realisiert werden kann. Zu bedenken ist, dass der im Lauf befindliche Dienstplan aufgrund nicht vorhersehbarer

Ausfallzeiten

planbar

- Urlaub
- Langzeiterkrankung
- Reha-Maßnahmen
- Fortbildungen
- Betriebsratsarbeit (regelmäßig)
- Allgemeine Beschäftigungsverbote (nach MuSchG)

nicht planbar

- Krank
- Kind krank
- Unverschuldete kurzzeitige Abwesenheiten i.S.d. § 616 BGB
- Betriebsratsarbeit (unregelmäßig)
- Individuelle Beschäftigungsverbote (nach MuSchG)

Schaubild I/2.13.1: Planbare und nicht planbare Ausfallzeiten

Ausfallzeiten von Mitarbeitern – beispielsweise durch Krankheit – regelmäßig Änderungen erfährt. Daher bedarf es in erster Linie durchdachter Mechanismen und verbindlicher Spielregeln für erforderliche Dienstplanänderungen. Auch diese müssen den Anforderungen an Bedarfen und Mitarbeiterzufriedenheit genügen. Es zeigt sich immer wieder, dass Unzufriedenheit der Mitarbeiter verstärkt dort anzutreffen ist, wo Einspringen und Holen aus dem Frei von den Pflegekräften als willkürlich und nicht kalkulierbar empfunden wird. Dies insbesondere dann, wenn bereits viele Überstunden angesammelt sind und der Mitarbeiter nicht darauf vertrauen kann, diese in absehbarer Zeit abzubauen. Derartige Probleme sind hausgemacht und vermeidbar.

2. Planbare und nicht planbare Ausfallzeiten

Bereits mehrfach wurde darauf hingewiesen, dass die Ausfallzeiten der Mitarbeiter durch Krankheit, Urlaub etc. in „planbare" und „nicht planbare" Ausfallzeiten unterschieden werden. Das nachfolgende Schaubild verdeutlicht die Abgrenzung.

Das Wesen der planbaren Ausfallzeiten ist, dass diese für den Dienstplanenden nach Umfang und Lage hinreichend bekannt und damit bei der Dienstplanung in der Regel gut handelbar sind. Es liegt dabei auf der Hand, dass der jeweils nur einen oder wenige Tage andauernde, dafür aber häufigere Ausfall des Mitarbeiters schwerer zu handeln ist, als der bekannte Ausfall eines Mitarbeiters über mehrere Wochen hinweg. Im *Teil II/4.3* wird auf den Umgang mit planbaren Ausfallzeiten noch näher eingegangen werden.

Das leidige Wesen der nicht planbaren Ausfallzeiten ist hingegen, dass der Dienstplanende weder weiß, ob und in welchem konkreten Umfang sie auftreten, noch weiß wann sie auftreten. Was auf den ersten Blick katastrophal anmutet, relativiert sich auf den zweiten Blick etwas. Denn nur ein geringer Anteil der Gesamtausfallzeiten der Mitarbeiter ist absolut nicht planbar. So kommen beispielsweise länger andauernde Erkrankung der Mitarbeiter regelmäßig überraschend, dienstplanerisch sind sie aber nach einigen Tagen gut zu handeln, da dann faktisch planbar. Als problematisch verbleiben damit in der Praxis insbesondere plötzliche und nur wenige Tage andauernde Erkrankungen der Mitarbeiter. Bei diesen Ausfallzeiten zeigt sich, ob das Ausfallzeitenmanagement der Einrichtung etwas taugt.

MERKE

Die bedarfsgerechte, wirtschaftliche und mitarbeiterorientierte Ausgangsplanung ist das Pflichtprogramm, die Änderungsphase des laufenden Dienstplans ist das Kürprogramm.

3. Der Umgang mit nicht planbaren Ausfallzeiten

Der „schönste" Dienstplan ist nicht wirklich von Vorteil, wenn er nicht in einem hinreichenden Grad die zu erwartende Bedarfssituation und Mitarbeiterverfügbarkeit zutreffend abbildet. Denn dann werden zur Aufrechterhaltung einer ordnungsgemäßen Pflege massenhaft Dienstplanänderungen erforderlich. Hier liegt die Gefahr von Rahmendienstplänen. Werden diese nicht in der konkreten Dienstplanung konsequent auf die Bedarfssituation angepasst, kommt es zwangsläufig zu Fehlentwicklungen mit erfahrungsgemäß hohem Überstundenaufkommen. Aber auch der perfekt durchdachte Dienstplan wird nach seinem Inkrafttreten von ungeplanten Ausfallzeiten der Mitarbeiter beispielsweise durch Krankheiten betroffen sein. Wie bei der Planung schon, bedarf es dann erneut einer hinreichenden Beachtung von Mitarbeiterwünschen und -bedürfnissen. Anzuraten ist, dass in den Arbeitsverträgen der Mitarbeiter klarstellende Regelungen enthalten sind, wonach diese nach bestimmten Vorgaben zu auch kurzfristigen Diensten, einschließlich der Erbringung von Überstunden herangezogen werden können. Ziel von Regelungsmodellen für Dienstplanänderungen muss es sein, zusätzliche Belastungen der Mitarbeiter möglichst zu vermeiden.

Bei der Konzeption eines einrichtungsindividuellen Ausfallzeitenmodells sind folgende Vorabüberlegungen anzustellen:

- Welche Ausfallzeiten müssen zwingend durch „Ersatz" aufgefangen werden? (Möglichkeit der „Nichtvertretung" bei entsprechenden verlässlichen Organisationsvorgaben)

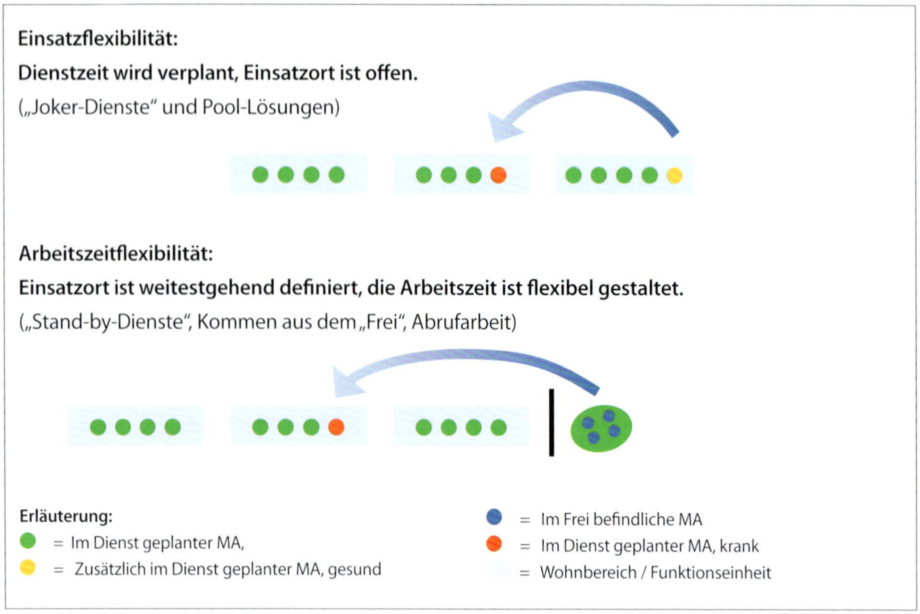

Schaubild I/2.13.2: Arbeitszeitflexibles System vs Einsatzflexibles System

- Welche wohnbereichsübergreifende „Vertretungsbereiche" sind möglich? (Je größer, desto besser)
- Welche Vertretungsinstrumente sind möglich?

Kann durch eine geplante und durchdachte Änderung der Ablauforganisation eine sogenannte „Nichtvertretung" ohne Einbußen bei der Versorgung der Bewohner erzielt werden, ist die Nichtvertretung das erste Mittel der Wahl.

Lassen sich wohnbereichsübergreifende „Vertretungsbereiche" organisieren, wird letztlich die Vertretungssituation auf viele Schultern verteilt. Im Idealfall werden alle Wohnbereiche als ein einheitlicher „Vertretungsbereich" gesehen und behandelt.

Die Wahl des für die Einrichtung passenden Vertretungsmodells ist von vielen Parametern abhängig. Es kommt auf die Größe der Einrichtung an, die Struktur der Belegschaft nach Alter und familiärer Situation.

In der Praxis hat sich die Beachtung folgender Grundsätze im Zusammenhang mit einem gelingenden Ausfallzeitenmanagement bewährt:

- Ablaufänderung vor Dienstplanänderung („Nichtvertretung"),
- Einsatzflexibilität vor Arbeitszeitflexibilität,
- Wohnbereichsübergreifend organisieren,
- keine Arbeitszeitflexibilität ohne Arbeitszeitkonten,
- keine starren Arbeitsvertragskonstruktionen wählen.

Einsatzflexibilität

Dienstzeit wird verplant, Einsatzort ist offen.

(„Joker-Dienste“ und Pool-Lösungen)

Bietet sich an bei einer Wahrscheinlichkeit des Vertretungseintritts von 50 % und mehr.

Bei Einsatzflexiblen Modellen erfolgt eine bewusste und gewollte Überplanung. Es wird in Erwartung von kurzfristigen Mitarbeiterausfällen ein Arbeitszeitvolumen oberhalb der Regelbesetzung geplant. Gespeist wird dieses Arbeitszeitvolumen aus dem Anteil an Bruttoarbeitszeit der Mitarbeiter, der für kurzfristige Mitarbeiterausfälle im Zuge der Nettoarbeitszeitberechnung in Abzug gebracht wurde. Dieses Arbeitszeitvolumen umfasst ca. 3 – 5 Prozent der gesamten Bruttoarbeitszeit der zu planenden Mitarbeiter. Die Problematik dieses Modells liegt auf der Hand. Die Wahrscheinlichkeit, des passenden Eintritts des Vertretungsfalls (Lage des Dienstes, sich deckende Fachlichkeit) ist letztlich nur bei großen Einrichtungen ab ca. 120 Bewohnern akzeptabel.

Arbeitszeitflexibilität

Einsatzort ist weitestgehend definiert, die Arbeitszeit ist flexibel gestaltet.

(„Standby-Dienste“, Abrufarbeit)

Bietet sich an bei einer Wahrscheinlichkeit des Vertretungseintritts von weniger als 50 %.

Planung von „Vertretungstagen/Standby-Diensten“

Neben den fest vorgesehenen Diensten werden Mitarbeiter bei diesem Modell an „Vertretungstagen“ vorsorglich in Standby-Dienste geplant, an denen sie nach bestimmten Regeln zu Ankündigungsfristen zu einem Vertretungsdienst herangezogen werden können. Wesentlich ist, dass die Sollarbeitszeit des Mitarbeiters durch die potentiellen Vertretungszeiten nicht, oder nicht erheblich überschritten wird. Die mögliche Vertretung erfolgt aus einer geplanten Arbeitszeitreserve heraus. Der jeweilige Mitarbeiter ist an den Tagen seines Standby-Dienstes beispielsweise zwischen 05:00 Uhr und 05:30 Uhr für den ab 06:30 Uhr beginnenden Ersatz-Frühdienst und zwischen 13:00 Uhr und 13:30 für den ab 14:30 Uhr beginnenden Ersatz-Spätdienst erreichbar. Der Standby-Dienst kann für die Mitarbeiter dadurch attraktiv gemacht werden, dass für jeden geplanten Standby-Dienst eine bestimmte Zeitgutschrift gewährt wird, über die der Mitarbeiter im Rahmen des Freizeitausgleichs frei verfügen kann. Da der Arbeitseinsatz im Standby-Dienst ungewiss ist und es zu keinem Vertretungseinsatz kommen kann, ist hier ein Arbeitszeitkonto mit genügender

Bandbreite für Plus- und Minusstunden erforderlich. Bei den so gestalteten Standby-Diensten handelt es sich nicht um Rufbereitschaft, da die Zeiträume für die Arbeitsanforderung und die Arbeitsleistung zeitlich auseinanderfallen.

Springerpool und Aushilfskräfte

Im Modell „Springerpool/Aushilfskräfte" setzen die Einrichtungen durch entsprechende arbeitsvertragliche Vereinbarungen letztlich auf Abrufarbeit, mit den bekannten Problemen der Bestimmungen des Teilzeit- und Befristungsgesetzes. Nach diesen bedarf es der Beachtung bestimmter Ankündigungsfristen für den Arbeitsabruf sowie der Vereinbarung bestimmter Mindesteinsatzstunden. Die organisatorische Steuerung ist folglich nicht frei von Hindernissen und ohne gewisse „praktische Zugeständnisse" der Mitarbeiter und eines gegebenenfalls vorhandenen Betriebsrates nur schlecht und kaum wirtschaftlich sinnvoll durchführbar. Um dieses Modell für die Mitarbeiter attraktiv zu machen, sollten den Springern und Aushilfskräfte zugebilligt werden, im Vorhinein feste freie Tage für die Planung benennen zu können.

Rufbereitschaft

Als Alternative zu den vorgenannten Modellen bietet sich trotz damit einhergehender zusätzlicher finanzieller Belastungen für den Arbeitgeber weiterhin das altbekannte Rufbereitschaftsmodell an.

Externe Vertretungen – Leiharbeitnehmer

Als den Arbeitgeber finanziell am meisten belastendes Modell zur Kompensation ungeplanter Mitarbeiterausfälle ist schließlich der Rückgriff auf Leiharbeitnehmer zu nennen. In diesem Modell gilt es für den Arbeitgeber, die bestehenden Mitbestimmungsrechte des Betriebsrates zu beachten, wobei sich der Abschluss einer diesbezüglich für die Einrichtung maßgeschneiderten Betriebsvereinbarung anbietet. Der Rückgriff auf Leiharbeitnehmer erspart dem Stammpersonal das Einspringen und Kommen aus dem Frei, muss aber relativ teuer bezahlt werden. Anzudenken ist insoweit, ob für den Fall der Fälle der Einsatz von Leiharbeitnehmern nicht auf „empfindliche" Dienste an Wochenenden und Feiertagen beschränkt werden kann.

Nicht ohne den Betriebsrat!

Die Mitbestimmung des Betriebsrates bei der Verteilung und Lage der Arbeitszeit ist das zentrale Mitbestimmungsrecht in der Pflege. Es betrifft Erstellung und Änderung des Dienstplans und damit den gesamten Mitarbeitereinsatz. Die in der jeweiligen Einrichtung anzuwendenden Grundsätze der Erstellung und der Änderung der Dienstpläne müssen in entsprechenden Betriebsvereinbarungen geregelt werden.

FAZIT

Mag die arbeitnehmerfreundliche Einsatzplanung unter gleichzeitiger Beachtung von Bedarfen und Wirtschaftlichkeit auf den ersten Blick wie die Quadratur des Kreises erscheinen, sie ist machbar und zahlt sich aus. Qualifiziertes und motiviertes Personal ist die kostbarste und wichtigste Ressource einer jeden Pflegeeinrichtung. Und im Team verabredete und transparent kommunizierte Regelungen zur Dienstplanung und Dienstplanänderung finden Akzeptanz; auch und gerade durch die Möglichkeit der Mitgestaltung.

Teil II

Vier Schritte im „Regelkreis der Einsatzplanung“

Schritt 1: Qualitative und quantitative Grundlagen der Einsatzplanung

Schritt 2: Arbeitszeitverteilung im Tag- und Nachtdienst

Schritt 3: Dienstplangestaltung

Schritt 4: Dienstplanauswertung und Beurteilung des Mitarbeitereinsatzes

Erster Schritt im „Regelkreis der Einsatzplanung"

1 Qualitative und quantitative Grundlagen der Einsatzplanung

Als Vorbereitung zum Arbeiten mit der Regelkreissystematik ging es auf den vorigen Seiten darum, sich ein Bild bezüglich

- der verfügbaren und planbaren Arbeitszeitanteile zu machen (= Nettoarbeitszeitanteile),
- die Tätigkeiten an direkter und indirekter Pflegearbeit zu strukturieren
- die Definition der Regelbesetzung
- um Berechnungsgrundlagen zur Dienstplanung und
- grundsätzliche arbeitsrechtliche Fragen.

Diese Sachverhalte stellen die Voraussetzungen dafür dar, in den ersten Schritt des Regelkreises der Einsatzplanung einzutreten.
Im ersten Schritt der Regelkreissystematik geht es u.a. um:

- die Ermittlung der Bewohnerstruktur nach quantitativen und qualitativen Kriterien (Pflegegrade, pflegerisch-betreuendem Interventionsbedarf)
- den pflegefachlichen Aspekten der Einsatzplanung (tageszeitlicher Unterstützungsbedarf, erforderliche Qualifikationen)
- die Auswirkungen von differenzierten Wohnformen auf die Dienst- und Einsatzplanung
- die Pflegegrade und die unterschiedlichen Pflegeschlüssel
- die Fachkraftquote sowie Besetzungsvorgaben für den Tag- und Nachtdienst aus den „Landesheimgesetzen".

In diesem ersten Schritt werden bereits entscheidende Weichen gestellt, weil die Berücksichtigung und Kenntnis der im Folgenden zu besprechenden Anforderungen die Voraussetzungen für das Gelingen im Praxistransfer darstellen. Zu oft scheitert die Dienstplangestaltung in der Praxis vor Ort nicht daran, dass die Dienstplanerstellenden dies nicht umsetzen können, sondern weil die nachfolgend beschriebenen Grundlagen nicht als Basis einer zum Erfolg führenden bewohner- und mitarbeiterorientierten Einsatzplanung einbezogen worden sind.

Die Dienstplanung befindet sich nach der Ampelsystematik im grünen Bereich, wenn der beschriebene Schritt 1 der Regelkreissystematik zum Ergebnis hat, dass die Bewohnerstruktur – qualitativ und quantitativ – bekannt ist und die dabei ge-

Kriterien/Festlegungen zur Mitarbeiterzahl: Pflegeschlüssel, Budget, Leistungsnachfrage etc.

1. Schritt

Qualitative und quantitative Grundlagen der Dienstplanung

Gesetzliche/vertragliche Grundlagen

4. Schritt

Dienstplanauswertung und Beurteilung des Mitarbeitereinsatzes

Bewohnerstruktur, Mitarbeiterstruktur

2. Schritt

Mitarbeitereinsatzplanung im Tag- und Nachtdienst

Tägl. Einsatzplanung: Stecktafel, Ablaufbeschreibungen, Tourenplanungen

Pflegeleitbild/Pflegekonzept

3. Schritt

Dienstplanerstellung und -gestaltung Planung von Arbeitsabläufen

wonnenen Erkenntnisse sich in der Arbeitszeitgestaltung widerspiegeln. Darüber hinaus ist bekannt, welche Pflegeschlüssel der Planung zugrunde liegen und welche Regelungen aus Gesetzen und Verträgen bei der Planung Berücksichtigung finden müssen.

1.1 Bedeutung der Bewohnerstruktur für die Dienstplanung

KAPITELMERKSÄTZE

- Die Arbeitszeitgestaltung berücksichtigt die Anforderungen, welche sich ableitend aus der Bewohnerstruktur ergeben.
- Die Dienstplanung muss berücksichtigen, dass Arbeitszeiten und Besetzung von Diensten nichts Starres sind, sondern wechselnden Bewohnerbedarfen angepasst werden müssen.

Die Bewohnerstruktur hat sich in den vergangenen 10 – 15 Jahren in einem großen Ausmaß verändert. Dazu beigetragen haben Veränderungen in der Gesetzgebung des Bundes- und der Länder mit Auswirkungen auf den teil-/vollstationären Altenhilfebereich. Das zeigt schon der Begriff „Teilstationär"; gerade dieser „Teil" hat erhebliche Veränderungen in den Pflegeeinrichtungen erfahren. Insgesamt zeigt sich folgendes Bild aus den vergangenen Jahren:

- Ein weiter fortschreitender Abbau an Klinikbetten verbunden mit Verschiebungen in quantitativ/qualitativer Hinsicht bis dato klinikpflichtiger Patienten in die Pflegeeinrichtungen.
- Der politisch weiter forcierte Ausbau des ambulanten Sektors führt dazu, dass zunehmend schwerstpflegebedürftige Bewohner in die Pflegeeinrichtungen kommen. Die Pflege-Stärkungsgesetze aus den Jahren 2015 – 2017 haben diese Zielsetzung kontinuierlich fortgeführt. Damit bilden sich veränderte Angebotsformen im Bereich der Pflegeversicherung in Bezug auf die Möglichkeiten der Inanspruchnahme von Tages- und Kurzeitpflege heraus.
- Die Überleitungsregelung nach § 140 Abs. 1 SGB XI (PSG II) hat zum Jahreswechsel die Bewohnerstruktur quantitativ in höhere Pflegegrade übergeleitet als dies langfristig der Fall sein dürfte (EVIS Studie Rothgang).
- Eine kontinuierlich abnehmende Verweildauer mit inzwischen durchschnittlich 29,9 Monaten; bei Männern 18, bei Frauen 35 Monaten (Alters-Institut gGmbH, 2015).
- Die Pflegeeinrichtungen werden zunehmend zu Sterbeorten. 2015 sind von insgesamt 925.239 jährlichen Sterbefällen ca. 340.000 in stationären Pflegeeinrichtungen verstorben. Das Hospiz- und Palliativgesetz hat Anforderungen an stationäre Pflegeinrichtungen, aber wenig wirkliche Unterstützung gebracht. Die Mitarbeiter müssen die Diskrepanz zwischen Anspruch und Realität erleben.

All diese Faktoren haben bereits zu einem umfassenden Strukturwandel bezüglich des Klientels und der damit verbundenen Anforderungsprofile in den Pflegeeinrichtungen beigetragen. Die Bewohnerfluktuation hat damit ein nie zuvor dagewesenes Ausmaß erreicht.

War die Dienstplanung zu früheren Zeiten aufgrund konstanter Belegungssituationen und vorhersehbaren Klientelstrukturen relativ gleichmäßig und „einfach" zu planen, so ist sie in den letzten 10 Jahren zunehmend von Unvorhersehbarkeiten geprägt. Im Prinzip müsste der Planer über hellseherische Fähigkeiten verfügen, um diesen Anforderungen innerhalb der Dienstplanung vorab Rechnung tragen zu können. Insbesondere bei Einrichtungen mit den Angeboten integrierter Tages- und Kurzzeitpflegeplätze bedarf die Dienstplanung kurzfristiger Besetzungsanpassungen auf die sich wechselnden Belegungssituationen insbesondere zu den Ferienzeiten der Bundesländer. Veränderungen der Pflegegrade nach Neueinstufung über das NBI ab 2017, aber auch in Verbindung mit der genannten Pflegeüberleitung zum Jahreswechsel 2016/2017 haben massive Auswirkungen in Bezug auf die Bewohnerstruktur mit sich gebracht. Insofern sind gerade Anforderungen mancher Betriebsräte, welche sich durchaus auf gesetzliche Grundlagen stützen, die Dienstpläne wochenlang vor Inkrafttreten zur Genehmigung vorgelegt zu bekommen, weltfremd und nicht in Übereinstimmung mit den heutigen Anforderungen aus der Bewohnerstruktur und im Wettbewerb der Einrichtungen untereinander in Einklang zu bringen. Dazu bedarf es pragmatischer Lösungen.

Dazu kommt eine völlig veränderte Situation auf dem Arbeitsmarkt im Sektor der Pflegemitarbeiter, nicht nur der Fachkräfte – vom Anbieter zum Nachfragemarkt. Das Ende dieser Entwicklung ist noch nicht in Sicht, im Gegenteil: es ist mit einer weiteren Verschärfung der Lage zu rechnen. Die Dienstplanenden müssen sich heute – wollen sie überhaupt Fachkräfte im Umfang der (noch) geltenden Fachkraftquote analog zu den Landesheimgesetzen und deren ausführenden Bestimmungen erzielen – soweit nur möglich deren Arbeitszeitwünschen in einem gewissen Korridor entgegenbewegen *(siehe Teil I/1.8)*. Das ist in der praktischen Umsetzung mit vielerlei Problemen verbunden. Mitarbeiter, mit bereits bestehenden Arbeitsverträgen fragen an, warum neue Kolleginnen Sonderregelungen erhalten und nicht sie. Das bedeutet, es muss soweit wie möglich innerhalb der Teams ein Konsens gefunden worden, der verdeutlicht, dass nicht nur hinzukommende Mitarbeiter einen Vorteil haben, sondern auch das Team, weil sich durch Erhöhung der Fachkraftanzahl in Folge von Neueintritten deren Aufgaben auch auf mehrere Schultern verteilen. Gleichermaßen müssen diese veränderten Arbeitszeitstrukturen in Übereinstimmung mit den Wünschen und Bedürfnissen der Bewohner gebracht werden. Das zeigt, dass zunehmend auch im stationären Bereich ähnlich wie in ambulanten Tourenplanungen Arbeitsabläufe mehr denn je sorgfältig geplant sein müssen, um dieser Vielfalt an Anforderungen gerecht werden zu können.

Unter dem Stichwort „Bedeutung der Bewohnerstruktur“ geht es darum, den pflegerisch-medizinischen Interventionsbedarf, welcher eine Verbindung aus den

- pflegerischen Anforderungen (Pflegediagnosen),
- den medizinischen Diagnosen und
- nicht zuletzt aus der Erwartungshaltung seitens der Interessenpartner an die Einrichtungen darstellt, unmittelbar in die Gestaltung der Dienstleistungen einzubinden.

Damit dies jedoch gelingt, müssen

- die Verteilung der Arbeitszeiten (= Länge und tageszeitliche Lage der Dienste),
- die Stärke der Schichtbesetzungen und
- die dafür erforderlichen Qualifikationen

mit in die Planung einbezogen werden. In der Praxis ist jedoch nicht selten das Gegenteil der Fall: Es wird der überwiegend zum Scheitern verurteilte Versuch unternommen, neue Angebote in die bestehenden Arbeitszeitstrukturen einzubinden, was häufig misslingen muss, weil diese Strukturen letztendlich unter vollkommen veränderten Rahmenstrukturen eines komplett anderen Umfelds entstanden sind und – was nicht vergessen werden darf – gleichwohl zu dem damaligen Zeitpunkt durchaus ihre Daseinsberechtigung hatten. Betrachtet man allein die Dynamik, mit welcher sich das Wissen um den allgemein anerkannten Stand medizinisch-pflegerischer Erkenntnisse in dem Betrachtungszeitraum gewandelt hat, zeigt sich, wie kurz die Halbwertzeit für Anpassungen geworden ist und wie wichtig eine kontinuierliche Betrachtung der Arbeitszeitgestaltung in Verbindung mit dem Interventionsbedarf aus der Bewohnerstruktur heraus geworden ist. Dabei müssen durchaus kritisch „Modetrends“ von fachlichen Anforderungen unterschieden werden.

Die Bewohnerstruktur kann am einfachsten in zwei Grobkomponenten aufgeteilt werden: in eine quantitative und eine qualitative Komponente.

Die QUANTITATIVE KOMPONENTE erfordert es, die Entwicklung der Pflegebedürftigkeit nach Pflegegraden kontinuierlich zu erfassen; es empfiehlt sich die tagesbezogene Variante. Das sollte gar nicht von dem Dienstplanenden durchgeführt werden müssen; wichtig ist es, dass es einrichtungs- oder trägerbezogenen eine Stelle gibt, welche diese Auswertung durchführt und die Erkenntnisse daraus an die Dienstplanenden regelmäßig rückmeldet. *(siehe Schaubild II/1.1.0)*

Für die Einsatzplanung stellt diese quantitative Erhebung zunächst unabhängig von der Tatsache, ob eine Einstufung durch den Medizinischen Dienst der Krankenkassen im Einzelfall bedarfsgerecht erfolgt oder nicht, ein wesentliches quantitatives Kriterium zur Beurteilung der Entwicklung der Pflegebedürftigkeit innerhalb eines

Bereichs, der Bereiche unter- und zueinander und innerhalb der gesamten Einrichtung bzw. eines Trägerverbunds dar. Letztlich ergibt sich daraus auch unmittelbar die Besetzung im Dienstplan. *(siehe Teil II/2.2)*

Die Mitarbeitereinsatzplanung richtet sich nicht nur nach der quantitativen Verteilung der Pflegebedürftigkeit/Pflegegrade, sondern muss einen möglicherweise wechselnden Arbeitsanfall nach Pflegegraden u. a. in ihre Arbeitszeitgestaltung und Ablaufplanung einbinden. Zur Transparenz für die Mitarbeiter und deren Beteiligung an sachgerechten Einstufungen sollte eine derartige Übersicht zur Einsichtnahme für alle Beteiligten in den Diensträumen verfügbar sein. Bei der Bezugnahme des Mitarbeitereinsatzes hinsichtlich des wechselnden Pflegegrademix geht es dabei nicht um ständige kurzfristige Arbeitszeitanpassungen, sondern um strategisch geplante verlässliche Besetzungen, welche ihre Grundlage aus einer kontinuierlichen Beobachtung der quantitativen Entwicklung der Bewohnerstruktur schöpfen (= Übereinstimmung von Regelbesetzung und Bewohnerstruktur).

Die QUALITATIVE KOMPONENTE bezieht jetzt u. a. die Pflegediagnosen mit ein, welche sich aus der individuellen Pflegebedürftigkeit in Verbindung mit den medizinischen Diagnosen ergeben.

- Die Erhebungen zu den Pflegediagnosen unter Einbezug der medizinischen Diagnosen sollen eine Aussage dahingehend machen, welcher individuelle Unterstützungsbedarf in der Einrichtung gegeben ist und welche Auswirkungen dies auf die Mitarbeitereinsatzplanung der einzelnen Arbeitsbereiche hat. Dies lässt sich aus der rein quantitativen Pflegegradeverteilung nicht ablesen.

Beispiel: Es gibt in einem Wohnbereich sehr viele Bewohner mit demenziellen Krankheitsbildern. Welche Auswirkungen haben tagesstrukturierende Angebote auf die Arbeitszeitgestaltung im Verlauf über 24 Stunden und an welchen Wochentagen und zu welchen Tageszeiten werden die speziellen zusätzlichen Angebote bereitgehalten? Werden diese Angebote zu den Tagen und Uhrzeiten angeboten, wann es für die Bewohner mit ihrem erforderlichen Interventionsbedarf einen Sinn ergibt oder werden Maßnahmen dann angeboten, wann es die bestehenden Arbeitszeitstrukturen der Mitarbeiter ermöglichen?

Die Verbindung von pflegerischen und medizinischen Diagnosen hat eine enorme Auswirkung auf die Arbeitszeitgestaltung. Wie unterschiedlich sich die Pflegebedürftigkeit in ein und demselben Pflegegrad darstellt, wissen alle Praktiker. Daran hat auch das NBI nicht viel geändert. Ebenso haben die Krankheitsbilder enorme Auswirkungen auf den pflegerisch/betreuenden Interventionsbedarf aufgrund der unterschiedlichen Ausprägungen bei ein und demselben Krankheitsbild. Umso wichtiger ist es, über

April 2018	1	2	3	4	5	6	7	8	9	10	11	12	13	14
Anzahl Bewohner														
Pflegegrad 0														
Pflegegrad 1	4	4	4	4	4	2	2	2	2	2	0	0	0	2
Pflegegrad 2	15	15	15	15	15	15	15	15	15	15	15	15	15	15
Pflegegrad 3	26	26	26	26	26	28	28	28	28	28	30	26	26	26
Pflegegrad 4	15	15	15	15	15	18	18	18	18	18	15	15	15	15
Pflegegrad 5	10	10	10	10	10	7	7	7	7	7	10	10	10	10
Summe	**70**	**70**	**70**	**70**	**70**	**70**	**70**	**70**	**70**	**70**	**70**	**66**	**66**	**68**
Stellenanteile														
Pflegegrad 0														
Pflegegrad 1	0,89	0,89	0,89	0,89	0,89	0,45	0,45	0,45	0,45	0,45	0,00	0,00	0,00	0,45
Pflegegrad 2	4,30	4,30	4,30	4,30	4,30	4,30	4,30	4,30	4,30	4,30	4,30	4,30	4,30	4,30
Pflegegrad 3	10,53	10,53	10,53	10,53	10,53	11,34	11,34	11,34	11,34	11,34	12,15	10,53	10,53	10,53
Pflegegrad 4	7,89	7,89	7,89	7,89	7,89	9,47	9,47	9,47	9,47	9,47	7,89	7,89	7,89	7,89
Pflegegrad 5	5,81	5,81	5,81	5,81	5,81	4,07	4,07	4,07	4,07	4,07	5,81	5,81	5,81	5,81
Stellen Soll	29,43	29,43	29,43	29,43	29,43	29,62	29,62	29,62	29,62	29,62	30,15	28,53	28,53	28,98
Stellen Ist	28,99	28,99	28,99	28,99	28,99	28,99	28,99	28,99	28,99	28,99	28,99	28,99	28,99	28,99
Abweichung	**-0,44**	**-0,44**	**-0,44**	**-0,44**	**-0,44**	**-0,63**	**-0,63**	**-0,63**	**-0,63**	**-0,63**	**-1,16**	**0,46**	**0,46**	**0,01**
Pflegeschlüssel														
Pflegegrad 1	4,47													
Pflegegrad 2	3,49													
Pflegegrad 3	2,47													
Pflegegrad 4	1,90													
Pflegegrad 5	1,72													

Schaubild II/1.1.0: Quantitative Bewohnerstruktur

ein einrichtungsinternes Risikomanagement zu verfügen, welches auf einen Blick unkompliziert und punktgenau den Unterstützungsbedarf belegt. Die dabei gewonnenen Erkenntnisse haben in Folge unmittelbare Auswirkungen auf die Einsatzplanung.

Beispiel 1: In einem Wohnbereich besteht bei einer Vielzahl von Bewohnern ein erheblicher Hilfebedarf beim Anreichen des Essens. Damit benötigt dieser Arbeitsbereich im Gegensatz zu den anderen eine verstärkte Besetzung zu diesen Tageszeiten.

Beispiel 2: Ein anderer Wohnbereich hat einen hohen Anteil an pflegebedürftigen Bewohnern, welche sehr mobil sind, mit verstärkten Unterstützungsbedarf in tagesstrukturierenden Maßnahmen, aber wenig Hilfestellung bei den Mahlzeiten benötigen. Das bedeutet, dass beispielsweise für diese Tätigkeiten eine verstärkte Präsenz in der tageszeitlich passenden Besetzung der Dienste erforderlich ist.

15	16	17	18	18	20	21	22	23	24	25	26	27	28	29	30	31
2	2	2	1	1	1	1	1	1	2	2	2	2	2	2	2	
15	15	15	15	15	15	15	15	15	15	15	15	15	15	15	15	
26	28	28	28	28	28	28	26	26	26	26	26	26	26	26	26	
15	17	17	17	17	17	17	15	15	15	15	15	15	15	15	15	
10	8	8	8	8	10	10	10	10	10	10	10	10	10	10	10	
68	**70**	**70**	**69**	**69**	**71**	**71**	**67**	**67**	**68**	**68**	**68**	**68**	**68**	**68**	**68**	
0,45	0,45	0,45	0,22	0,22	0,22	0,22	0,22	0,22	0,45	0,45	0,45	0,45	0,45	0,45	0,45	
4,30	4,30	4,30	4,30	4,30	4,30	4,30	4,30	4,30	4,30	4,30	4,30	4,30	4,30	4,30	4,30	
10,53	11,34	11,34	11,34	11,34	11,34	11,34	10,53	10,53	10,53	10,53	10,53	10,53	10,53	10,53	10,53	
7,89	8,95	8,95	8,95	8,95	8,95	8,95	7,89	7,89	7,89	7,89	7,89	7,89	7,89	7,89	7,89	
5,81	4,65	4,65	4,65	4,65	5,81	5,81	5,81	5,81	5,81	5,81	5,81	5,81	5,81	5,81	5,81	
28,98	29,68	29,68	29,46	29,46	30,62	30,62	28,76	28,76	28,98	28,98	28,98	28,98	28,98	28,98	28,98	
28,99	27,99	27,99	27,99	27,99	27,99	27,99	27,99	29,99	29,99	29,99	29,99	29,99	29,99	29,99	29,99	
0,01	**-1,69**	**-1,69**	**-1,17**	**-1,17**	**2,63**	**2,63**	**-0,77**	**1,23**	**1,01**	**1,01**	**1,01**	**1,01**	**1,01**	**1,01**	**1,01**	

Damit wird deutlich, welche Bedeutung die individuelle Berücksichtigung der Auswirkungen von Pflegebedürftigkeit des Einzelnen und in Folge aller Bewohner dieses Wohnbereiches für die Arbeitszeitgestaltung heute hat. Gleichermaßen wird damit aber auch ersichtlich, dass sich Arbeitszeitgestaltung fließend wechselnden Bedürfnissen des jeweiligen Klientels anpassen muss.

Nicht die Vielzahl unterschiedlicher Arbeitszeiten macht eine qualitative Aussage hinsichtlich der Reaktionsmöglichkeiten auf unterschiedliche Bewohneranforderungen, sondern eine gezielte und abgestimmte Arbeitszeitgestaltung. Das kann auch mit weniger unterschiedlichen Arbeitszeiten erreicht werden, wenn diese Hand in Hand mit einem durchdachten Mix unterschiedlicher Anstellungsverhältnisse erreicht werden können. Eine Arbeitszeitgestaltung, welche ihre planerischen Grundlagen auf den individuell erhobenen Hilfe- und Unterstützungsbedarf der Bewohner aufbaut, sichert die verantwortlichen Mitarbeiter in Bezug auf mögliche organisatorische Versäumnisse massiv ab, weil die Arbeitszeitgestaltung als passende Rahmenstruktur (= Strukturqualität) Voraussetzung für eine sach- und fachgerechte Leistungserbringung (= Prozessqualität) ist. Gleichzeitig gewährleistet dies eine Einsatzplanung, welche auf fachlichen Anforderungen aufbaut und sich durch eine kontinuierliche Beobachtung der Entwicklung fortlaufend an den Bedürfnissen ihrer Klienten ausrichtet.

Diese veränderten Anforderungen erfordern allerdings auch Weitsichtigkeit anstelle von starrem Denken bei (manchen) Heimaufsichtsbehörden. Flexible Arbeitszeiten bei den Mitarbeitern – adaptiert an spezielle Bewohnerbedürfnisse und den sich daraus ergebenden Notwendigkeiten – bringen es unter Einbezug der beschriebenen Fachkraftsituation zwangsweise mit sich, dass nicht zu allen Tageszeiten gleich viele Fachkräfte im Dienst sind, sondern die Fachkraftbesetzung – abgesehen von einer einrichtungsintern (nicht wohneinheitsintern) definierten Basisbesetzung – sich an den wechselnden Erfordernissen des (wohneinheitsbezogenen) Klientels ausrichtet. Das bedeutet, dass in einem Wohnbereich mehr Fachkräfte im Einsatz sind und möglicherweise in zwei anderen zusammen nur eine Pflegefachkraft.

Das wiederum erfordert bei den Heimaufsichtsbehörden in der Tat eher eine gedankliche und inhaltliche Auseinandersetzung mit den beschriebenen Anforderungen des Bewohnerklientels als ein rein zahlenmäßiges Prüfen von Dienstplänen, wird aber den jeweiligen Zielsetzungen der entsprechenden landesgesetzlichen Vorgaben mehr entsprechen als ein gießkannenmäßiges Quoten-Verteilen von Pflegefachkräften in der Einrichtung ohne Berücksichtigung der individuellen Bewohnerbedarfe.

In *Teil II/2.2* „Vom Pflegeschlüssel zu der Dienstplanbesetzung“ ist detailliert ein Weg beschrieben, der zeigt, wie die Bewohnerstruktur bei der Arbeitszeitgestaltung innerhalb der Dienstplanung umgesetzt werden kann.

FAZIT

- Die Bewohnerstruktur muss sowohl in der beschriebenen qualitativen als auch in quantitativer Hinsicht kontinuierlich beobachtet werden, um ggf. den Bedarf an Arbeitszeitanpassungen zur Umsetzung einer tageszeitlich bewohnerbezogenen Pflege- und Betreuungsarbeit rechtzeitig zu erkennen und zu gewährleisten.
- Diese Veränderungen schließen die Überprüfung des daraus resultierenden tageszeitlichen Fachkrafteinsatzes mit ein.

FRAGEN AN DEN JURISTEN

- *Wie sage ich dem Betriebsrat, dass sich verändernde Bewohnerstrukturen auch Anpassungen bei den Arbeitszeiten erfordern und heimvertragliche Bewohnerbedürfnisse, die zudem in den Verträgen mit den Pflegekassen vereinbart sind, nicht unberücksichtigt bleiben können?*
  Antwort: Die Mitbestimmungsrechte des Betriebsrates umfassen nicht die Frage, mit welcher Schichtbesetzung der Arbeitgeber arbeiten will/muss. Da der Betriebsrat aber dem Dienstplan vor Inkrafttreten mit Blick auf die Verteilung der Arbeitszeiten der Mitarbeiter zustimmen muss, ist es natürlich von Vorteil, dem Betriebsrat den jeweils erforderlichen Mitarbeiterbedarf in Abhängigkeit von der jeweiligen Bewohnerstruktur darzulegen.

- *Was kann ich machen, wenn ich erkenne, dass zwingend Änderungen der Arbeitszeiten durchgeführt werden müssten, der Betriebsrat dies aber ablehnt? Komme ich dann nicht in ein Organisationsverschulden?*
  Antwort: Es ist dringend anzuraten, in einer Betriebsvereinbarung zu den Grundsätzen der Dienstplangestaltung zwischen Arbeitgeber und Betriebsrat Regelungen bindend festzulegen, wie mit kurzfristig erforderlichen Dienstplanänderungen umzugehen ist *(siehe auch Teil I/2.9)*. Eine vom Betriebsrat verweigerte Zustimmung zu einer Änderung der generellen Schichtlängen, welche ebenfalls der Mitbestimmung des Betriebsrates unterliegt, muss zur Not vom Arbeitgeber vor dem Arbeitsgericht gegen den Betriebsrat eingeklagt werden. Ein Organisationsverschulden kann nur angenommen werden, wenn der Arbeitgeber vorwerfbar nicht alle zumutbaren Maßnahmen ergreift, um die erforderliche Pflege zu erbringen und dadurch Bewohner zu Schaden kommen.
  Wenn ich dem Betriebsrat den Dienstplan zur Genehmigung vorlege und sich danach aufgrund von veränderten Bewohneranforderungen innerhalb dieses Planungszeitraums Änderungserfordernisse ergeben, wie verhalte ich mich dann korrekt? Die Bewohner haben doch auch einen heimvertraglichen Rechtsanspruch oder bedeutet der weniger als die Anforderungen des Betriebsrates?
  Antwort: Jede Dienstplanänderung bedarf grundsätzlich der Zustimmung des Betriebsrates. Selbstverständlich hat der Betriebsrat bei der Ausübung seiner Rechte immer auch die berechtigten Belange des Unternehmens im Blick zu behalten. Es gibt allerdings keine Vorschrift, die besagt, dass die Bewohnerrechte den Mitbestimmungsrechten des Betriebsrates vorgehen. Arbeitgeber und Betriebsrat haben stets vertrauensvoll nach gemeinsamen Lösungen zu suchen. Diese Vorgabe ist ohne jeden Zweifel eine immer wiederkehrende Herausforderung im Planungsalltag. Der Arbeitgeber sollte hier beispielsweise durch ausgeklügelte Betriebsvereinbarungen zu den Grundsätzen der Dienstplangestaltung vorsorgen. In Notsituationen muss der Arbeitgeber ohne die Zustimmung des Betriebsrates handeln und darf dies auch. Anweisungen und Maßnahmen des Arbeitgebers in Notfällen sind grundsätzlich mitbestimmungsfrei.

1.2 Pflegefachliche Auswirkungen auf die Dienstplanung

KAPITELMERKSÄTZE

- Die tageszeitliche Lage der Arbeitszeiten ergibt sich aus der Bewohnerstruktur und dem daraus resultierenden pflegerisch-betreuenden Interventionsbedarf.
- Die Stärke der Schichtbesetzungen und der erforderliche Fachkrafteinsatz ergeben sich aus den pflegerisch-betreuenden Anforderungen der Bewohnerstruktur und den quantitativen und qualitativen Vorgaben aus den vertraglichen Vereinbarungen.
- Zusätzliche administrative Anforderungen müssen im Vorfeld der Erarbeitung eines Dienstplanbesetzungsprofils kalkulatorisch mitberücksichtigt werden.

Aus den in dem Kapitel „Bedeutung der Bewohnerstruktur für die Dienstplanung" *Teil II/1.1* beschriebenen Grundlagen ergeben sich unmittelbare Auswirkungen auf die Arbeitszeitgestaltung innerhalb der Dienstplanung. Aus der Kenntnis der konkreten fachlichen Anforderungen lässt sich somit erkennen, ob die Arbeitszeitstrukturen der Pflegeeinrichtung mit den Anforderungen an eine sach- und fachgerechte Pflegearbeit übereinstimmen.

Unabhängig von den Vorgaben der jeweiligen landesspezifischen Personalverordnungen – welche diese Details im Wesentlichen gar nicht berücksichtigen – geht es dabei darum, dass die verantwortliche Pflegefachkraft ihre Rückschlüsse daraus zieht,

- zu welchen Tageszeiten,
- zu welchen Tätigkeiten,
- auf welchen Wohnbereichen
- wie viele Pflegefachkräfte

eingesetzt werden müssen.

Beispiel: Aus den Resultaten des einrichtungsinternen Risikomanagements lässt sich ein bewohnerbezogener größerer Unterstützungsbedarf beim Essen in Bezug auf eine erhöhte Aspirationsgefahr in Verbindung mit entsprechenden ärztlichen Diagnosen ableiten. Das führt dazu, dass hier verstärkt Pflegefachkräfte oder zumindest speziell geschulte Mitarbeiter zum Einsatz kommen müssen. Insofern besteht immer eine Wechselwirkung von Erkenntnissen aus dem Risikomanagement in Übereinstimmung mit dem bestehenden Mitarbeitereinsatz und dem pflegerischen Interventionsbedarf. Ggf. belegen diese Erkenntnisse auch einen vorliegenden erforderlichen Korrekturbedarf bei der Dienstplanung.

Eine Arbeitszeitgestaltung, welche als einzige Strukturen 7,7- oder 8,00-Stunden-Schichten mit endlosen Überlappungszeiten und im Wesentlichen die gleiche tageszeitliche Lage des jeweiligen Früh- und Spätdienstes ausweist, wird den heutigen Anforderungen resultierend aus einem sehr differenzierten Bewohnerklientel nicht gerecht. Hier ist zu bedenken, dass die „Gemeinsamen Maßnahmen und Grundsätze für die Qualität und Qualitätssicherung sowie für die Entwicklung eines einrichtungsinternen Qualitätsmanagements" gem. § 113 SGB XI v. 27.05.2011 die Anforderungen an die Dienstplanung unter Pkt. 3.5 recht lapidar beschreiben: *„Die Dienstplanung erfolgt durch die jeweils Verantwortlichen bewohnerorientiert nach den Notwendigkeiten einer ausreichenden und zweckmäßigen Pflege, sozialen Betreuung, Unterkunft und Verpflegung".*

Darüber hinaus dürfen die hinzukommenden Anforderungen, welche sich aus pflegefachlich qualitativer Sicht als Bestandteil der in *Teil I/1.4* beschriebenen indirekten Pflegeleistungen ergeben, zeitlich nicht unberücksichtigt bleiben. Der erforderliche Zeitbedarf für Pflegevisiten, Pflegeplanungszeiten, Fallbesprechungen etc. muss im groben zeitlichen Umfang ermittelt und im Rahmen der Dienstplangestaltung in die Arbeitsorganisationsplanungen mit einbezogen werden. Die Vorstellung, dass der nachträgliche „Einschub" in die bereits bestehende Arbeitsablaufplanung möglich ist, kann nur rein theoretisch unter einem etwas praxisfernen Blickwinkel gelingen. Der Alltag mit seinen Zwängen sieht dagegen anders aus. Deswegen stellt es eine Pflicht der mit der Dienstplanung beauftragten verantwortlichen Mitarbeiter dar:

- die regelmäßig auszuführenden indirekten Pflegeleistungen aufzulisten,
- die dazu erforderlichen Qualifikationen/Funktionen zu benennen,
- die Häufigkeit/den Zeitaufwand dieser Arbeiten zu benennen und
- den dafür erforderlichen Aufwand an Arbeitszeit planerisch zu berücksichtigen.

Dafür müssen die erforderlichen Administrationszeiten für die Leitungen der Wohneinheiten oder andere darüber hinausgehende zusätzliche Anforderungen eingeplant werden; ein Negieren tatsächlicher Bedarfe löst die bestehende Problematik nicht. Das erfordert einen konsequenten Einbezug dieser Tätigkeiten in die Arbeitszeitgestaltung. Es handelt sich bei den bestehenden Qualitätsanforderungen um vertragliche Vereinbarungen mit den Kostenträgern, welche – unabhängig von der Sichtweise des Einzelnen – zu leisten sind und somit als Arbeitszeitkontingent innerhalb der Dienstplanung zu berücksichtigen sind. Die Fragestellung, wie viel Arbeitszeit dafür zu veranschlagen ist, lässt sich nur aus der einrichtungsintern geplanten Aufgabenverteilungen auf die einzelnen Positionen erkennen. Ein Beispiel dazu ist in *Teil I/1.4* mit dem *Schaubild I/1.4.1* nachvollziehbar. Letztlich hängt es von der Größe der Einrichtung und damit der Anzahl derjenigen Mitarbeiter ab, welche die einzelnen Aufgaben in welcher Häufigkeit übernehmen.

Auch die Frage nach den vieldiskutierten Zeiten für Notfälle sollten dabei angesprochen werden. Nach der in *Teil I/1.4* beschriebenen Vorgehensweise gilt es, Tätigkeiten zu erfassen und deren Verantwortlichkeiten abzuklären. Notfälle kommen sicherlich vor, sind aber nicht planbar und können somit aus Gründen der Vorgaben zur Dienstplanung auf Basis der Pflegeschlüssel oder anderer vertraglicher Vereinbarungen keine (zeitliche) tägliche Berücksichtigung finden. Dass derartige Situationen dennoch im Zuge der Dienstplanung bei Fachkräften inhaltlich in der Quantität des Arbeitsablaufs zu berücksichtigen sind, ist eine arbeitsorganisatorische Frage.

Aufgrund der hier beschriebenen Anforderungen wäre es ein gefährlicher Trugschluss zu glauben, dass Problemstellungen in der bestehenden Arbeitszeitgestaltung allein durch Arbeitszeitveränderungen ohne Anpassungen bestehender Strukturen durch einen Umstieg auf Basis der 5-, 5,5- oder 6-Tage-Woche gelöst werden können. Es muss zunächst der individuelle Bewohnerbedarf ermittelt werden. Dass dieser im Ergebnis immer ein gewisser Kompromiss zwischen den Bedürfnissen der Bewohner und denen der Mitarbeiter ist, braucht nicht infrage gestellt zu werden. Der grundsätzliche Ansatzpunkt für eine Planung muss aber der kundenorientierte Blickwinkel sein.

In dem Abschnitt zur „Definition der Regelbesetzung", *Teil I/1.3* ist beschrieben, dass diese zur Transparenz der Besetzungsplanung gegenüber allen Beteiligten in Form von Dienstplanbesetzungsprofilen dargestellt werden kann. Innerhalb dieser Besetzungsprofile sollte neben der grundsätzlichen Darstellung der Regelbesetzungen auch definiert sein, welche Dienste mit welchen Längen in der Regel von Pflegefachkräften besetzt werden. Dies dient in einem hohen Maße der Absicherung der verantwortlichen Mitarbeiter, weil dieser zentrale Aspekt nicht der Beliebigkeit des Handelns unterliegen darf. Darüber hinaus stellt das Dienstplanbesetzungsprofil gleichzeitig eine Dienstanweisung und eine pflegefachliche Vorgabe seitens der Verantwortlichen Pflegefachkraft an die dienstplanerstellenden Mitarbeiter dar, welche nicht ohne Rücksprache geändert werden darf. Im Idealfall hängt das Besetzungsprofil in seiner aktuell gültigen Form neben dem Dienstplan aus; der Tausch von Diensten darf damit nur auf Basis dieser Hintergrundinformationen zum Dienstplan erfolgen.

Das bedeutet, dass ein Tauschen von Diensten der Mitarbeiter untereinander immer nur

- innerhalb der im Dienstplanbesetzungsprofil beschriebenen Qualifikationen (= QUALITATIVER FAKTOR),
- innerhalb der Stärke der Schichtbesetzungen (Mitarbeiteranzahl) und
- innerhalb der gleichen Schichtlängen erlaubt sind (QUANTITATIVER FAKTOR).

Damit wird einerseits ein Einbruch in der qualitativen Besetzung der Dienste verhindert und gleichzeitig ein Überschreiten des kalkulierten Stunden-/Stellenbudgets verhindert, weil ein kurzer Dienst von beispielsweise 4 Stunden nicht plötzlich durch einen Dienst mit möglicherweise 8 Stunden ersetzt wird, nur weil zwei Mitarbeiter mit unterschiedlichen Anstellungsverhältnissen ihren Dienst tauschen.

Die Kenntnis der individuellen Pflegeanforderungen aus der quantitativen und qualitativen Bewohnerstruktur und der daraus resultierenden Risikopotenziale kann auch die Grundlage dafür sein, bei Verfügbarkeit von nur wenigen Pflegefachkräften, zu entscheiden, auf welchen Wohneinheiten vorrangig eine Fachkraft präsent sein muss. Dies steht nicht im Widerspruch zu den Landesheimpersonalverordnungen, sondern belegt im Gegenteil professionelles Handeln (= bedarfsgerechter und bestimmungsgemäßer Mitarbeitereinsatz) Oberverwaltungsgericht Nordrhein-Westfalen, Urteil vom 21.06.2004, AZ: 4 A 151/01. Nicht die Fachkraftverteilung nach dem Gießkannenprinzip wird den individuellen fachlichen Anforderungen aus der Bewohnerstruktur heraus gerecht, sondern der gezielte Fachkrafteinsatz, der in Bezug auf die Anforderungen gefahrgeneigter Interventionsbedarfe des einzelnen Pflegebedürftigen Rechnung trägt.

Neben der tageszeitlichen Verteilung der Arbeitszeit und der Stärke der Schichtbesetzungen haben die „Rahmenstrukturen" zur Arbeitszeitgestaltung, welche sich aus dem Träger- und Pflegeleitbild ableiten lassen, eine Auswirkung auf die unmittelbare tageszeitliche Leistungserbringung für die Bewohner. Dienstbeginn und Dienstende sowie die Stärke der personellen Besetzungen der Dienste – vor allem unmittelbar zu Dienstbeginn und Dienstende – haben eine erhebliche Außenwirkung und gleichzeitig eine immense Aussagekraft für Fachleute (externe Qualitätsprüfungen). Jeder kann sich bei einem Dienstende um 20.00 Uhr in Verbindung mit einer bestimmten Besetzung der Dienste und einer Bewohneranzahl mit entsprechender Pflegegradverteilung leicht vorstellen, wann abendliche Pflegevorgänge oder zuvor das Abendessen ablaufen und vor allem wie lang die Nacht sich für die Bewohner hinzieht; von einer sich verstärkenden Arbeitsspitze bei zunehmendem abendlichem Pflegebedarf in einem kürzeren Zeitraum in Folge von früherem Dienstende ganz zu schweigen. Vor diesem Hintergrund kann heute sicherlich ein Dienstbeginn morgens vor 6.30 Uhr und ein Dienstende abends vor 21.00 Uhr nicht mehr mit den allgemein anerkannten Standards in Einklang gebracht werden. Nicht selten ist hier jedoch im Rahmen von geplanten Arbeitszeitveränderungen mit beispielsweiser Verlagerung des Zeitpunkts des Abendessens von 17.00 auf 18.00 Uhr zu hören: *„Unsere Bewohner wollen das gar nicht"*. Dabei gilt es zu unterscheiden zwischen

- dem, was den Pflegebedürftigen über Jahre institutionell „anerzogen" wurde (= „unsere Bewohner wollen nicht später ins Bett"),
- dem, was der einzelne Bewohner in individueller Abweichung zu fachlichen Standards persönlich wünscht (= Biografie, Pflegeplanung) und
- dem, was einem Leben in der Normalität entspricht, soweit diese im Rahmen der Möglichkeiten einer stationären Einrichtung realisiert werden kann.

Allerdings muss bei der Beurteilung des Dienstendes die Nachtdienstbesetzung und insbesondere die Bewohnerstruktur differenziert in die Betrachtung mit einbezogen werden. Das bedeutet, dass vor Arbeitszeitveränderungen immer zwingend die zu verändernden Arbeitsabläufe detailliert auf Realisierbarkeit hin zu untersuchen sind.

FAZIT

- Aus der Lage der Arbeitszeiten, der Stärke der Schichtbesetzungen und dem gewählten Fachkrafteinsatz lässt sich ein Rückschluss auf die pflegefachlich-betreuenden Anforderungen aus dem Bewohnerklientel ableiten.
- Ein Dienstplanbesetzungsprofil stellt die tagesbezogene Planung auf schematisch übersichtliche Art und Weise dar.
- Im Wohn- und Betreuungskonzept der Einrichtung sind die pflegefachlichen Anforderungen aus der Bewohnerstruktur und die daraus resultierenden Maßnahmen konkret beschrieben.

FRAGEN AN DEN JURISTEN

- *Welche Prioritätensetzung ist erforderlich, wenn ich den bewohnerbezogenen Bedarf sehe, dass beispielsweise auf einem Wohnbereich mehr Fachkräfte eingesetzt werden, weil dort verstärkt gefahrgeneigte Tätigkeiten anfallen und ein zweiter Wohnbereich von der Fachkraftbesetzung dieses Wohnbereichs nur mitbetreut wird, weil dort nachweislich wenig gefahrgeneigte Tätigkeiten auszuführen sind? Dies vor dem Hintergrund, dass nicht mehr Fachkräfte zu Verfügung stehen.*
  Antwort: Der Mitarbeitereinsatz auf den Wohnbereichen hat sich strikt am konkreten Pflegebedarf zu orientieren. Die vorhandenen Fachkräfte sind entsprechend dieses Pflegebedarfs einzuplanen und einzusetzen. Die Entscheidung über die Fachkraftbesetzung der Wohnbereiche obliegt der Pflegedienstleitung.
- *Ist es von Vorteil, wenn ich konzeptionell die Frage des Fachkrafteinsatzes innerhalb unserer Einrichtung unter Angabe der Kriterien beschreibe?*
  Antwort: Die konzeptionelle Beschreibung des Fachkräfteeinsatzes führt zur haftungsrechtlichen Absicherung der Planenden. Zudem führt sie zu einer erhöhten Akzeptanz für Schichtstärken und Fachkraftbesetzungen innerhalb der Belegschaft. Sie entbindet jedoch aus rechtlicher Sicht nicht von der Notwendigkeit einer situationsbezogenen

Betrachtung in der Dienstplanung und während der Dienstplanperiode in Bezug auf eine eventuelle Dienstplanänderung.

- *Sind (soweit grundsätzlich vorgesehen) Überstundenzuschläge auch dann fällig, wenn ein Mitarbeiter Überstunden durch einen freiwilligen Diensttausch produziert?*
Antwort: In einem solchen Fall hat der Mitarbeiter keinen Anspruch auf Überstundenzuschläge, da die Überstunden nicht vom Arbeitgeber angeordnet sind.

1.3 Differenzierte Wohnformen und Leistungsangebote und deren Auswirkungen auf die Dienst- und Einsatzplanung

KAPITELMERKSÄTZE

- Die Wohnform mit ihrem jeweiligen Leistungsangebot bestimmt indirekt in quantitativer und qualitativer Hinsicht die erforderliche Mitarbeiterstruktur.
- Bei der Planung neuer Angebote gilt es vor allem, die unterschiedlichen landesspezifischen gesetzlichen und vertraglichen Vorgaben zu kennen.
- Bei der Planung neuer Angebote gilt es, unter Bezugnahme auf die personellen Vorgaben nach Bundesland bzw. den vertraglichen Regelungen den personellen Aufwand zu ermitteln.

Die Anzahl und Vielfalt unterschiedlicher Wohnformen hat in den vergangenen Jahren, in regional unterschiedlicher Ausprägung, erheblich an Bedeutung gewonnen. Nicht selten ist es allerdings so, dass zwischen der von manchen Politikern postulierten Verbreitung dieser Wohnform und der Realität eine deutliche Lücke klafft, gepaart mit Sozialromantik. Auch zu der Qualität der Betreuung und Pflege bestehen zunehmende Bedenken; insbesondere in Wohnformen, in welchen wenig Einblick in Bezug auf die Qualität der Leistungserbringung von außen aufgrund der Strukturen gewährleistet ist.

Bei diesen Wohnformen gelten – wie auch im vollstationären Bereich der Dauerpflege – unterschiedliche ordnungs- und leistungsrechtliche Vorgaben, die es genau zu kennen gilt. Insofern gilt auch hier die Systematik des Regelkreises, der in seinem 1. Schritt die zwingende Kenntnis der gesetzlichen und vertraglichen Regelungen vorschreibt. Auch bei den differenzierten Wohnformen sind das im Wesentlichen die Leistungsbereiche aus dem SGB XI, aber hier auch – je nach Wohnform – Leistungen aus dem Bereich SGB V – insbesondere die Behandlungspflege. Dazu kommen die teilweise sehr differenzierten und abgestuften Regelungen aus den Landesheimgesetzen. Diese differenzieren gerade in der Frage von Hausgemeinschaften oder Wohngruppen (keine bundeseinheitliche vorliegende Definition) stark danach, ob diese unter das jeweilige Landesheimgesetz fallen oder nicht. Auch im Bereich der Qualitätsprüfungen durch den Medizinischen Dienst der Krankenkassen gibt es spezielle Regelungen, insbesondere für teilstationäre Angebote.

Der Gesetzgeber hat mit dem Pflegestärkungsgesetz I und II die möglichen Leistungen zwischen ambulantem und stationärem Sektor deutlich zu Gunsten der in ihrer Grundsätzlichkeit zu hinterfragenden Thematik „Ambulant vor stationär", weiter verschoben. Die Vielfalt der Leistungen hat dazu geführt, dass deutlich mehr finanzielle Mittel für den ambulanten Bereich zur Verfügung stehen, insbesondere aus der Kombination verschiedenster Leistungsarten. Das treibt seine Blüten und bei weitem nicht immer zu Gunsten der Menschen mit Pflegebedarf.

Die unterschiedlichen Leistungsformen des SGB XI werden in diesem Kapitel nur insoweit dargestellt, wie das für die Thematik der Dienst- und Einsatzplanung eine Relevanz hat. In jedem Bundesland sollte mit dem Träger der Einrichtung und/oder dem Trägerverband Abklärung dahingehend erfolgen, ob entsprechende Rahmenverträge nach SGB XI oder Regelungen zu den Leistungsformen außer der stationären Pflege vorliegen.

§ 43 SGB XI vollstationäre Pflege – Pflegeschlüssel und Pflegegrade. Vorgesehen eigentlich nur ab Pflegegrad 2. Die Diskussion um die Kostenübernahme der Sozialhilfeträger für Pflegerad 1 hält an und beruht als Überleitung zum Jahreswechsel 2016/2017 auf Kulanzregelungen mit den Kostenträgern, sofern die Bewohner bereits in Einrichtungen vor Inkrafttreten des PSG II/des neuen Pflegebedürftigkeitsbegriffes gelebt haben. Inzwischen bedarf es zu dieser Thematik neuer vertraglicher Vereinbarungen mit den Sozialhilfeträgern; insbesondere auch zu den diesbezüglich geltenden Personalschlüsseln. So hat Berlin beispielsweise für den „Pflegerad Null" und den Pflegegrad 1 den gleichen Schlüssel.

§ 42 SGB XI Kurzzeitpflege (Pflegegrade 2 – 5)/Pflegegrad 1 nur über den Entlastungsbetrag nach § 45 b SGB XI. Unbenommen davon gelten die Regelungen nach § 39 c SGB V für Kurzzeitpflege durch die Krankenkassen bei fehlender Pflegebedürftigkeit, wenn Leistungen nach dem ebenfalls neu eingeführten § 37 Abs. 1 a SGB V nicht ausreichen. Aufgrund der Problematik, welche sich aus der Eilbegutachtung ergibt, haben Bundesländer wie z. B. Baden-Württemberg die Regelung getroffen, dass bei einer Eileinstufung nach Pflegegrad 2 für die Dauer der Kurzzeitpflege der Personalschlüssel des Pflegegrades 3 gilt, um eine einigermaßen qualifizierte Pflege zu gewährleisten. Bayern hat einen Schlüssel, der einem Schnitt von 1 zu 2,40 für die Pflegerade 2 – 5 entspricht. Teilweise handelt es sich dabei wie in Baden-Württemberg um befristete Regelungen. Diese pragmatische Regelung koppelt somit die Schlüsselzuordnung in weiten Teilen von der Leistungsbeschreibung des NBI aufgrund der zwingenden Alltagspraxis ab.

§ 41 SGB XI Tages- und Nachtpflege (Pflegegrade 2 – 5)/Teilstationäre Leistungen: Hier ist zu beachten, ob es sich um integrierte oder solitäre Tagespflege handelt. Nicht alle Bundesländer verfügen über beide Formen. Beispielsweise ist in dem Rahmenvertrag für Baden-Württemberg zu lesen, dass auf die Öffnungszeiten – in der Regel 8,5 Stunden – der Fahrdienst abzustimmen ist. Damit sind schon Rahmeneckdaten vorhanden, in welcher Form die Besetzung der Dienste tageszeitlich zu regeln ist. Wie auch in anderen Bundesländern ist beispielsweise für den Bereich Pflege und Betreuung ein pflegegradunabhängiger Personalrichtwert von bis zu 1 zu 3,25 ab dem 01.01.2018 gültig; für den hauswirtschaftlichen und für den Bereich Leitung und Verwaltung jeweils 1 zu 30. In diesem Bereich ist auch der Einsatz von Geringfügig Beschäftigten als Zusätzliche Betreuungskräfte möglich.

§ 39 Verhinderungspflege (Pflegegrade 2 – 5)/Kombination mit Kurzzeitpflege möglich. Für die Dienst- und Einsatzplanung gelten die gleichen vertraglichen Regelungen mit den Kostenträgern wie in der Kurzzeitpflege, was diesen Teil betrifft.

Hausgemeinschaften/Wohngruppen

Nur der folgende Auszug aus dem WTPG (= Landesheimgesetz Baden-Württemberg) soll beispielhaft die Komplexität des Sachverhaltes darstellen und die Notwendigkeit aufzeigen, sich in jedem Fall mit den landesspezifischen Anforderungen auseinandersetzen. Diese regeln nicht nur die jeweilige Anzahl der Bewohner je nach Wohnform, sondern machen vor allem auch in Bezug auf unsere Thematik des Regelkreises Vorgaben zum erforderlichen Personaleinsatz.

Auszug aus dem WTPG zu Wohngemeinschaften in der Fassung v. 06.06.2014

- Ambulant betreute Wohngemeinschaften/Anbieter verantwortet
- Ambulant betreute Wohngemeinschaften für volljährige Menschen mit Unterstützungs- und Versorgungsbedarf/teilweise selbstverantwortet
- Ambulant betreute Wohngemeinschaften für volljährige Menschen mit Behinderungen
- Vollständig selbstverantwortete Wohngemeinschaft.

Soweit es sich um stationäre Formen von Hausgemeinschaften handelt, gelten die mit den Kostenträgern in den Pflegesatzvereinbarungen hinterlegten Personalschlüssel.

Von zentraler Bedeutung ist immer Übereinstimmung von Leistungsangebot und Bewohnerstruktur mit der sich daraus ergebenden Struktur des Mitarbeiterteams. Unter Mitarbeiterstruktur sind sowohl deren Anstellungsverhältnisse (Vollzeit/Teilzeit; *siehe Teil II/2.7*) als auch deren erforderliche Qualifikationen zu verstehen. Die heutige Vielfalt an (neuen) Wohnformen lässt in Bezug auf die Dienstplanung keine für alle geltenden allgemeingültigen Aussagen mehr zu. Im Wesentlichen gelten die in *Teil II/1.1* beschriebenen Grundlagen zur Ermittlungen der passenden Arbeitszeiten und der Stärke der Schichtbesetzungen.

Problematisch ist die seit der Übertragungen der Heimgesetzgebung auf die Länder entstandene Flut unterschiedlichster Regelungen. Diese behindern oder fördern die Absicht, neue Wohnformen zu gestalten, weil jeweils abzuklären ist, ob eine Wohnform unter das jeweilige Landesheimgesetz fällt oder nicht. Die Rechtsprechung erleichtert die Orientierung nicht immer, gibt aber zumindest Orientierungshilfen.

Der beschriebene kontinuierliche Abgleich zwischen den quantitativen und qualitativen Anforderungen aus der Bewohnerstruktur in Verbindung mit dem Leistungsangebot der Einrichtung zeigt frühzeitig Diskrepanzen auf und bietet Möglichkeiten der Korrekturen.

Aus der Bewohnerstruktur heraus ergeben sich Leistungsanforderungen und diese lösen letztendlich die Vorhaltung der entsprechenden Qualifikationen aus oder erfordern es, entsprechende Kooperationen mit Dritten einzugehen. Das bedeutet konkret für eine Einrichtung, welche ihr Klientel im Bereich der Schwerstpflegebedürftigen hat, einen hohen Anteil speziell geschulter oder ausgebildeter Pflegefachkräfte und bei Einrichtungen mit einem eher im Sinne von Hausgemeinschaften geprägten Konzept die Pflege als diskrete Hintergrundleistung vorzuhalten.

Insofern prägt die Bewohnerstruktur letztlich immer das Geschehen (auch für den Dienstplanenden) und bedarf der sorgfältigen Beobachtung in ihrer Entwicklung.

Öffnungsklauseln zur Erprobung neuer Wohnformen finden sich sowohl im SGB XI als auch in den jeweiligen Landesheimgesetzen. Öffnung beginnt aber vor allem bei der Offenheit im Denken bei der zuständigen Behörde; wenn dort an tradierten Vorstellungen festgehalten wird, nützt der Innovationsgedanke beim Gesetzgeber, bei den Einrichtungen und deren Mitarbeitern bedauerlich wenig.

Vor dem Hintergrund komplett veränderter Kundenanforderungen sind vielfältige neue Angebotsformen, sowohl im stationären als auch im ambulanten Sektor, entstanden. Dabei ist noch nicht einmal die wirkliche Vernetzung von ambulanten mit stationären Angeboten angesprochen, wie dies der Gesamtversorgungsvertrag nach § 72 Abs. 2 SGB XI bereits seit 2008 vorsieht. Hier ist ein verändertes Denken bei den Heimaufsichtsbehörden und den Verbänden der Krankenkassen gefragt. Dabei zeigt sich das eben Gesagte: Erprobungsbereitschaft beginnt beim Wollen. Es gibt Heimaufsichtsbehörden, die gegenüber neuen Konzepten sehr aufgeschlossen sind, wenn es z. B. um die Bedürfnisse von Bewohnern einer Betreuten Wohnanlage geht, die von den Mitarbeitern der stationären Einrichtung mit betreut werden möchten. Und es gibt Behörden und/oder Pflegekassenmitarbeiter, die darin nur eine Bereicherung und Kostenausnutzung des Systems sehen. Der Gesetzgeber verfolgt dabei eine weitergehende Betrachtungsweise: Er will Synergien für alle Beteiligten erreichen, hat es aber auch gleichermaßen nach mehr als 25 Jahren nach Einführung der Pflegeversicherung nicht geschafft, eine wirkliche Vernetzung von ambulant und stationär im Interesse der Menschen mit Pflege- und Betreuungsbedarf verbindlich vorzugeben.

Was bedeuten diese Erkenntnisse letztlich für den Dienstplanenden? Wie bereits immer wieder in diesem Buch beschrieben, ist es von Bedeutung, die gesetzlichen und vertraglichen Spielregeln aus den Landesheimgesetzen und dem SGB XI mit den jeweils ausführenden Verordnungen und Richtlinien zu kennen, damit nicht zeitgemäße neue Ideen für bewohnergerechte Wohnformen ohne Angabe von Gründen von Behörden oder Kassen abgelehnt werden können. Dazu kommt, dass zwingend ein Konzept zu erstellen ist, das genau die in den Gesetzen und/oder Verträgen genannten Anforderungen expressis verbis aufgreift. Der Vorteil liegt dann auf der Hand: Wird demjenigen, der die Entscheidung treffen muss, ein Konzept vorgelegt, welches inhaltlich genau die in den Gesetzen und Verträgen stehenden Inhalte aufgreift und quasi direkt beantwortet, hat es der Entscheider deutlich schwerer, eine Idee abzulehnen, als wenn ihm beispielsweise einfach erklärt wird, „man wolle jetzt die Bewohner im Betreuten Wohnen vom Pflegeheim aus mitversorgen".

Das wird sicherlich schiefgehen. Beantwortet das Konzept dazu beispielsweise Fragen zu

- Aufgaben der Verantwortlichen Pflegefachkraft,
- der Form der Abgrenzung zum Mitarbeitereinsatz ambulant und stationär,
- Form und Inhalt eines jederzeit möglichen Personalabgleichs,
- den Abrechnungsnachweisen,
- der Dokumentation und der Qualitätssicherung und
- verweist noch auf die entsprechenden Öffnungs-/Erprobungsklauseln in den jeweiligen Gesetzen/Verträgen,

steht es sofort besser da. Jetzt liegt es nämlich nicht mehr an dem Antragsteller, sondern an dem Gegenüber, auf Basis eines fundierten Konzepts eine Entscheidung treffen zu müssen. Das macht eine Ablehnung deutlich schwieriger, weil ab diesem Zeitpunkt die Diskussion auf fachlichem Niveau geführt wird.

Neue oder veränderte Wohnformen verfolgen unterschiedliche Ansätze. Sofern diese unter die Regelungen der jeweiligen Landesheimgesetze fallen, sind die dortigen Anforderungen ausschlaggebend für die Dienstplanung und unterscheiden sich mit Ausnahme der Arbeitszeiten im Wesentlichen nicht von der üblicherweise geltenden Vorgehensweise zur Dienstplanerstellung und -gestaltung.

Anders stellt es sich dar, wenn es um Einrichtungen außerhalb des Zuständigkeitsbereiches der jeweiligen Landesheimgesetze geht. Dort gelten die mit den Kostenträgern geltenden Vereinbarungen – z. B. ambulante externe Betreuung durch einen zugelassen Ambulanten Dienst, der seine Dienstplanung selbst regelt und intern „nur" die Präsenzkräfte plant. Oder eine Hausgemeinschaft mit Ambulanten Versorgungsstrukturen innerhalb der Einrichtung und Präsenzkräften. Dabei werden beide Qualifikationen über den Dienstplan geplant. Daneben gilt es dann, die individuellen vertraglichen Vereinbarungen wiederum zu kennen, um diese bei der Dienstplanung berücksichtigen zu können, wie z. B. eine Pflegefachkraft muss für X Hausgemeinschaften im Dienst sein.

Egal ob Hausgemeinschaftskonzept, behüteter Wohnbereich für demenziell erkrankte Bewohner oder geriatrische Spezialabteilung – planerisch kann der personelle Aufwand für jede neue Wohnform wie folgt ermittelt werden:

- Übertragung der geplanten Besetzung auf ein Dienstplanbesetzungsprofil, um die tages- und wochenzeitliche Verteilung der Arbeitszeit zu berücksichtigen und die Überschneidung ggf. mit anderen an der Versorgung beteiligten Berufsgruppen besser in Bezug auf die Überschneidungen/Schnittstellen beurteilen zu können *(siehe Teil II/2.1)*.
- Auf dieser Basis ermitteln des Stundeneinsatzes pro Woche getrennt nach Fachkräften/Präsenzkräften oder anderen Berufsgruppen auf Basis der Einfachen Arbeitsplatzmethode *(siehe Teil II/1.4)*.
- Umrechnung nach Qualifikationen in die erforderlichen VK-Stellenkontingente *(siehe Teil I/1.6)*.
- Ggf. Abgleich mit dem für diese Wohnform vertraglich vereinbarten Personalschlüssel
- Ermitteln der erforderlichen „Kopfzahl" der Wochenendbesetzung *(siehe Teil II/2.6)*.

FAZIT

- Es muss für die entsprechende Wohnform geprüft werden, welche gesetzlichen und vertraglichen Regelungen dazu auf Landesebene bestehen.
- Entsprechende Vorgaben fließen in die konzeptionelle Planung mit ein, um auch gegenüber den aufsichtsführenden Behörden, nicht nur die Kenntnis derselben, sondern auch deren Einbezug in die Planungsstrukturen der Wohnform belegen zu können.
- Die kontinuierliche Beobachtung der Bewohnerstruktur zeigt, ob (noch) eine Übereinstimmung zwischen der (ursprünglichen) Zielsetzung des Wohnangebots mit der Klientelsituation besteht.
- Auf dieser Basis zeigt sich weiter die Übereinstimmung oder (erforderliche) Abweichung vom Leistungsangebot.
- Hieraus ergibt sich wiederum die Frage nach der Übereinstimmung von (geplantem) Mitarbeitereinsatz (einschließlich der Qualifikation) und möglichem Korrekturbedarf.
- Dies stellt in Folge auch die Basis dafür dar zu prüfen, inwieweit die wirtschaftliche Kalkulation noch der ursprünglich angedachten Wohnform entspricht oder ob (systemimmanente) Veränderungen der Bewohnerstruktur eine ungewollte Veränderung im Mitarbeitereinsatz aufgezwungen haben, welche möglicherweise zu einer Neukalkulation bzw. Neuausrichtung der Wohn- und/oder Angebotsform unter Bezugnahme auf die Wettbewerbssituation im Umfeld zwingt.
- Die Mechanismen, dies zu überprüfen, sind in den vorausgegangenen Kapiteln beschrieben.

1.4 Anwendung der Arbeitsplatzmethode

KAPITELMERKSÄTZE

- Die Einfache Arbeitsplatzmethode stellt ein einfaches, aber effektives Instrument zur Überprüfung von Dienstplänen dahingehend dar, ob deren Planungen auf Basis des verfügbaren Stellenkontingents aufgebaut sind.
- Unbenommen davon können damit auch neue, geplante Arbeitsbereiche oder auch Teilbereiche auf deren erforderlichen Stellenbedarf hin einfach analysiert werden.

Das Vorgehen soll am Beispiel der geplanten Besetzung einer Hausgemeinschaft im Rahmen der Konzepterstellung dargestellt werden. Diese Hausgemeinschaft erstreckt sich über 3 Etagen; auf jeder Etage leben 12 Bewohner, also 36 Bewohner. In der gesamten Einrichtung, welche komplett nach dem Hausgemeinschaftsprinzip organisiert ist, leben 100 Bewohner. Die Pflegefachkräfte sind im Sinne einer ambulanten Versorgung übergreifend organisiert.

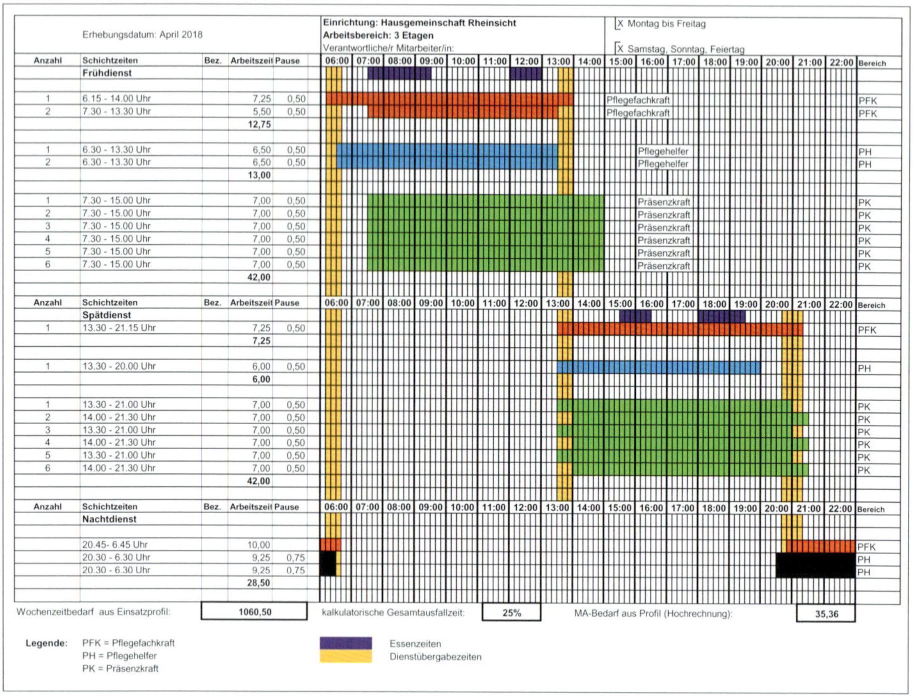

Schaubild II/1.4.1: Dienstplanbesetzungsmodell am Beispiel Hausgemeinschaftskonzept

Tagdienst = Früh- und Spätdienst

Jeden Tag sollen dort pro Etage im Frühdienst 2 Präsenzkräfte à 7,00 Stunden und zusätzlich 2 Pflegehelfer etagenübergreifend eingesetzt sein; die Pflegehelfer mit jeweils 6 Stunden. Für die 36 Bewohner sind zusätzlich über alle 3 Etagen 2 Pflegefachkräfte im Frühdienst eingesetzt; davon arbeitet eine 7,25 Stunden, die andere Fachkraft nur 5 Stunden.

Im Spätdienst sind 2 Präsenzkräfte pro Etage a 7,00 Stunden; 1 Pflegehelfer à 6,00 Stunden übergreifend und 1 Pflegefachkraft mit 7,25 Stunden.

Ermittlung des geplanten Stundeneinsatzes nach Qualifikationen/Funktionen für den Tagdienst:

Frühdienst

2 Präsenzkräfte x 3 Etagen im Frühdienst à 7 Stunden x 7 Wochentage = 294 Stunden/Woche

2 Pflegehelfer x 6,50 Stunden x 7 Wochentage = 91 Stunden/Woche*

2 Pflegefachkräfte mit 12,75 Stunden x 7 Wochentage = 89,5 Stunden/Woche*

Spätdienst

2 Präsenzkräfte x 3 Etagen im Frühdienst à 7 Stunden x 7 Wochentage = 294 Stunden/Woche

1 Pflegehelfer à 6,00 Stunden x 7 Wochentage = 42 Stunden/Woche[1]

1 Pflegefachkräfte mit 7,25 Stunden x 7 Wochentage = 50,75 Stunden/Woche*

Ermittlung des geplanten Stundeneinsatzes nach Qualifikationen/Funktionen für den Nachtdienst:

Nachtdienst

Im Nachtdienst sind für alle Hausgemeinschaften mit ca. 100 Bewohnern 3 Nachtdienstmitarbeiter im Einsatz:

1 Fachkraft à 10 Stunden x 7 Nächte = 70 Stunden/Woche

2 Pflegehelfer à 9,25 Stunden x 7 Nächte = 129,50 Stunden/Woche

Zusammenfassung der Stunden nach Qualifikationen/Funktionen pro Woche

- Einsatz Pflegefachkräfte in Stunden/Woche
  = 210,25 Stunden/Woche /30 Netto Std.
  = 7,01 VK-Stellen
- Einsatz Präsenzkräfte in Stunden/Woche
  = 588 Stunden/Woche/30 Netto Std.
  = 19,60 VK-Stellen
- Einsatz Pflegehelfer in Stunden/Woche
  = 262,50 Stunden/Woche/30 Netto Std.
  = 8,75 VK-Stellen

Die zugrunde gelegte Ausfallzeit beträgt 25 Prozent bei einer Wochenarbeitszeit von 40,00 Stunden.

Gesamt geplante Stellen: 35,36 VK-Stellen

Das mit den Kostenträgern vereinbarte gesamte verfügbare Stellenkontingent für alle Bewohner nach Pflegegraden umfasst aktuell für die gesamte Einrichtung zusammengefasst: 37,5 VK-Stellen;

Aktuelles Stellen-Ist: 36,75 VK-Stellen; aktuell sind 0,75 VK-Stellen aufgrund von personellen Wechseln besetzt.

1 Die Pflegefachkräfte und die Helfer sind übergreifend im Einsatz; die Präsenzkräfte in „ihrer" jeweiligen Hausgemeinschaft/Etage.

Der Vergleich von geplanten (= 35,36 VK-Stellen) zu verfügbaren (= 37,50 VK-Stellen) belegt, dass die Planung nach den Regelkreis-Ampelfarben im grünen Bereich angesiedelt ist.

Gleichwohl ist damit noch nichts zu der Anzahl von regelmäßig freien Wochenenden gesagt, weil es hier auf die Verteilung des verfügbaren Stellenkontingents auf die Anzahl der „Köpfe" geht. Der Anteil an Zeiten für indirekte Pflegeleistungen ist in dieser Hausgemeinschaft innerhalb der regulären Schichtbesetzung mit eingeplant.

FAZIT

Bei der Anwendung der Einfachen Arbeitsplatzmethode ist unbedingt zu berücksichtigen, dass diese nichts in Bezug auf die Erforderlichkeit der gewählten Besetzung der Dienste aussagt. Sie ist aber ein adäquates Hilfsmittel, um Planungen in Bezug auf die Übereinstimmung von Soll/Ist zu überprüfen oder neue geplante Arbeitsbereiche im Vorfeld in Bezug auf den Mitarbeitereinsatz kalkulieren zu können.

1.5 Pflegeschlüssel/Personalrichtwerte

KAPITELMERKSÄTZE

- Der Pflegeschlüssel beinhaltet den Personalansatz über 24 Stunden an 365 Tagen.
- Beim Einsatz des berechneten Personals gemäß Pflegeschlüssel muss die Gesamtausfallzeit berücksichtigt werden.
- Pflegeschlüssel sind von Bundesland zu Bundesland unterschiedlich, können aber auch innerhalb der einzelnen Bundesländer voneinander abweichen.
- Nach § 113 c SGB XI wird bis zum 30.06.2010 ein Verfahren entwickelt und erprobt, um den Personalbedarf in den Pflegeeinrichtungen nach einheitlichen Grundsätzen qualitativ und quantitativ zu bestimmen.

Historie und Ausblick

Die Pflegeschlüssellandschaft in der Bundesrepublik Deutschland gestaltet sich sehr unterschiedlich; das zeigt die *Schaubild II/1.5.1* zu diesem Kapitel. Doch wie sind die Pflegeschlüssel entstanden? Ebenso wenig wie die Fachkraftquote mit 50 Prozent auf einer wissenschaftlich fundierten Grundlage basiert, existiert eine Grundlage für die Pflegeschlüssel. Es handelt sich dabei um eine Fortschreibung über die Jahre in den Pflegesatzkommissionen verhandelter Anhaltswerte innerhalb der einzelnen Bundesländer, vereinzelt auf Grundlage dezidierter Kalkulationen wie beispielsweise 1989 in Baden-Württemberg. Letztlich wurden diese Fortschreibungen aber nie wirklich evaluiert. Im Wesentlichen waren/sind zwei Zeitzyklen als maßgeblich zu betrachten: vor und nach der Einführung der Pflegeversicherung.

Beispielsweise hatte der erste SGB XI Rahmenvertrag in Baden-Württemberg im Jahr 1996 (Abschluss 12.12.1996) keine Personalanhaltswerte enthalten; das war die damals geltende Denkstruktur kurz nach Einführung der Pflegeversicherung; es bestand die Annahme, dass dies mit Einführung der Pflegeversicherung nicht mehr notwendig sei. In diesen bestehenden Rahmenvertrag wurden im Jahr 2002 als Ergebnis von Schiedsstellensitzungen (11.09.2002) wieder die Personalschlüssel auf Grundlage der Pflegeschlüssel von 1989 (Beschluss der damaligen Pflegesatzkommission) von 1989 aufgenommen (auf Grundlage der damaligen Kalkulationen) und wegen der negativen Auswirkung der Wochenarbeitszeitverkürzungen auf die Personalschlüssel um die bis heute geltenden Korridorwerte ergänzt.

Im Verlauf der vergangenen 20 Jahre gab und gibt es ständig Diskussionen um die Einführung bedarfsgerechter Personalbedarfsberechnungssysteme. So ist in den 1990er-Jahren umfassend das System PLAISIR erprobt worden, bis es wieder in den Schubladen verschwunden ist; das KDA hat dazu einiges veröffentlicht. Das RAI-Verfahren hat erst gar nicht die Popularität von PLAISIR erreicht und ist eher Insidern bekannt. Sowohl das SGB XI als auch teilweise die Rahmenverträge nach § 75 auf Landesebene beschreiben gebetsmühlenartig mit jedem neuen Rahmenvertrag nach § 75 SGB XI, dass die gegenwärtigen Verfahren (= die Pflegeschlüssel) solange Gültigkeit haben, bis ein entsprechendes neues Verfahren zur Anwendung vorliegt. Der letzte Sachstand dieser Diskussion ist die Studie von Wingenfeld, Amann und Ostendorf aus dem Jahre 2010 – gefördert durch den GKV-Spitzenverband – mit dem Titel „Grundlagen der Personalbemessung in vollstationären Pflegeeinrichtungen". In der letzten Zeit wird wieder vermehrt über bundesweit einheitliche Pflegeschlüssel diskutiert. Manche Politiker greifen diese Thematik auf, ohne konkret über den aktuellen Sachstand informiert zu sein.

Die Thematik der erforderlichen Mitarbeiteranzahl zu einer qualifizierten Leistungserbringung in der Pflege stellt eine der zentralen Fragestellungen im voll- und teilstationären Pflegebereich dar; vor allem für diejenigen, die in der unmittelbaren Pflege tätig sind, aber selbstverständlich auch für Bewohner und deren Angehörige. Die direkten und indirekten Anforderungen an die Pflegearbeit steigen, das NBI setzt seit Jahresbeginn 2017 neue Maßstäbe; nahezu alle Beteiligten empfinden, dass es subjektiv an adäquater Zeit für die Pflege fehlt. Die mit den direkten und indirekten Pflegetätigkeiten verbundenen Belastungen steigen und daraus resultierend stellt sich konsequenterweise die Frage nach der dazu passenden Mitarbeiteranzahl. Das PSG II hat in § 113 c SGB XI die Entwicklung und Erprobung eines bundeseinheitlichen Personalbemessungssystems bis 2020 vorgeschrieben; von Einführung und Umsetzung steht nichts im Gesetz.

„Gemeinsam ist allen vertraglich vereinbarten Personalrichtwerten, dass diesen kein Verfahren der Personalbemessung zugrunde liegt. Diese Richtwerte unterscheiden sich je nach Bundesland. In der Pflegestufe II liegen die Werte innerhalb einer Spanne von 1:4,0 bis 1:2,2." (Wingenfeld 2010)

„Es ist allerdings völlig unklar, auf welcher Basis die Personalrichtwerte in den einzelnen Bundesländern errechnet wurden. (...), handelt es sich bei den vereinbarten Richtwerten wahrscheinlich um das Ergebnis eines Verhandlungsprozesses unter Berücksichtigung politischer und finanzieller Restriktionen mit allenfalls geringem Bezug zur Bedarfsgerechtigkeit der resultierenden Personalausstattung." (Wingenfeld 2010)

Gegenwart

Die Gegenwart ist von einem Flickenteppich aus unterschiedlichsten Personalschlüsseln geprägt, die nicht nur über die Bundesländergrenzen hinweg – teilweise ganz erheblich – unterschiedlich sind, sondern auch innerhalb der Länder, oft von Einrichtung zu Einrichtung. Dazu kommt: was in dem einen Bundesland Bestandteil des Schlüssels ist, ist es im anderen noch lange nicht wie z B. der Soziale Dienst. Das macht eine bundesweite Vergleichbarkeit nicht einfach.

Diese Unterschiede beruhen zum einem darauf, dass es den Rahmenvertragspartnern in den Bundesländern obliegt die Schlüssel über die Rahmenverträge nach § 75 SGB XI weitgehend selbstständig festzulegen und zum anderen daran, dass etliche Länder über sogenannte Korridorwerte verfügen, innerhalb derer Einrichtungen im Rahmen der Pflegesatzverhandlungen „ihren" Wert vereinbaren können. Die meisten Rahmenverträge in den Bundesländern weisen die Pflegeschlüssel als Grundlage zu den Verhandlungen aus.

Problematik der Pflegeschlüssel

Es ist fachlich unbestritten, dass die Pflegeschlüssel kein zeitgemäßes Instrument mehr sind, um den Mitarbeiterbedarf unter Bezugnahme auf den Pflegebedarf der Bewohner abzubilden. Diese Chance wurde vertan, in dem man die Entwicklung des NBI mit einem derartigen Projekt nicht gekoppelt hat. Zeit genug wäre dafür gewesen. Die Pflegeschlüssel sollten bereits einmal mit Einführung der Pflegeversicherung abgeschafft werden. Mangels Alternativen sind sie heute noch im Einsatz. Definierte Abgrenzungen der Begrifflichkeiten Pflegeschlüssel – Personalrichtwerte – Anhaltszahlen zueinander bestehen nicht. Die Begrifflichkeiten werden alle synonym verwendet.

Mit dem PSG II und dem Jahreswechsel 2016/2017 erfolgte mit der Überleitung nach § 140 SGB XI (= einfacher/doppelter Stufensprung) auch eine Form der „Überleitung" der Pflegeschlüssel in unterschiedlicher Qualität in den einzelnen Bundesländern, in einigen Bundesländern wurden die Schlüssel angehoben; in anderen erfolgte eher eine Verschlechterung. Beispielweise wurden in Bayern bereits im Laufe des Jahres 2017 die Schlüssel angepasst, weil in Folge von Neubegutachtungen nach dem NBI die Pflegegrade nach der großzügigen Überleitung absackten und damit die Gefahr bestand, dass die Mitarbeiterkontingente, welche an die bestehenden Schlüssel gebunden sind, nicht gehalten werden können. So wurde eine Umverteilung von hohen Pflegegraden zugunsten einer Anhebung der Anhaltswerte für die niedrigeren Pflegegrade vorgenommen. Aktuelle Zahlen belegen, dass in den ersten beiden Quartalen des Jahres 2017 aus unterschiedlichen Gründen, sei es die großzügige Überleitung mit doppeltem Stufensprung i.V. m. der Vorsicht der MDK Einstufenden im ersten Halbjahr 2017, die Neueinstufungen zunächst deutlich nach unten gingen. Inzwischen zeigt sich im dritten und vierten Quartal 2017 eine erhebliche Umkehr hin zu den höheren Pflegegeraden. Genau das ist aber ein Beleg dafür, wie wichtig die einrichtungs- und unternehmensinterne kontinuierliche Beobachtung der Entwicklung der Pflegegrade in Verbindung mit der daraus resultierenden Pflegegradkennzahl ist.

Berechnung des Personalbedarfs anhand von Pflegeschlüsseln und Ermittlung der Zeitwerte

Der Pflegeschlüssel stellt die Grundlage zur Berechnung des verfügbaren Personalkontingents in einer Pflegeeinrichtung dar. Diese Schlüssel sind vertragliche Vereinbarungen zwischen den Pflegekassen (= Kostenträger) und den Pflegeeinrichtungen (= Leistungsträger) und können von der Pflegeeinrichtung nicht selbstständig festgelegt werden. Gleichzeitig besteht jedoch die Möglichkeit, in denjenigen Bundesländern, welche über sog. Korridorwerte bei den Pflegeschlüsseln verfügen *(siehe Schaubild II/1.5.1)*, dass der jeweilige Korridorwert pro Pflegegrad innerhalb der Verhandlungen zwischen der Pflegeeinrichtung und den Pflegekassen vereinbart wird. Einen Personalschlüssel gibt es grundsätzlich für die meisten Arbeitsbereiche in einer Pflegeeinrichtung; kontrolliert wird durch die Aufsichtsbehörden überwiegend die Einhaltung in Pflege und Betreuung. Generell gilt: je kleiner der Schlüsselwert, desto günstiger ist das Verhältnis von Mitarbeiteranzahl zu Bewohner.

Zu den Arbeitsbereichen, für welche Pflegeschlüssel festgelegt sind, gehören:

- der Pflegebereich,
- die Betreuung/Sozialer Dienst/Ergotherapie,
- die Hauswirtschaft,

- der Küchenbereich und die
- Verwaltung inkl. Heimleitung,
- die zusätzliche Betreuung nach § 43b SGB XI.

Der größte Anteil des Personals entfällt normalerweise auf den Bereich der Pflege. Im kommenden Abschnitt wird daher dieser Bereich näher beschrieben.

Für die sogenannten „Zusätzlichen Betreuungskräfte", nach § 43 b SGB XI, die zum 01.07.2008 mit dem Pflege-Weiterentwicklungsgesetz (PfWG) zunächst für einen begrenzten Personenkreis (= Personen mit erheblich eingeschränkter Alltagskompetenz) mit einem bundesweit einheitlich geltenden Schlüssel von 1 zu 25 eingeführt wurden, danach auf 1 zu 24 (!) angehoben und heute weitgehend für alle Menschen mit Pflegebedarf der Pflegegrade 1 – 5 in teil- und vollstationären Pflegeeinrichtungen gelten. Ende des Jahres 2017 stehen somit aus der zunächst fachlich umstrittenen Regelung immerhin zusätzlich, und nicht in die Pflegeschlüssel oder die Fachkraftquote einbezogen, 60.000 zusätzliche Betreuungskräfte für die Betreuung gem. den Richtlinien nach § 53c SGB XI zur Qualifikation und zu den Aufgaben von zusätzlichen Betreuungskräften in stationären Pflegeeinrichtungen (Betreuungskräfte-RL vom 19. August 2008 in der Fassung vom 23. November 2016) zur Verfügung.

Die Personalschlüssel für den Bereich Pflege und Betreuung sind – wie bereits beschrieben – nicht bundeseinheitlich geregelt. Die wesentlichen Unterschiede liegen in der Höhe der Pflegeschlüssel und bei der Berücksichtigung von Personal für die Bereiche Pflegedienstleitung, Qualitätsmanagement und Soziale Betreuung. Der Pflegeschlüssel kann auch innerhalb einzelner Abteilungen (Gerontopsychiatrischer Bereich in Bayern) oder innerhalb von Bundesländern (z. B. Pflegeschlüsselkorridor in Baden-Württemberg) unterschiedlich sein. Ebenso können auch einrichtungsindividuell vereinbarte Pflegeschlüssel vorliegen (NRW); genauere Angaben ergeben sich aus der Leistungs- und Qualitätsvereinbarung, den Leistungs- und Qualitätsmerkmalen bzw. den einrichtungsinternen Pflegesatzvereinbarungen. Aufgrund der Überleitung nach § 140 Abs. 1 SGB XI hatte z. B. Rheinland-Pfalz für das Jahr 2017 keine Pflegeschlüssel pro Pflegegrad festgelegt, um die Auswirkungen abzuwarten und im Folgejahr auf qualifiziert fundierter Basis neue Schlüssel festzulegen.

Bestandteile der Pflegeschlüssel

Grundsätzlich muss der Personalbedarf an 365 Tagen und 24 Stunden gemäß Pflegeschlüssel abgedeckt werden. Der Personalschlüssel umfasst auch die Ausfallzeiten (Urlaub, Feiertag, Krankheit, Fortbildung, Feiertage etc.) und ist daher immer ein „Bruttoschlüssel". Diese Tatsache ist bei der Dienstplanerstellung von großer Bedeutung.

Personal, das nicht mehr entlohnt wird (außerhalb der Lohnfortzahlung, Beschäftigungsverbot bei Schwangeren, ...), findet keine Berücksichtigung im Sinne des Pflegeschlüssels. Dieses Personal muss bei Neueinstellungen bedacht werden (ggf. befristete Verträge für neue Mitarbeiter), damit Überbesetzungen vermieden werden. Der Pflegeschlüssel berücksichtigt in der Regel keine Kosten für Überbesetzungen.

Warum gibt es unterschiedliche Personalschlüssel in den Bundesländern, jedoch gleiche bundeslandübergreifende Kriterien bei der Festlegung von Pflegegraden?

Diese Frage stellt sich im Alltag häufig, gerade wenn man an der Grenze zu einem anderen Bundesland mit „besseren" Pflegeschlüsseln in einer Pflegeeinrichtung lebt oder arbeitet. Diese unterschiedlichen Kriterien haben mit dem Föderalismussystem in Deutschland zu tun, in dem unter anderem die Pflegeschlüssel auf Länderebene geregelt werden. Für den Bewohner bedeutet dies, dass weniger oder mehr Pflegezeit zur Verfügung steht, je nachdem, in welchem Bundesland er lebt. Für die Pflegekraft heißt es, dass sie mehr oder weniger Bewohner in einer vorgegebenen Zeit versorgen muss. Eine abschließende Beantwortung der Frage, warum die Pflegeschlüssel nicht einheitlich definiert sind, ist die Politik bisher schuldig geblieben. Es hat Jahre gedauert bis im Rahmen des PSG I der neue Pflegebedürftigkeitsbegriff verabschiedet wurde. Das damit von der Politik viel zitierte Ende der Minutenpflege mit dem NBI ist nicht zutreffend, weil sich die verfügbare Pflegezeit nicht aus der Einstufungssystematik, sondern aus den Pflegeschlüsseln herleitet. Diese geben letztlich indirekt vor, wieviel Pflegezeit zur Verfügung steht.

Einhaltung von Pflegeschlüsseln

Nicht nur die Einhaltung des Pflegeschlüssels ist wichtig, sondern auch die Berücksichtigung der ebenfalls vorgeschriebenen Fachkraftquote. Die Leitungspersonen sollten jederzeit über den Personalbedarf und -bestand in ihrer Einrichtung/ihren Wohneinheiten umfassend informiert sein *(siehe Teil II/1.1.0 und II/4.1)*.

Berechnung des Personalbedarfs anhand von Pflegeschlüsseln und Ermittlung der Zeitwerte

Der Personalschlüssel gibt das Verhältnis von Mitarbeitern zu pflegebedürftigen Bewohnern an und ist normalerweise vom Pflegegrad abhängig. Dies bedeutet, dass für einen Bewohner in einem höheren Pflegegrad auch entsprechend mehr Personal vorgesehen wird. Abweichungen im Berechnungsmodus bestehen zum Beispiel in Hessen über die sogenannte Pflegekennziffer. In einigen Bundesländern gibt es gesonderte Schlüssel für:

- Pflegedienstleitung,
- Qualitätsmanagement,
- Begleitender Dienst/Sozialdienst.

Diese Schlüssel sind Pflegegradunabhängig, für jeden Bewohner gilt der gleiche Personalansatz. In denjenigen Bundesländern, in welchen diese Bereiche gesondert ausgewiesen sind, sind die regulären Pflegeschlüssel nach Pflegegraden dafür meist etwas „ungünstiger". Unbenommen davon bestehen in einigen Bundesländern Sonderpflegeschlüssel, wie z. B. in Bayern oder in Baden- Württemberg. In Bayern für „Sonstige Dienste" mit 1 zu 26,40 und in Baden-Württemberg der Sonderpersonalschlüssel „Qualität" mit 1 zu 40; für Einrichtungen mit bis zu 40 Plätzen 1,00 VK, maximal jedoch 2,50 VK/Einrichtung. Um das Vorliegen derartiger Sonderschlüssel für das jeweilige Bundesland in Erfahrung zu bringen, gilt es immer, einen Blick in die Rahmenverträge nach § 75 SGB XI zu werfen bzw. in nachträglich erstellte Anlagen dazu. Vorsicht mit Google-Suchen nach Rahmenverträgen; dort greift man oft auf veraltete Dokumente zu. Zuverlässig sind hier die Internetseiten der Trägerverbände oder der Krankenkassen.

Formel zur Berechnung des Mitarbeiterkontingentes:

$$\frac{\textit{Anzahl der Bewohner je Pflegegrad}}{\textit{Pflegeschlüssel/Pflegergrad}} = \textit{Vollzeitkräfte nach VK-Stellen}$$

Beispiel: 10 Bewohner Pflegegrad 2 bei einem Pflegeschlüssel von 3,49
Rechenweg: 10 Bewohner : 3,49 = 2,87 Vollzeitkräfte

Wenn der Pflegeschlüssel für den Personalansatz von PDL, QM, Sozialer Dienst NICHT besonders geregelt ist, muss das ermittelte Stellenkontingent um diese Funktionen (anteilig) im jeweiligen Planungsbereich/Wohneinheit gekürzt werden, da diese Mitarbeiter i. d. R. nicht auf dem Dienstplan der Pflege auftauchen und es ansonsten zu einer Fehlplanung kommt. Das Vorgehen ist detailliert in *Teil II/2.2* „Vom Pflegeschlüssel zur Dienstplanbesetzung" beschrieben.

Berechnung der Zeitwerte aus Pflegeschlüsseln

Bei der Berechnung der Zeitwerte aus Pflegeschlüsseln zum Mitarbeitereinsatz im Dienstplan müssen die Ausfallzeiten Berücksichtigung finden. Ausfallzeiten fallen grundsätzlich an und ohne deren Berücksichtigung ergeben sich zwangsläufig Überstunden und Personalengpässe *(siehe Teil I/1.2)*. Mitarbeiter, die sich außerhalb der Lohnfortzahlung befinden (z. B. nach sechswöchiger Krankheit, ...), finden in der Personalberechnung keine Berücksichtigung (keine Fehlzeitenberechnung, keine Stellenanteilbewertung). Diese Mitarbeiter werden erst wieder in die Berechnung mit einbezogen, wenn wieder eine Lohnzahlung erfolgt bzw. eine Arbeitsleistung erbracht wird.

Als Beispiele zu der Ermittlung der Pflegeminuten auf Grundlage der Pflegeschlüssel aus der beispielhaften Einrichtung aus *Teil II/2.2* sei auf das *Schaubild II/2.3.1* verwiesen. Dieses zeigt den aus dem jeweiligen Pflegeschlüssel nach Pflegegrad resultierenden Pflegeminutenwert.

Schaubild II/1.5.2 zeigt die große Diskrepanz in der tageszeitlichen Verfügbarkeit an nettoverfügbarer Pflegezeit bei identischer Bewohnerstruktur und gleichen Berechnungsgrundlagen in Bezug auf die Ausfallzeiten unter Einbezug der jeweils höchsten Korridorwerte, soweit diese bestehen. Die Spanne reicht von 94,39 Std./24 Stunden in Schleswig-Holstein bis zu 125,23 Stunden in Baden-Württemberg, also von 22,18 VZ-Stellen bis zu 29,43 in 24 Stunden. Zu berücksichtigen ist dabei allerdings, dass die Anteile der Pflegeschlüssel, beispielsweise in Bezug auf PDL, QM etc., landesspezifisch unterschiedlich enthalten sind oder in Form von gesonderten und damit zusätzlichen Schlüsseln zu den speziellen Pflegegradschlüsseln bestehen. *(siehe Schaubild II/1.5.1)*

Personaluntergrenzen – eine neue Thematik

Ab dem Jahr 2017 taucht vermehrt die Thematik der Personaluntergrenzen in der fachlichen Diskussion auf. Ausgangspunkt dieser Diskussionen sind die Krankenhäuser, weil dort Personalvorgaben wie in der stationären Dauerpflege weitgehend fehlen. Auch in der stationären Dauerpflege einiger Bundesländer werden Personalmindestvorgaben diskutiert. Ab 01.01.2019 gelten in den Krankenhäusern zunächst für besonders pflegeintensive Bereiche, Intensivstationen und den Nachtdienst Personaluntergrenzen. Die Selbstverwaltung von Krankenhäusern und Krankenkassen sind gesetzlich verpflichtet worden, bis zum 30.06.2018 Personaluntergrenzen festzulegen. So fordert zum Beispiel der DBfK Nordwest einen Mindestpersonalschlüssel von eins zu acht im Tagdienst und eins zu 30 im Nachtdienst (Quelle: „Altenpflege Newsletter" 07.08.2017). Dabei wird übersehen, dass die in *Teil I/1.3* beschriebene Regelbesetzung auf Grundlage der vertraglichen Vereinbarungen mit den Kostenträgern eine indirekt definierte Regelbesetzung darstellt. Deren Unterschreitung wäre mit einer Mindestbesetzung gleichzusetzen. Voraussetzung für die Frage nach der Definition der Mindestbesetzung sollte folglich zuerst die einrichtungsinterne Definition der Regelbesetzung sein.

Pflegegrad	Baden-Württemberg		Bayern		Berlin		Brandenburg	
	von	bis	von	bis	von	bis	von	bis
1	4,47	6,11	6,70		7,25		4,39	
2	3,49	4,76	3,71		3,90		3,42	
3	2,47	3,26	2,60		2,80		3,00	
4	1,90	2,55	1,98		2,20		2,31	
5	1,72	2,32	1,79		1,80		1,80	
Pflegedienstleitung	1,00	1,00			1,00		1:80	
Nachtdienst								
Qualitätsbeauftragter					150,00			
Sonderpflegeschlüssel Qualität	80,00	40,00						
Sonderpflegeschlüssel zusätzliche Dienste			26,40	26,40				
Sozialer Dienst / Ergotherapie					150,00			
Sonderschlüssel PSG II								
Praxisanleitung								
Gewinnung Ehrenamtlicher								
Besonderheiten								

Pflegegrad	Niedersachsen		Nordrhein-Westfalen		Rheinland-Pfalz		Saarland	
	von	bis	von	bis	von	bis	von	bis
1	4,60	6,50	8,00		Landesweite Schlüssel ab Mitte 2018		Landesweite Schlüssel ab Mitte 2018	
2	3,70	4,29	4,66					
3	2,59	3,00	3,05					
4	1,96	2,27	2,24					
5	1,76	2,05	2,00					
Pflegedienstleitung	1,00							
Nachtdienst								
Qualitätsbeauftragter								
Sonderpflegeschlüssel Qualität								
Sonderpflegeschlüssel zusätzliche Dienste								
Sozialer Dienst / Ergotherapie								
Sonderschlüssel PSG II			2,55					
Praxisanleitung								
Gewinnung Ehrenamtlicher								
Besonderheiten			Indiv. Schlüssel					

Schaubild II/1.5.1: Übersicht Personalschlüssel Pflege nach Bundesländern

Bremen		Hamburg		Hessen		Mecklenburg-Vorpommern	
von	bis	von	bis			von	bis
6,53		13,40		5,57	0,70	4,70	5,68
5,09		4,60		3,90	1,00	3,72	4,52
3,10		2,80		2,60	1,50	2,79	3,41
2,20		1,99		2,05	1,90	2,22	2,71
1,96		1,77		1,86	2,10	2,02	2,48
		1,00				1:60	
				Äquivalenzziffern			

Sachsen		Sachsen-Anhalt		Schleswig-Holstein		Thüringen	
von	bis	von	bis	von	bis	von	bis
7,60	8,40	-	-	5,71	6,96	2,60	
4,13	4,57	3,67	4,50	4,46	5,43	2,60	
2,66	2,94	2,70	3,34	3,28	3,99	2,60	
2,00	2,21	2,11	2,61	2,56	3,12	2,60	
1,85	2,05	1,82	2,10	2,31	2,81	2,60	
1,00				1,00	1,00		
				6,29	6,29		
				0,50	0,50		
33,25	36,75						
		1,00	1,00				

		Netto Minuten Werte je Pflegegrad*				
	Soll VK	1	2	3	4	5
Baden-Württemberg	29,43	57,12	73,16	103,38	134,39	148,45
Bayern	27,76	38,11	68,82	98,21	128,96	142,65
Berlin	26,06	35,22	65,47	91,19	116,06	141,85
Brandenburg	26,87	58,16	74,66	85,11	110,54	141,85
Bremen	25,08	39,10	50,16	82,37	116,06	130,27
Hamburg	26,03	19,05	55,51	91,19	128,31	137,28
Hessen	27,26	45,84	65,47	98,21	128,31	137,28
Mecklenburg-Vorpommern	25,91	54,33	68,64	91,52	115,02	126,40
Niedersachsen	28,30	55,51	69,01	98,59	130,27	145,08
Nordrhein-Westfalen	23,94	31,92	54,79	83,72	113,99	127,67
Rheinland-Pfalz						
Saarland						
Sachsen	23,29	33,60	61,82	95,99	127,67	138,02
Sachsen-Anhalt	26,68		69,57	94,57	121,01	140,30
Schleswig-Holstein	22,18	44,69	57,25	77,85	99,74	110,54
Thüringen	26,92	98,21	98,21	98,21	98,21	98,21

*Jahresnetto Arbeitszeit = 1.553,3 Stunden bezogen auf eine 40,00 Stunden Woche und einer Ausfallzeit von 25 % Rechenformel: 1553,3 Std. x 60 Minuten geteilt durch 365 Tage geteilt durch den jeweiligen Pflegeschlüssel = Minuten/24 Std./Pflegegrad

Schaubild II/1.5.2: Netto-Zeitwerte aus Pflegeschlüsseln (direkte und indirekte Pflege)

Logik: Erst die Definition der Regelbesetzung und danach Diskussion über die Abweichungen (siehe Stichwort „Personalabgleich“ § 75 SGB XI mancher Bundesländer) und nicht umgekehrt.

Die Frage wird sein, ob die Einführung von festen Personaluntergrenzen mit dem Einsatz von Verfahren zur Ermittlung des individuellen Pflegebedarfs der Patienten verbunden sind, schreibt Michael Simon in der „Pflege Zeitschrift“, Ausgabe 10/2017, SpringerPflege. *Personaluntergrenzen in Form starrer Verhältniszahlen nach Art „Nurse-to-Patient-Ratios“ sind nicht in der Lage, Unterschiede im individuellen Pflegebedarf der Patienten zu berücksichtigen. Aus diesem Grund wird in Staaten, die „Nurse-to-Patient-Ratios“ verbindlich vorgeben, von den Krankenhäusern zugleich auch verlangt, dass geeignete Instrumente zur Ermittlung des individuellen Pflegebedarfs eingesetzt werden und ggf.* notwendiges zusätzliches Personal bereitgestellt wird.

In Bezug auf den Einsatz von Auszubildenden und deren Berücksichtigung in den Stellenkontingenten gilt es, auch hier wieder die unterschiedlichen bundeslandspezifischen Regelungen zu beachten.

Zeit zur Verfügung pro 24h (in h)					
1	2	3	4	5	Summe
3,81	18,29	44,80	33,60	24,74	125,23
2,54	17,21	42,56	32,24	23,77	118,32
2,35	16,37	39,52	29,02	23,64	110,89
3,88	18,66	36,88	27,63	23,64	110,70
2,61	12,54	35,69	29,02	21,71	101,57
1,27	13,88	39,52	32,08	22,88	109,62
3,06	16,37	42,56	32,08	22,88	116,94
3,62	17,16	39,66	28,75	21,07	110,26
3,70	17,25	42,72	32,57	24,18	120,42
2,13	13,70	36,28	28,50	21,28	101,88
2,24	15,46	41,60	31,92	23,00	114,21
	17,39	40,98	30,25	23,38	112,01
2,98	14,31	33,73	24,94	18,42	94,38
6,55	24,55	42,56	24,55	16,37	114,57

Beispielhafte Pflegegradverteilung (Bewohnerstruktur): PG 1 -> 4 Bewohner | PG 2 -> 15 Bewohner
PG 3 -> 26 Bewohner | PG 4 -> 15 Bewohner | PG 5 -> 10 Bewohner
Rechenformel: Anzahl der Bewohner/Pflegegrad multipliziert mit Netto Minuten aus Tabelle links Bei Korridorwerten untere Bandbreite

Bezogen auf die Anrechnung von Auszubildenden in der Altenpflege besteht eine weite Variationsbreite. Meist sind es, gemessen am Stellenkontingent einer Vollzeitstelle, 0,2 VK-Stellen. Die Breite geht jedoch von 0,14 (= Rheinland-Pfalz, 1 zu 7) bis zu 0,33 VK-Stellen als oberer Wert in Bayern. In Baden-Württemberg dürfen Azubis als einzigem Bundesland im 3. Ausbildungsjahr mit 0,2 VK-Stellen auf die Fachkraftquote angerechnet werden. Das halten die Autoren des „Regelkreis-Fachbuches" für sinnvoll, weil ansonsten der Azubi bis zum Ende der Ausbildung überhaupt nicht als Fachkraft in diesem Sinne zählt und nach Abschluss – von einem Tag auf den anderen – zu 100 Prozent bzw. 1,00 VK-Stellen.

FAZIT

- Die Pflegeschlüssel bilden nicht den realen Pflegebedarf ab, sondern pauschalieren als Durchschnittsbetrachtung.
- Der Pflegeschlüssel limitiert indirekt die Pflegeleistungszeit.
- Der Pflegeschlüssel ist ein „Brutto-Schlüssel", weil er auch Urlaub, Fortbildung und Krankheitszeiten etc. umfasst.

- Höherer Pflegeschlüssel bedeutet höhere verfügbare Mitarbeiteranzahl.
- Die Korridorwerte mancher Bundesländer sind in ihrer grundsätzlichen Eignung zu hinterfragen, weil diese zu einer höheren Mitarbeiteranzahl und daraus resultierend zu höherer Fachkraftquote führt; beides verteuert die Einrichtung und führt zu Wettbewerbsverzerrungen der Einrichtungen untereinander.
- Die Umrechnung der Pflegeschlüssel zum Jahresbeginn 2017 berücksichtigt nicht die veränderten Inhalte des NBI.
- Die Einstufung der Bewohner stellt die Grundlage für die Personalbemessung dar. Der Pflegegrad jedes Bewohners sollte unbedingt seinem Pflegebedarf entsprechen, damit das entsprechende Personal zur Ausführung einer fachgerechten Pflegearbeit eingesetzt werden kann.

1.6 Regelungen nach den Landesheimgesetzen

KAPITELMERKSÄTZE

- Im Rahmen der Dienst- und Einsatzplanung müssen neben der Einhaltung der Fachkraftquote, welche die Einrichtung insgesamt betrifft, je nach Bundesland zusätzliche quantitative Besetzungsvorgaben beachtet werden.
- Diese Vorgaben betreffen überwiegend den Tagdienst; in manchen Bundesländern auch den Nachtdienst.

Zu den herausragenden Regelungen der Landesheimgesetze und aus der ehemaligen Bundesheimpersonalverordnung unkritisch übernommen, gehört die Fachkraftquote. Dieses im Jahre 1993 als Teil der damals neu verabschiedeten Heimpersonalverordnung vor völlig anderem Hintergrund berechtigterweise ins Leben gerufene Instrument und zum dortigen Zeitpunkt weitgehend einziges im Rahmen der Qualitätssicherung, stellt heute höchstens noch ein 25 Jahre altes Relikt aus längst vergangenen Pflegetagen dar und passt in seiner gegenwärtigen Ausgestaltung nicht mehr im Ansatz zu den heutigen Pflege- und Betreuungsanforderungen. Die Diskussion greift zu kurz, wenn sie nur die Extrempositionen: Beibehaltung oder Abschaffung aufgreift. Gefordert ist eine komplette inhaltliche Neuausrichtung unter Berücksichtigung zeitgemäßer Anforderungen. Bis 2020 kann nicht gewartet werden.

Die überwiegend ideologisch geprägten Diskussionen haben argumentativ weitgehend peinlichen Charakter. Die einen Verbände werfen den anderen vor es ginge ihnen nur um die Wirtschaftlichkeit, die andern wie die Pflegekammern oder Gewerkschaften, glauben, ihren Mitgliedern einen Gefallen zu tun, wenn sie für den unveränderten Beibehalt der Quote nach dem „Basta-Prinzip" plädieren. Dabei lassen auch sie ihre Mitglieder letztlich im Regen stehen, zumindest diejenigen, die tagtäglich um die Besetzung der Dienste im Rahmen der Dienstplanung mit Fachkräften kämpfen, sich an unsinnigen Vorgaben orientieren müssen oder einen Einrichtungsstopp erhalten, weil die Quote nicht eingehalten wird. Andere Verbände wiederum behaupten das Ende der Qualität in der Pflege sei gekommen, wenn die Quote abgesenkt würde. Dabei ist längst hinreichend bekannt, dass die Fachkraftquote bis heute den Beleg schuldig geblieben ist, nachweislich Qualität zu fördern. Umgekehrt rufen einige dazu auf, dass die Quote nicht geändert werden darf, bis ein wissenschaftlich fundiertes Instrumentarium vorliegt, das die Quote in ihrer gegenwärtigen Form ersetzt. So als ob die jetzige Form der Quote eine derartige Grundlage hätte. Und die Politik sagt, es liege an der Bezahlung und/oder es müsste nur mehr ausgebildet werden, um die Fachkraftmisere in den Griff zu bekommen. Letztlich helfen aber Vorwürfe und die üblichen Statements nicht weiter – es muss schnell etwas geschehen.

Peinlich ist in jedem Falle, dass sich keiner davon, anstelle von ideologisch geprägten Grabenkämpfen, in der Lage sieht, mit den anderen zusammen zu sitzen, um mit allen Beteiligten gemeinsam eine „Zwischenlösung„ zu finden, welche dieses überholte Instrument an zeitgemäße Strukturen adaptiert und zeitgleich nach einem wissenschaftlich fundierten Instrumentarium zu forschen. Das scheint nicht möglich zu sein. Traurig für ein Deutschland, das viele kluge und fachlich versierte Köpfe in der Pflege hat.

Dass die Fachkraftquote nicht auf einer wissenschaftlich fundierten Basis zur Sicherstellung der Qualität entstanden ist, ist bekannt. Umso verblüffender ist es, mit welcher Naivität und/oder Alternativlosigkeit die Politik und Behörden daran festhalten mit dem (tatsächlichen?) Irrglauben, wenn man mit der Gießkanne 50 Prozent Fachkräfte gleichermaßen verteilt, käme am Ende automatisch Qualität heraus. *Klie* führt aus: Eine Novellierung dient nicht zur ängstlichen Absicherung des als unbefriedigend erlebten Zustandes, sondern dazu, die Komplexität der Anforderungen der Einrichtungen der stationären Behindertenhilfe und Pflege zu befördern.
Die Quote in ihrer jetzigen Ausprägung aus dem Jahre 1993 ist nicht mehr zeitgemäß. Die grundsätzliche Frage dabei ist es, bedarf es überhaupt einer quantitativen Fachkraftquote? Rein quantitativ ist die Quote deswegen, weil sie ebenso wenig auf die verschiedenen Angebotsformen eingeht als auch auf den individuellen Interventionsbedarf der Leistungsempfänger Bezug nimmt, sondern lediglich die Summe aller Mitarbeiter durch zwei teilt und damit den politischen Verantwortlichen vorgaukelt, etwas für die Qualität getan zu haben.

KAPITELMERKSÄTZE

- Die Definition dessen, was unter Fachkräften zu verstehen ist, wird von Bundesland zu Bundesland anders beurteilt.
- Die quantitative Auslegung ist völlig unterschiedlich, weil extrem voneinander abweichende Personalschlüssel zwischen den Bundesländern bestehen.
- Die Methodik, nach denen Fachkraftquoten berechnet werden, wird nicht nur zwischen, sondern auch innerhalb der einzelnen Bundesländer unterschiedlich gehandhabt.

1993 bis heute

Betrachtet man die Entwicklung der pflegerisch-betreuenden Angebote zwischen den Jahren 1993 und heute zeigt sich, dass eine vollkommen andere Angebotsvielfalt entstanden ist. Als logische Konsequenz daraus erfordert dies in der heutigen Leistungserbringung auch einen anderen Professionenmix. Dazu kommt, dass heute im Gegensatz zu den Jahren um 1990 ein breites Spektrum unterschiedlichster Maßnahmen zur Qualitätssicherung angewandt wird. Ohne deren Nutzen im Einzelfall hier bewerten zu können, ist aber dennoch davon auszugehen, dass die meisten Maßnahmen die Qualität in der Pflege fördern, weil sie sich individuell mit der Situation des einzelnen Pflegebedürftigen befassen. Der heutige Umfang dieser Maßnahmen stand nicht Pate bei dem damaligen Gedanken der Einführung der Fachkraftquote.

Dank Erfüllung der Fachkraftquote sinkt bereits die Ergebnisqualität, weil aufgrund der aktuellen Situation am Arbeitsmarkt zur Fachkraftgewinnung nahezu jede Fachkraft eingestellt wird. Quotenerfüllung geht vor Ergebnisqualität.

Umsetzung der Fachkraftquote durch Behörden im Alltag

Die Umsetzung der Fachkraftquote im Rahmen der jeweiligen Landesheimgesetze sieht aber genau so aus: Quotenerfüllung zählt, nicht Ergebnisqualität. Ein verhängter Aufnahmestopp wg. Nichterfüllung der Fachkraftquote, im Absurditätsfall ersten Ranges Rheinland-Pfalz noch ein selbstverhängter Aufnahmestopp („Selbstanzeige" gem. § 26 Abs. 2 LWTG), löst nicht das zugrundeliegende Problem, sondern doktert lediglich an den Symptomen herum. Die zuständige Heimaufsichtsbehörde hat alles in ihrer Macht und ihren Vorgaben Stehende getan, um die Gefahr durch unzureichende Pflege in Ermangelung der Fachkraftquotenerfüllung zu verhindern. Die Politik schaut dabei hilflos zu und legt vorsorglich wieder einmal einen Plan zur Werbung für den Pflegeberuf in der Öffentlichkeit auf. In Bezug auf eine Problemlösung bringt uns ein Belegungsstopp keinen Schritt weiter, aber es ist einfacher für Behörden, die sich vielfach enorm schwertun Ergebnisqualität wirklich zu kontrollieren. Abzählen aller Mitarbeiterstellen in der Einrichtung und geteilt durch zwei, dazu bedarf es keines fachlichen Wissens. Dabei darf nicht vergessen werden, dass die Behörden das umzusetzen haben, was ihnen auferlegt wird; unbenommen davon, dass auch dabei immer ein Spielraum besteht. Die Politik ist gefragt und diese hat Angst davor, der Bevölkerung eine Absenkung der Fachkraftquote darzustellen, weil diese bei den Laien vielfach mit Qualität gleichgesetzt wird. Dabei geht es wie eingangs gesagt nicht um die Absenkung, sondern um eine inhaltliche Neuausrichtung. Das muss das Ziel sein. Dabei ist nahezu unbemerkt von der (Fach)-Öffentlichkeit das definitive Ende der Fachkraftquote/Vorgaben in ihrer gegenwärtigen Form für den stationären Bereich von der Politik über die Beauftragung zu einem bundesweit einheitlichen Personal-Bemessungssystem bereits eingeläutet worden.

Individuelle Auslegung vs. gesetzlicher Vorgaben

Erschwerend kommt jedoch hinzu, dass in den landesspezifischen Regelungen neben der grundsätzlich zu erfüllenden Fachkraftquote Vorgaben gemacht werden, welche im Rahmen der Dienstplanung Berücksichtigung finden müssen. Als Beispiel sei eine durchschnittliche Besetzung im Tagdienst mit 1 zu 30 genannt oder Vorgaben für den Nachtdienst in einzelnen Bundesländern *(siehe Teil II/2.5)*. Aus fachlichen Anforderungen heraus lässt sich derartiges nicht begründen. Hier wird unterstellt, dass jeder der 30 Bewohner einen gleichen Hilfebedarf hat; ebenso wird dieses „Qualitätskriterium" bei der Bezugnahme auf Gebäudeteile noch hirnrissiger. Jeder fachlich versierte Praktiker weiß, dass es Wohneinheiten gibt, in welchen der Einsatz an Fachkräften eine höhere Dichte einfordert und an andere Stelle weniger. Und das kann morgen genau umgekehrt sein. Nur die kontinuierliche Beobachtung dieses Wechselspiels wird individuellen Bewohneranforderungen gerecht; keinesfalls Etagen-, Wohneinheits- oder Gebäudequoten.

Doch welche Alternativen gäbe es, ohne die Fachkraftquote auszusetzen? Die Politik müsste den Mut haben, neue Wege zu gehen. Die Bundespolitik gibt sich in diesem Punkt zuversichtlich, weil sie selbst ja keine Möglichkeiten des Durchgriffs auf die Länder habe. Nach der Föderalismusreform liegt es in den Kompetenzen der Bundesländer sich darum zu kümmern. Gott sei Dank – der Bund ist das Problem los; den Einrichtungen hilft diese Erkenntnis nicht wirklich weiter. Die Länder wiederum warten auf ein Zeichen vom Bund; letztlich die Geschichte von Hase und Igel.

„Angesichts des dramatischen Fachkraftmangels, der uns in den nächsten Jahrzehnten ins Haus steht, wird man die wertvolle Ressource der Pflegefachkraft viel stärker dort einsetzen müssen, wo man ihr Kompetenzprofil und ihre Verantwortungsbereitschaft in besonderer Weise braucht." (Klie; CAREkonkret. Nr.10/8.3.2013)

Es ist nicht im Sinne aller Beteiligter bis zum endgültigen Kollaps der Fachkraftquote, der ohnehin schon vor der Tür steht, zu warten, sondern gemeinsam einen zeitgemäßen Konsens zu finden, der die Fachlichkeit in einem veränderten Umfeld – sowohl vom Leistungsgeschehen als auch arbeitsmarktpolitisch – gewährleistet. Zu glauben, allein das Festklammern an überholten Strukturen sichere Ergebnisqualität, zeigt nicht von politischem Weitblick und lässt die handelnden Akteure mit ihren Alltagsproblemen alleine.

Die gesetzlichen und vertraglichen Vorgaben zur Personalbemessung kranken alle an derselben Problematik: Der individuelle Hilfebedarf findet keine Berücksichtigung; lediglich der rein quantitative. Das funktioniert aber nicht, weil Pflege und Betreuung unterschiedliche Leistungen mit unterschiedlichen Qualifikationen erfordern. Dazu Prof. Görres in Altenheim 04/2018: „Ein effizienter Personalmix orientiert sich an den jeweils vorhandenen aktuellen Bedarfen und die können durchaus schwanken. Darauf kann ein Personalmix reagieren, ohne dass die Qualität leidet. Das ist die große Herausforderung. Eine starre Fachkraftquote lässt das nicht zu."

Unterschiedlichkeiten der Bundesländer:

- bei der inhaltlichen Definition und der Auslegung der Fachkraftquote
- bei der Personalbemessung (Pflegeschlüssel)
- bei der quantitativen Vorgaben zur Besetzung im Tag- und Nachtdienst und
- bei der Festlegung, welche Leistungen von wem zu erbringen sind.

Die Politik beruft sich jetzt auf den 30. Juni 2020, weil zu diesem Zeitpunkt das im PSG II formulierte Verfahren vorliegen soll; von Umsetzung steht übrigens nichts im Gesetz. Es steht nur dort: „Entwickelt und erprobt". § 113c SGB XI

§ *„(1) Die Vertragsparteien nach § 113 stellen im Einvernehmen mit dem BMG und dem BMFSFJ die Entwicklung und Erprobung eines wissenschaftlich fundierten Verfahrens zur einheitlichen Bemessung des Personalbedarfs in Pflegeeinrichtungen nach qualitativen und quantitativen Maßstäben sicher. Die Entwicklung und Erprobung ist bis zum 30. Juni 2020 abzuschließen. Es ist ein strukturiertes, empirisch abgesichertes und valides Verfahren für die Personalbemessung in Pflegeheimen auf der Basis des durchschnittlichen Versorgungsaufwands für direkte und indirekte pflegerische Maßnahmen sowie für Hilfen bei der Haushaltsführung unter Berücksichtigung der fachlichen Ziele und Konzeption des neuen Pflegebedürftigkeitsbegriffs zu erstellen. Hierzu sind einheitliche Maßstäbe zu ermitteln, die insbesondere Qualifikationsanforderungen, quantitative Bedarfe und die fachliche Angemessenheit der Maßnahmen berücksichtigen…"*

Einige Bundesländer bieten auf unterschiedlichen vertraglichen Grundlagen den Einrichtungen an, von der Quote abzuweichen, wenn sie in einem Konzept begründen, wie sie die Fachlichkeit anderweitig sicherstellen. Das hört sich gut an und alle sind überrascht, dass es so wenig genutzt wird. Die Politik ist der Macher, die Einrichtungen sind nicht in der Lage. Aus meiner Sicht macht es sich die Politik einfach, indem sie schlussfolgert, dass dann auch keine internen Konzepte dazu vorliegen und folglich eine Abweichung auch fachlich nicht begründet werden kann. Dass sich die Einrichtungen möglicherweise der thematischen Auseinandersetzung mit den Behörden nicht aussetzen wollen, aus den unterschiedlichsten Gründen, wird als Argument nicht zugelassen. Dazu wird Prof. Görres in ALTENHEIM 04/2018 zitiert: „Es herrscht in der Pflege noch zu viel Unsicherheit und Angst vor Sanktionen, wenn von der Quote im Rahmen von Modellprojekten abgewichen wird."

Alle Verantwortlichen müssen den Mut haben einzugestehen,

- dass die Fachkraftquote in ihrer antiquierten Ausrichtung nicht mehr zu den heutigen Anforderungen passt. Vorsichtige Vordenker: Brandenburg und Baden-Württemberg,
- dass der Fachkräftebedarf nach der gegenwärtigen Quote nicht mehr quantitativ sicherzustellen ist und ohnehin kein Qualitätskriterium darstellt.

Während die Regelungen des SGB XI keine Fachkraftquote i.S. der „Landesheimgesetze" bzw. deren ausführenden Bestimmungen kennen, ist es wichtig, dass die Dienstplanverantwortlichen die diesbezüglichen Regelungen aus den Rahmenverträgen nach § 75 SGB XI kennen. Von Aussagen zur Dienstplanung, die qualitativ und inhaltlich in ihrer Aussagekraft gegen Null tendieren bis hin zu eindeutigen Aussagen beispielsweise zur Anrechnung von Azubis auf den Stellenschlüssel (Rheinland-Pfalz) bis hin zur Angabe einer Jahresnettoarbeitszeit (Niedersachsen; wichtig wegen Personalabgleich).

Auch die „Maßstäbe und Grundsätze für die Qualität und die Qualitätssicherung sowie für die Entwicklung eines einrichtungsinternen Qualitätsmanagements nach § 113 SGB XI in der vollstationären Pflege vom 27. Mai 2011" und andererseits die Bestimmungen aus Richtlinien etc. in Ausführung der landesheimgesetzlichen Regelungen gilt es zu kennen. Das betrifft nicht nur die personellen Anforderungen, sondern auch in den Katalogen innerhalb der Bundesländer mit Qualitätsanforderungen der „Heimaufsichtsbehörden" wie z B. in NRW den „Landeseinheitlichen Rahmenprüfkatalog zur Qualitätssicherung von Wohn- und Betreuungsangeboten nach § 14 des Wohn- und Teilhabegesetzes (WTG)" oder in Baden-Württemberg die „Einheitlichen Prüfkriterien für die Heimaufsicht des Landes Baden-Württemberg".

Unter www.biva.de sind die aktuellen gesetzlichen Regelungen in Bezug auf die jeweiligen „Landesheimgesetze" sorgfältig zusammengestellt; unter www.mds-ev.de diejenigen zum SGB XI.

Die landesspezifischen Regelungen differieren in nicht unerheblichem Maße zwischen der Definition dessen, wer als (Pflege)-Fachkraft i.S. der jeweiligen Verordnungen gilt. Ganze Listen gibt es dazu auf Landesebene. So sind u.a. in der LPersVO Baden-Württemberg auch Vorbehaltsaufgaben für Pflegefachkräfte beschrieben; nahezu die gleichen Aufgaben in Brandenburg für Fachkräfte. Welche konkreten Qualifikationen sich in welchem Bundesland unter welcher Fachkraftzuordnung wiederfinden, lässt sich nur über die konkreten landesheimgesetzlichen Bestimmungen herausfinden. Übergreifend sind es jeweils nur die Gesundheits- und Krankenpfleger und die Altenpfleger, die als Fachkräfte im Sinne der Verordnungen gelten.

Dass sich die Regelungen des SGB XI auf das Leistungsrecht und die landesheimspezifischen Regelungen auf das Ordnungsrecht beziehen, macht es vor allem vor dem Hintergrund nicht leichter, dass diese sich in ihren ausführenden Bestimmungen nicht selten widersprechen.

FAZIT

- Es ist auch hier zwingend wichtig, wie im 1. Schritt der Regelkreissystematik beschrieben, die gesetzlichen und vertraglichen Anforderungen auf Landesebene in Bezug auf die quantitative und qualitative Besetzung der Dienste zu kennen.
- Unbenommen davon muss landesspezifisch berücksichtigt werden, ob und unter welchen Voraussetzungen andere Funktionen auf die Quote oder das gesamte Stellenkontingent anzurechnen sind. Das betrifft z. B. die PDL oder andere zusätzliche, über Schlüssel, geregelte Dienste, wie QM, Hygiene, „sonstige Dienste", unbenommen davon, ob diese Schlüssel Pflegegrade/Pflegestufen abhängig sind oder nicht.
- In manchen Bundesländern muss der Personalbestand regelmäßig der zuständigen Heimaufsichtsbehörde gemeldet werden.

Zweiter Schritt im „Regelkreis der Einsatzplanung"

2 Arbeitszeitverteilung im Tag- und Nachtdienst

Im ERSTEN SCHRITT DER REGELKREISSYSTEMATIK ging es u. a. um

- die Ermittlung der Bewohnerstruktur nach quantitativen und qualitativen Kriterien (Pflegegrade, pflegerisch-betreuendem Interventionsbedarf)
- den pflegefachlichen Aspekten der Einsatzplanung (tageszeitlicher Unterstützungsbedarf, erforderliche Qualifikationen)
- die Auswirkungen von differenzierten Wohnformen auf die Dienst- und Einsatzplanung
- die Pflegegrade und die unterschiedlichen Pflegeschlüssel
- die Fachkraftquote sowie Besetzungsvorgaben für den Tag- und Nachtdienst aus den „Landesheimgesetzen".

Im ZWEITEN SCHRITT DER REGELKREISSYSTEMATIK geht es u. a. um

- die Vorteile grundlegender Planungsvorarbeit anhand von Dienstplanbesetzungsprofilen,
- die konkrete Schrittfolge vom Pflegeschlüssel hin zu der Dienstplanbesetzung,
- um die Vermeidung von Überstunden,
- die Einsatzplanung im Nachtdienst sowie an Wochenenden und Feiertagen unter Einbezug von Vollzeit- und Teilzeitbeschäftigten,
- und um arbeitsrechtliche zu beachtende Vorgehensweisen bei Arbeitszeitveränderungen.

In diesem zweiten Schritt werden auf Grundlage der vorbereitenden Arbeiten aus dem ersten Schritt konkrete Dienstplanbesetzungen für den Tag- und Nachtdienst erarbeitet. Dabei wird die tageszeitliche Lage der Dienste ebenso angesprochen wie die wöchentliche Verteilung von Arbeitszeiten. Administrative Tätigkeiten, die heute einen erheblichen Anteil der gesamten Netto-Arbeitszeit beanspruchen, müssen in der Dienstplanung ebenso berücksichtigt werden wie die Tätigkeiten des Sozialen Dienstes oder von Betreuungskräften nach § 53 c SGB XI. Das Arbeiten mit dem Dienstplanbesetzungsprofil stellt die unmittelbare Vorbereitung auf den dritten Schritt – die Dienstplanerstellung – dar.

Kriterien/Festlegungen zur Mitarbeiterzahl: Pflegeschlüssel, Budget, Leistungsnachfrage etc.

1. Schritt

Qualitative und quantitative Grundlagen der Dienstplanung

Gesetzliche/vertragliche Grundlagen

4. Schritt

Dienstplanauswertung und Beurteilung des Mitarbeitereinsatzes

Bewohnerstruktur, Mitarbeiterstruktur

2. Schritt

Mitarbeitereinsatzplanung im Tag- und Nachtdienst

Tägl. Einsatzplanung: Stecktafel, Ablaufbeschreibungen, Tourenplanungen

Pflegeleitbild/Pflegekonzept

3. Schritt

Dienstplanerstellung und -gestaltung Planung von Arbeitsabläufen

Die Dienstplanung befindet sich nach der Ampelsystematik im grünen Bereich, wenn die beschriebenen Schritte eins und zwei der Regelkreissystematik zur Ausarbeitung des Dienstplanbesetzungsprofils berücksichtigt wurden, weil dann die grundlegenden Voraussetzungen zu einer sachgerechten Dienstplanung gegeben sind.

2.1 Dienstplanbesetzungsprofile und deren Anwendung im Arbeitsalltag

KAPITELMERKSÄTZE

- Ein Dienstplanbesetzungsprofil bildet in einer Übersicht schematisch die tägliche Dienst- und Einsatzplanung ab.
- Das Dienstplanbesetzungsprofil macht die quantitative und qualitative Besetzung der Planung transparent.
- Die Ausarbeitung basiert immer auf der netto verfügbaren Arbeitszeit.
- Die Mitarbeiter sind an der Erstellung des Profils unbedingt zu beteiligen.

Im zweiten Schritt der Regelkreissystematik wird im Folgenden die tages- und wochenzeitliche Ausgestaltung der Mitarbeitereinsatzplanung näher betrachtet. Rahmendaten dafür stellen sowohl gesetzliche (z. B. Arbeitszeitgesetz) als auch vertragliche Regelungen (Rahmenverträge nach § 75 SGB XI, Landesheimrechtliche Vorgaben) dar *(siehe Schaubild II/ 4.2.1)*. Bei der Einsatzplanung ist darauf zu achten, dass nur die tatsächlich zur Verfügung stehende Arbeitszeit, also die Netto-Arbeitszeit in der Summe verplant wird *(siehe Teil I/1.2)*.

Das Dienstplanbesetzungsprofil stellt in schematischer Ansicht die tägliche bzw. wöchentliche Einsatzplanung dar. Dabei handelt es sich um die Regelbesetzung, also die Besetzung, die unter Bezugnahme auf die Netto-Arbeitszeit zur Verfügung steht. Im Alltag kann die Ist-Besetzung begründet von dem Besetzungsprofil abweichen. Diese Abweichung muss im letzten Schritt des Regelkreises – der Dienstplanauswertung – näher betrachtet werden, um ggf. daraus Erkenntnisse für die Dienstplanung der Folgemonate bzw. für eine Änderung des Profils zu erhalten. Das Arbeiten mit einem Dienstplanbesetzungsprofil stellt eine besondere Möglichkeit der optischen Präsentation der Einsatzplanung dar. Vor allen stellt es eine qualifizierte Methode des gemeinschaftlichen Erarbeitens von neuen oder veränderten Arbeitszeitstrukturen innerhalb des Arbeitsteams dar. Das Dienstplanbesetzungsprofil stellt für alle an diesem Planungsprozess Beteiligten schematisch sehr anschaulich dar, ob die Dienste

- in ihrer tageszeitlichen Lage,
- der Stärke der Schichtbesetzungen und
- der erforderlichen Qualifikationen
- in Einklang mit den Anforderungen aus der Bewohnerstruktur stehen *(siehe auch Teil II/1.1)* und
- mit den arbeitsvertraglich vereinbarten Wochenarbeitszeiten der Mitarbeiter in Einklang stehen.

Das beste und flexibelst gestaltete Besetzungsprofil wird im Alltag nicht umzusetzen sein, wenn der Einrichtung nicht die entsprechenden Personalressourcen zur Verfügung stehen. Stehen aktuell beispielsweise überwiegend nur Vollzeitkräfte zur Verfügung, so ergibt es keinen Sinn, dauerhaft kurze Dienste mit 3 oder 4 Stunden Länge zu planen, weil diese Mitarbeiter dann nicht auf ihre arbeitsvertragliche Wochenarbeitszeit kommen und Unmut vorprogrammiert ist. Es ist dann Aufgabe der Leitungskräfte, eine Arbeitszeitgestaltung auszuarbeiten, welche kurzfristig mit der aktuellen Mitarbeiterstruktur in Übereinstimmung zu bringen ist und langfristige Änderungsanforderungen gleichermaßen im Blick hat. Das bedeutet, dass mittelfristig im Rahmen der Personalentwicklung eine Mitarbeiterstruktur *(siehe Teil II/ 2.7)* aufgebaut werden muss, die es ermöglicht, tageszeitlich möglichst optimal auf die Bedürfnisse der Bewohner einzugehen und aber auch am Arbeitsmarkt verfügbar sein muss. Sonst bleibt das blanke Theorie. Häufig ist es inzwischen so, dass die Arbeitsablaufstrukturen mehr und mehr letzterem angepasst werden müssen.

SCHRITTFOLGE: Am Beispiel der Wohneinheit 3 (= Wohngruppen 4 und 5) soll die Umsetzung beispielhalft beschrieben werden. Zunächst wird unter Bezugnahme auf die Bewohnerstruktur in dieser Wohneinheit der Anteil an Stellen ermittelt, welcher für die Pflegearbeit zur Verfügung steht *(siehe Teil II/2.2)*. Diese 8,25 VK-Stellen aus der Bewohnerstruktur nach Pflegegraden multipliziert mit der Nettowochenarbeitszeit von 30,00 Stunden ergibt eine zu verplanende Wochenarbeitszeit im Dienstplan von insgesamt 247,5 Stunden. Wird diese Wochenarbeitszeit beispielhaft durch 7 Tage und 7 Stundendienste geteilt, so ergibt sich eine Besetzung von insgesamt ca. 5 Tagdiensten; verteilt beispielhalft auf 3 Früh- und 2 Spätdienste. Eine abweichende Planung in Bezug auf die Dienstlängen, wie im *Schaubild II/2.2.5* dargestellt, erlaubt auch eine höhere, von der vereinfacht dargestellten, ursprünglichen Kalkulation mit jeweils ausschließlich 7 Stunden Diensten abweichende Besetzung. Voraussetzung ist allerdings, dass die arbeitsvertraglichen Wochenstunden der Mitarbeiter eine Übereinstimmung zu den Dienstlängen aufweisen.

In Folge werden diese Dienste in Abhängigkeit von der Bewohnerstruktur und deren pflegerisch-betreuenden Interventionsbedarf tageszeitlich aufgeteilt – also Beginn und Ende der Dienste festgelegt – und somit auch über die Überlappungszeiten von Früh- und Spätdienst mitentschieden.

Im Rahmen dieser Ausarbeitung stellt die obere Grenze in unserem Beispiel die 247,5 Stunden dar – wie diese letztlich auf die Montage – Freitage und die Wochenendtage verteilt werden, ergibt sich aus den Anforderungen der Bewohner (pflegerisch-betreuende Bedarfe) – und aus der Mitarbeiterstruktur (Anstellungsverhältnisse). In den *Schaubildern II/2.2.5 und II/2.26* sind zwei unterschiedliche Wochenendvarianten beispielhaft vorgestellt – einmal mit Geteilten Diensten und einmal mit Schichtdiensten. Beides hat Auswirkungen auf die Anzahl freier Wochenenden. *(siehe Teil II/2.6)*

Unbenommen von unseren Beispielen ist Flexibilität im Planen immer unter der Prämisse möglich, dass die nettoverfügbaren Wochenarbeitszeiten in einem definierten Zeitraum nicht überschritten werden. Wird zum Beispiel am Wochenende jeweils ein Mitarbeiter mit einer Schichtlänge weniger eingesetzt, kann dafür am Mittwoch zum Richten der Medikamente oder zu der Visite mit den Hausärzten am Donnerstag ein Mitarbeiter zusätzlich eingeplant werden. Letztlich ist es von Bedeutung, dass in der Summe der Besetzungsplanung die wöchentlich verfügbare Netto-Arbeitszeit in einem definierten Zeitraum wie z. B. dem Planungszeitraum des Dienstplanes nicht überschritten wird. Es sei denn, dass unter Beachtung der im Jahresverlauf unterschiedlich anstehenden monatlichen Sollarbeitszeit ein Ausgleich erfolgt.

Aber Vorsicht: dabei handelt es sich dann schon um die nächste Planungsstufe. Das Dienstplanbesetzungsprofil stellt die tägliche Regelbesetzung und diese muss korrekt auf der nettoverfügbaren Arbeitszeit aufbauen; dabei kann durchaus in dieser Grundplanung das Wochenende oder ein einzelner Wochentag abweichende Besetzungsstrukturen aufweisen. *(siehe Schaubilder II/2.2.5, 2.2.6 und 2.2.7)*

Ermöglicht es zum Beispiel die Mitarbeiterstruktur aufgrund eines hohen Anteils an Teilzeitmitarbeitern, die Dienste kürzer zu gestalten, so kann das dazu führen, dass dadurch die Kopfzahl in der täglichen Besetzung erhöht werden kann und somit die Arbeitsspitzen noch besser aufgefangen werden können *(siehe Teil II/2.7)*. Das kommt – wie bereits beschrieben – sowohl den Bewohnern entgegen (zeitnahes Eingehen auf deren Bedürfnisse) als auch den Mitarbeitern (Entlastung von Arbeitsspitzen senkt Arbeitsbelastung und Zeitdruck).

Ist schließlich im Rahmen der Erarbeitung des Dienstplanbesetzungsprofils ein Konsens erzielt worden,

- der die tageszeitlichen Belange der Bewohner berücksichtigt,
- der den bestimmungsgemäßen Einsatz von Fachkräften nach Diensten berücksichtigt,
- der die quantitative Aufteilung der Mitarbeiter sowohl zwischen Früh- und Spätdienst als auch im Verhältnis von Werktagen zu den Wochenenden in einem ausgewogenen Verhältnis plant,
- die Dienstlängen einen realistischen Bezug zu den arbeitsvertraglichen Wochenarbeitszeiten der Mitarbeiter aufweisen,
- der gesetzliche, tarifliche und vertragliche Anforderungen umfasst,
- der die wöchentliche Netto-Arbeitszeit nicht übersteigt und
- auch den fachlichen Anforderungen bzgl. heutiger Erkenntnisse an die Arbeitszeitgestaltung Rechnung trägt,

so wird das Dienstplanbesetzungsprofil im dritten Schritt des Regelkreises dann eins zu eins in den Dienstplan übertragen.

Das bedeutet, dass das Dienstplanbesetzungsprofil ein Medium dafür darstellt, sich anhand einer schematischen Darstellung von der Quantität und Qualität der geplanten Einsatzplanung in einfacher Form zu überzeugen. Dies kann in diesem frühen Planungsstadium über den Dienstplan nicht gelingen; dazu bedarf es zunächst einer Darstellung wie beispielsweise in der hier beschriebenen Form. Oftmals wird dieses Besetzungsprofil im Kreise einiger Mitarbeiter, welche die täglichen Arbeitsanforderungen genau kennen und beurteilen können, erarbeitet und das ganze über einen Laptop und Beamer gleichzeitig präsentiert. So kann jeder sehr gut die sich entwickelnde Ausarbeitung der tageszeitlichen Dienstbesetzung im Profil mit verfolgen und es wird aus dem Thema heraus – unter Bezugnahme auf die zur Verfügung stehende wöchentliche Arbeitszeit – eine sinnvolle Gestaltung der knappen und wertvollen Ressource Arbeitszeit erreicht. *(siehe Teil I/1.8)*

Dienstplanbesetzungsprofile können selbstverständlich je nach Wohneinheiten unterschiedlich ausgestaltet sein, da sich die Arbeitszeitgestaltung nach der Struktur der Bewohner und deren Bedürfnissen richtet sowie nach den Anstellungsverhältnissen in Verbindung mit den Einsatzmöglichkeiten der Mitarbeiter. Grundsätzlich stehen die Bedürfnisse der Bewohner bei der Planung immer im Vordergrund.

Dienstplanbesetzungsprofile werden nicht kontinuierlich erstellt. Solange die Ausgangslage sich im Wesentlichen nicht ändert, das heißt, die Bewohnerstruktur nach Pflegegraden und die Anstellungsverhältnisse der Mitarbeiter gleichbleiben, besteht kein Grund, das Besetzungsprofil neu zu gestalten. Sollten sich in Folge die genannten Faktoren ändern, kann auf Basis des bestehenden Profils unter Bezugnahme auf die sichtbaren Veränderungen, wie z. B. erhöhter oder verringerter Pflegebedarf, das bestehende Profil eine Aktualisierung erfahren.

Das Dienstplanbesetzungsprofil ist letztlich als qualitative und quantitative Vorgabe der Pflegedienstleitung gegenüber den Dienstplanerstellenden zu betrachten. Beispielsweise kann die Vorgabe der Pflegedienstleitung an die Leitungen der Wohneinheiten sein, dass diese innerhalb der qualitativen und quantitativen Besetzung eigenständig anpassen und ändern können; Abweichungen von der geplanten Besetzung in Form der Stärke oder/und der Qualifikation jedoch der Rücksprache bedürfen. Somit ist auf der einen Seite der im Alltag erforderliche Handlungsspielraum für die Leitungen der Wohneinheiten gewährleistet und gleichzeitig Sicherheit für die Pflegedienstleitung auf der anderen Seite. Nicht selten wird von sog. „Rahmendienstplänen" gesprochen. Das Dienstplanbesetzungsprofil in der hier beschriebenen Form ist letztlich nichts anderes als eine Art „Rahmendienstplan":

- es wird die Regelbesetzung nach Diensten definiert (QUANTITATIVE BESETZUNG),
- der Zeitraum ist definiert (Montag – Freitag/Samstag und Sonntag oder von Montag bis Sonntag),
- es wird das (Mindest)-Verhältnis von Fachkräften zu Pflegehelfern innerhalb der einzelnen Dienste definiert (QUALITATIVE BESETZUNG),
- es ist die Lage der Arbeitszeiten zu den einzelnen Diensten definiert und
- die Überlappungszeiten sind zu erkennen.

Zum Schluss sei noch Folgendes gesagt: Eine Dienstplanung, die auf dieser Basis erfolgt, wird bei der Erstellung des Dienstplans wenig Probleme bereiten, weil im Vorfeld alle erforderlichen Parameter geprüft worden sind. Eine Dienstplanerstellung, die ohne die in Schritt 1 und 2 der Regelkreissystematik beschriebenen Vorplanungen erfolgt, entbehrt fachlicher Grundlagen. Dienstplanung über Versuch und Irrtum des Eintragens von Früh- und Spätdiensten durchzuführen, kann nicht im Interesse von Bewohnern und Mitarbeitern und auch nicht von dem Planenden selbst sein. Das Ergebnis sind Unmengen von Überstunden und Anhäufungen nicht genommener Urlaubstage.

FAZIT

Das Dienstplanbesetzungsprofil

- zeigt, ob die Einsatzplanung wirtschaftlich geplant ist,
- zeigt das Verhältnis von Pflegefach- zu Nichtfachkräften in der Regelplanung,
- zeigt, ob ein (arbeitszeitlicher) Bezug zu den Einrichtungs-/Trägerzielsetzungen besteht,
- kann zur Darstellung der Regel- und Mindestbesetzung verwendet werden,
- kann als Basisvorgabe zum Tauschen von Diensten eingesetzt werden,
- berücksichtigt in der Planung die Ausfallzeiten und administrativen Tätigkeiten und
- schützt vor unkontrolliertem Überstundenaufbau durch nettoarbeitszeitbasierte Planung.

FRAGEN AN DEN JURISTEN

- *Was passiert, wenn ein Mitarbeiter in einem Monat weniger als die monatliche Sollarbeitszeit verplant wird?*
  Antwort: Der am Bedarf ausgerichtete Mitarbeitereinsatz macht es erforderlich, dass in der Pflege auf Modelle des flexiblen Mitarbeitereinsatzes zurückgegriffen wird. Arbeitszeitkontenmodelle finden sich in anwendbaren Tarifverträgen und lassen sich auf die jeweilige Einrichtung zugeschnitten im Arbeitsvertrag oder in Betriebsvereinbarungen regeln. Im Rahmen solcher Arbeitszeitkonten anfallende Minusstunden stehen dem Dienstplanenden nach Vorgabe der getroffenen Vereinbarungen zur Abdeckung von Mehrarbeitsbedarf in anderen Dienstplanperioden zur Verfügung.
- *Muss der Mitarbeiter immer jede Woche genau entsprechend seiner vertraglich vereinbarten Arbeitszeit eingesetzt werden?*
  Antwort: Sieht der Arbeitsvertrag starre wöchentliche Arbeitszeit ohne Schwankungsmöglichkeiten vor, ist die vereinbarte feste Arbeitszeit für den Arbeitgeber bindend. Er ist dann – bis auf Notfälle – auf den guten Willen des Arbeitnehmers, z. B. zur Ableistung von Überstunden, angewiesen. Sieht der Arbeitsvertrag oder aber ein anwendbarer Tarifvertrag hingegen eine Flexibilisierung in Form eines Arbeitszeitkontos mit Plus- und Minusstunden vor, ist dieses die Basis für den bedarfsgerechten Mitarbeitereinsatz.
- *Welche Bedeutung hat ein Arbeitszeitkonto bezüglich Minusstunden?*
  Antwort: Besteht ein Arbeitszeitkonto mit Plus- und Minusstunden, fließen die angefallenen Minusstunden entsprechend in das Konto ein und sind nach den für das Arbeitszeitkonto getroffenen Regelungen zu behandeln. Existiert kein solches Arbeitszeitkonto, gehen die Minusstunden zu Lasten des Arbeitgebers, der sich in einem solchen Fall im sogenannten Annahmeverzug befindet.
- *Ein jährlich zweifach auftretendes Kuriosum ist die Dienstplanung an den Tagen der Umstellung von Sommer- auf Winterzeit und umgekehrt. Gelten hier Besonderheiten?*
  Antwort: Der Kalendertag zum Wechsel zwischen Sommer- und Winterzeit hat 23 oder 25 Stunden. Bei der Berechnung von Sollarbeitszeit und Monatsgrundentgelt bleibt die Zeitumstellung unberücksichtigt. Sie wirkt sich jedoch über die tatsächlich geleistete oder tatsächlich weggefallene Arbeitsstunde im Nachtdienst des Umstellungstags auf eventuelle Nacht-, Zeit- und Sonntagsarbeitszuschläge aus. Da die Ruhezeitregelungen des Arbeitszeitgesetzes auf den Tag bezogen sind, ist die sich aus der Zeitumstellung ergebende Verkürzung des für die Ruhezeit zur Verfügung stehenden Tags im Frühling sowie der sich verlängernde Nachtdienst am Tag der Zeitumstellung im Herbst zu berücksichtigen.

2.2 Vom Pflegeschlüssel zur Dienstplanbesetzung

KAPITELMERKSÄTZE

- Die Bewohnerstruktur nach Pflegegraden in Verbindung mit den vertraglich vereinbarten Pflegeschlüsseln gibt unter Bezugnahme auf die gewählten Dienstlängen die quantitative Besetzung der Dienste im Dienstplan vor.
- Es muss unter Bezugnahme auf die vertraglichen Vereinbarungen berücksichtigt werden, welche Anteile des Pflegeschlüssels von dem gesamten Stellenkontingent abzuziehen sind, um den konkret verfügbaren Stellenanteil für die Dienstplanung im Tag- und Nachtdienst zu kennen.

Die einrichtungsbezogene Mitarbeiteranzahl wird durch gesetzliche, aber überwiegend vertragliche Regelungen mit den Kostenträgern vereinbart. Die Umsetzung und Einhaltung dieser Vertragsbestandteile wird seitens der Vertragspartner (Pflegekassen bzw. MDK), aber auch der Heimaufsichtsbehörden (diese sind keine Vertragspartner im Sinne des SGB XI) streng kontrolliert. Ergänzend dazu sind inzwischen zunehmend in den Rahmenverträgen nach § 75 SGB XI meist auch Regelungen zum Personalabgleich getroffen *(siehe Teil I/1.3)*. Grundlage der Dienst- und Einsatzplanung stellen bis heute die Pflegeschlüssel dar. Im Rahmen des PSG II wurde in § 113 c SGB XI Folgendes festgelegt:

§ *„(1) Die Vertragsparteien nach § 113 stellen im Einvernehmen mit dem BMG und dem BMFSFJ die Entwicklung und Erprobung eines wissenschaftlich fundierten Verfahrens zur einheitlichen Bemessung des Personalbedarfs in Pflegeeinrichtungen nach qualitativen und quantitativen Maßstäben sicher. Die Entwicklung und Erprobung ist bis zum 30. Juni 2020 abzuschließen. Es ist ein strukturiertes, empirisch abgesichertes und valides Verfahren für die Personalbemessung in Pflegeheimen auf der Basis des durchschnittlichen Versorgungsaufwands für direkte und indirekte pflegerische Maßnahmen sowie für Hilfen bei der Haushaltsführung unter Berücksichtigung der fachlichen Ziele und Konzeption des neuen Pflegebedürftigkeitsbegriffs zu erstellen. Hierzu sind einheitliche Maßstäbe zu ermitteln, die insbesondere Qualifikationsanforderungen, quantitative Bedarfe und die fachliche Angemessenheit der Maßnahmen berücksichtigen…"*

Die Pflegeschlüssel variieren nicht nur von Bundesland zu Bundesland, sondern sind auch zwischen den Einrichtungen bei identischer Bewohnerstruktur oft erheblich *(siehe Teil II/1.5)*. Logisch ist das nicht, weil bundesweit die gleichen Begutachtungs-Richtlinien BRi (= Richtlinien des GKV Spitzenverbandes zur Feststellung der Pflegebedürftigkeit nach dem XI. Buch Sozialgesetzbuch), aktuell in der Fassung v. 15.04.2016, gelten, während erhebliche quantitative Abweichungen zwischen den Bundesländern bei den Pflegeschlüsseln innerhalb gleicher Pflegegrade bestehen. Somit weichen auch die rechnerischen Zeitwerte, welche sich leicht aus den Pflegeschlüsseln herausrechnen lassen, erheblich voneinander ab *(Schaubild II/1.5.2)*. Die Politik hat mit dem NBI das Ende der „Minutenpflege" propagiert. Tatsächlich ist das nur die halbe Wahrheit, weil die „Zeitvorgaben" für die tägliche Pflege- und Betreuungsarbeit nicht aus den Begutachtungsrichtlinien gekommen sind, respektive kommen, sondern indirekt über die Pflegeschlüssel. Das war bisher so und wird auch in Zukunft so sein.

Der Pflegeschlüssel selbst kommt durch eine Mischung aus historischer Entwicklung, Erfahrungswerten, tatsächlichen Kalkulationen und Fortschreibungen zustande. Mit dem Inkrafttreten des PSG II sind in den meisten Bundesländern die Pflegeschlüssel „budgetneutral" von Pflegestufen auf Pflegegrade übergeleitet worden. *(siehe Teil II/1.5)*

Zu bedenken ist, dass der Pflegeschlüssel – je nach Bundesland – variierend folgende Anteile enthalten kann:

- Pflegemitarbeiter für Tag- und Nachtdienst,
- DIREKTE und indirekte PFLEGELEISTUNGEN[2],
- Pflegedienstleitung (in vielen Bundesländern),
- Mitarbeiter Soziale Betreuung/Ergotherapie (nicht in allen Bundesländern),
- Urlaub, Fortbildung und Krankheit.

Nicht im Pflegeschlüssel enthalten, sondern als bundeseinheitlicher Anhaltswert nach § 53 c SGB XI gelten die sog. „Zusätzlichen Betreuungskräfte". Sie stehen seit den Regelungen zum PSG I allen Bewohnern in einem Verhältnis von 1 zu 20 zur Verfügung mit der nach dem PSG II erfolgten Einschränkung den Bewohnern in den Pflegegraden 2 bis 5.

Aus der Bewohnerstruktur (= Bewohneranzahl nach Pflegegraden) in Verbindung mit den Pflegeschlüsseln errechnet sich die Mitarbeiteranzahl. Eine einfache Möglichkeit für jeden Pflegemitarbeiter die Mitarbeiteranzahl positiv mit zu beeinflussen ist es, auf die korrekte Einstufung der Bewohner zu achten. Dazu bedarf es einer guten Kenntnis der Begutachtungsrichtlinien. Die Zuteilung des entsprechenden Pflegegrades erfolgt unter Bezugnahme auf die Selbstständigkeit und die Fähigkeiten des Betroffenen. Das bedeutet, dass im Gegensatz zu der davor geltenden Definition von Pflegebedürftigkeit nicht auf den zeitlichen Aufwand und die Häufigkeit von Hilfeleistungen geschaut wird, sondern allein auf den Grad der Selbstständigkeit bzw. den Verlust von Selbstständigkeit bei der Durchführung von Aktivitäten

Im Folgenden wird der Rechenvorgang zur Ermittlung der Besetzung der Dienste im Dienstplan an einer Beispieleinrichtung durchgeführt. Das gesamte Haus verfügt

2 direkter bewohnerbezogener Pflegezeitanteil

3 Wohneinheiten		5 Wohngruppen						
insgesamt		1 Wohngruppe a 10 Bewohner						
		4 Wohngruppen a 15 Bewohner						
70 Bewohner		Schlüssel		ND	PDL	Soz.Dienst	Admin/QM	Verfügb. VK-Stellen Std. Kontingent/Woche
PG 1	4	4,47	0,89					
PG 2	15	3,49	4,30					
PG 3	26	2,47	10,53					
PG 4	15	1,9	7,89					
PG 5	10	1,72	5,81					
	70		**29,43**	4,66	1	2	1,33	**20,44**
								613,20
Wohneinheit 1 = 1 Wohngruppe a 10 Bewohner				ND	PDL	Soz.Dienst	Admin/QM	Verfügbar
PG 1	0	4,47	0,00					
PG 2	2	3,49	0,57					
PG 3	5	2,47	2,02					
PG 4	2	1,9	1,05					
PG 5	1	1,72	0,58					
	10		**4,23**	0	0		0	**4,23**
								126,90
Wohneinheit 2 = Wohngruppen 2 und 3 a 15 Bewohner				ND	PDL	Soz.Dienst	Admin/QM	Verfügbar
PG 1	1	4,47	0,22					
PG 2	7	3,49	2,01					
PG 3	12	2,47	4,86					
PG 4	7	1,9	3,68					
PG 5	3	1,72	1,74					
	30		**12,52**	2,33	0,5	1,00	0,66	**8,03**
								240,90
Wohneinheit 2 = Wohngruppen 3 und 4 a 15 Bewohner				ND	PDL	Soz.Dienst	Admin/QM	Verfügbar
PG 1	0	4,47	0,00					
PG 2	9	3,49	2,58					
PG 3	10	2,47	4,05					
PG 4	6	1,9	3,16					
PG 5	5	1,72	2,91					
	30		**12,69**	2,33	0,5	1,00	0,66	**8,20**
								246,00
Anmerkung: Schlüssel umfassen nicht PDL, aber Sozialen Dienst, Nachtdienst u. administrative Aufgaben Ausfallzeit 25 Prozent; Brutto Std:. 40; Netto Std.: 30,00								

Schaubild II/2.2.0 a: Übersicht Einrichtung Bewohnertsruktur nach Pflegegraden

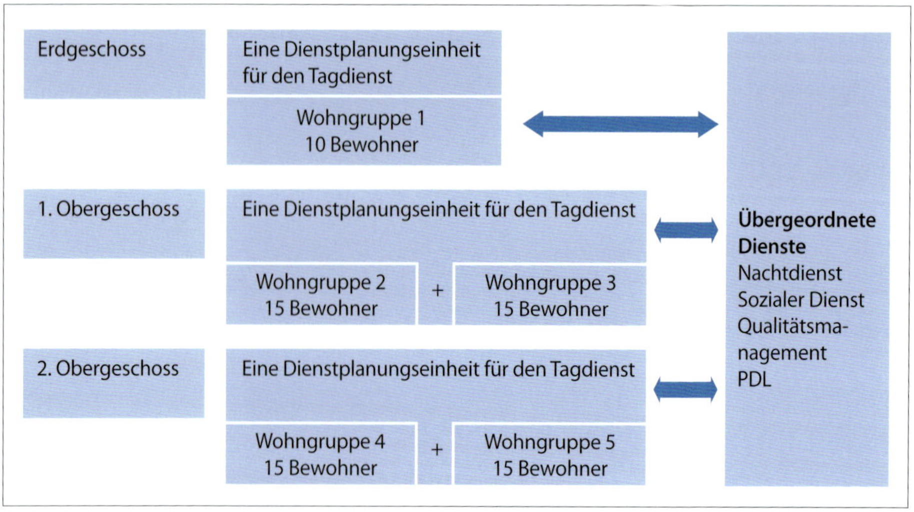

Schaubild II/2.2.0 b: Schematische Darstellung der Einrichtung

über 70 Plätze, unterteilt auf 3 Wohneinheiten bestehend aus einer Wohngruppe mit 10 Bewohnern und zwei weiteren Wohneinheiten mit jeweils 2 Wohngruppen a 15 Bewohner *(Schaubild II/2.2.0 a und b)*. Die zugrunde gelegte Wochenarbeitszeit beträgt 40,00 Brutto-Stunden; Netto-Stunden 30,00 bei einer kalkulierten Ausfallzeit von 25 Prozent. *(siehe Teil I/1.2)*

1. Ermittlung des gesamten Stellenkontingents

Pflegegrade	Bew.-Struktur	Rechenweg	Pflegeschlüssel	=	MA-Anzahl in VK-Stellen
0					
1	4	geteilt durch	4,47	=	0,89
2	15	geteilt durch	3,49	=	4,30
3	26	geteilt durch	2,47	=	10,53
4	15	geteilt durch	1,90	=	7,89
5	10	geteilt durch	1,72	=	5,81
Bewohner Anzahl	70			Verfügbares Stellenkontingent	29,43*

* Auf welche Stellenanteile (= Mitarbeiteranstellungsverhältnisse in Voll- oder Teilzeit) und damit auf wie viele „Köpfe" diese 29,43 Vollzeitstellen (= VK-Stellen) verteilt werden, bleibt der Entscheidung der Einrichtung unter Bezugnahme auf die Einrichtungs- bzw. Trägerzielsetzungen überlassen sowie den Gegebenheiten des regionalen Arbeitsmarktes.

2. „Overheadanteil" berücksichtigen

Nachdem die verfügbaren Stellen ermittelt sind – in unserem Beispiel 29,43 –, gilt es, diejenigen Stellenanteile davon abzuziehen, welche nicht für die Besetzung der

Dienste in der Dienstplanung des Tagdienstes zur Verfügung stehen. Für den Tagdienst deswegen, weil wir in diesem Beispiel zur besseren Nachvollziehbarkeit die Besetzung für den Nachtdienst gesondert ermitteln. Von dem gesamten ermittelten Stellenkontingent, also in unserem Beispiel 29,43 VK-Stellen, abzuziehen sind in der Regel die Pflegedienstleitung und der Soziale Dienst. Zu beachten ist dabei, dass von Bundesland zu Bundesland diesbezüglich unterschiedliche Regelungen gelten. Das heißt, dass man sich zuvor genau vergewissern muss, welche Stellenanteile der Pflegeschlüssel enthält. In *Teil II/1.5* findet sich eine Übersicht zu den Pflegeschlüsseln über alle Bundesländer der Bundesrepublik Deutschland *(Schaubild II/1.5.1)* mit den Anpassungen an die Pflegegrade. Dennoch kann es immer Abweichungen geben, welche einrichtungsintern vertraglich mit den Kostenträgern (= Pflegekassen/Sozialhilfeträgern) vereinbart sind. Insofern sollten immer die Grundlagen der Einrichtung vor Ort aus den Pflegesatzvereinbarungen herangezogen werden. Liegen diese, aus welchen Gründen auch immer, nicht vor, kann auf die Anhaltswerte zurückgegriffen werden.

Welche Stellenanteile gilt es konkret zu berücksichtigen?

Bei dem Stellenanteil des Sozialen Dienstes gilt es, diesen nur dann „abzuziehen", wenn dieser eine eigenständige Dienstplanungs-/Organisationseinheit darstellt. In manchen Einrichtungen wird diese Leistung über den Pflegedienst mit erbracht, d. h. es besteht kein extra zu planender Sozialer Dienst/Ergotherapie. Dann müssen diese Stellenanteile natürlich auch nicht von dem insgesamt zur Verfügung stehenden Stellenkontingent abgezogen werden. So ist z. B. in Rheinland-Pfalz der Soziale Dienst nicht abzuziehen, weil dort die Mitarbeiteranzahl für den Sozialen Dienst über einen im Rahmenvertrag gesondert ausgewiesenen „Pflegeschlüssel" ermittelt wird.

Das Gleiche gilt analog für den Nachtdienst. Wenn dieser ein „eigenständiger" Dienst mit eigenem Dienstplan ist, gilt es, diesen zunächst von dem gesamten Stellenkontingent abzuziehen. Ist dies nicht der Fall, weil der Nachtdienst von dem Team des Wohnbereichs mit gestellt wird, wird auch nichts anteilig abgezogen.

Zuordnung der „Overhead-Anteile" zu den Wohnbereichen

Bei der anteiligen Aufteilung des gesamten verfügbaren Stellenkontingents auf die Wohnbereiche bestehen unterschiedliche Möglichkeiten:

- die Berechnung **nach der jeweiligen Bewohneranzahl** pro Wohneinheit oder
- einfach ausgerichtet **nach der Anzahl der Wohneinheiten/Wohngruppen**.

Sind die Wohneinheiten in ihrer Größe sehr unterschiedlich, empfiehlt sich die Berechnung nach der Bewohneranzahl, weil beispielsweise ansonsten möglicherweise eine kleine Wohneinheit mit der anteiligen Stellung an Nachtdienstmitarbeitern gegenüber den größeren Wohnbereichen personell überfordert ist, weil diese kleine Einheit letztlich dann mehr Stellen beizusteuern hat als die größeren Wohneinheiten. Oftmals ist es auch so, dass gerade kleine Wohneinheiten mit ihrer Dienstplanung an einem ständigen Kollaps pendeln. Das hat nichts mit dem Können der Dienstplanenden zu tun, sondern sollte die grundsätzliche Frage nach dem Sinn einer eigenständigen Planungseinheit in dieser Gruppengröße nachsichziehen. *(siehe Teil I/1.7)*

2.a Umsetzung am Beispiel für die Pflegedienstleitung

Die Pflegedienstleitung ist im Verständnis ihrer übergeordneten Zuständigkeit/Verantwortung für die Wohneinheiten übergreifend tätig. In diesem Beispiel wird sie wegen der unterschiedlichen Größen der Wohneinheiten nach der Anzahl der Bewohner anteilig den zwei größeren Einheiten mit den jeweils 2 Wohngruppen vollumfänglich zugerechnet. Eine anteilige Anrechnung an die Einheit 3 mit den 10 Bewohnern erfolgt in diesem Beispiel nicht.

Das geschieht wie folgt:
Rechenbeispiel bei anteiliger Berechnung:
1,00 VK-Stellen/70 Bewohner = 0,0143 VK-Stellenanteil/Bewohner

- Wohnbereich Einheit 2:
  2 x 15 Bewohner + 5 Bewohner x 0,0143 VK-Stellen = 0,50 VK-Stellen
- Wohnbereich Einheit 3:
  2 x 15 Bewohner + 5 Bewohner x 0,0143 VK-Stellen = 0,50 VK-Stellen

Der „Zuschlag“ der jeweils 5 Bewohner umfasst in der Summe die 10 Bewohner der kleinen Wohneinheit 1, weil diese Abzüge für Overheadstellen aufgrund ihrer Größe dienstplantechnisch nur sehr schwer verkraften könnte.

2.b Umsetzung am Beispiel für den Nachtdienst:

Besetzung Nachtdienst:
2 Mitarbeiter a 10,00 Stunden Dienstlänge (ohne Pausenzeiten)
2 Mitarbeiter x 10 Stunden x 7 Nächte = 140 Stunden
140 Stunden geteilt durch 30,00 Netto Stunden/Woche = 4,66 VK Stellen
Stellenaufwand Nachtdienst: 4,66 VK-Stellen
4,66 VK-Stellen/70 Bewohner entspricht einem Stellenanteil pro Bewohner von 0,066 VK-Stellen

Rechenbeispiel bei anteiliger Berechnung:

4,66 VK-Stellen/70 Bewohner = 0,066 VK-Stellenanteil/Bewohner

- Wohneinheit 2:
  2 x 15 Bewohner + 5 Bewohner x 0,066 VK-Stellen = 2,33 VK-Stellen
- Wohneinheit 3:
  2 x 15 Bewohner + 5 Bewohner x 0,066 VK-Stellen = 2,33 VK-Stellen

Weil der Nachtdienst in der Regel eine kontinuierliche Dauerbesetzung benötigt, empfiehlt es sich, dessen Stellenbedarf über die sog. „einfache Arbeitsplatzmethode" zu ermitteln. Dabei kann auch – wie in diesem Beispiel vorgegangen – der gesamte Stellenbedarf für den Nachtdienst der Einrichtung ermittelt werden und dann die zu leistenden Stellenanteile pro Wohneinheit nach der jeweiligen Bewohneranzahl ermittelt werden.

Würde man dagegen die erforderlichen Stellen in Höhe von 4,66 VK-Stellen durch 3 Wohneinheiten (Wohneinheit 2 und 3 mit jeweils 2 Wohngruppen und Wohneinheit 1 mit nur 10 Bewohnern) teilen, müssten alle 3 Einheiten jeweils 1,55 VK-Stellen beisteuern. Ergebnis: alle Wohneinheiten wären gleich stark belastet; die kleinere Wohneinheit 1 mit nur einem Drittel der Platzzahl hätte aber deutlich mehr Probleme, ihren Anteil am Nachtdienst beizusteuern als die beiden anderen Wohneinheiten. Letztlich muss man sich vor Ort für eine der beiden Möglichkeiten entscheiden, sofern der Nachtdienst einen eigenen Planungsbereich darstellt.

Eine „2er-Besetzung" im Nachtdienst für 70 Bewohner ist – gemessen an den „Bundeslandspezifischen" Regelungen – eine „großzügige" Besetzung, welche in der Regel zu Lasten des Tagdienstes geht, weil nur ein Bundesland *(Schaubild II/2.5.1)* vom Tagdienst abgekoppelte Pflegeschlüssel besitzt. Insofern zieht jede Erhöhung der Nachtdienstbesetzung eine Reduktion der Tagdienstbesetzung nach sich. In unserem Beispiel ist vor diesem Hintergrund eine Pflegefachkraft im Einsatz, weil ca. 65 Prozent der Bewohner den Pflegegraden 1 – 3 zugeordnet sind. *(Teil II/2.5)*

Differenzierte Berechnung nach Qualifikationsanteilen:

Soll der Stellenaufwand – möglicherweise auch bei unterschiedlichen Dienstlängen, für Qualifikationen getrennt ermittelt werden, so kann das Beispiel analog für die Pflegefachkraftbesetzung im Nachtdienst herangezogen werden und anschließend wiederum der gleiche Rechenweg für die anderen Qualifikationen wie Pflegehelfer.

2.c Rechenbeispiel für den Sozialen Dienst/Ergotherapie

Analog zu der Berechnung des Stellenaufwands für den Nachtdienst kann auch für den Sozialen Dienstes/Ergotherapie vorgegangen werden. In unserer Beispieleinrichtung umfasst der Bereich der Ergotherapie insgesamt 2,00 VK-Stellen Ergotherapeuten; davon entsprechen beispielhaft 1,00 VK-Stellen der Fachkraftdefinition; die zweite Stelle ist keine ausgebildete Ergotherapeutin. Eine Festlegung zum Stellenumfang gemäß dem Rahmenvertrag nach § 75 SGB XI existiert im Bundesland unseres Beispiels nicht.

Stellenaufwand Sozialer Dienst/Ergotherapie: 2,00 VK-Stellen für die gesamte Einrichtung

Rechenbeispiel bei anteiliger Berechnung[3]:
2,00 VK-Stellen/70 Bewohner entspricht einem Stellenanteil pro Bewohner von 0,029 VK-Stellen

- Wohneinheit 2 : 2 x 15 Bewohner + 5 Bewohner x 0,029 VK-Stellen = 1,015 VK-Stellen
- Wohneinheit 3 : 2 x 15 Bewohner + 5 Bewohner x 0,029 VK-Stellen = 1,015 VK-Stellen

Die Wohneinheit 1 im Erdgeschoss der Einrichtung ist auch hier analog zum Vorgehen in der Berechnung des anteiligen Nachtdienstes aufrund ihrer „Größe" nicht berücksichtigt und wird von den Wohneinheiten 2 und 3 mitgetragen.

Die Wohneinheit 1 mit der Wohngruppe 1 umfasst 10 Bewohner und stellt einen Behüteten Wohnbereich für demenziell erkrankte Bewohner ohne besondere vertragliche Vereinbarung mit den Kostenträgern dar. Fällt die einrichtungsinterne Entscheidung diesen Wohnbereich – gemessen an der Gesamtzahl der 2,00 eingeplanten VK-Stellen – stärker mit Mitarbeitern des Sozialen Dienstes zu besetzen als die übrigen Bereiche des Hauses, so ist dies eine interne Entscheidung, die in ihrer Verhältnismäßigkeit den heimvertraglichen Belangen der übrigen Bewohner angemessen Rechnung tragen muss. In unserem Beispiel ist diese Wohneinheit in Bezug auf die rechnerische Stellenzuordnung in Bezug auf PDL, Nachtdienst und Sozialen Dienst ohnehin klar bevorzugt.

Eine weitere Möglichkeit würde darin bestehen, die Mitarbeiter des Sozialen Dienstes in allen Wohneinheiten gleichmäßig verteilt einzusetzen und stattdessen Mitarbeiter aus dem Leistungsbereich 43 b SGB XI verstärkt in dieser Wohneinheit einzusetzen. Bei 10 Bewohnern entspräche das allerdings rechnerischen 0,5 Brutto-Stellen, mit denen sich nicht wirklich eine angemessene Betreuung realisieren ließe. Ohnehin ist es für den Bereich „Soziale Betreuung und den Leistungen nach § 43 b SGB XI" sinnvoll, in einem konkreten einrichtungsinternen Konzept zu beschreiben, welche dieser Mitarbeiter wann und wo eingesetzt werden und welche Leistungen sie erbringen (unter Bezugnahme auf die Richtlinien nach § 53 c SGB XI zur Qualifikation

3 Abweichungen in der Summe sind Rundungsdifferenzen

und zu den Aufgaben von zusätzlichen Betreuungskräften in stationären Pflegeeinrichtungen (Betreuungskräfte-RL) v. 19. August 2008 i.d.F. vom 23. November 2016).

2.d Zeitanteile für administrative Tätigkeiten (= indirekte Pflege)/ Qualitätsmanagement

Nachdem der Stellenaufwand für die Pflegedienstleitung, den Nachtdienst und den Sozialen Dienst/Ergotherapie ermittelt wurde, kann jetzt die Besetzung im Dienstplan ermittelt werden. Damit sind jetzt von dem gesamten Stellenkontingent die dienstplanerisch für den pflegerischen Tagdienst nicht verfügbaren Stellenanteile (PDL, ggf. Nachtdienst; ggf. Sozialer Dienst/Ergotherapie) abgezogen worden. Auch im Folgenden hängt es wieder davon ab, ob ein rahmenvertraglicher Stellenanteil für „Qualitätsmanagement" im weitesten Sinne vereinbar ist oder nicht. Für unser Beispiel ist dieser Stellenanteil gesondert vereinbart und steht mit einem Umfang von 1,00 VK zur Verfügung.

Dabei darf jetzt keinesfalls der wichtige Anteil an administrativen Tätigkeiten vergessen werden; (Teil I/1.4). Werden beispielsweise von der Leitung der Wohneinheit 2 pro Woche für Pflegevisiten, Dienstbesprechungen, Maßnahmen zum Qualitätsmanagement etc. 20 Stunden – außerhalb deren regulärer Dienstzeit erforderlich, müssen diese jetzt vor der Ermittlung der Dienstplanbesetzung berücksichtigt, also in Abzug gebracht, werden. Geschieht dies nicht, führen diese Zeiten später zwangsläufig zu Überstunden. Werden dagegen diese Tätigkeiten innerhalb der regulären dienstplanmäßigen Arbeitszeiten erbracht, müssen sie auch nicht abgezogen werden. Auch diesen Zeitaufwand errechnet man übrigens wie folgt nach der sog. „Einfachen Arbeitsplatzmethode" (Teil II/1.4).

Rechenbeispiel für den administrativen Leitungsanteil:
20 Stunden/pro Woche: 30,00 Stunden Netto-Arbeitszeit/Woche = 0,66 VK-Stellen
Stellenaufwand Administration: 0,66 VK-Stellen
Anteilig pro Wohneinheit 2 und 3 mit jeweils 0,66 VK-Stellen

Für die beiden Wohneinheiten 2 und 3 sind jeweils bereits 0,66 VK-Stellen intern aus dem regulären Pflegeschlüssel vorgesehen. Über die vertraglichen Vereinbarungen stehen für den Bereich „Qualität"/Administration 1,00 VK-Stellen zur Verfügung. Von diesem Stellenkontingent stehen der Wohneinheit 1 beispielhaft 0,5 VK anteilig zur Verfügung, verbleiben davon 0,5 VK-Stellen. Das zeigt sich in der Übersicht wie folgt:

- Wohneinheit 1 mit Wohngruppe 1: 0,5 VK-Stellen Qualitätsmanagement

- Wohneinheit 2 mit den Wohngruppen 2 und 3: 0,66 VK-Stellen Qualitätsmanagement
- Wohneinheit 3 mit den Wohngruppen 3 und 4: 0,66 VK-Stellen Qualitätsmanagement

entspricht insgesamt einem Stellenaufwand von 1,82 VK-Stellen. Davon kann eine Stelle, weil gesondert über den Rahmenvertrag verfügbar, abgezogen werden, verbleiben 0,82 VK-Stellen, die jeweils den Wohneinheiten 2 und 3 in Abzug gebracht werden müssen; entspricht 0,41 VK-Stellen pro Wohneinheiten 2 und 3.

In unserem Beispiel wurde die Entscheidung getroffen, auch der Wohneinheit 1 mit der geringen Bewohnerzahl von 10 Bewohnern einen Stellenanteil von 0,5 für das Qualitätsmanagement zukommen zu lassen, was gemessen an der Anzahl mit nur 10 Bewohnern im Verhältnis zu den jeweils 2 x 15 Bewohnern der Einheiten 2 und 3 viel ist. Das wurde jedoch konzeptionell mit dem höheren Aufwand an biografischen und Angebotserfordernissen für das spezielle Klientel einrichtungsintern begründet.

In Bezug auf den quantitativen Aufwand an administrativen Arbeitsanteilen erfolgt immer wieder die Frage nach einem adäquaten Zeitkontingent für die Leitungen der Wohneinheiten zur Erfüllung ihrer Aufgaben in diesem zunehmenden Arbeitssegment Qualitätsmanagement/Administration. Dieser Sachverhalt ist ausführlich in *Teil I/1.4* beschrieben und ein Umsetzungsbeispiel eingefügt. Entscheidend ist dabei die Aufgabenverteilung zwischen den handelnden Personen *(Schaubild I/1.4.1)*. Nur auf dieser Grundlage kann eine verlässliche Aussage zum Zeitaufwand der einzelnen Beteiligten gemacht werden.

2.e Ermittlung der Besetzung der Dienste:

Nachdem jetzt alle Zeitanteile berücksichtigt sind, welche nicht unmittelbar für die Dienstplanung im Tagdienst zur Verfügung stehen, kann jetzt die Besetzung ermittelt werden. Das geschieht folgendermaßen:

	Gesamte Einrichtung	Wohneinheit 1	Wohneinheit 2	Wohneinheit 3
Gesamtverfügbares Stellenkontingent	**29,43**			
abzgl. PDL		–	0,5	0,5
abzgl. Nachtdienst		–	2,33	2,33
abzgl. Sozialer Dienst		–	1,015	1,015
abzgl. Administration/ QM		–	0,41	0,41
Summen			4,26	4,26
Verfügbare Stellen Tagdienst Einrichtung gesamt:	**20,91**			

Hinweis: Bei Nachtdienst und Administration wurde auf Basis der Netto-Arbeitszeit kalkuliert. In der Beispieleinrichtung wird dies bei der PDL nicht durchgeführt, weil es ohnehin nur eine PDL gibt und die Vertretung als Abwesenheitsvertretung durch die Leitungen der Wohneinheiten stattfindet. Ebenso beim Sozialen Dienst, weil deren Tätigkeiten während deren Abwesenheiten von der Wohneinheit mit übernommen werden; maximal müssten diese Zeiten, ebenso wie bei der PDL, als Vertretungszeiten dann dort anteilig berücksichtigt werden, was in dieser Einrichtung nicht praktiziert wird.

Pflegegradverteilung innerhalb der Wohnheinheiten/Pflegegradmix

PG/WE	0	1	2	3	4	5	Gesamt	PG-Mix
1		2	5	2	1	0	10	2,20
2		1	7	12	7	3	30	3,13
3		0	9	10	6	5	30	3,23
		3	21	24	14	8	70	3,04

Wohneinheit 1, Wohngruppe 1: Behüteter Wohnbereich mit 10 Bewohnern
Wohneinheit 2, Pflegegruppen 2 und 3 mit jeweils 15 Bewohnern
Wohneinheit 3, Pflegegruppen 4 und 5 mit jeweils 15 Bewohnern

Wohneinheit 1/Pflegegruppe 1

Pflegegrade	Bewohneranzahl	Pflegeschlüssel	MA-Anzahl
0	0		
1	2	4,47	0
2	5	3,49	0,57
3	2	2,47	2,02
4	1	1,90	1,05
5		1,72	0,58
Summen	10		4,23

Anteil Wohneinheit 1/Wohngruppe 1:

- PDL/Nachtdienst/Sozialer Dienst/Administration = 0 VK-Stellen
- Verbleibende Stellenanteile Tagdienst: 4,23 VK-Stellen
- Besetzungsrechnung am Beispiel von 7 Stunden Dienstlängen:
- 4,23 VK-Stellen x 30,00 Netto Stunden/Woche/7 Stunden Dienstlänge/ 7 Tage = 2,58 Mitarbeiter

Besetzung: 1,5 Mitarbeiter im Frühdienst, 1 Mitarbeiter im Spätdienst

Die mögliche Besetzung ist auf dem Dienstplanbesetzungsprofil *(Schaubild II/2.2.1)* zu sehen. Die Besetzung ist an allen 7 Tagen der Woche unverändert, weil eine Reduktion der Besetzung bei dieser kleinen Wohngruppe nicht realistisch ist.

Wohneinheit 2, Wohngruppen 2 und 3 mit jeweils 15 Bewohnern:

Pflegegrade	Bewohneranzahl	Pflegeschlüssel	MA-Anzahl
0	0		
1	1	4,47	0,22
2	7	3,49	2,01
3	12	2,47	4,86
4	7	1,90	3,68
5	3	1,72	1,74
Summen	30		12,52

Anteil Wohneinheit 2/Wohngruppen 2 und 3:

- PDL/Nachtdienst/Sozialer Dienst/Administration = 4,26 VK-Stellen
- Verbleibende Stellenanteile Tagdienst: 8,26 VK-Stellen
- Besetzungsrechnung am Beispiel von 7 Stunden Dienstlängen:
- 8,26 VK-Stellen x 30,80 Netto Stunden/Woche/7 Stunden Dienstlänge/7 Tage = 5,06 Mitarbeiter

Besetzung: 3 Mitarbeiter im Frühdienst, 2 Mitarbeiter im Spätdienst

Das *Schaubild II/2.2.2* zeigt eine mögliche Besetzung an den Tagen von Montag bis Freitag auf. Ergänzend zu der Stammbesetzung aus Pflegefachkräften und Pflegehelfern sind in abweichender farblicher Darstellung die Mitarbeiter des Sozialen Dienstes/Ergotherapie und der Zusätzlichen Betreuungskräfte mit aufgeführt. Das macht deswegen einen Sinn, weil daraus ersichtlich ist, wie die tageszeitlichen Überlappungen zwischen den einzelnen am Pflege- und Betreuungsprozess beteiligten Funktionen von der reinen Anwesenheit sich darstellt und zugleich einen Blick dahingehend erlaubt, ob dies in Übereinstimmung mit den tageszeitlich geplanten Pflege- und Betreuungszeiten der Einrichtung in Einklang steht.

In Abweichung zu dem rechnerischen Durchschnitt mit 7 Stunden Dienstlängen sind auf dem *Schaubild II/2.2.2* 4 Mitarbeiter im Frühdienst eingeplant. Der Grund ist zum einen, dass die Dienste kürzer als 7 Stunden geplant sind, aber auch zum anderen, wie im Folgenden beschrieben, eine höhere Besetzungsplanung vorgenommen wurde, als es die reine nettoverfügbare Arbeitszeit erlauben würde.

Die *Schaubilder II/2.2.3 und 2.2.4* zeigen ebenfalls die Wohneinheit 2 mit zwei Varianten zur Wochenendbesetzung; einmal mit reinem Schichtdienst und einmal mit der Variante Geteilter Dienste. Unbenommen von der Möglichkeit bestehender weiterer Varianten im Hinblick auf die tageszeitliche Verteilung der Arbeitszeiten ist zu sehen, dass bei der Variante mit Schichtdienst *(Schaubild II/2.2.3)* am Wochenende eine Mitarbeiteranwesenheit von 5 Mitarbeitern (ohne Nachtdienst, ohne Sozialer Dienst und ohne 43 b Mitarbeiter) erforderlich ist; bei der Variante mit dem Geteilten Dienst *(Schaubild II/2.2.4)* 4 Mitarbeiter (Teil II/2.6). In beiden Wochenendvarianten ist kein Mitarbeiter des Sozialen Dienstes im Einsatz, weil die Gesamtmitarbeiterzahl von insgesamt 2 VK-Stellen für die ganze Einrichtung keine höhere Besetzung zulässt. Würde diese erhöht, müsste das verfügbare Stellenkontingent an anderer Stelle reduziert wurden. Die Mitarbeiter nach § 43 b SGB XI sind in diesem Beispiel jeweils für den Spätdienst eingeplant. *Schaubild II/2.2.3* hat die „mittägliche" Dienstübergabe in kurzer Form erst um 15.45 Uhr eingeplant, weil zu dieser Zeit die Mitarbeiter des Geteilten Frühdienstes wieder zum zweiten Teil des Dienstes kommen und somit nur eine Information über den Zeitraum von deren Abwesenheit erfolgen muss. Die beiden Wochenendvarianten unterscheiden sich neben der Anzahl der eingesetzten Mitarbeiter in der Variante mit dem Geteilten Dienst um einen um 5 Stunden für beide Wochenendtage insgesamt höheren Stundeneinsatz.

Wohneinheit 3, Wohngruppen 4 und 5 mit jeweils 15 Bewohnern:

Pflegegrade	Bewohneranzahl	Pflegeschlüssel	MA-Anzahl
0			
1	0	4,47	0,00
2	9	3,49	2,58
3	10	2,47	4,05
4	6	1,90	3,16
5	5	1,72	2,91
Summen	30		12,69

Anteil Wohneinheit 3/Wohngruppen 4 und 5:

- PDL/Nachtdienst/Sozialer Dienst/Administration = 4,26 VK-Stellen
- Verbleibende Stellenanteile Tagdienst: 8,24 VK-Stellen
- Besetzungsrechnung am Beispiel von 7 Stunden Dienstlängen:
- 8,43 VK-Stellen x 30,00 Netto Stunden/Woche/7 Stunden Dienstlänge/ 7 Tage = 5 Mitarbeiter

Besetzung: 3 Mitarbeiter im Frühdienst, 2 Mitarbeiter im Spätdienst

Die *Schaubilder II/2.2.5, 2.2.6 und 2.2.7* zeigen die analogen Besetzungen in der Wohneinheit 3 mit den Pflegegruppen 4 und 5. Auf jedem der Schaubilder ist der gesamte Stundeneinsatz pro Woche zu sehen und – unter Berücksichtigung der Ausfallzeit in Höhe von 25 Prozent in dieser Einrichtung – die daraus resultierenden VK-Stellen. Diese sind auf Übereinstimmung mit den verfügbaren Stellen pro Wohneinheit zu betrachten.

Die *Schaubilder II/2.2.8, 2.2.9 und 2.2.10* geben jetzt einen Überblick über die gesamte Dienstplanbesetzung in der Einrichtung, wiederum unterteilt nach Montag bis Freitag und mit den beiden Wochenendvarianten. Dieses Vorgehen kann deswegen von Bedeutung sein, weil der Blick auf die einzelne Wohneinheit und deren Besetzungsplanung nicht immer die erforderliche Gesamtübersicht verleiht. Der Übersichtlichkeit wegen sind auf diesen Schaubildern die Mitarbeiter des Sozialen Dienstes und nach 43 b SGB XI nicht mit dargestellt.

So kann es sein, dass gerade bei kleinen Wohneinheiten ein wohneinheitenübergreifender Fachkrafteinsatz erforderlich ist. Das zeigt sich in unserem Beispiel in der Wohneinheit 1/Pflegegruppe 1, die für den Spätdienst aufgrund der geringen verfügbaren Mitarbeiterstärke keine eigene Fachkraftbesetzung den ganzen Tag über gewährleisten kann. Deswegen übernimmt die Wohneinheit 2 die Aufgaben der Fachkraft für diesen Bereich mit. Dieses Vorgehen, in einem Konzept konkret beschrieben und mit diesem Dienstplanbesetzungsprofil dargestellt, belegt auch gegenüber den Heimaufsichtsbehörden, dass dieses Vorgehen geplant und strukturiert angegangen wird und nicht nur einfach mangels Verfügbarkeit an Fachkräften als Lückenbüßer entstanden ist. Hier könnte auch überlegt werden, stattdessen die Wohneinheit 2 im Spätdienst mit 2 Fachkräften zu besetzen und das in der gesamten Dienst- und Einsatzplanung von der Mitarbeiterverteilung zu berücksichtigen. Möglicherweise wäre es gleich sinnvoller. Diesen Kleinbereich an die Wohneinheit 2 zu adaptieren, um der Diskussion mit der zuständigen Heimaufsichtsbehörde zur teilweise nicht abgedeckten Fachkraftbesetzung in der Wohneinheit 1 gleich aus dem Wege zu gehen. Als Folge würde die jetzige Wohneinheit 2 dann aus insgesamt 3 Wohngruppen bestehen.

Die *Schaubilder II/2.2.9 und 2.2.10* mit den beiden Wochenendvarianten zeigen, dass im Beispiel 2.2.9 eine Mitarbeiteranzahl von 11 Mitarbeitern (wiederum ohne Nachtdienst und Sozialem Dienst) erforderlich ist; in der Variante 2.2.10 von 13 Mitarbeitern.

Letztlich geht es nicht darum, hier die eine oder die andere Variante zu favorisieren, was in Bezug auf den Geteilten Dienst ohnehin nicht geschehen wird. Gleichwohl sollten diese Varianten in Bezug auf deren Auswirkungen hin mit den Mitarbeitern im Team besprochen werden. *(Teil I/1.8)*

2.f *Regelmäßiger Abgleich zwischen Bewohnerstruktur und der Besetzung im Dienstplan*

Da die Bewohnerstruktur nach Pflegegraden aufgrund der in *Teil II/1.1* beschriebenen Sachverhalte einer ständigen Schwankung infolge ihrer Anzahl, aber auch der Pflegegradverteilung unterliegt, muss einrichtungsintern an einer Stelle der tagesbezogene Abgleich zwischen dem verfügbaren Zeitkontingent und der Bewohnerstruktur erfolgen. Das muss – wie bereits beschrieben – nicht der Dienstplanverantwortliche durchführen – er kann dies natürlich – gleichwohl ist diese Information für die Planung letztlich unerlässlich. Das bedeutet keineswegs, dass die Besetzung jeder kleinsten Pflegegeradveränderung nach angepasst werden muss *(Schaubild II/1.1.0)*. Dennoch gilt es, Veränderungen in der Bewohnerstruktur zu beobachten, um im Interesse der Bewohner und Mitarbeiter sowie der Einrichtung den Bedarf (= Mitarbeitereinsatz) den Notwendigkeiten (= pflegerischem Interventionsbedarf) anzupassen.

FAZIT

- Die detaillierte Betrachtung der gewählten Einsatzplanung auf Basis der nettoverfügbaren Arbeitszeiten muss sowohl bezogen auf die einzelnen Wohneinheiten als auch auf die gesamte Einrichtung hin vorgenommen werden.
- Dabei gilt es, insbesondere die Übereinstimmung von tageszeitlichem Mitarbeitereinsatz nach Qualifikationen in Bezug auf die diesbezüglichen Bewohnerbedarfe zu richten: dazu sind Dienstplanbesetzungsprofile die beste Möglichkeit der Darstellung.

FRAGEN AN DEN JURISTEN

- *Ist der Zeitraum zwischen Beginn und Ende des Geteilten Dienstes als ein Dienst zu werten oder beide Anteile als eigene Diensteinheiten?*
  Antwort: Beide Meinungen werden vertreten. Zutreffend ist die Aussage, dass beide Arbeitsphasen des geteilten Dienstes zusammen als eine „Schicht" betrachtet werden.
- *Die Fachkraftquote ist im Hause insgesamt erfüllt. Muss ich dann in meiner Dienstplanung dennoch immer die Hälfte der eingeplanten Mitarbeiter als Fachkräfte planen?*
  Antwort: Nach herrschender Meinung nein. Sinn und Zweck der Fachkraftquote ist nicht, zu jedem Zeitpunkt des Tages einen Anteil an Fachkräften von zumindest 50 % einzusetzen.

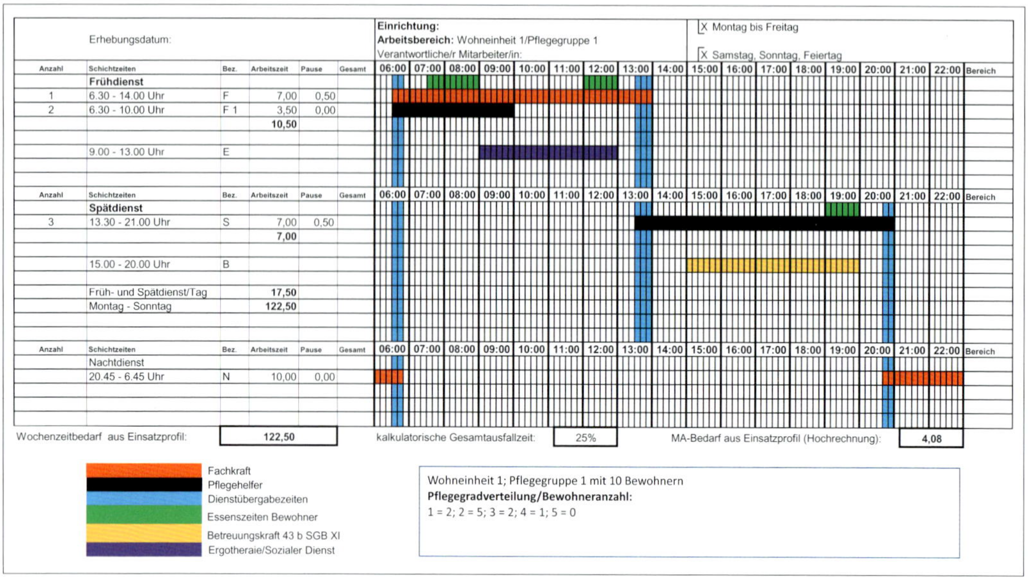

Schaubild II/2.2.1: Dienstplanbesetzungsprofil WE 1, PG (Pflegegruppe) 1, Montag bis Freitag

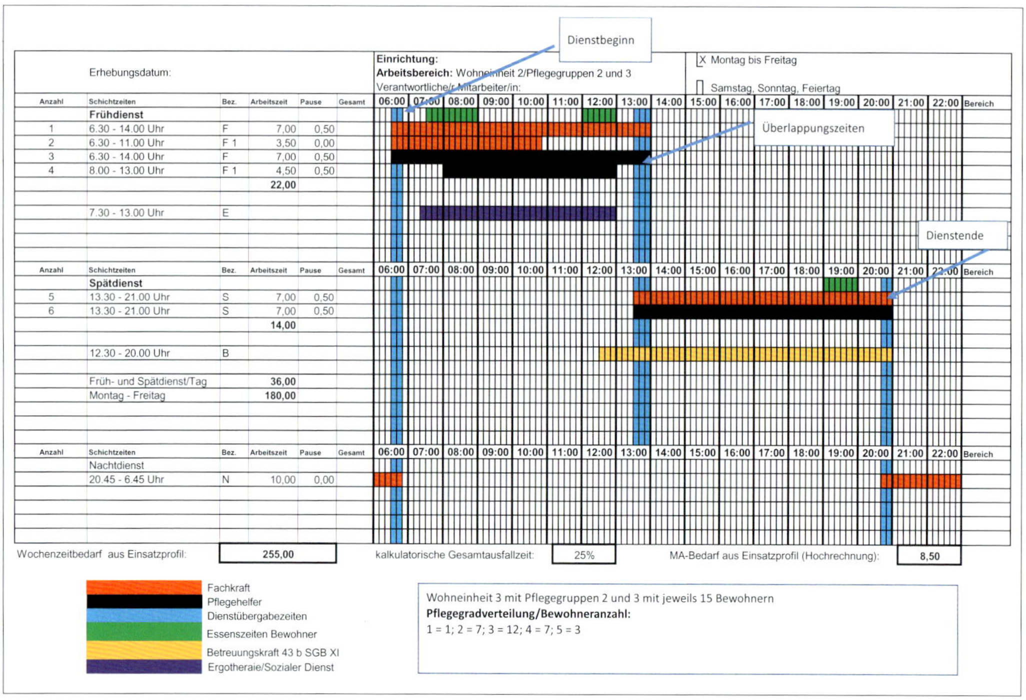

Schaubild II/2.2.2: Dienstplanbesetzungsprofil WE 2, PG 2 u. 3, Montag bis Freitag

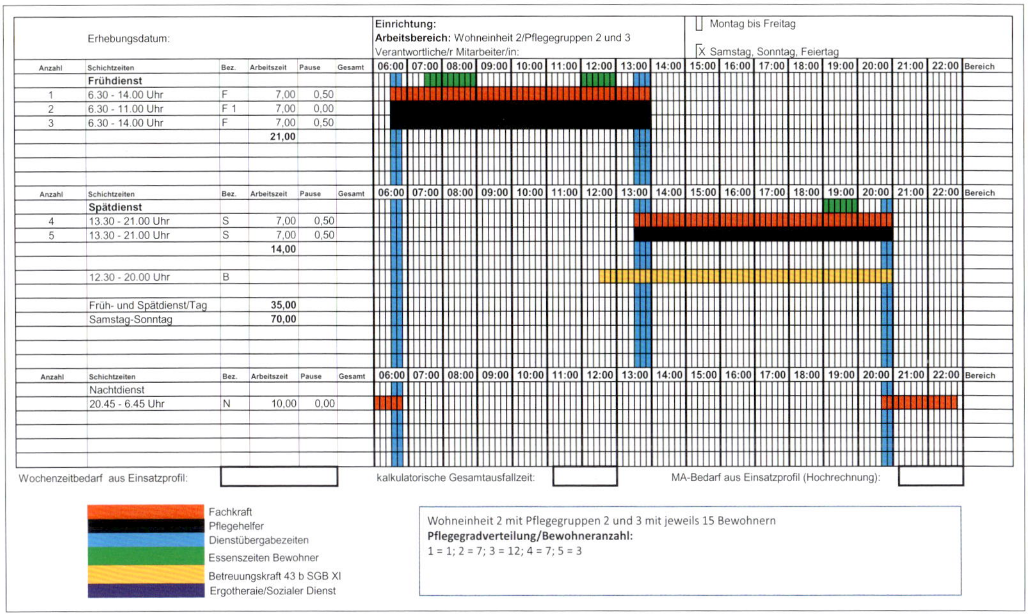

Schaubild II/2.2.3: Dienstplanbesetzungsprofil WE 2, PG 2 u. 3, Samstag, Sonntag, Feiertag (1)

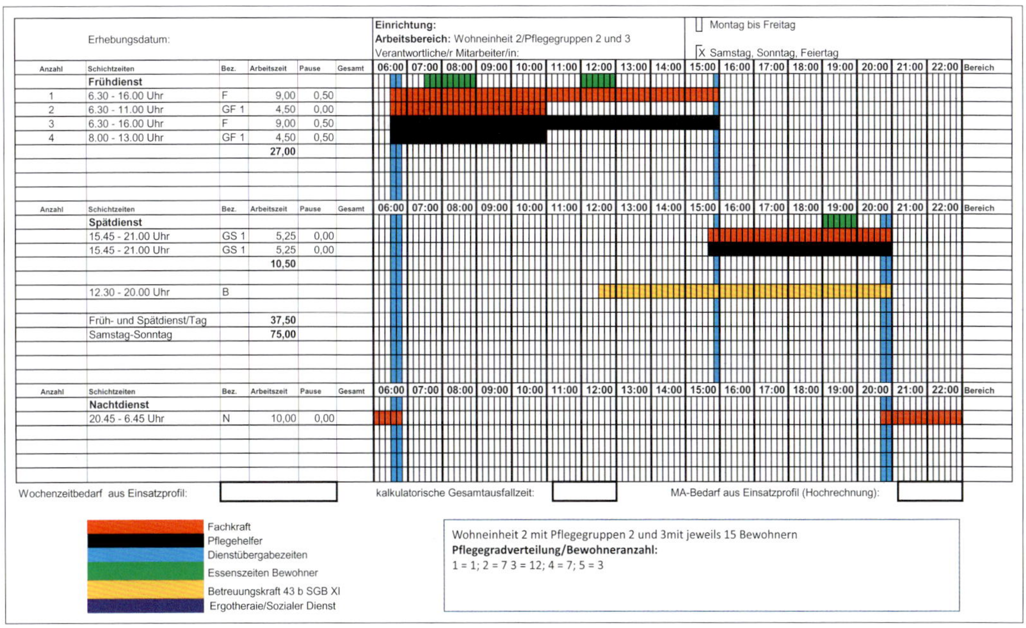

Schaubild II/2.2.4: Dienstplanbesetzungsprofil WE 2, PG 2 u. 3, Samstag, Sonntag, Feiertag (2)

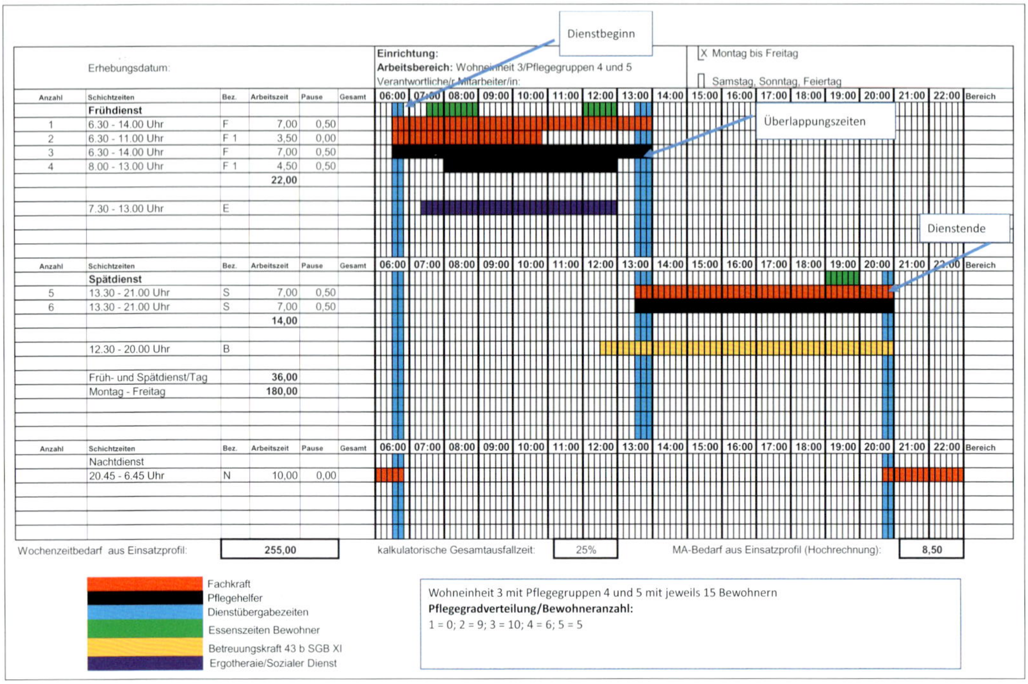

Schaubild II/2.2.5: Dienstplanbesetzungsprofil WE 3, PG 4 u. 5, Montag bis Freitag

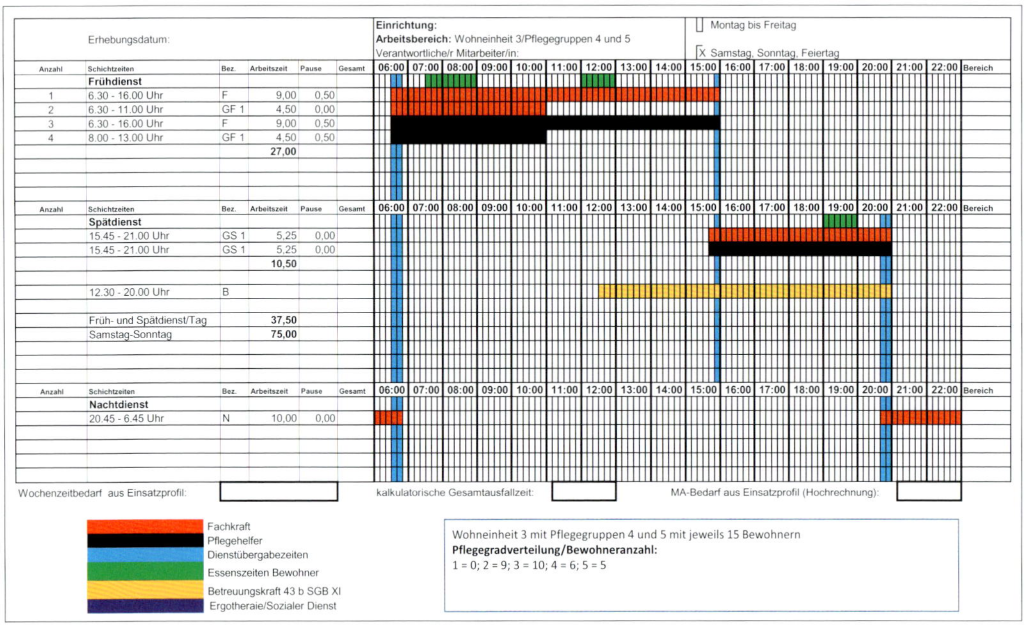

Schaubild II/2.2.6: Dienstplanbesetzungsprofil WE 3, PG 4 u. 5, Samstag, Sonntag, Feiertag (1)

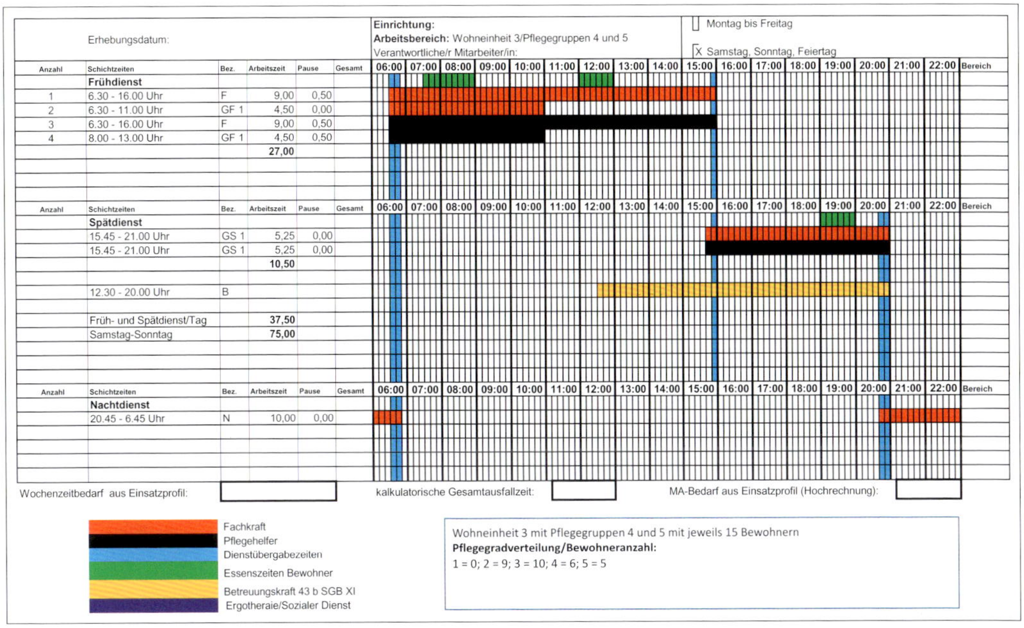

Schaubild II/2.2.7: Dienstplanbesetzungsprofil WE 3, PG 6, Samstag, Sonntag, Feiertag (2)

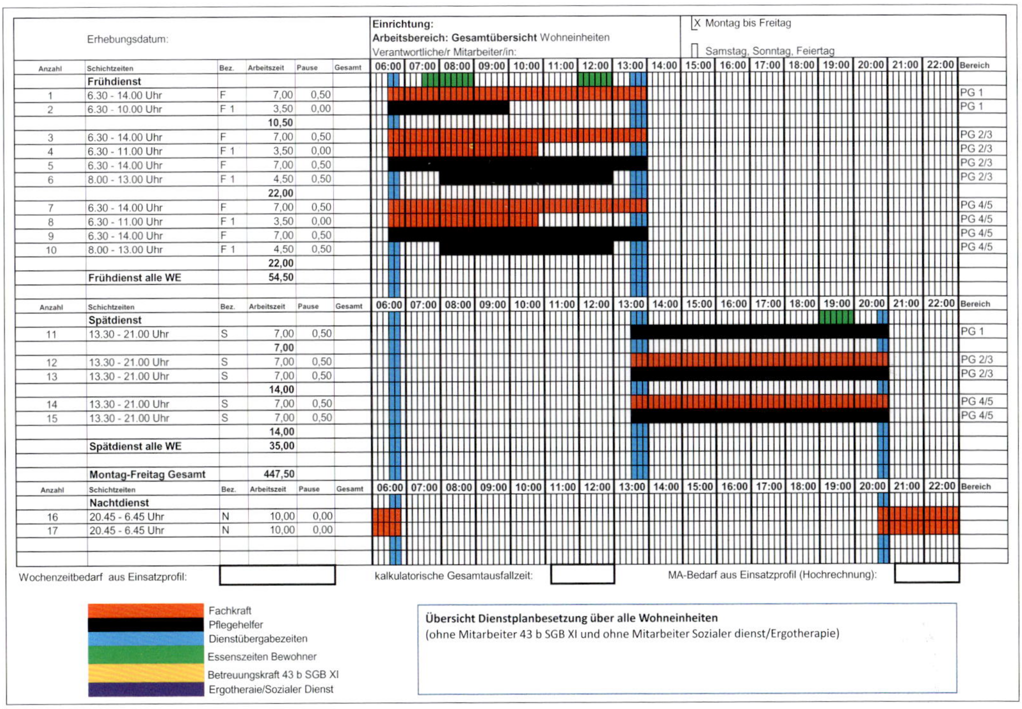

Schaubild II/2.2.8: Gesamtübersicht, Montag bis Freitag

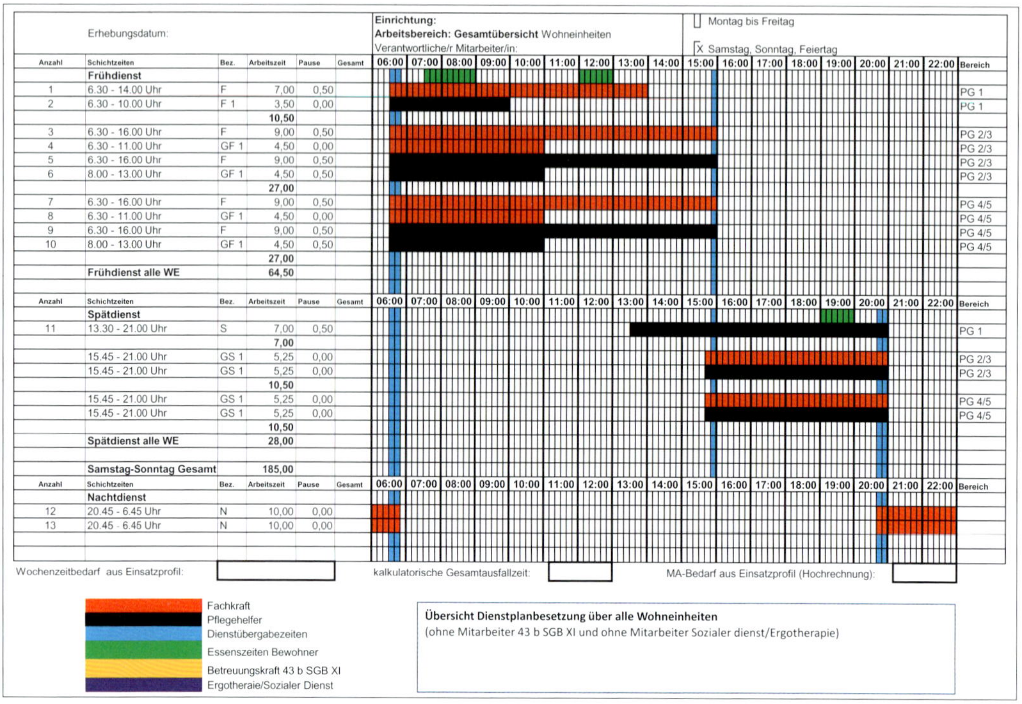

Erhebungsdatum:

Einrichtung:
Arbeitsbereich: Gesamtübersicht Wohneinheiten
Verantwortliche/r Mitarbeiter/in:

☐ Montag bis Freitag
X Samstag, Sonntag, Feiertag

Anzahl	Schichtzeiten	Bez.	Arbeitszeit	Pause	Gesamt	Bereich
	Frühdienst					
1	6.30 - 14.00 Uhr	F	7,00	0,50		PG 1
2	6.30 - 10.00 Uhr	F 1	3,50	0,00		PG 1
			10,50			
3	6.30 - 16.00 Uhr	F	9,00	0,50		PG 2/3
4	6.30 - 11.00 Uhr	GF 1	4,50	0,00		PG 2/3
5	6.30 - 16.00 Uhr	F	9,00	0,50		PG 2/3
6	8.00 - 13.00 Uhr	GF 1	4,50	0,50		PG 2/3
			27,00			
7	6.30 - 16.00 Uhr	F	9,00	0,50		PG 4/5
8	6.30 - 11.00 Uhr	GF 1	4,50	0,00		PG 4/5
9	6.30 - 16.00 Uhr	F	9,00	0,50		PG 4/5
10	8.00 - 13.00 Uhr	GF 1	4,50	0,50		PG 4/5
			27,00			
	Frühdienst alle WE		**64,50**			
	Spätdienst					
11	13.30 - 21.00 Uhr	S	7,00	0,50		PG 1
			7,00			
	15.45 - 21.00 Uhr	GS 1	5,25	0,00		PG 2/3
	15.45 - 21.00 Uhr	GS 1	5,25	0,00		PG 2/3
			10,50			
	15.45 - 21.00 Uhr	GS 1	5,25	0,00		PG 4/5
	15.45 - 21.00 Uhr	GS 1	5,25	0,00		PG 4/5
			10,50			
	Spätdienst alle WE		**28,00**			
	Samstag-Sonntag Gesamt		**185,00**			
	Nachtdienst					
12	20.45 - 6.45 Uhr	N	10,00	0,00		
13	20.45 - 6.45 Uhr	N	10,00	0,00		

Schaubild II/2.2.9: Gesamtübersicht Samstag, Sonntag, Feiertag (1)

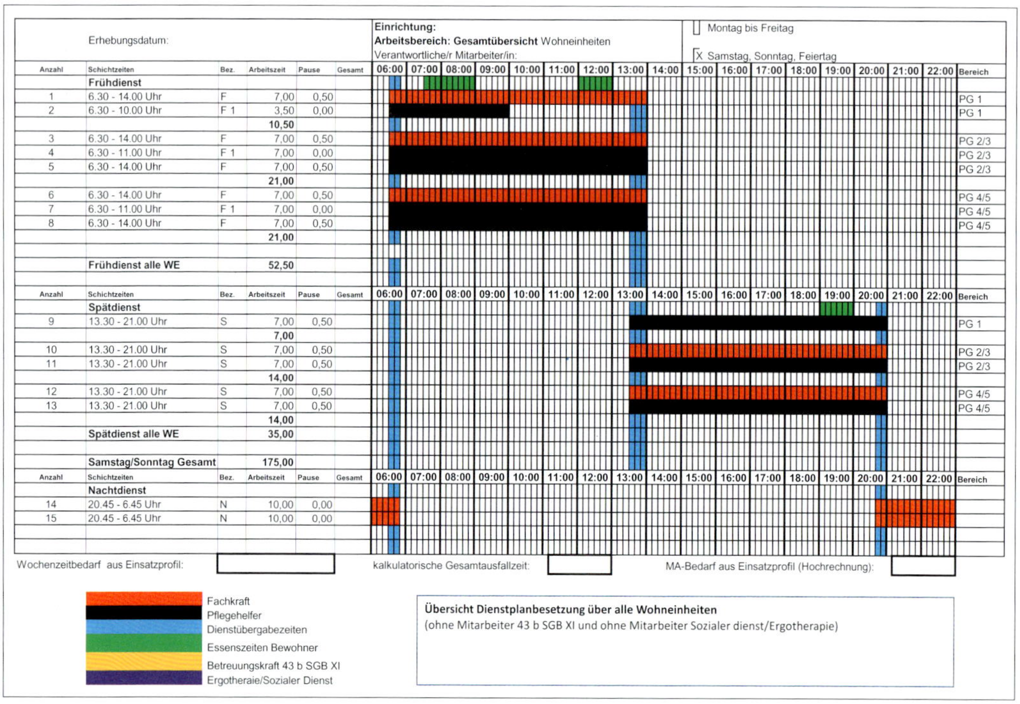

Erhebungsdatum:

Einrichtung:
Arbeitsbereich: Gesamtübersicht Wohneinheiten
Verantwortliche/r Mitarbeiter/in:

☐ Montag bis Freitag
X Samstag, Sonntag, Feiertag

Anzahl	Schichtzeiten	Bez.	Arbeitszeit	Pause	Gesamt	Bereich
	Frühdienst					
1	6.30 - 14.00 Uhr	F	7,00	0,50		PG 1
2	6.30 - 10.00 Uhr	F 1	3,50	0,00		PG 1
			10,50			
3	6.30 - 14.00 Uhr	F	7,00	0,50		PG 2/3
4	6.30 - 11.00 Uhr	F 1	7,00	0,00		PG 2/3
5	6.30 - 14.00 Uhr	F	7,00	0,50		PG 2/3
			21,00			
6	6.30 - 14.00 Uhr	F	7,00	0,50		PG 4/5
7	6.30 - 11.00 Uhr	F 1	7,00	0,00		PG 4/5
8	6.30 - 14.00 Uhr	F	7,00	0,50		PG 4/5
			21,00			
	Frühdienst alle WE		**52,50**			
	Spätdienst					
9	13.30 - 21.00 Uhr	S	7,00	0,50		PG 1
			7,00			
10	13.30 - 21.00 Uhr	S	7,00	0,50		PG 2/3
11	13.30 - 21.00 Uhr	S	7,00	0,50		PG 2/3
			14,00			
12	13.30 - 21.00 Uhr	S	7,00	0,50		PG 4/5
13	13.30 - 21.00 Uhr	S	7,00	0,50		PG 4/5
			14,00			
	Spätdienst alle WE		**35,00**			
	Samstag/Sonntag Gesamt		**175,00**			
	Nachtdienst					
14	20.45 - 6.45 Uhr	N	10,00	0,00		
15	20.45 - 6.45 Uhr	N	10,00	0,00		

Schaubild II/2.2.10: Gesamtübersicht Samstag, Sonntag, Feiertag (2)

2.3 Dienst- und Einsatzplanung ohne Überstunden

KAPITELMERKSÄTZE

- Die Dienst- und Einsatzplanung muss in der Regel ohne die Planung von Überstunden erstellt werden.
- Eine vorausschauende Planung berücksichtigt dazu die unterschiedlichen Sollarbeitszeiten im Jahresverlauf.
- Minusstunden entstehen bei fachgerechter Planung.
- Hohe Bestände an Überstunden müssen konsequent in ein System zu deren Reduktion eingeplant werden.
- Eine definierte Regelbesetzung stellt die Voraussetzung für eine sachgerechte Planung dar.

Eine Dienst- und Einsatzplanung ohne Überstunden mutet jedem Praktiker verwegen an. Gleichwohl gibt es Strukturen, die gute Voraussetzungen zum Gelingen dieser Zielsetzung schaffen und solche, welche von planerischer Seite her von vornherein eine Planung mit Überstunden begünstigen. Deswegen soll im Folgenden dargestellt werden, welche Mechanismen zu beachten sind, um nicht schon bei der Planung Überstunden aufzubauen. Selbstverständlich gibt es Faktoren, die diese Planung erheblich erschweren: beispielsweise unbesetzte Stellen für einen gewissen Zeitraum. Krankheit kann nur begrenzt Verursacher sein, weil die in *Teil I/1.2* beschriebene Systemantik der Planung auf Basis der Netto-Arbeitszeiten den durchschnittlichen Krankheitsausfall grundsätzlich berücksichtigt und gleichermaßen Anteile für Urlaub sowie auch für Fortbildungen *(Schaubild I/1.2.1)*. Bei Berücksichtigung dieser Planungsgrundlagen sind somit kalkulatorisch 25 Prozent der gesamten Brutto-Arbeitszeiten als Stabilitätsfaktor für die Dienstplanung immer berücksichtigt, um Kontinuität und Verlässlichkeit in der Planung für Bewohner, Mitarbeiter und Unternehmen gleichermaßen zu gewährleisten.

Das Dienstplanbesetzungsprofil bietet eine Vielzahl von praktischen Möglichkeiten im Rahmen der Dienstplangestaltung. Nachdem es erstellt ist *(Teil II/2.1)*, kann auf dieser Basis unmittelbar der sich daraus ergebende gesamte Wochenstundenbedarf, unterteilt nach Qualifikationen, ermittelt werden. Dies geschieht vor dem Hintergrund, dass die Woche rechnerisch eine überschaubare Größe darstellt und noch fast alle Dienstverträge nahezu auf Wochenbasis vereinbart sind. Ob dann in der einen Woche mehr und in der darauffolgenden Woche weniger Stunden eingeplant sind, muss zu den arbeitsbereichsbezogenen Anforderungen passen. Wichtig ist, dass in der Summe die verfügbaren Netto-Arbeitsstunden eingehalten werden.

Sofern das Dienstplanbesetzungsprofil bereits die Grundlage der bestehenden Einsatzplanung darstellt, ist eine Übereinstimmung zwischen geplanter und verfügbarer Arbeitszeit gewährleistet.

Nachdem im *Teil II/2.1* beschrieben ist, auf welcher Basis Dienstplanbesetzungsprofile zu erstellen sind, stellt diese Vorgehensweise jetzt eigentlich nur noch eine Kontrolle in Bezug auf die geplante Zielsetzung der Planung dar:

Die über das Besetzungsprofil durch Addition der einzelnen geplanten Stunden pro Tag oder bei 7 stundenmäßig gleichen Tagen multiplizierten Stunden IN VERBINDUNG MIT EINEM MÖGLICHEN ZUSÄTZLICHEN WOCHENZEITBEDARF für indirekte Pflegetätigkeiten ergibt den gesamten Aufwand an Arbeitsstunden pro Woche. Dieses Ergebnis muss nahezu identisch sein mit dem verfügbaren Wochenzeitwert aus dem Pflegeschlüssel, Pflegesatz etc. Wenn dies der Fall ist, befindet sich die Einsatzplanung im „Grünen Bereich", weil eine Übereinstimmung zwischen den im Rahmen der Dienstplanung eingesetzten Arbeitszeiten und der verfügbaren Arbeitszeit aus der Verbindung von Bewohnerstruktur nach Pflegegraden und Pflegeschlüsseln besteht.

Unter diesen Bedingungen können Überstunden nur dann entstehen, wenn

- die tatsächliche Ausfallzeit in diesem Zeitraum höher war als die kalkulierte und/oder
- die Dienstplanbesetzung höher war als die im zugrunde gelegten Dienstplanbesetzungsprofil
- zusätzlich Aktivitäten an indirekter Pflege durchgeführt werden, welche umfangreicher sind als der pro Woche zusätzlich zur unmittelbaren Dienstplanung veranschlagte Aufwand oder
- nicht alle Stellen besetzt sind und somit der Umfang der entstehenden Überstunden max. dem Nettostunden Umfang der offenen Stellen entspricht.

Bei einer auf Basis der Netto-Arbeitszeit kalkulierten Dienst- und Einsatzplanung können sogenannte Minusstunden entstehen. Dies kann dann auftreten, wenn beispielsweise nicht die in der Ausfallzeit regelmäßig einkalkulierten Urlaubstage, Fortbildungen etc. oder sonstige berücksichtigte Ausfallzeiten auch tatsächlich anfallen *(Schaubild I/1.2.1)*. Aus diesem Grund empfiehlt es sich dringend zu einer Vereinbarung über das Arbeiten mit Arbeitszeitkonten über die Arbeitsverträge oder mit dem Betriebsrat/ der MAV zu kommen *(siehe Teil I/2.12)*. Derlei betriebliche Vereinbarungen stellen zur Umsetzung des hier Beschriebenen eine wesentliche Voraussetzung dar, erleichtern vieles (was in der Praxis unter der Hand bereits vielfach umgesetzt wird) und geben den Mitarbeitern Sicherheit in diesem von vielen mit gemischten Gefühlen betrachteten Thema der Minusstunden. Den Trägern kommt in der Regel das Arbeiten mit Arbeitszeitkonten entgegen, weil durch die mögliche Verschiebung von Arbeitszeitguthaben und Arbeitszeitschuld die Bezahlung von Überstunden je nach Gestaltung der Arbeitszeitkonten entfällt oder zumindest sehr eingeschränkt wird. Das Arbeiten mit Arbeitszeitkonten stellt aber keinen isolierten Sachverhalt der Pflege dar, sondern ist in vielen Berufen längst gängige Praxis, welche von den Gewerkschaften im Gegensatz zu generellen Arbeitszeitverlängerungen sogar maßgeblich mit unterstützt wird. Da aber auch die unterschiedlichen Formen von monatlichen Sollarbeitszeitberechnungen zu abweichenden Ergebnissen im Jahresverlauf führen, treten immer Schwankungen zwischen den Monaten auf, für deren Handhabung es einer für alle Beteiligten verlässlichen Grundlage bedarf.

Ein monatlicher Abgleich zwischen kalkulierten und tatsächlichen Ausfallzeiten – zumindest unterteilt nach den hauptsächlichen Bestandteilen, wie Urlaub, Krankheit und Fortbildung, stellt eine wesentliche Grundlage für die Bewertung einer langfristig verlässlichen und wirtschaftlichen Planung dar.

Vielfach wird in der täglichen Praxis der Dienst-Einsatzplanung die Planung nicht wie in der hier beschriebenen Form fein säuberlich von Anfang an aufgearbeitet, sondern es steht bereits eine Form der praktizierten Dienstplanung mit einrichtungsintern historisch gewachsenen Grundlagen zu der Besetzung von Früh-, Spät- und Nachtdiensten.

Gerade hier empfiehlt es sich, zur internen Zielkontrolle ein Dienstplanbesetzungsprofil zu erstellen und zu überprüfen, ob die in *Teil II/2.1* genannten Sachverhalte auf dieser Basis zufriedenstellend berücksichtigt sind oder nicht. Meistens lässt sich mit dieser einfachen Methode erkennen, ob eine Einsatzplanung in rein quantitativer Hinsicht eine Übereinstimmung von Mitarbeiterverfügbarkeit und Mitarbeitereinsatz darstellt oder ob von vorneherein planerisch „über die Verhältnisse gelebt" wird. Dies lässt sich folgendermaßen überprüfen.

Soll: Die Additionen der täglich eingesetzten Mitarbeiterstunden unterteilt nach Qualifikationen insgesamt/Woche unter Beachtung der Gesamtausfallzeiten zeigt eine Übereinstimmung mit der Summe der verfügbaren Netto-Arbeitszeit aller Mitarbeiter dieses Teams.

Beispiel Ist: Der wöchentliche Mitarbeitereinsatz an Stunden umfasst in der Wohneinheit 2 (= Wohngruppen 2 + 3) mit jeweils 15 Bewohnern *(siehe Teil II/2.2 i.v.m. den*

Schaubildern II/2.2.2, 2.2.3 und 2.2.4) insgesamt 250 bzw. 255 Stunden einschließlich des Aufwands an Tätigkeiten für die indirekte Pflege. Die Summe der auf dem Dienstplan stehenden Mitarbeiter umfasst umgerechnet in Vollzeitkräften 7,8 VZK.

Rechenweg: *250 Stunden Einsatzplanung pro Woche geteilt durch 30, 00 Stunden Netto-Arbeitszeit pro Mitarbeiter (= 40,00 Stunden minus 25 Prozent Ausfallzeit) ergibt einen Mitarbeiterbedarf von 8,33 VZK. Auf dem Dienstplan stehen 7,80 VK Stellen.*

Das zeigt, dass sich die Dienst- und Einsatzplanung eher im gelben Bereich in unserer Ampelkonstellation mit einer Minusabweichung von 0,5 VK-Stellen bewegt. Zu berücksichtigen ist dabei, dass die Ausfallzeit in Höhe von 25 Prozent dabei bereits berücksichtigt ist, weil mit 30,00 Nettostunden gerechnet wurde: Gleichzeitig stehen dieser Wohneinheit nach Bewohnerstruktur und Pflegegraden abzgl. des Overheadanteils 8,26 VK-Stellen zu; das entspricht Netto 247,8 Stunden/Woche und damit nahezu einer Übereinstimmung zur vorgenommene Planung. Unter dieser korrekten Betrachtung befindet sich die Planung im grünen Bereich.

Bei dieser Überprüfung der aktuellen wohneinheitsbezogenen Ist-Einsatzplanung gilt es 3 MÖGLICHE FALLSTRICKE zu berücksichtigen:

1. Stehen auf dem Dienstplan Mitarbeiter, welche einen abweichenden Anrechnungsmodus im Stellenplan haben, aber „Vollzeit" arbeiten, kann dies – wenn nicht berücksichtigt – zu Fehlern in der Bewertung führen. Beispiel: ein Praktikant mit Anrechnung von 0,33 VK-Stellenanteil und einer Wochenarbeitszeit von 40,00 Stunden oder ein Azubi mit berechneten 0,20 VK-Stellenanteil, aber einer aktuellen Anwesenheit von dem zeitlichen Umfang eines Vollzeitmitarbeiters.

2. Die Ausfallzeit entspricht nicht 25 Prozent *(Teil I/1.2)*, sondern ist höher. Ist die Ausfallzeit dagegen geringer, also unter 25 Prozent, zeigt sich dies in Form einer vermehrten Verfügbarkeit an Stunden; ist sie dagegen wie beschrieben höher, fehlt dieser Anteil an Stunden für die Dienstplanung.
3. Es sind nicht alle VK-Stellen, die über den Pflegeschlüssel zur Planung verfügbar sein müssten, aktuell vorhanden (siehe eben aufgeführtes Beispiel. Darin sind 0,46 VK Stellen nicht verfügbar).
   (= 8,267 – 7,8 VK-Stellen).

Vorgehensweise über isolierten Zeitwert aus Pflegeschlüssel/Budget

Sowohl aus den vertraglich vereinbarten Pflegeschlüsseln mit den Kostenträgern als auch aus Pflegesätzen lassen sich die durchschnittlichen Zeitwerte pro Pflegegrad bzw. pro Bewohner mit Pflegebedarf herausrechnen. Dieses Vorgehen hat den Vorteil, dass die Kalkulationsgrundlage der Netto verfügbaren Arbeitszeit auch hier angewandt werden kann und somit die Wahrscheinlichkeit des Aufbaus von Überstunden minimiert werden kann.

Rechenweg über Zeitkontingente aus Pflegeschlüsseln:

Die Zeitkontingente, welche sich aus den Pflegeschlüsseln heraus rechnen lassen, können – multipliziert mit den Bewohnern nach Pflegegraden – in der Summe diejenige Gesamtpflegezeit pro Tag darstellen, welche aus den Pflegeschlüsseln heraus zur Verfügung steht. Vorsicht ist dabei geboten, weil je nach Bundesland andere Anteile in den Pflegeschlüsseln enthalten sind – bzw. eben nicht enthalten sind. *(Schaubild II/1.5.2)*

Unterschied zwischen dem Arbeiten mit dem Dienstplanbesetzungsprofil und der Netto-Pflegezeit aus dem Pflegeschlüssel

- Bei der Analyse der Besetzung wird über das Dienstplanbesetzungsprofil die insgesamt eingesetzte Arbeitszeit pro Woche unter Berücksichtigung der Ausfallzeiten abzgl. der Pausen hochgerechnet (= Sollplanung) und in der Summe der geplanten Stunden/Woche auf Übereinstimmung mit dem verfügbaren Stundenkontingent aus dem verfügbaren Stellenkontingent (= Ist Verfügbarkeit) verglichen.
- Bei dem anderen Vorgehen wird die Netto-Pflegezeit aus dem Pflegeschlüssel vorab herausgerechnet und mit der Anzahl an Bewohner mit Pflegebedarf pro Pflegegrad und den Tagen pro Woche multipliziert. In der Summe ergeben sich daraus die rechnerisch möglichen Einsatzstunden/Woche. Auf dieser Basis wird dann das Besetzungsprofil wie beschrieben erstellt. Sind aktuell nicht alle Stellen besetzt, kann sich aus der Anwendung der Zeitwerte aus den Pflegeschlüsseln – gemessen an der Ist-Bewohnerzahl pro Pflegegrad – eine (logisch zu erklärende) Abweichung ergeben.
- BEACHTE: Die Zeitwerte aus den Pflegeschlüsseln enthalten sowohl die direkten als auch die indirekten Pflegeanteile und – je nach Bundesland unterschiedlich – die Pflegedienstleitung und die Soziale Betreuung. Dies kann in den Rahmenverträgen nach § 75 SGB XI bundeslandbezogen nachgelesen werden.

Weil die Bewohnerstruktur nach Pflegegraden teilweise erheblichen Schwankungen unterliegt, ist es bei beiden Verfahren zu empfehlen, den Durchschnittswert an verfügbarer Arbeitszeit (Soll) anzusetzen und die monatliche Entwicklung der Pflegegrade (Ist) auf längerfristige Veränderungen kontinuierlich zu beobachten. *(Schaubilder II/1.5.1 und 1.5.2)*

Das *Schaubild II/1.5.2* zeigt, dass sich ein durchschnittlicher Pflegezeitwert aus den Pflegegraden ermitteln lässt, um zu prüfen, ob der innerhalb der Dienstplanung angesetzte Zeitwert an indirekter und direkter Pflegezeit pro Bewohner und Woche im Durchschnitt der verfügbaren Netto-Arbeitszeit/Woche entspricht. Auf diese Weise lassen sich mit unterschiedlichsten Methoden durch hier beschriebene Querverbindungen und Wechselwirkungen innerhalb der Dienst- und Einsatzplanung ausmachen, welche zu einer erheblichen Transparenz dieser Thematik beitragen können. Bereits in *Teil II/2.2* ist nachzulesen, dass sich letztlich unmittelbar aus den Pflegeschlüsseln die Besetzung der Dienste ableiten lässt.

Beispiel: *Wohneinheit 3 (= Wohngruppen 4 und 5) verfügt über ein ermitteltes Stellenkontingent in Höhe von 8,43 VK-Stellen (Schaubild II/2.2.3)multipliziert mit 30,00 Nettostunden/Woche = 252,9* Stunden *möglicher Mitarbeitereinsatz: durchschnittlich pro Wochentag = 36,13* Stunden.

Pflegegrade	Anz. Bew.	Minuten Wert/Pflegegrad	Summen Min./Bruttopflegezeit
0	0		
1	0	55,51	o
2	9	69,01	621,09
3	10	98,59	985,90
4	**6**	130,27	781,62
5	**5**	145,08	725,4
	30		**51,90 Stunden**

NRW Pflegeschlüssel/Zeitwerte aus Schaubild II/1.5.2

Beispiel:

Gegenüberstellung von Planungsgrundlagen:

- Zeitkontingent aus Pflegeschlüsseln/24 Std.: **51,90 Brutto Stunden**[4]
- **Daraus resultierender Nettozeitwert: 38,93 Netto Stunden (25 Prozent Ausfallzeit).**
- Zeitwert aus Planung (Dienstplanbesetzungsprofile II/2.2.5/2.2.6/2.2.7): **36,43 bzw. 35,71 Stunden**
- Durchschnittlicher Zeitwert aus VK-Stellen: **36,13 Stunden**

4 Stundenkontingent umfasst auch den Nachtdienst und Overheadanteile

ERGEBNIS: Es ist eine weitgehende Übereinstimmung zwischen dem geplanten Zeitwert mit 36,00 Std. (= Montag-Freitag) und 37,50 bzw. 37,00 Stunden (= Wochenendtage) mit dem nettoverfügbaren Zeitwert aus den VK-Stellen mit 36,13 Stunden gegeben (= 8,43 VK-Stellen x 30 Netto Std. = 252,90 Netto Std./Woche/7 Tage/ 7 Stunden = 36,13 Std./Tagdienst. Die Planung befindet sich im grünen Bereich unserer Ampelsystematik.

Bei diesem Beispiel ist zu beachten, dass es sich um NRW-Pflegeschlüssel handelt, welche die Soziale Betreuung beinhalten. Dieser Sachverhalt ist aber bereits im Vorfeld durch Abzug von dem gesamten verfügbaren Stellenkontingent berücksichtigt worden. Anders verhält es sich beispielsweise in Rheinland-Pfalz. Dort waren sowohl die Pflegedienstleitung als auch der Soziale Dienst nicht im Pflegeschlüssel enthalten, sondern extra berechnet. Folglich können die Zeitwerte aus den Pflegeschlüsseln komplett den Bewohnern über die Dienstplanung – unter Beachtung der Anteile für die indirekte Pflege – unmittelbar zur Verfügung gestellt werden.

Innerhalb der bewohnerbezogenen Leistungserbringung gibt es immer Schwankungen zwischen dem Pflegebedarf bei gleicher Einstufung. Daran hat auch das NBI nichts geändert, schaut man sich beispielsweise die großen Punktespannen in Modul 4 von 70 bis 90 Punkten an. Pflegeschlüssel stellen Durchschnittswerte dar, welche sich in der Summe aller Bewohner nivellieren sollten. Fatal für alle Beteiligten wird es nur dann, wenn kein einrichtungsinternes Pflegegradmanagement besteht und die Pflegemitarbeiter bei allen Bewohnern versuchen, mehr Leistungen zu erbringen, als von den hinter den Einstufungen stehenden Pflegezeitwerten her durchschnittlich vorgesehen sind. Dieses Vorgehen muss scheitern und führt in Folge zu massivem Frust bei allen Beteiligten. Insofern muss es eine Pflicht der verantwortlichen Pflegefachkraft sein, mit den Mitarbeitern diese Grundlagen zu erörtern und auf Basis der in *Teil II/1.1* beschriebenen Bewohnerstruktur die verfügbare Ressource Arbeitszeit zielgerichtet einzusetzen. Damit ist allen Beteiligten mehr geholfen als mit einem Lamentieren über zu wenig Arbeitszeit.

Dass Aktivitäten zur Erreichung einer zielgerichteten Einstufung bisher nicht gleichermaßen von allen Angehörigen unterstützt wurden, ist bekannt. Spätestens mit der Einführung des Einheitlichen Eigenanteils im Rahmen der PSG II Gesetzgebung hat sich dieses Thema aber deutlich verändert.

Überstunden sind nicht generell als falsch oder richtig zu betrachten, sondern es kommt immer darauf an, warum diese entstanden sind. Dazu zwei Beispiele:
Beispiel 1: In einer Wohneinheit sind bei gleichbleibender Bewohnerstruktur nach Pflegegraden und definierter Regelbesetzung vor dem Hintergrund des pflegerisch-betreuenden Interventionsbedarfes 1,5 Stellen nicht besetzt. Auch sind alle Bewohner

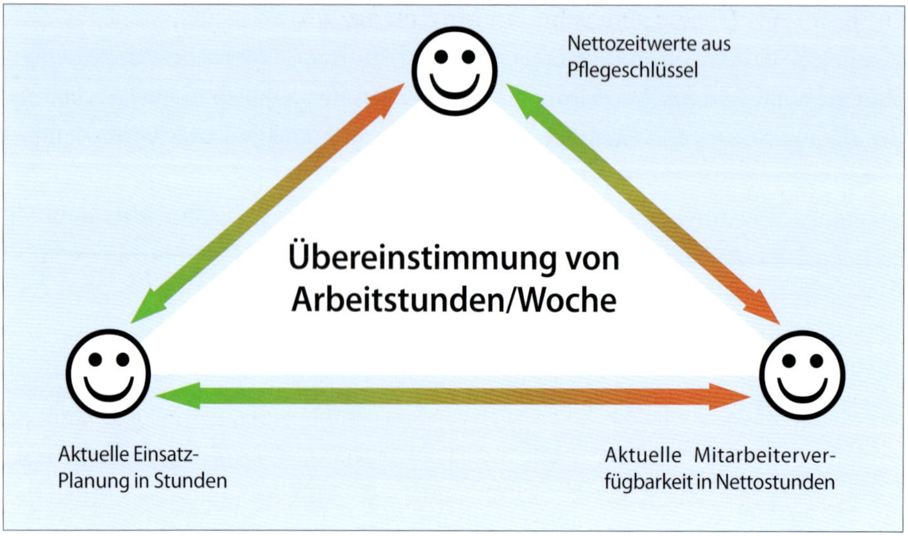

Schaubild II/2.3.0: Erforderliche Übereinstimmungsbereiche

anwesend. Folglich kann es durchaus dazu kommen, sollten die anderen Ausfallzeiten wegen Urlaub oder Krankheit nicht unterhalb des berücksichtigten durchschnittlichen Levels liegen, dass im Umfang der Nettostunden der offenen VK-Stellen Überstunden entstehen. Diese Stunden wären somit in der Sache begründet.
Beispiel 2: Alle VK-Stellen sind gemäß den vertraglichen Vereinbarungen mit den Kostenträgern besetzt; die Ausfallquote liegt im berücksichtigten Rahmen, drei Bewohner sind im Krankenhaus. Der Dienstplanende wird erklären müssen, warum hier Überstunden entstehen können.

FAZIT

- Es besteht eine Übereinstimmung zwischen den wöchentlich eingeplanten Stunden im Dienstplan und den wöchentlich verfügbaren Netto-Arbeitszeiten der Mitarbeiter dieses Teams.
- Zum Umgang mit Minusstunden bestehen arbeitsvertragliche/betriebsinterne Regelungen.
- Der für den Dienstplan verantwortliche Mitarbeiter kann dezidierte Aussagen dazu machen, warum konkret und in welchem Umfang Überstunden entstanden sind.

Umgang mit Überstunden bei hohen Beständen

Dieser Sachverhalt lässt sich trotz der Komplexität, die letztlich in ihrer Summe zu dem Kontingent an Überstunden geführt hat, mit den nachfolgenden Vorgehensweise nachweislich immer in den Griff bekommen.

Dabei handelt es sich jedoch immer um eine Kombination mehrerer Maßnahmen, weil es zum einen darum geht

- das bestehende Überstundenkontingent zu reduzieren und
- gleichermaßen dem Entstehen neuer Überstunden entgegenzuwirken.

Ein reines Ausbezahlen von Überstunden löst das Problem nur scheinbar, unbenommen von den wirtschaftlichen Auswirkungen. Auf jeden Fall muss eine Ursachenanalyse erfolgen, sonst ist schon einzuplanen, wann die nächste Auszahlung erfolgen muss.

1. Dienst- und Einsatzplanung auf Basis der verfügbaren Netto-Arbeitszeiten festlegen (= Definition der Regelbesetzung).
2. Konsequente Reduzierung der Regelbesetzung bei Abwesenheiten von Bewohnern; „eingesparte" Stundenkontingente dienen ausschließlich zum Abbau von Überstunden.
3. Konsequente Nutzung schwankender monatlicher Sollarbeitszeiten im Jahresverlauf; keine Ein-Monats-Denken bei der Planung.
4. Regelmäßige Auswertung des Planungszeitraums/Abgleich kalkulierter mit Ist-Ausfallzeiten
5. Einmaliges und am besten nicht vollständiges Ausbezahlen von unrealistisch abzubauenden hohen Überstunden-Kontingenten bei unbedingt gleichzeitiger Umsetzung der Punkte 1 bis 4.
6. Konsequentes Fehlzeitenmanagement (siehe Fachbuch: „Fehlzeiten konstruktiv managen").

FAZIT

- Durch die konsequente Umsetzung des Regelkreises der Einsatzplanung in der hier beschriebenen Form lassen sich Überstunden im Vorfeld in ihrer Entstehung bereits vermeiden.
- Bestehende Kontingente an Überstunden können ebenfalls damit nachweislich reduziert werden. Voraussetzung für das Gelingen ist ein konsequentes Festhalten an den eigenen Planungsvorgaben. Dabei sieht die hier beschriebene Vorgehensweise nicht vor, unter die Regelbesetzung zu gehen – das würde zur Belastung aller Beteiligten mit den daraus resultierenden Folgen führen.

Erhebungsdatum:

Anzahl	Schichtzeiten	Bez.	Arbeitszeit	Pause	Gesamt
	Frühdienst				
1	6.30 - 14.00 Uhr	F	7,00	0,50	7,50
2	6.30 - 14.00 Uhr	F	7,00	0,50	7,50
3	6.30 - 14.00 Uhr	F	7,00	0,50	7,50
4	6.30 - 13.00 Uhr	F	7,00	0,50	7,50
5	7.30 - 13.00 Uhr	F 1	5,00	0,50	5,50
6	7.30 - 13.00 Uhr	F 1	5,00	0,50	5,50
7	7.30 - 13.00 Uhr	F 1	5,00	0,50	5,50
			43,00		
Anzahl	**Schichtzeiten**	**Bez.**	**Arbeitszeit**	**Pause**	**Gesamt**
	Spätdienst				
8	13.30 - 21.00 Uhr	S	7,00	0,50	7,50
9	13.30 - 21.00 Uhr	S	7,00	0,50	7,50
10	13.30 - 21.00 Uhr	S	7,00	0,50	7,50
11	14.00 - 20.00 Uhr	S 1	5,50	0,50	6,00
			26,50		
11	Gesamt Früh - und Spätdienst		**69,50**		
	Std.Einsatz/Woche		**486,50**		

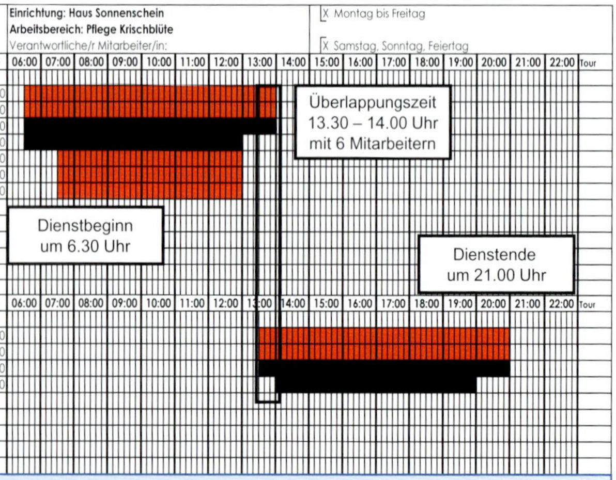

- Verkürzte Dienstlängen erlauben in Verbindung mit den passenden Anstellungsverhältnissen einen stärkeren Abgleich mit den Arbeitsspitzen im Alltag des Arbeitsbereichs mit der Folge sinkender Arbeitsbelastung für den einzelnen Mitarbeiter während dieser Arbeitsphase.-
- Ist die Wochenarbeitszeit – gemessen an den Dienstlängen – zu hoch – führt diese zwangsläufig zu vermehrten Arbeitstagen.
- Fazit: Es muss arbeitsbereichsbezogen sorgfältig abgewogen werden, ob die Mehrbelastung, die für vermehrt freie Tage zu erbringen ist, gerechtfertigt ist, die täglich erhöhte Arbeitsbelastung bei verringerter Besetzung pro Tag und zuzeiten mit höchstem Arbeitsanfall in Kauf zu nehmen.

Erhebungsdatum:

Anzahl	Schichtzeiten	Bez.	Arbeitszeit	Pause	Gesamt
	Frühdienst				
1	6.00 - 14.30 Uhr	F	8,00	0,50	8,50
2	6.00 - 14.30 Uhr	F	8,00	0,50	8,50
3	6.00 - 14.30 Uhr	F	8,00	0,50	8,50
4	6.00 - 14.30 Uhr	F	8,00	0,50	8,50
5	6.00 - 14.30 Uhr	F	8,00	0,50	8,50
			40,00		
Anzahl	**Schichtzeiten**	**Bez.**	**Arbeitszeit**	**Pause**	**Gesamt**
	Spätdienst				
6	13.30 - 22.00 Uhr	S	8,00	0,50	8,50
7	13.30 - 22.00 Uhr	S	8,00	0,50	8,50
8	13.30 - 22.00 Uhr	S	8,00	0,50	8,50
9	15.00 - 2100 Uhr	S 1	5,50	0,50	6,00
			29,50		
9	Gesamt Früh - und Spätdienst		**69,50**		
	Std.Einsatz/Woche		**486,50**		

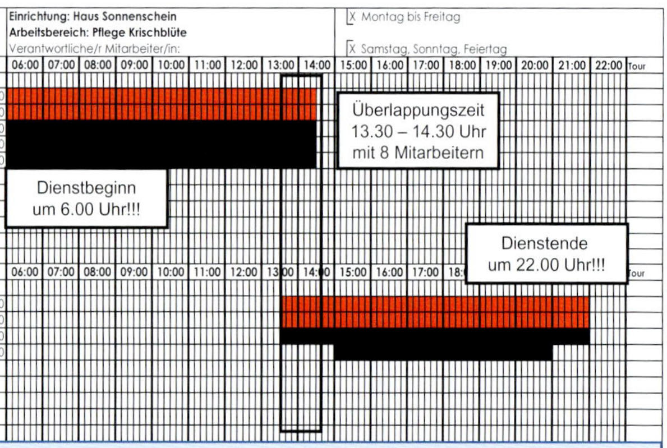

- Lange Dienste werden erkauft durch ausgedünnte Besetzungen
- Ausgedünnte Besetzungen verfügen über keinen Kompensationsspielraum mehr
- Ausgedünnte Besetzungen erfordern häufigeres Einspringen des Einzelnen
- Ausgedünnte Besetzungen erhöhen die Arbeitsbelastung maximal
- Häufigeres Einspringen reduziert Erholungsphasen

Das Hauptproblem hier ist, dass eine im Vorfeld durch lange Dienstlängen bereits ausgedünnte Besetzung – selbst wenn sie auf Basis der Nettoarbeitszeiten geplant ist – über wenig Reservekapazitäten verfügt, um Ausfälle welcher Art auch immer nachhaltig und ohne den ständigen Aufbau von Überstunden zu kompensieren.

Schaubild II/2.3.2 a und b: Auswirkungen von Dienstlängen auf die Besetzungsstärke

FRAGE AN DEN JURISTEN

- *Wenn trotz korrekter Planung auf Basis der Netto-Arbeitszeiten Überstunden entstanden sind – beispielsweise, weil einige Stellen nicht vollumfänglich zeitnah ersetzt werden konnten – haben Mitarbeiter Anspruch auf einen Überstundenabbau in Form von ausschließlich ganzen Tagen oder kann diese Überstundenreduktion auch in Form von stundenweisem Abbau erfolgen?*
  Antwort: Sofern keine anderslautende Vereinbarung im Arbeitsvertrag, einem anwendbaren Tarifvertrag oder einer anwendbaren Betriebsvereinbarung besteht, kann Überstundenabbau auch stundenweise erfolgen und muss nicht tageweise vorgenommen werden.

2.4 Belegungsabhängige Einsatzplanung

KAPITELMERKSÄTZE

- Nicht die „Besetzungstradition" einer Wohneinheit aus jahrelang geübter Dienstplanpraxis stellt den Anhaltswert zu der Besetzung der Dienste dar, sondern die tatsächliche Anwesenheit von Bewohnern nach Pflegegraden (= quantitative Bewohnerstruktur).
- Freiwerdende Zeitkontingente in Folge Belegungsreduzierung werden intelligent genutzt.
- Es müssen Überlegungen bestehen, in welcher Form Belegungsschwankungen personell aufgefangen werden können.

Belegungsabhängige Dienst- und Einsatzplanung

In den vorangegangenen Kapiteln ist beschrieben, wie über die Pflegeschlüssel in Verbindung mit der Bewohnerstruktur nach Pflegegraden das verfügbare Mitarbeiterkontingent zu ermitteln ist und wie sich davon die Besetzung im Dienstplan ableitet *(Teil II/2.2)*. Insbesondere mit der Zunahme der Bedeutung der Kurzzeitpflege, weiter gefördert durch finanziell großzügige Regelungen aus den Pflegestärkungsgesetzen, kommt es immer stärker zu erheblichen Schwankungen in der Belegung, auf die es kurzfristig zu reagieren gilt. Für die Kurzzeitpflegegäste gelten in der Regel die gleichen Personalschlüssel wie für die Dauerpflege.

Bei Abwesenheiten von Bewohnern sind die innerhalb der Rahmenverträge nach § 75 SGB XI genannten Vorgehensweisen nachzulesen.

- Sind die Bewohner abwesend in Folge eines Krankenhausaufenthalts, wird die Vergütung nach einem Zeitraum von drei Tagen um die Anteile für Unterkunft und Verpflegung gekürzt. Das bedeutet für die Thematik der Dienst- und

Einsatzplanung, dass zumindest die „Mitarbeitervorhaltung" im Wesentlichen durchgängig vergütet wird.

- Die Belegung unterschreitet diejenige Anzahl, für die Mitarbeiter aktuell nach den vertraglichen Vereinbarungen vorgehalten werden. In diesem Fall ist derjenige Anteil an Mitarbeitern, welcher das vertraglich vorzuhaltende Soll übersteigt, im Prinzip frei einsetzbar, z. B. auch im eigenen ambulanten Dienst oder Betreuten Wohnen, sofern das die Arbeitsverträge der Mitarbeiter erlauben.

A. **Belegungsanstieg:** Steigt die Belegung in Folge von vermehrter Kurzzeit- und/oder Dauerpflege an, so wird dies häufig zunächst über Mehrstunden der Mitarbeiter aufgefangen. Besteht noch ein offenes Teilstellenkontingent in Bezug auf die vertraglichen Vereinbarungen mit den Kostenträgern durch Mitarbeiterein- oder austritte wird dieses ohnehin in Abhängigkeit von der Arbeitsmarktlage schnellstmöglich besetzt werden. Ist dies nicht zeitnah möglich oder bestehen bereits vertragliche Vereinbarungen zu kommenden Mitarbeitereintritten wird der Zeitraum dazwischen auch teilweise mit Mitarbeitern aus Zeitarbeitsfirmen ersetzt, um unnötige Belastungen in Folge vorübergehender personeller Unterdeckung beim bestehenden Team und eine kontinuierliche Leistungserbringung bei den Bewohnern zu gewährleisten.

Ebenso ist es inzwischen häufig geübte Praxis, bei Belegungsanstieg in Abstimmung mit Teilzeitmitarbeiter kurzfristig, eine höhere Wochenarbeitszeit oder eine Vollzeitstelle zu vereinbaren. Letztlich ist es oft auch eine Mischung aus den verschiedensten genannten Varianten. Bei einem Belegungsanstieg oder aber kurzfristigem Anstieg der Bedarfe der Bewohner bietet es sich für den Arbeitgeber an, die Stellenanteile von Mitarbeitern in Teilzeit befristet zu erhöhen. Diese befristete Erhöhung stellt eine sogenannte Sachgrundbefristung nach dem Teilzeit- und Befristungsgesetz (TzBfG) dar und ist problemlos möglich. Beachtet werden muss aber in jedem Fall die zwingende Vorgabe des § 14 Abs. 4 TzBFG, wonach die Befristung zu ihrer Wirksamkeit schriftlich zu erfolgen hat.

Mögliche Maßnahmen bei Belegungsanstieg (Aufzählung stellt keine Priorisierung dar):

- erhöhter Mitarbeitereinsatz über Mehrstunden,
- Ausloten, ob noch Spielraum bei bestehenden Stellen-Ist-Kontingent besteht,
- befristete Erhöhung wöchentlicher Arbeitszeitkontingente von Teilzeitmitarbeitern (einschließlich 450 €-Kräfte),
- Anstellung neuer Mitarbeiter in Teil- oder Vollzeit bei verfügbarem Stellenkontingent,
- Einsatz von Zeitarbeitnehmern,

- ggf. Übernahme/Festanstellung von Zeitarbeitnehmern,
- eine Mischung aus den verschiedenen Optionen.

B. Belegungsrückgang: Unterschreitet dagegen die Belegung die Übereinstimmung aus der Bewohnerstruktur nach Pflegegraden i.V.m. den Pflegeschlüsseln und dem daraus resultierenden Mitarbeiter-Ist, muss die Besetzung der Dienste in Früh- und/oder Spätdienst diesen Veränderungen angepasst werden. Die Einhaltung der vertraglichen Verpflichtungen gegenüber den Kostenträgern nach den Verträgen aus dem SGB XI in Bezug auf die erforderliche Mitarbeiteranzahl darf dabei nicht unterschritten werden. Ebenso sollte intern geprüft werden, in welcher Form ein derartiger Nachweis ggf. auch gegenüber den Heimaufsichtsbehörden erbracht werden kann.

Auf Schwankungen in der Belegung kann nur durch ein Bündel verschiedenster Maßnahmen flexibel reagiert werden. Die Ursachen, welche Belegungseinbrüchen zugrunde liegen, spielen eine nicht unwesentliche Rolle in der Ursachenbekämpfung.

Eine definierte Regelbesetzung zum Beispiel in Form eines Dienstplanbesetzungsprofils stellt überhaupt erst die Grundlage dafür dar, in abgestufter und nachvollziehbarer Form auf Schwankungen in der Belegung reagieren zu können. Erst wenn eine Regelbesetzung definiert ist, kann nachvollziehbar und ohne Gefahr zu laufen, in Regress genommen zu werden, über die Abweichung davon gesprochen werden. Einem anstehenden Personalabgleich gem. den Regelungen aus den Rahmenverträgen nach § 75 SGB XI kann beruhigt entgegengesehen werden. Eine Kürzung der regelhaften Einsatzplanung darf auf keinen Fall willkürlich geschehen, sondern nur auf Basis von auf verantwortlicher Ebene abgestimmten Maßnahmen.

Zur Festlegung eines Zeitwertes zur Kürzung der bestehenden Einsatzplanung bieten sich die folgenden Möglichkeiten an:

- Bei einem nach Pflegegraden differenziertem Pflegeschlüssel kann der pro Bewohner und Grad im Durchschnitt der über den Pflegeschlüssel zu ermittelnde Zeitwert isoliert werden *(Schaubild II/1.5.2)* und dieser Zeitanteil von der Regelbesetzung in Abzug gebracht/reduziert werden.
- Bei einer Kalkulation auf Pflegesatzbasis kann ebenso unter Bezugnahme auf die durchschnittlichen Mitarbeiterkosten pro Stunde ein Zeitwert isoliert werden und dieser wie beschrieben in Abzug gebracht werden.

Diese Zeitwerte werden auf dem Dienstplanbesetzungsprofil derart dargestellt, dass jederzeit zu erkennen ist, bei welcher Abwesenheit von Bewohnern wie viel Stunden von welchem Dienst und zu welcher Tageszeit in Abzug gebracht werden. Diese Vorgabe ist notwendig, damit nicht willkürlich Zeitanteile reduziert werden, welche sich negativ auf die Arbeitsablaufplanung auswirken können. Bei der Festlegung, welche

Zeiten tageszeitlich wann zum Abzug gebracht werden, erfolgt eine Beteiligung der Mitarbeitenden der entsprechenden Wohneinheit, damit diese soweit möglich ihre Vorschläge einbringen können. Handlungsleitend wird dann eingegriffen, wenn Rahmenstrukturen aus den einrichtungsinternen Zielsetzungen und/oder die Versorgung der Bewohner negativ beeinträchtigt werden könnten.

Schaffung von Arbeitszeitreserven

Aus rein betriebswirtschaftlicher Sichtweise sind die Kosten für die Mitarbeitenden trotz Reduzierung der Besetzung vorhanden. Damit diese Arbeitszeiten aber nicht im Alltag des pflegerischen Ablaufs untergehen, soll beispielsweise über ein belegungsabhängiges Dienstplanbesetzungsprofil bei den Mitarbeitenden das Gefühl erwachsen, dass Mitarbeitereinsatz immer etwas mit tatsächlichem Arbeitsanfall zu tun hat und nicht losgelöst davon betrachtet werden kann.

Nutzung der freigewordenen Zeitkontingente

Aus diesem Grund werden die freigewordenen Arbeitszeiten für besondere Aktivitäten den Bewohnern zurückgegeben – für Leistungen, für die ansonsten kaum Zeit ist, wie Spaziergänge, Bewohnerveranstaltungen und andere außergewöhnliche Bewohneraktivitäten. Die praktische Erfahrung belegt, dass sich hier erhebliche Zeiten ansammeln können. Wird bei reduzierter Belegung einfach zum „Verbrauch" dieser Arbeitszeiten die Regelbesetzung unverändert belassen, geht das gewonnene Zeitkontingent im Tagesablauf komplett unter. Werden dagegen diese Zeiten gezielt für Bewohneraktivitäten eingesetzt, die bei „Vollbelegung" nicht vorhanden gewesen wären, sprechen nicht nur die Mitarbeitenden außer Haus über diese Möglichkeiten, sondern vor allem auch die Bewohner gegenüber ihren Freunden und Angehörigen. Und das will in einem zunehmenden Wettbewerb etwas bedeuten. Vor allem, wenn man bedenkt, welche subjektive Bedeutung in der Innen- und Außenwirkung der Faktor Zeit in der Pflege hat.

Gleichermaßen können diese Zeiten auch zur Erledigung/Durchführung von pflegefachlichen Anforderungen genutzt werden, wie zum Beispiel Pflegedokumentation, Pflegevisiten etc. *(Teil I/1.4)* Das zeigt, dass eine intelligente Einsatzplanung sich ihre Freiräume durchaus schaffen kann und dennoch die Bewohner, die aus den vertraglichen Vereinbarungen vorgegebenen Leistungszeiten in vollem Umfang erhalten.

Mögliche Maßnahmen bei Belegungsrückgang (Aufzählung stellt keine Priorisierung dar):

- Abbau von Überstunden,

- Aufbau von Minusstunden,
- Erledigung von administrativen Tätigkeiten,
- besondere Bewohneraktivitäten durchführen,
- Unterstützung in anderen Wohneinheiten, um dort Überstunden zu reduzieren,
- Reduzierung des Einsatzes von Aushilfskräften und/oder Zeitarbeit,
- eine Mischung aus den verschiedenen Optionen.

Die einzige „Alternative", die nicht umgesetzt werden sollte, ist diejenige, die Besetzung unverändert beizubehalten, ohne klare Vorgaben, in welcher Form die freiwerdenden Zeitkontingente genutzt werden. So kann auch bei sehr kurzfristigem Belegungsrückgang in Folge von mehreren Krankenhauseinweisungen seitens der Wohnbereichsleitung während des Frühdienstes noch entschieden werden, wie die Zeiten eingesetzt und welche Auswirkungen das auch auf die Besetzung bzw. Arbeitsleistung für den Spätdienst hat. Für den Nachtdienst hat dies in der Regel wenig Auswirkungen, weil dort eine Regelbesetzung geplant ist, welche meistens auch gleichzeitig die „Mindestbesetzung" darstellt, die nicht abgesenkt werden kann oder darf.

Über die Dienstplanauswertung *(Teil II/4.1)* werden die Abwesenheitstage der Bewohner erfasst und über deren in Summe rechnerischen Zeitwert aus dem Pflegeschlüssel oder Pflegesatz *(Schaubild II/1.5.2)* in das Verhältnis zu den eingesetzten Gesamtstunden und Bewohnern nach Pflegegraden gesetzt. Insofern lässt sich jederzeit nachvollziehen, ob der aus den Vertragsgrundlagen veranschlagte Zeitwert bei den pflegebedürftigen Bewohnern angekommen ist und auch, ob die Abwesenheitstage in der Dienst- und Einsatzplanung abschlägig berücksichtigt worden sind. Ist dies nicht der Fall, ergibt sich für die Verantwortlichen ein Erklärungsbedarf bzgl. des wirtschaftlichen und bewohnerbezogenen Umgangs mit Ressourcen.

FAZIT

- Die Abwesenheit von Bewohnern ist arbeitsorganisatorisch gut zu planen, weil ansonsten das in Folge freiwerdende Zeitkontingent ungenutzt verloren geht.
- Die Arbeitsverträge der Mitarbeiter müssen so gestaltet sein, dass diese Flexibilität in Bezug auf die arbeitsvertraglichen Wochenarbeitszeiten erlauben.

FRAGEN AN DEN JURISTEN

- *Darf die Wohnbereichsleitung Mitarbeiter früher nach Hause schicken, wenn kurzfristig Bewohner in das Krankenhaus gekommen sind und somit deutlich weniger Arbeit als ursprünglich über den Dienstplan angedacht war, anfällt? Darf die Wohnbereichsleitung in Folge reduzierter Anwesenheit von Bewohnern Dienste kürzen*

oder die Besetzung kurzfristig an die veränderte Belegungssituation anpassen?
Antwort: Mit der Erstellung des Dienstplans hat der Arbeitgeber sein Direktionsrecht zu Umfang und Lage der Arbeitszeit erst einmal verbindlich ausgeübt. Will der Arbeitgeber dieses Direktionsrecht durch Änderung des Dienstplans erneut ausüben, um bspw. die Besetzung der Dienste einer geänderten Belegungssituation kurzfristig anzupassen, ist außerhalb von Eil- und Notfällen grundsätzlich eine Ankündigungsfrist von vier Tagen einzuhalten. Diese Ankündigungsfrist geht meilenweit an den Erfordernissen eines bedarfsorientierten Dienstplans und damit an der Pflegewirklichkeit vorbei. Man denke nur an die teils erheblichen Belegungsschwankungen im Segment Kurzzeitpflege. Die pflegerechtlichen Vorgaben fordern einen „bestimmungsgemäßen und wirtschaftlichen Mitarbeitereinsatz". Angesichts dieser Situation gilt es, mit Blick auf die Notwendigkeiten einvernehmliche Dienstplanänderungen mit den Mitarbeitern zu vereinbaren. Lässt sich die Versorgung der Bewohner nicht auf anderem Wege sicherstellen, ist es im Einzelfall für den Arbeitgeber möglich, kurzfristige Dienstplanänderungen auch einseitig anzuordnen.

- *Wie kurzfristig können bestehenden Wochenarbeitszeitkontingente von Teilzeitmitarbeitern erhöht werden, um Belegungssteigerungen stellenmäßig schnell aufzufangen?*
  Antwort: Eine Erhöhung des Stellenanteils ist (abgesehen von einem fast undenkbaren Fall einer Änderungskündigung) grundsätzlich nur im Einvernehmen mit dem Mitarbeiter durch Vertragsänderung – auch mündlich – möglich. Diese Vertragsänderung kann von „jetzt auf gleich" erfolgen. Von Seiten des Arbeitgebers sollte stets die Möglichkeit einer zeitlich befristeten Erhöhung des Stellenanteils geprüft werden.
- *Wie können Arbeitsverträge von Teilzeitmitarbeitern inhaltlich so gestaltet werden, dass eine stundenmäßige Erhöhung/Absenkung jederzeit möglich ist, ohne jeweils immer neue Verträge schreiben zu müssen?*
  Antwort: Auch bei Teilzeitmitarbeitern sollte vertraglich die Geltung eines fortlaufenden Arbeitszeitkontos einschließlich der Verpflichtung zur Erbringung von Überstunden vereinbart werden.
- *Was ist bei der Übernahme von Zeitarbeitnehmern in ein festes Anstellungsverhältnis zu beachten?*
  Antwort: Es gelten im Verhältnis zur Einstellung von „Nicht-Leiharbeitnehmern" keine Besonderheiten. Zu berücksichtigen ist aber, dass sich das Verleihunternehmen für diese Fälle in der Regel eine Vermittlungsgebühr vertraglich zusichern lässt.

2.5 Dienst- und Einsatzplanung im Nachtdienst

KAPITELMERKSÄTZE

- Es ist zu prüfen, ob in dem jeweiligen Bundesland Vorgaben zur Besetzung der Nachtdienste existieren.
- Die Pflegedienstleitung muss über den nächtlichen pflegerisch- betreuenden Interventionsbedarf der Bewohner informiert sein.

- Der Mitarbeitereinsatz im Nachtdienst muss qualitativ und quantitativ diesem Bedarf entsprechen.

Die Besetzung der Nachtdienste nimmt im Rahmen der Dienstplangestaltung eine ganz zentrale Funktion ein. Deswegen wird auch in diesem Fachbuch diesem Vorgehen ein gesondertes Kapitel gewidmet. Nachdem es viele Jahre nahezu keine gesetzlichen und/oder vertraglichen Regelungen dazu gab, hatte das Bundesland Bayern aus aktuellem Anlass diese Thematik aufgegriffen und eine diesbezügliche Anordnung erlassen. Für 30 bis 40 Bewohner soll eine Fachkraft im Dienst sein, sofern das Bewohnerklientel bestimmte Voraussetzungen erfüllt. Das Nachbarland Baden-Württemberg hat sich natürlich von der Öffentlichkeit nichts nachsagen lassen wollen und schiebt – ungeachtet der Sinnhaftigkeit eine starre Regelung zu erlassen – eine ähnliche hinterher. Beide Regelungen haben eines gleich: sie bilden nicht den nächtlichen Bedarf ab, sondern sind Ausfluss von politischem Aktionismus auf Grundlage von Öffentlichkeitsdruck zum Handeln. Während Schleswig-Holstein schon immer Vorgaben zum Verhältnis Mitarbeiter zu Bewohner im Nachtdienst hatte, ist jetzt auch in Bremen eine entsprechende Vorgabe geplant.

Auch in NRW wurde diese Diskussion auf politischer Ebene geführt. Die frühere Gesundheitsministerien Steffens sagte dazu: „Einseitige rein ordnungsrechtliche Schlüssel nur für die Nachtdienstbesetzung und ohne klare Refinanzierung lehnen wir ab. Sie schreiben nur den ordnungsrechtlichen Mindeststandard vor". Kriterien, die nächtliche Besetzung genauer anzuschauen, könnten sein: "Anzahl der demenziell erkrankten Bewohner, Anzahl sturzgefährdeter Bewohner, bauliche Gegebenheiten", so der Referatsleiter für Pflege und WTG im Ministerium in Düsseldorf.

Die quantitative und qualitative Besetzung der Nachtdienste unter Berücksichtigung der individuellen Anforderungen der einrichtungsinternen Bewohnerstruktur und der Einbezug der gesetzlichen und vertraglichen Vorgaben aus Bundes- und Landesebene stellt eine nicht einfach zu realisierende Aufgabe dar. Das liegt zum einen daran, dass die externen Vorgaben – wenn überhaupt – nur sehr oberflächlich das jeweilige Klientel berücksichtigen (können) und zum andern die Vielfalt der konzeptionellen Angebote nicht mehr stimmig zu den meist einheitlichen bundeslandbezogenen Personalvorgaben passen. So wird in der Praxis versucht, Sachverhalte zusammen zu führen, für die das eigentlich nicht möglich ist. Die arbeitsrechtlichen Besonderheiten bei der Ausgestaltung des Nachtdienstes wurden im *Teil I/2.3* näher dargestellt.

Ausgangsbasis:

Zu den Pflegeschlüsseln selbst ist Näheres in *Teil II/1.5* beschrieben; ebenso zu deren Entstehung und „Weiterentwicklung"/Fortschreibung.

Die Frage nach dem quantitativen Mitarbeitereinsatz im Nachtdienst stellt neben derjenigen nach der erforderlichen Qualifikation als qualitativem Korrektiv den zentralen Diskussionspunkt dar.

Betrachtet man die Nachtdienstthematik im Detail, so lässt bereits der Beginn, aber auch das Ende des Nachtdienstes in Verbindung mit dem Beginn des darauffolgenden Frühdienstes aussagekräftige Rückschlüsse auf die Arbeitsorganisation unter qualitativen Gesichtspunkten zu. Die Schnittstellenorganisation stellt zentrale Parameter der qualifizierten nächtlichen Betreuung der Bewohner dar. Betrachtet man den Beginn des Nachtdienstes, lässt sich relativ einfach unter Einbezug der Besetzung der Dienste rückrechnen, wann Abendessen und Abendversorgung stattfinden. Das bedeutet, dass ein Organisationssystem implementiert sein muss, welches auch in dem Zeitraum ca. 2 Stunden vor Beginn des Nachtdienstes und bis Abschluss des ersten geplanten Durchgangs der Bewohnerversorgung des Nachtdienstes eine konkrete zeitliche Abfolge dessen, was wann, bei welchem Bewohner erfolgt, darstellt.

Beispiel f. Dienstplanbesetzungsprofil mit deutlicher Überlappung von Spät- zu Nachtdienst wegen spezieller Anforderungen aus Bewohnerstruktur

Anhaltswert für Besetzung 1 zu 50; aus „Orientierungshilfe Heimaufsichten Baden-Württemberg"

➜ entspricht bei Nachtdienstdauer von 10 Std. im Durchschnitt und 2 Mitarbeitern

➜ ca. 12 Minuten an direkter und indirekter Pflegezeit/Bewohner

Vergleichsmöglichkeit

Fallen viele zusätzlichen Arbeiten im Nachtdienst an, reduziert sich diese durchschnittliche Pflegezeit zunehmend !!! (Abgleich mit Bewohnerstruktur aus Kapitel II/1.1)

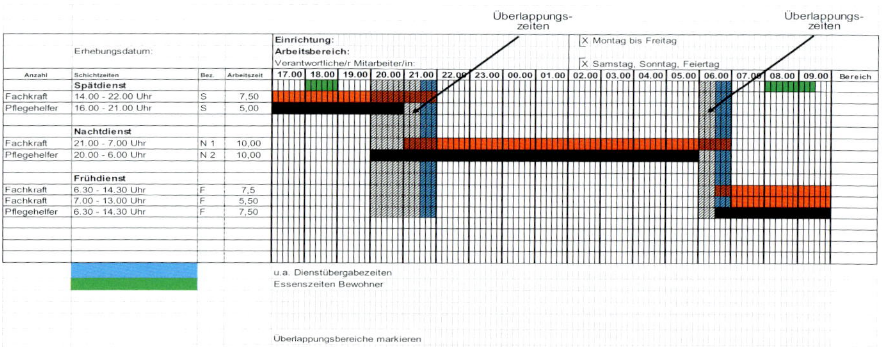

Schaubild II/2.5.0: Nachtdienst an den Schnittstellen von Spätdienst und Frühdienst

Eine arbeitsorganisatorische völlige Fehlplanung – und nicht selten praktiziert – ist, dass der Spätdienst komplett alle Bewohner versorgt, als käme danach kein Dienst mehr und in Folge der Nachtdienst, ungeachtet dessen, welche Leistungen davor und in welcher zeitlichen Abfolge vom Spätdienst wann erbracht wurden, mit seiner Arbeit beginnt, als wäre davor kein Dienst anwesend gewesen. Mit einer ganz einfachen Plansteckttafel, welche die grobe zeitliche Abfolge der Bewohnerbetreuung darstellt, lässt sich die individuelle Abfolge der erforderlichen Besuche planen und somit zeit-, ressourcenschonend, bewohner- und mitarbeiterorientiert gleichermaßen arbeiten.

Bei der Frage nach dem qualitativen Mitarbeitereinsatz dreht es sich in der Diskussion meist nur um den erforderlichen Fachkraftanteil an der Besetzung im Nachtdienst. Dazu ist es aber zunächst erforderlich zu wissen, welche wechselnden allgemeinen und speziellen Anforderungen das Klientel der Einrichtung an nächtlicher Pflege- und Betreuung hat. Dieses Wissen stellt die Grundlage dafür dar, den Mitarbeitereinsatz im Nachtdienst nach den qualitativen Anforderungen zu planen. Daraus und in Verbindung mit den grundsätzlichen Zielsetzungen der Einrichtung ergibt sich die Lage der erforderlichen Arbeitszeiten, ebenso mögliche quantitative zeitliche Überlappungen von Spät- zu Nacht- und gelegentlich auch zum Frühdienst *(Schaubild II/2.5.0)*.

Beispiel: Eine Wohneinheit mit einem hohen Anteil an mobilen demenziell erkrankten Bewohnern wird die Überlappungszeiten insbesondere am Abend anders planen müssen als ein Bereich, der diese spezielle Anforderung nicht hat.

Unreflektierter Fachkrafteinsatz ist kein Qualitätsmerkmal

Die daraus abgeleiteten fachlichen Anforderungen sind das wesentliche Indiz für die erforderliche tageszeitlich unterschiedliche Besetzung mit Fachkräften.

Beispiel: Ist in der Überlappungszeit zum Nachtdienst vermehrt Behandlungspflege zu leisten oder andere fachkraftbezogene Tätigkeiten, so kann ein später Spätdienst ggf. bis 22.00 Uhr diese Zeiten mit abdecken, während in Abhängigkeit von der Größe der Einrichtung die restliche Zeit im Nachtdienst eine Fachkraft mit Helfern arbeitet. Es stellt absolut kein Qualitätsmerkmal dar, unberücksichtigt der Anforderungen des Klientels, eine doppelte Nachtdienstbesetzung an Fachkräften vorzuhalten und dafür dieselben im Tagdienst reduzieren zu müssen. Den qualitativen Besetzungsanforderungen wird die Pflegedienstleitung gerecht, indem sie belegen kann, wann der Fachkrafteinsatz in welchem quantitativen Umfang erforderlich ist unter Einbezug landesgesetzlicher und vertraglicher Regelungen und nicht unreflektiert quantitativ ausgerichteter Schichtbesetzungen.

Die anfallenden Tätigkeiten im Nachtdienst sind von Wingenfeld ausführlich beschrieben und auch aus anderen Studien belegt. Neben einem mehr als überschaubaren Anteil an medizinischer Behandlungspflege sind es überwiegend Leistungen wie in diesem Kapitel dargestellt.

Ermittlung des bewohnerbezogenen nächtlichen Interventionsbedarfs

Welche Tätigkeiten fallen denn überhaupt im Nachtdienst an? Diese Frage zu beantworten ist wichtig, wenn es – wie beschrieben – unbenommen zunächst von der Anzahl der Mitarbeiter (Quantität) – um die erforderlichen Qualifikationen (Qualität) – geht. Bedauerlicherweise gibt es dazu bisher recht wenige aussagekräftige Studien. Aussagekräftig ist die Wingenfeld/Schnabel Studie „Pflegebedarf und Leistungsstruktur in vollstationären Pflegeeinrichtungen" aus dem Jahre 2002. Interessant ist in dieser Studie zu lesen, dass im Schnitt Leistungen im Umfang von rund 12 Minuten pro Bewohner und Nacht erbracht werden (= 14 Prozent der Leistungen in 24 Stunden/Leistungszeit). Das ergibt einen rechnerischen Anhaltswert von 1 zu 50 (Inoffizieller Anhaltswert in manchen Bundesländern zur Besetzung des Nachtdienstes *(Schau-*

Ermittlung Stellenanteile Nachtdienst

Sind Wohnbereiche unterschiedlich groß, so lässt sich auf Grundlage der jeweiligen Bewohnerstruktur der individuelle Anteil des einzelnen Wohnbereichs an dem Gesamtbedarf zur Stellung des Nachtdienstes auf Basis der Wohnbereichsgröße und der dort lebenden Bewohneranzahl errechnen *(siehe auch Kapitel II/2.2)*.

Berechnung einer anteiligen Nachtdienstbesetzung bei unterschiedlich großen Wohnbereichen (abweichend zu dem konkreten Beispiel aus Kapitel II 2.2)

Gesamteinrichtung 85 Bewohner/Nachtdienstbesetzung 2 Mitarbeiter und ein später Spätdienst (dieser wird im Tagdienst mitgeplant)

Nachtdienstdauer: 10 Std./Mitarbeiter

<u>MA-Bedarf f. Nachtdienst:</u>10 Std. x 2 MA/Nacht x 7 Nächte =
140 Std./Woche /30,80 Std./Netto/Woche = <u>4,55 VZK</u>

Wohnbereich A 25 Bewohner = 4,55/85 Bew. x 25 Bew. = 1,34 VZK
Wohnbereich B 45 Bewohner = 4,55/85 Bew. x 45 Bew. = 2,41 VZK
Wohnbereich C 15 Bewohner = 4,55/85 Bew. x 15 Bew. = 0,80 VZK

4,55 VZK

Es ist deutlich zu erkennen, wie unterschiedlich die zu leistenden Stellenanteile für den Nachtdienst pro Wohnbereich sind. Ein kleiner Wohnbereich hätte hier massive Besetzungsprobleme, anteilig das gleiche Stellenkontingent wie die größeren Bereiche zu leisten. Deswegen wird in dem Beispiel in Kapitel II/2.2 der kleinste Wohnbereich ganz aus der anteiligen Bereitstellung eines Nachdienstkontingents herausgenommen.

VZK = Vollkraftstelle umgerechnet

Schaubild II/2.5.1: Emittlung Stellenanteile Nachtdienst

Bundesland	Aktuelle Regelungen	Geplante Regelungen	Grundlage	Anmerkungen
Baden-Württemberg	1 zu 45 mind. 1 Pflegefachkraft; darüber hinaus andere Kräfte		§ 10 Abs. 1 LPersVO	§ 10 Abs. 2 LPersVO - das 1,5fache bei „Geschlossener Unterbringung"
Bayern	1 zu 30 – 40 und Konzeptabhängig		AVPfleWoqG $ 15 Abs. 1	
Rheinland - Pfalz	Keine konkreten Regelungen 1 zu 50 (etabliert)	---------	---------	Zusätzlich 1 Fachkraft bei „Geschlossenem Bereich"
Saarland	Keine konkreten Regelungen;	Voraussichtliche Änderung mit Inkrafttreten des neuen LHeimG	---------	
Hessen	Keine konkreten Regelungen; 1 zu 40 bis 1 zu 45	---------	---------	Abhängig von den konkreten Umständen vor Ort
Nordrhein -Westfalen	Keine konkreten Regelungen1 zu 50	---------	OVG NRW v. 3.07.2009/ 12 A 2630/70	
Niedersachsen	Keine konkreten Regelungen;	---------	---------	
Sachsen	Keine konkreten Regelungen;	---------	SächsBeWoG § 3; Abs.3 Ziff. 2; SächsBeWoGDVO § 19 Abs. 2	Bei mehreren Gebäuden, in jedem Gebäude eine Pflegefachkraft
Sachsen- Anhalt	Keine konkreten Regelungen;	---------	DurchfVO Heim/ § 5 Abs. 1 Satz 3 HeimPersV	
Hamburg	Keine konkreten Regelungen;			
Schleswig-Holstein	Bis 20 Plätze 2,29 VZÄ eine Pflegefachkraft; darüber hinaus 1 zu 20	---------	Schiedsstellenspruch/ Rahmenvertrag § 75 SGB XI; DVO § 11 Abs. 1	
Bremen	1 zu 40	Ab 1.04.2019	PersonalV zum Bremischen Wohn- u. Betreuungsgesetz	
Mecklenburg-Vorpommern	Keine konkreten Regelungen	---------		Enthalten im Personalkorridor für Pflege
Brandenburg	Keine konkreten Regelungen			
Berlin	Keine konkreten Regelungen			Spezielle Regelung für langzeitbeatmete Patienten
Thüringen	Keine konkreten Regelungen;	---------	---------	

Faustregel über alle Bundesländer: Mindestens eine Pflegefachkraft als ständig anwesend erforderlich.

Schaubild II/2.5.2: Nachtdienstbesetzungsregelungen in vollstationären Pflegeeinrichtungen nach Bundesländern

bild II/2.5.2). Bei einer angenommenen zeitlichen Nachtdienstdauer von 10 Stunden, 2 Mitarbeitern und 100 Bewohnern kommen exakt 12 Minuten zustande. Das entspricht einem Schlüssel von 1 zu 50.

Rechenweg: 10 Std. Dienstlänge x 60 Minuten x 2 Mitarbeiter bei 100 Bewohnern = 1.200 Minuten geteilt durch 100 Bewohner = 12 Minuten/Bewohner/Nacht für direkte und indirekte Pflege.

Qualitative Anforderungen

Die Wingenfeld/Schnabel Studie „Pflegebedarf und Leistungsstruktur in vollstationären Pflegeeinrichtungen" beschreibt folgende Verteilung anfallender Tätigkeiten im Nachtdienst:

Die Wingenfeld/Schnabel Studie belegt auch die drei Hauptfelder in einer Aufteilung wie folgt:

	Früh-/Spätdienst	**Nachtdienst**
Hilfen bei Alltagsverrichtungen	74,7 %	74,9 %
Behandlungspflege	8,6 %	5,0 %
Psychische Betreuung	16,7 %	20,2 %
Gesamt	100 %	100 %

Alltagsverrichtungen: Diese umfassen Hilfen bei den „gewöhnlich und regelmäßig wiederkehrenden Verrichtungen im Ablauf des täglichen Lebens" wie sie in § 14 Abs.4 SGB XI (= alter Pflegebedürftigkeitsbegriff) beschrieben waren.

Behandlungspflege: diese Definition orientiert sich an sozialrechtlichen Kriterien

Psychosoziale Maßnahmen: Sie richten sich auf psychische und soziale Bedürfnisse bzw. Problemlagen der Bewohner.

Die Wingenfeld/Schnabel Studie aus dem Jahr 2002, der bis heute keine den Autoren bekannte gleichwertige Studie in Qualität und Untersuchungsgenauigkeit gefolgt ist, zeigt für den Nachtdienst folgendes Leistungsprofil:

Hilfe beim Toilettengang	33,2 %
Lagern/Betten	19,2 %
Orientierungs-/gedächtnisfördernde Maßnahmen, spez.psych. Pflegeintervention, Einzelgespräche	17,6%
Hilfen bei der Nahrungsaufnahme	9,1%
Waschen	5,3%
Aufstehen und Zubettgehen	4,6%
Sonstige	11%

Witten/Herdecke kommt in der Studie „Die Nacht in deutschen Pflegeheimen", 2015, zu dem Schluss, dass Mitarbeiter im Nachtdienst für durchschnittlich 51,6 Bewohner verantwortlich sind und durchschnittlich 40,3 Bewohner pro Nacht versorgen. Dabei steht ihnen maximal eine Zeit von 14 Minuten zur Verfügung steht. Die innerhalb der 2015er Studie genannten häufigsten Tätigkeiten im Nachtdienst entsprechen im Wesentlichen denen aus der Wingenfeld/Schnabel Studie aus 2002.

Die Erkenntnis der Studie des Instituts für Psychogerontologie der Friedrich Alexander Universität in Erlangen-Nürnberg bezieht sich auch auf die Wingenfeld Studie und die PLAISIR Studie, beide aus dem Jahr 2002. Letztere ergab Messungen von durchschnittlich ca. 20 Minuten pro Bewohner. Die Erlanger Studie beschreibt auf Seite 19, dass bei benötigten 20 Minuten eine Pflegekraft für maximal 30 Bewohner zuständig sein kann. Die Studien gehen von 12 und 20 Minuten Versorgungsbedarf pro Bewohner aus. Aus dieser Befundlage ergab sich die Empfehlung, den Pflegeschlüssel im Nachtdienst bei mindestens 1 : 30 – 40 anzusetzen („Bayern-Regelung").

In einem Gutachten, welches einer Entscheidungsfindung des VGH Mannheim zur Klärung der Frage nach der fachkraftbezogenen Besetzung im Nachtdienst herangezogen wurde, beschreibt der Gutachter, dass bei der darin genannten Bewohnerstruktur in einem Nachtdienst mit 10 Stunden Dauer großzügig gerechnet max. 5 Stunden fachkraftbezogene Tätigkeiten einschließlich der Dienstübergaben insgesamt anfallen, folglich ausreichend Zeit für die Bewältigung von Notfällen und Fachaufsicht etc. ist. Dazu kam, dass in dieser Einrichtung über ein EDV Dokumentationssystem über jeden Terminal überall im Hause durch den Nachtdienst – egal wo sich die Mitarbeiter gerade aufhalten – auf die Bewohnerdaten zugegriffen werden kann und das Notrufsystem eine rasche Abklärung ermöglicht.

In dem Gutachten ist nachzulesen: „Wird der Zeitaufwand für eine Pflegefachkraft hiernach grob geschätzt, so ergibt sich ein Aufwand von insgesamt ca. einer halben Stunde für die fachliche Übergabe zu Beginn und Ende der Schicht, von etwa einer Stunde für das Richten und Austeilen der geplanten Nachtmedikation und von geschätzt 0,5 – 1,00 Stunde für behandlungspflegerische Maßnahmen, die sich aus dem Verlauf der Nacht ergeben." In die Auswertung wurden Aufzeichnungen aus 2 Jahren einbezogen. Dabei wurde auch kalkulatorisch ein auftretender Notfall mit einem Zeitfenster von 30 – 60 Min. pro Vorfall anteilig berücksichtigt.

In einer Entscheidung des Verwaltungsgerichtes Cottbus hält dieses eine Pflegefachkraft in der Nacht für 50 – 60 Pflegebedürftige für nicht ausreichend. Az.: VG 5 L 294/17

Die nachtdienstlichen fachkraftbezogenen Tätigkeiten wurden von dem Gutachter wie folgt beschrieben:

- Wahrnehmung der Fachaufsicht (z. B. fachliche Anleitung und Überprüfung der pflegerischen Tätigkeiten der angelernten Pflegekräfte),
- Krankenbeobachtung (z. B. Beobachtung auf Veränderungen im Gesundheitszustand des Bewohners, der ein Eingreifen und weitere Maßnahmen erforderlich macht),
- Richten und Verabreichen von Medikamenten in Form von Tabletten, Tropfen, subcutanen und intramuskulären Injektionen,
- Messung von Körperzuständen (z. B. Blutdruck, Puls, Körpertemperatur).

Kriterien für den Mitarbeitereinsatz im Nachtdienst auf Grundlage von Gesetzen und Verordnungen in Bayern und Baden-Württemberg

Kriterien Bayern (AVPfleWoqG § 15 Abs. 1)

- Anzahl der Bewohnerinnen und Bewohner mit den Pflegestufen 2 und 3 überwiegen
- Hohe Anzahl an immobilen Bewohnerinnen und Bewohner
- Erkenntnisse über Unruhezustände, z. B. von demenziell erkrankten Bewohnern
- Die Einrichtung erstreckt sich auf mehr als ein Gebäude
- Die Einrichtung erstreckt sich über mehr als zwei Geschosse

Kriterien Baden-Württemberg (PErsVO – Entwurf/Verordnungsbegründung) „…dass die zuständige Behörde einen besseren Personalschlüssel (< 40) einfordern kann, wenn die Bedarfslage es erfordert". Als Beispiele sind genannt:

- Deutlich erhöhter Pflegebedarf
- Anzahl der immobilen oder demenziell erkrankten Bewohner
- Konkrete bauliche Gestaltung

Verfügbare Pflegezeit im Nachtdienst

Insbesondere kann aus der Kenntnis der individuellen Anforderungen im Nachtdienst neben der erforderlichen Besetzungsqualifikation auch der quantitative Aufwand grob ermittelt werden. Konkrete Besetzungsvorgaben zum Nachtdienst haben nur drei Bundesländer; ein viertes plant dies. Die übrigen überlassen es neben informellen Anhaltswerten den Einrichtungen eigenverantwortlich diese Entscheidung zu treffen.

Die überwiegende bundesdeutsche Regelung besteht darin, dass mindestens eine Person im Nachtdienst eine Fachkraft sein muss. Ein unreflektiert geforderter höherer Fachkraftanteil im Nachtdienst ist nicht nur grundsätzlich nicht sachgerecht, sondern reduziert gleichermaßen den verfügbaren Fachkraftanteil für den Tagdienst. Bei quantitativ geforderter Besetzung, separat für den Tagdienst und für den Nachtdienst, kann die beschriebene Konstellation zwar (eigentlich) nicht auftreten, aber es führt dazu, dass die Fachkraftbesetzung kaum zu realisieren ist bei ohnehin schwieriger Arbeitsmarklage. Ein Mehr an Qualität ist aus einem höheren Fachkraftanteil an der nächtlichen Versorgung ohnehin nicht grundsätzlich abzuleiten. Das belegen auch entsprechende Untersuchungen dazu.

Reduzierung der Tagdienstbesetzung zugunsten der Nachtdienstbesetzung

Die genannte Regelung in Bayern reduziert die Tagdienstbesetzung zugunsten der Nachtdienstbesetzung allerdings nur insofern, dass nicht bereits vor Inkrafttreten der Verordnung zur Besetzung im Nachtdienst eine höhere Nachtdienstbesetzung gegeben war, was bei einer Vielzahl von Einrichtungen der Fall war, so auch in Baden-Württemberg. Bei einer Einrichtung mit 50 Bewohnern würde die Erhöhung der Nachtdienstbesetzung auf 2 Mitarbeiter mit jeweils 10 Stunden Dienstdauer bei insgesamt unverändertem Pflegeschlüssel die Tagdienstbesetzung um 2 Mitarbeiter, einen im Früh- und einen im Spätdienst, reduzieren. Folge: Die Arbeitsbelastung im Tagdienst und die Anzahl zu leistender Nachtdienste steigt weiter an.

Anzahl Bewohner	Pflegeschlüssel	MA-Bedarf	MA-Bedarf zur Dienstplanbesetzung
90*	1 zu 30	3,0	6,6 VZÄ
80	1 zu 40	2,0	4,4 VZÄ
50	1 zu 50	1,0	2,2 VZÄ

Rechenbeispiel bei 90 Bewohnern: 3 MA /Nacht x 10 Std. Nachtdienstdauer x 365 Nächte/1.664 Nettostunden Jahr = 6,6 VZÄ f. Nachtdienstbesetzung

Bevor überhaupt über die quantitative und/oder qualitative Ausstattung der erforderlichen Besetzung im Nachtdienst nachgedacht werden kann, muss man sich – wie bereits beschrieben – über das konkrete Bewohnerklientel und dessen Hilfebedarf im Klaren sein. Hier hat – zumindest die bayerische Regelung – Kriterien benannt; in Baden-Württemberg fehlen diese in der Verordnung völlig.

Kriterien (in Kurzform dargestellt):

- Anzahl der Bewohnerinnen und Bewohner mit den „Pflegestufen" 2 und 3 überwiegen

- Hohe Anzahl an immobilen Bewohnerinnen und Bewohnern
- Erkenntnisse über Unruhezustände, z.B. von demenziell erkrankten Bewohnern
- Die Einrichtung erstreckt sich auf mehr als ein Gebäude
- Die Einrichtung erstreckt sich über mehr als zwei Geschosse.

Alternative arbeitsorganisatorische Maßnahmen zur Verstärkung einer Grundbesetzung im Nachtdienst ohne starre Besetzungsvorgaben über Pflegeschlüssel

Der Alltag belegt, dass es durchaus auch unterschiedliche Ansätze geben kann, um die fachgerechte Pflege und Betreuung von Bewohnern im Nachtdienst sicherzustellen. Dazu kommt, dass das Bewohnerklientel keine konstante Größe ist und somit von einem wechselnden nächtlichen Hilfebedarf in Bezug auf die Quantität und Qualität der erforderlichen Besetzung auszugehen ist, trotz möglicherweise identischer Pflegegrade. Die Ergebnisse der genannten Witten/Herdecke-Studie mit einem durchschnittlichen Verhältnis in der Bewohnerversorgung von 1 zu 40,3 machen deutlich, dass die „Vorgaben" aus den Bundesländern mit 1 zu 50 im Wesentlichen sogar noch unterschritten werden.

Starre Schlüssel helfen nicht wirklich weiter. Das zeigt sich schon ganz schnell am alltagspraktischen Umgang mit der Frage, was mit Einrichtungen ist, die jeweils knapp über der Grenze der Besetzungsvorgaben in Bezug auf die vorgegebene Mitarbeiteranzahl liegen? Sind diese Bewohner dort – losgelöst von deren individuellem Interventionsbedarf – gleich zu betrachten wie Bewohner einer Nachbareinrichtung und mit einem völlig anderen Unterstützungsbedarf, aber gleich in der Anzahl?

Konkrete Alternativen, den Nachtdienst in Bezug auf eine adäquate Bewohnerversorgung zu unterstützen, können beispielsweise sein:

- VERSETZTE SPÄT-SPÄT UND/ODER FRÜH-/FRÜHDIENSTE: Unabhängig von der Größe einer Einrichtung besteht immer die Möglichkeit, anfallende Arbeitsspitzen – vor allem am Übergang von Spät- zu Nachtdienst *(Schaubild II/2.5.0)* – dienstplantechnisch zu berücksichtigen (gerade auch in den Sommermonaten) und einen sog. Späten-Spätdienst innerhalb der Regeldienstplanbesetzung einzuplanen *(siehe Schaubild)*. Dieser kann beispielsweise von 17.00 – 22.00 Uhr dauern und entlastet Mitarbeiter und Bewohner am Abend gleichermaßen.
- ÜBERPRÜFUNG DER BESTEHENDEN ARBEITSORGANISATION IN BEZUG AUF ANFALLENDE TÄTIGKEITEN. Eine Verlagerung von Tätigkeiten in den Nachtdienst zur „Auslastung" des Nachtdienstes bzw. Entlastung des Tagdienstes bei dort reduzierter Besetzung darf sich immer nur auf solche Tätigkeiten

beziehen, welche unbenommen von einer nachlassenden nächtlichen Konzentration durchgeführt werden können. Gerade das Richten von Medikamenten ist z. B. eine sehr kritisch zu betrachtende Tätigkeit im Nachtdienst und sollte daher nicht eingeplant werden.

- Daraus resultiert vor allem die Abfolge der pflegerischen Versorgung in der Staffelung der Tätigkeiten während des Übergangs-/Schnittstelle vom Spät- in den Nachtdienst und vom Nachtdienst in den Frühdienst in Bezug auf den qualitativen Arbeitsanfall zu prüfen.

  Aus dem vorigen Jahrhundert stammt noch das nächtliche Waschen von Bewohnern mit der ganz seltenen Ausnahme biografisch orientierter nächtlicher Körperpflege. Eine Erhöhung der Nachtdienstbesetzung darf nicht dazu führen, dass auch diese Tätigkeit, aufgrund reduzierter Besetzung im Frühdienst, wieder eingeführt wird.

  Die Abfolge in der Bewohnerversorgung ergibt sich dabei grundsätzlich:
  - aus deren Gewohnheiten, Bedürfnissen und Wünschen,
  - der notwendigen zeitlichen Abfolge des erforderlichen pflegerisch-betreuenden Interventionsbedarfes und
  - einer Logik des gestaffelten Vorgehens der nächtlichen Besuche vor dem Hintergrund fachlicher Anforderungen.
- TECHNIKEINSATZ
  Mitarbeiter im Nachtdienst sind heute überwiegend mit Technik ausgestattet, welche den Bewohnerruf auf mobilen Endgeräten anzeigt, unbenommen vom dem aktuellen Aufenthaltsort des Mitarbeiters. Lichtsysteme auf den Fluren, über welche nach Bewohnerrufen Ausschau gehalten werden muss, gehören eher der Vergangenheit an (siehe landesspezifische Regelungen zu Besetzungsanforderungen in Richtlinien und Verordnungen in Bezug auf Etagen und/oder Gebäudeteilen). Der überwiegende Vorteil von Einzelzimmern für die Bewohner hat zu einer deutlichen Zunahme der Arbeitsintensität bei unverändertem Mitarbeiterkontingent geführt, aber nicht zu höheren fachlichen Anforderungen.
- ANZAHL DER BEWOHNERBESUCHE PRO NACHT
  Betrachtet man die häufig anzutreffende klassische Organisation im Nachtdienst, so wird diese seit Jahrzehnten in sog. „Runden" abgewickelt. Generell muss in gewissen Abständen die Arbeitsablauforganisation im Nachtdienst hinterfragt werden. Es stellt maximal ein tradiertes Qualitätsmerkmal dar, zu allen Bewohner nachts 3 x in das Zimmer zu laufen und so deren Nachtruhe ohne Sinn und Verstand zu stören. Anhand der individuellen diesbezüglichen Bewohnerwünsche und aus der eingangs beschriebenen Analyse des Hilfebe-

darfs wird für die Organisation des Nachtdienstes festlegt, welcher Bewohner wann und wie oft welchen nächtlichen Hilfebedarf hat. Das kann bei einem Bewohner 10 x sein und bei einem anderen 1 x. Und gleichzeitig ist zu erkennen, in welcher zeitlichen Abfolge des Nachtdienstes dieser Bedarf besteht. Auf dieser Grundlage lässt sich dann der qualitative und quantitative Mitarbeitereinsatz ermitteln. Dass eine Einrichtung dies konzeptionell für ihre nächtliche Bewohnerversorgung darzustellen hat, ist eher eine Frage des Anspruchs an die eigene Professionalität als eine gesetzliche Vorgabe zur Umsetzung.

Bei der Frage der Besetzung des Nachtdienstes kann die folgende Schrittfolge hilfreich sein:

a. Quantitative Arbeitszeitverteilung

Über ein speziell für den Nachtdienst dargestelltes Dienstplanbesetzungsprofil lässt sich zunächst sehr einfach die während des Nachtdienstes verfügbare Arbeitszeit an direkter und indirekter Pflege pro Bewohner im Schnitt ermitteln. Diesen Zeitwert zu kennen, ist nicht unwesentlich – zeigt er doch, ob zunächst rein quantitativ die Arbeitszeit auf Basis von Vergleichswerten erfüllt ist. *(Schaubild II/2.5.0)*

b. Qualitative nächtliche Anforderung

Der zweite Schritt ist die Ermittlung des individuellen bewohnerbezogenen Hilfebedarfs und dessen Erbringungszeit innerhalb der zeitlichen Abfolge des Nachtdienstes. Daraus lässt sich in Übereinstimmung mit dem Dienstplanbesetzungsprofil relativ einfach ersehen, ob die vorgesehene Mitarbeiteranzahl in der Lage ist, die Leistungen fachgerecht zu erbringen oder nicht.

In Verbindung mit den Erhebungen zu der Bewohnerstruktur nach Pflegegraden wird der individuelle bewohnerbezogene Hilfebedarf im Nachtdienst in Bezug auf die zu erbringenden Leistungen wohneinheitsbezogen näher betrachtet. Resultiert daraus, dass beispielsweise Bewohner in einem Bereich überwiegend mobil sind, sind insbesondere in Überschneidung vom Spätdienst zum Nachtdienst hin versetzte Dienste mit späterem Beginn und entsprechend in den Nachtdienst hineinreichende Dienste erforderlich. *Schaubild II/2.5.0* mit Überlappung in dem Zeitraum von 20.00 bis 22.00 Uhr.

Daraus resultiert, dass vor allem die Abfolge der pflegerischen Versorgung in der Staffelung der Tätigkeiten während des Übergangs/Schnittstelle vom Spät- in den Nachtdienst und vom Nachtdienst in den Frühdienst in Bezug auf den qualitativen Arbeitsanfall zu prüfen ist.

Dazu kann, wie ebenfalls bereits beschrieben, eine Stecktafel eine enorme Hilfestellung sein. Hier lässt sich sehr leicht nachvollziehen, in welcher bewohnerbezogenen zeitlichen Abfolge – in der Regel – die pflegerische Versorgung abzulaufen hat.

Rahmenstrukturen zur Einsatzplanung im Nachtdienst

Sieht man einmal von dem eher geringen Anteil an Bundesländern mit quantitativen Vorgaben speziell zum Nachtdienst hinsichtlich der Besetzung ab, so bestehen in der fachlichen Diskussion dagegen wahre Glaubenskriege dahingehend, ob es sinnvoll ist, einen Dauernachtdienst einzusetzen oder Mitarbeiter in einem rollierenden System in den Nachtdienst einzubinden oder eine Mischung aus beidem. Unbestritten ist sicherlich die Tatsache, dass Mitarbeiter, welche sich für einen bestimmten Dienst entscheiden, diesen normalerweise sorgfältiger durchführen als solche, die dazu „verpflichtet" werden; letztere reagieren teilweise mit gezieltem Krankwerden.

Mitarbeiter, welche ständig im Nachtdienst eingesetzt sind, kennen detailliert die nächtlichen Bewohnerbedürfnisse und sie nehmen Veränderungen wie zum Beispiel Geräusche wahr, welche sporadisch eingesetzte Mitarbeiter nicht erkennen oder zuordnen können. Gerade in der nächtlichen Pflegesituation hat Kontinuität und Vertrautheit eine besondere Bedeutung für die Lebensqualität von Menschen mit Pflegebedarf. Im Rahmen der genannten Witten/Herdecke-Studie wurde speziell bei den Mitarbeitern, die im Nachtdienst arbeiten, eine hohe Arbeitszufriedenheit mit deren spezieller Arbeitssituation festgestellt, trotz der nächtlichen Arbeitsbelastung.

Es geht dabei keineswegs darum, ein Plädoyer für einen Dauernachtdienst zu halten, sondern um die Entscheidung einer Einrichtung, wo diese ihre Prioritäten mit der Zielrichtung Bewohner setzen will. Keinesfalls darf es aus Sicht der Autoren sein, dass Bewohner unter dem ständigen Wechsel an Mitarbeitern im Nachtdienst leiden, weil eine Systematik fehlt, wie seitens der Verantwortlichen Pflegedienstleitung ein Stab aus Dauernachtdienstmitarbeitern zu führen und in eine personelle Gesamtstruktur des Pflegedienstes einzubinden ist.

Einbindung von Dauernachtdienstteams in die Organisationsstruktur

Es bestehen sicherlich eine ganze Reihe von Möglichkeiten, ein Team von Dauernachtdienstmitarbeitern in die Organisations- und Ablaufstruktur der Einrichtung einzubinden. Nachfolgend sollen exemplarisch einige in der Praxis bewährte Beispiele genannt werden.

- KONTINUIERLICHE DIENSTBESPRECHUNGEN, um Rückmeldungen aus dem Nachtdienst zu bekommen, nicht nur zwischen Tür und Angel bei einer abendlichen oder morgendlichen Dienstübergabe. Es muss also ein Konzept entwickelt werden, wie ein Dauernachtdienst konsequent in den Informationsfluss des Tagesdienstes und der gesamten Einrichtung eingebettet ist. Das könnte derart gestaltet sein, dass gerade beim Arbeiten mit Dauernachtdienstteams eine Besprechung einmal im Quartal u. a. unter Einbezug der Dienst- und Urlaubsplanung für das kommende Quartal unter Bezugnahme auf die Jahresurlaubsplanung stattfindet. Nicht selten wird es so gehandhabt, dass ein Dienstplanentwurf von den Nachtdienstmitarbeitern – auf Basis eines hinsichtlich der erforderlichen Qualifikationen und der Besetzungsstärke festgelegten Dienstplanbesetzungsprofils – mitgebracht wird und im Rahmen der Besprechung nur noch die Details/Feinheiten besprochen werden müssen. Danach wird die Planung im Rahmen der Besprechung durch die Pflegedienstleitung freigegeben. An diesen Quartalsbesprechungen – welche derart terminiert werden, dass nicht immer die gleichen Mitarbeiter dazu aus dem Frei kommen müssen – nehmen in der Regel auch die Wohnbereichsleitungen bzw. deren Vertretungen teil. So lässt sich neben dem fachlichen Austausch in Form der Einbindung in das Gesamtgeschehen auch die Dienst- und Urlaubsplanung in einem mit regeln.

- Unerlässlich ist eine sporadische und in größeren regelmäßigen Abständen stattfindende KONTROLLE DER ARBEIT IM NACHTDIENST durch die verantwortlichen Mitarbeiter im Haus. Diese müssen Bestandteil des Konzepts zur Qualitätssicherung im Nachtdienst sein. Diese Kontrollen haben nichts mit Misstrauen gegenüber den diensthabenden Mitarbeitern zu tun, sondern mit gezielter Wahrnehmung der erforderlichen Fachaufsicht. Mitarbeiter, die dieses Vorgehen als Misstrauen ihnen gegenüber erleben, sollten sich darüber im Klaren sein, dass im Falle eines Zwischenfalles, dieses Vorgehen sie deswegen auch schützt, weil die Vorgesetzten dann einbringen können, dass sie sich selbst von dem korrekten Arbeitsablauf im Nachtdienst zu nachweisbaren Terminen selbst überzeugt haben. Das stärkt in einer derartigen Situation alle Beteiligten: die Mitarbeiter, die im Nachtdienst arbeiten, und die vorgesetzt Verantwortlichen.
- Die Tätigkeiten in Form einer AUFGABENBESCHREIBUNG FÜR NACHTDIENSTMITARBEITER muss erkennen lassen, dass der Nachtdienst nicht dafür herhalten muss, Arbeiten zu übernehmen, welche im Tagdienst nicht gewünscht oder unbeliebt sind. Die Anzahl der zu versorgenden Bewohner kann ein Indiz dafür sein, ob zeitliche Kapazitäten vorhanden sind, Aufgaben, welche auch nachts keine besonders gesteigerte Konzentration erfordern, zu übernehmen. Zu der Aufgabendarstellung eignet sich beispielsweise ein Wochenarbeitsplan in Verbindung mit den grundsätzlichen Aufgabenbeschreibungen für Pflegefachkräfte und Pflegehelfer. Die simple Rechnung, wie viel Arbeitszeit insgesamt zur Verfügung steht, minus der Zeiten für nicht bewohnerbezogene

Tätigkeiten, zeigt den „verbleibenden Rest“ an bewohnerbezogener Zeit. Wird diese in Bezug zu den Erhebungen aus der Bewohnerstruktur mit den pflegerischen Anforderungen im Nachtdienst gesetzt, so ist auch ohne einen speziellen Pflegeschlüssel im Nachtdienst sehr schnell zu erkennen, ob eine bewohnerbezogene pflegefachliche Arbeit unter Beachtung gegebenen Rahmenbedingungen möglich ist oder ob es sich um eine „routinemäßige Abfertigung“ handelt.

- Die EINBINDUNG IN FORTBILDUNGEN muss für die Nachtdienstmitarbeiter ebenso gewährleistet sein wie die zwingende Verpflichtung, dass Vorgaben, welche für den Tagdienst gelten, genauso im Nachtdienst umzusetzen sind, z. B. das Führen von Bewegungs- und Trinkplänen. Pflegearbeit ist immer Teamarbeit und führt nur zum Erfolg, wenn die in der bewohnerbezogenen Maßnahmenplanung beschriebenen Aktivitäten kontinuierlich umgesetzt werden. Das heißt einerseits die Berücksichtigung individueller Schlafgewohnheiten, bedeutet andererseits aber keinesfalls das beliebige Aussetzen von Maßnahmen nach Ansicht eines einzelnen Mitarbeiters.

Mitarbeiterauswahl für den Nachtdienst

Höchst problematisch wird das Ganze, wenn Mitarbeiter in den Nachtdienst „abgeschoben“ werden, weil sie im Tagdienst „stören“. Gerade auf den Mitarbeitereinsatz im Nachtdienst muss sich die verantwortliche Pflegefachkraft in einem extrem hohen Maße verlassen können. Während im Tagdienst zu nahezu allen Zeiten auch andere Mitarbeiter im Dienst sind, welche mögliche Defizite ausgleichen bzw. erkennen können, so ist der pflegebedürftige Bewohner im Nachtdienst dem diensthabenden Mitarbeiter auf Gedeih und Verderb „ausgeliefert“. Bestehen hier nur berechtigte Zweifel an der Qualität der Arbeitsleistung eines Mitarbeiters, darf ein Einsatz im Nachtdienst nicht erfolgen. Hinweisen auf mögliche Defizite muss mit aller Sorgfalt korrekt nachgegangen werden.

Gleichzeitig gibt es auch sehr gute Mitarbeiter, welche keine Teamplayer sind; das aber nicht im negativen Sinne, sondern bewährte „Einzelkämpfer“, welche sich aber dennoch an gemeinsame Entscheidungen/Vereinbarungen halten. Das sind die idealen und zuverlässigen Mitarbeiter für einen Dauernachtdienst – insbesondere deswegen, weil diese Mitarbeiter aufgrund ihrer Persönlichkeitsstruktur diese Dienstform bewusst wählen. Es wäre nicht im Verständnis eines gezielten und fördernden Mitarbeitereinsatzes unter Berücksichtigung seiner speziellen Fähigkeiten, diesem einen Dauernachtdienst nicht anzubieten. Auch beim Dauernachtdienst kann schließlich eine Vereinbarung auf einen begrenzten Einsatz im Tagdienst pro Jahr akzeptabel vereinbart werden. Dabei muss allerdings auch das persönliche familiäre Umfeld bedacht werden, warum ein Mitarbeiter möglicherweise auch aus familiären Gründen den Dauernachtdienst präferiert. Dessen Tagdienstzeitraum kann dann möglicherweise so gewählt werden, dass dies mit der familiären Situation in Einklang gebracht werden kann.

Der nächtlichen Bewohnerversorgung muss unzweifelhaft eine hohe Beachtung zu teil werden. Gerade in der für manche Bewohner schier endlosen Stille der Nacht ist es schwer, bei Krankheit und/oder Pflegebedürftigkeit noch mehr das Gefühl der Abhängigkeit und des Ausgeliefertseins erleben zu müssen. Mit einem flexiblen Nachtdienstpflegeschlüssel auf Basis eines Grundregelungskorridors, der zwingend auch arbeitsorganisatorische Konzepte berücksichtigt, könnte qualitativ mehr für die nächtliche Betreuung erreicht werden als mit starren Vorgaben, die unreflektiert eher auf politischem Aktionismus, denn auf Berücksichtigung des tatsächlichen nächtlichen Pflege- und Unterstützungsbedarfs beruhen. Insbesondere einer qualifizierten und verantwortungsbewussten Arbeitsorganisation, die einen 24-Stundenüberblick in Bezug auf den insgesamt erforderlichen Pflege- und Interstützungsbedarf für alle Bewohner im Fokus hat, und nicht nur in Schichtfragmenten denkt, kommt hier eine große Bedeutung zu.

Ein einrichtungsbezogenes Konzept, welches inhaltlich auf die hier beschriebenen Parameter Bezug nimmt, wird fachlich jeder Prüfung der aufsichtführenden Behörde standhalten. Ohne vorliegendes Konzept wird die Behörde darauf bestehen müssen, dass bestimmte Mitarbeiter-Anhaltszahlen einzuhalten sind. Mit Konzept findet diese Diskussion auf einer inhaltlichen Ebene statt. Und diese ist weitaus anspruchsvoller – für alle Beteiligten.

FAZIT

- Abwägen der Vor- und Nachteile von einer Dienstplanung mit Dauernachtdiensten oder kontinuierlichem Wechsel oder einer Mischung aus beidem.
- Mitarbeiter, welche sich bewusst für den Nachtdienst entscheiden, werden diese Tätigkeit in aller Regel konstanter ausführen, als diejenigen, die dazu verpflichtet werden.
- Die Anzahl der aufeinanderfolgenden Nächte muss mit den Mitarbeitern individuell abgestimmt und mit der arbeitsvertraglichen Wochenarbeitszeit in Einklang stehen, sofern ausschließlich Nachtdienste vorgesehen sind.

Nächtliche Einsatzplanung im stationären Bereich mit Anbindung an ein Betreutes Wohnen mit ambulantem Dienstleistungsangebot

In den Jahren 1995/1996 war die Trennung zwischen ambulant und stationär mit der Einführung der Pflegeversicherung zementiert worden. Das war damals schon von vielen hinterfragt worden, aber bei weitem nicht in dem heutigen Maße. Heute sprechen alle Fachleute – und auch die Politik – von der Bedeutung der Vernetzung der unterschiedlichen Angebotsformen in Bezug auf die Notwendigkeit für den einzelnen Nutzer. Soweit die anerkannte Theorie. Die Praxis ist jedoch, dass sich vor allem die Kostenträger – nicht alle, aber die meisten – vehement gegen Vernetzungen von stationären und ambulanten Betriebsteilen zur Wehr setzen. Dies vor allem vor dem Hintergrund, dass diese die Gefahr der Bereicherung und Ausnutzung argwöhnen – Misstrauen anstelle von kundenorientierter Zusammenarbeit.

Für den Laien ist die beschriebene Trennung nicht im Ansatz nachvollziehbar. Da ist die stationäre Einrichtung über einen Fußweg vom Betreuten Wohnen getrennt und die Mitarbeiter aus der stationären Einrichtung betreten vermintes Feld, wenn sie diesen Weg mit dem sträflichen Vorsatz der Leistungserbringung im Betreuten Wohnen überschreiten. Dabei hat der Gesetzgeber mit dem Pflege-Weiterentwicklungsgesetz im Jahre 2008 diese Möglichkeit ausdrücklich vorgesehen, hat aber dabei vermutlich tatsächlich die Problematik der Einbindung/Kompatibilität in die 132 a SGB V Systematik übersehen. Daran scheitern gegenwärtig viele Versuche, eine sinnvolle Vernetzung auf den Weg zu bringen. Der Pflegebedürftige im Betreuten Wohnen muss auf fremde und ihm unbekannte Dienste zurückgreifen, weil die Mitarbeiter aus dem Nachbarhaus, die er vom Sehen und aus Gesprächen kennt, nicht kommen dürfen. Wie oft fragen Laien: warum denn nicht? Doch wie passt diese Systematik noch in die heutige Angebotsvielfalt und wie kann damit umgegangen werden, ohne in vertragliche und/oder gesetzliche Grauzonen zu gelangen?

Unsere Beispieleinrichtung mit ihren 70 Bewohnern hat im Nebengebäude ein Betreutes Wohnen mit 29 Bewohnern. Davon benötigen maximal 8 Bewohner Leistungen unterschiedlicher Art nach dem SGB XI (= Körperbezogene Pflegemaßnahmen) und dem SGB V (= Behandlungspflege). Weil die Kostenträger eine Vernetzung ablehnen, werden tagsüber die Leistungen von einem ambulanten Dienst erbracht und die wenigen nächtlichen Leistungen hausintern. Damit nicht eine Bereicherung oder dergleichen unterstellt werden kann, werden die im Folgenden beschriebenen Sorgfaltspflichten durchgeführt. Damit kann jederzeit belegt werden, dass die Leistungen nicht zu Lasten der Bewohner in der vollstationären Einrichtung gehen. Und wichtig zu wissen: einen ambulanten Versorgungsvertrag im Sinne des SGB XI kann die vollstationäre Einrichtung bekommen – das ist aufgrund der beschriebenen Gesetzesänderung aus dem Jahre 2008 möglich (= Gesamtversorgungsvertrag). Die Schwierigkeit stellt die ambulante Versorgung nach dem SGB V dar. Fakt ist, dass die meisten nächtlichen Leistungen SGB XI-Leistungen sind und keine V-er. Insofern muss sich eine Einrichtung, welche das Betreute Wohnen mitversorgen will, fragen, mit welcher Zielsetzung sie dies tun will und daraus die weitere Strategie – insbesondere im Hinblick auf die Vertragsgestaltung mit den Kostenträgern – unter Einbezug der jeweiligen Heimaufsichtsbehörde aussehen soll.

Doch, wo liegen jetzt die Fallstricke bei einer nächtlichen übergreifenden Leistungserbringung im Betreuten Wohnen?

a. die Heimpersonalverordnung sieht die ständige Anwesenheit einer Pflegefachkraft vor. Ständig anwesend heißt dabei, dass diese innerhalb des Gebäudes erreichbar ist.
b. Mitarbeiter, welche über den stationären Pflegeschlüssel finanziert werden, dürfen nicht gleichzeitig für die ambulante Leistungserbringung eingesetzt und damit praktisch gesehen doppelt finanziert werden.

Wird der im *Schaubild II/1.1.0* dargestellte interne Personalabgleich im Verhältnis zu der Bewohnerstruktur nach Pflegegraden in Verbindung mit den vereinbarten Pflegeschlüsseln hergestellt, lässt sich sofort erkennen, ob eine verfügbare Überdeckung besteht oder ob in Folge einer bereits bestehenden Unterdeckung kein personeller Spielraum zur Leistungserbringung im BTW gegeben ist. Wie ein bestehender Stellenüberhang dann eingesetzt wird, ist Entscheidung des Trägers in Abhängigkeit natürlich von den arbeitsvertraglichen Vereinbarungen mit den Mitarbeitern. Jede Einrichtung, die dergestalt vorgeht, ist gut beraten, sich auf eine mögliche diesbezügliche Diskussion mit Vertretern der Heimaufsichtsbehörden konstruktiv vorzubereiten.

Allein aufgrund von Belegungsschwankungen und der damit verbundenen kurzfristigen Nichtanpassungsmöglichkeit des vorhandenen Personals wird oft ein Überhang bestehen. Ob dieser ausreichend ist, um die jeweiligen Leistungen im BTW zu erbringen, ist letztlich eine einfache Rechenaufgabe.

BEISPIEL: Pro Nacht werden 2 Stunden Leistungen im BTW insgesamt erbracht, entsprechend in der Woche 14 Stunden. Dies dividiert durch eine Wochen-Nettoarbeitszeit von 30,0 Stunden ergibt einen rechnerischen Stellenbedarf von 0,47 VK-Stellen; dieser müsste als Überhang aus dem Abgleich zwischen Personal-Soll und -Ist nachweislich hervorgehen.

Bezogen auf den Einsatz von Pflegehelfern dürfte das selten ein Problem darstellen; auf einen Fachkrafteinsatz im BTW muss das differenzierter betrachtet werden. Insbesondere dann, wenn nur eine Fachkraft im Dienst ist, verlässt diese den vollstationären Bereich. Dieses Vorgehen entspricht häufig nicht den Vorgaben der jeweiligen „Landespersonalverordnungen" bzw. der in Ermangelung anderer Regelungen noch geltenden (Bundes)-Heimpersonalverordnung. Anders stellt sich dies dar, wenn mehrere Fachkräfte im Nachtdienst sind und die Gesamtzahl der Bewohner unter den möglicherweise geltenden Anhaltswerten liegt. Dabei sollte auch zwingend wieder die qualitative Bewohnerstruktur im vollstationären Bereich verbunden mit dem tatsächlichen Interventionsbedarf (Teil II/1.1) und der Fragestellung, ob die zweite Pflegefachkraft ohne Beeinträchtigung der vollstationären Bewohner in das Betreute Wohnen gehen kann, in die Gesamtbetrachtung mit einfließen.

BEISPIEL: Die Einrichtung hat 70 Bewohner und es sind 2 Fachkräfte jede Nacht im Dienst. Dann sind – gemessen an einem Anhaltswert von 1 zu 50 – die Leistungszeiten von 30 Bewohnern frei und es ist noch darüber hinaus eine zweite Fachkraft im Nachtdienst anwesend. In diesem Beispiel wäre folgendes Zeitkontingent frei:

Nachtdienst dauert 10 Stunden und es sind 2 Mitarbeiter im Dienst. 20 Stunden x 60 Minuten geteilt durch 100 Bewohner = 12 Minuten/Bewohner und Nacht. Statt 100 Bewohner sind 70 im Haus. Das heißt, dass ein Zeitkontingent von 30 Bewohnern x 12 Minuten frei ist. 360 Minuten bzw. 6 Stunden können anderweitig eingesetzt werden, ohne dass den Bewohner im vollstationären Bereich Nachteile entstehen oder die bedürfnisgerechte Betreuung nicht gewährleistet ist.

FAZIT

- Es muss jederzeit nachvollziehbar sein, wie viele Stunden Mitarbeitereinsatz aus dem stationären Bereich dem ambulanten zugutegekommen sind und in welcher Form ggf. ein vollständiger Ausgleich an den stationären erfolgt ist. Darüber hinaus muss aus der Arbeitsorganisation nachweislich erkennbar sein, dass dieses Vorgehen zu keinem Zeitpunkt zum Nachteil der stationären Bewohner gereicht.
- Es bedarf dringend der politisch zwar postulierten Anforderung, aber in der Praxis nur schwer zu erreichenden Umsetzung von Gesamtversorgungsverträgen zwischen dem ambulanten und stationären Sektor.

FRAGEN AN DEN JURISTEN

- Was ist zu tun, wenn Mitarbeiter ärztliche Atteste zur Vermeidung von Nachtdiensteinsätzen („Nachtdienstuntauglichkeit") vorlegen?
  Antwort: Liegt eine ärztlich attestierte Nachtdienstuntauglichkeit tatsächlich vor, hat der Arbeitgeber hierauf bei der Dienstplanung aus Gründen seiner arbeitgeberseitigen Fürsorgepflichten Rücksicht zu nehmen. Der Mitarbeiter darf dann nicht im Nachtdienst eingesetzt werden. Der Arbeitgeber kann aber in Erfahrung bringen, welche Umstände im Nachtdienst geändert werden müssten, um die Nachtdienstuntauglichkeit wieder zu beseitigen. Bei einem Mitarbeiter mit einem ausschließlich auf den Nachtdienst beschränkten Arbeitsvertrag muss der Arbeitgeber bei fortbestehender Nachtdienstuntauglichkeit eine einvernehmliche Änderung des Arbeitsvertrags hin zu einer Tätigkeit auch im Tagdienst erwirken oder aber letztlich eine Änderungskündigung zur Tätigkeit auch im Tagdienst aussprechen.
- Sind Besonderheiten für Bereitschaftszeiten im Nachtdienst zu beachten?
  Antwort: Es gelten für Bereitschaftszeiten im Nachtdienst keine Besonderheiten. Regelmäßig wird bei Anwesenheit der Nachtdienstmitarbeiterin während der Bereit-

schaftszeiten in der Einrichtung (auf Weisung des Arbeitgebers) von Arbeitsbereitschaft und damit anrechenbarer Arbeitszeit ausgegangen werden.

- Wie kann der Arbeitgeber einen Ausgleich an Nachtdienstmitarbeiter dafür gewähren, dass gerade Pflegefachkräfte im Nachtdienst keine Möglichkeit haben, die Pausen während des Nachtdiensts außerhalb der Einrichtung zu verbringen.
  Antwort: In der Praxis hat sich zur Zufriedenheit der Mitarbeiter im Nachtdienst bewährt, die gesamte Dienstlänge des Nachtdienstes einschließlich der festgelegten Pausenzeit als Arbeitszeit zu bewerten.

2.6 Dienst- und Einsatzplanung an den Wochenenden und Feiertagen

KAPITELMERKSÄTZE

- Für regelmäßig freie Wochenenden ist das Verhältnis von Vollzeit- und Teilzeitmitarbeitern im Wesentlichen ausschlaggebend.
- Jeder Mitarbeiter, der keine Wochenenddienste hat, erhöht damit die Häufigkeit an Diensten für die anderen.
- Bei reduzierter Wochenendbesetzung muss definiert sein, welche Tätigkeiten im Gegensatz zu den Wochentagen entfallen.
- Der Einsatz von Mitarbeitern des Sozialen Dienstes/Ergotherapie und der „Zusätzlichen Betreuungskräfte" nach § 43 b SGB XI muss zwingend auch an den Wochenenden erfolgen.
- Für die Feiertage gelten letztlich die gleichen Spielregeln wie für die Wochenendtage.

Wochenendarbeit ist weit verbreitet. So arbeiten 43 Prozent der abhängig Beschäftigten mindestens einmal im Monat an Wochenenden, davon jeder zweite auch an Sonn- und Feiertagen (BAuA, 2016).

Für die Akzeptanz der Wochenenddienste hat die Verlässlichkeit und Kontinuität der regelmäßig freien Wochenenden bei den Mitarbeitern einen hohen Stellenwert – auch unter den sich wandelnden gesellschaftlichen Betrachtungsweisen zum Stellenwert des Wochenendes. In immer mehr Berufen wird die Wochenendarbeit ein zentraler Bestandteil der regelmäßigen Arbeitszeit. Gleichwohl ist es nicht eine originäre Frage der Dienstplangestaltung, ob Mitarbeiter regelmäßig jedes zweite Wochenende frei haben, sondern hängt letztlich von verschiedenen Faktoren ab. (Teil II/2.6)

Die Frage nach der Dienstplanbesetzung an Wochenenden und Feiertagen wird sehr kontrovers diskutiert. Letztendlich eskaliert die Diskussion häufig an der Frage, ob an den Wochenenden oder Feiertagen mit der gleichen Anzahl an Mitarbeitern wie an Werktagen gearbeitet werden muss oder nicht. Auch in Fachveröffentlichungen wird dieser Punkt kontrovers diskutiert und es soll hier gezeigt werden, dass sich dies auch nicht einfach mit ja oder nein beantworten lässt, sondern dass es im Wesentlichen von 2 Faktoren abhängig ist:

- der Bewohnerstruktur und
- der Mitarbeiterstruktur.

Was darunter zu verstehen ist, soll im Folgenden erläutert werden.

A. Die Bewohnerstruktur und der sich daraus ergebende Interventionsbedarf

Wie in den vorangegangenen Kapiteln kommen wir auch hier wieder auf die Bewohnerstruktur und den sich daraus ergebenden pflegerisch-betreuenden Interventionsbedarf zu sprechen. Aus fachlichen Gründen vorrangig und an zweiter Stelle aus Gründen der rechtlichen Absicherung lassen sich aus den in *Teil II/1.1 und 1.2* beschriebenen Auswirkungen aus der Bewohnerstruktur erkennen, ob an den Wochenenden grundsätzlich Tätigkeiten entfallen oder nicht; bei rein pflegerischen Tätigkeiten wird dies eher zu verneinen sein, wobei auch dort die eine oder andere Leistung auf den Bewohnernutzen und deren Sinnhaftigkeit hin hinterfragt werden sollte, anstatt sich in Routineabläufen festzubeißen. (Teil II/3.2 und 3.3)
Als Nächstes stellt sich die Frage, ob an den Wochenenden oder Feiertagen Tätigkeiten entfallen, welche an den übrigen Wochentagen mit zusätzlichem Mitarbeiteraufwand verbunden sind. Diese sollten gedanklich in 2 Kategorien unterteilt werden:

- Tätigkeiten, welche nicht im Einflussbereich der Einrichtung liegen, wie zum Beispiel ärztliche Visiten etc., aber an diesen Tagen nicht regelhaft stattfinden, dann kann dies durchaus eine Reduzierung der Besetzung zulassen.
- Tätigkeiten, welche zwar an den Wochenenden und Feiertagen machbar wären, aber ausschließlich mit dem Ziel der Reduktion pflegerischer Tätigkeiten und damit zur Entlastung des Mitarbeitereinsatzes nicht umgesetzt werden. Dazu spielt es zunächst keine Rolle, vor welchem Hintergrund diese Entscheidung gefällt wird und es wird hier auch keineswegs der moralische Zeigefinger erhoben, weil es dafür rein sachlich betrachtet durchaus nachvollziehbare Begründungen geben kann. Die Frage, die sich die Einrichtung stellen lassen muss, wenn zum Beispiel gesagt wird, dass an den Wochenenden Bewohner nicht gebadet werden (ohne das Baden jetzt als zentrales Qualitätskriterium darstellen zu wollen) etc., ist, ob diese Maßnahmen im Einklang mit dem in den Träger-/Einrichtungszielsetzungen ausgedrücktem Bekenntnis zu der Bewohnerbiografie und deren Selbstbestimmung stehen. Hier wird der Zwiespalt zwischen Bewohnerbedürfnissen und Mitarbeiterwünschen deutlich.

Eine Reduzierung der Besetzung erfolgt häufig, um den Mitarbeitern soweit als möglich – und damit durchaus nachvollziehbar – möglichst jedes zweite Wochenende freizugeben. Dies zeigt den genannten Zwiespalt zu dem folgenden Punkt B und erzwingt häufig eine Reduzierung von Tätigkeiten. Besser wäre es allerdings, hier einen entsprechenden Personalmix aufzubauen, weil die Zusammensetzung der Mitarbeiterstruktur Voraussetzung für eine sowohl bewohner- als auch mitarbeiterorientierte Dienst- und Einsatzplanung am Wochenende ist. Ist beispielsweise die „Kopfzahl" aufgrund eines hohen Anteils an Vollzeitkräften sehr hoch und das noch in Verbindung mit einer 5-Tage-Woche, so ist die ungünstigste Variante erreicht, weil daraus resultierend die Flexibilität sehr eingeschränkt ist.

B. Die Mitarbeiterstruktur und der sich daraus ergebende Planungsbedarf

Entscheidend für die Anzahl der freien Wochenenden ist jedoch schlichtweg die Mitarbeiterstruktur. Ein erhöhter Anteil an verschiedenen Formen von Teilzeitwochenarbeitszeiten erhöht die Mitarbeiteranzahl und führt damit automatisch zu mehr freien Wochenenden. Was sich so einfach sagt, steht zunehmend nicht nur in den Ballungsräumen in Verbindung mit einem hohen Anteil alleinstehender Personen und dem zunehmenden Fachkräftebedarf diametral dem Wunsch aus Sicht der Mitarbeiter nach Vollzeitstellen gegenüber. Ein erhöhter Anteil an Vollzeitmitarbeitern führt zwangsläufig zu der Frage,

- ob und in welchem Umfang an den Wochenenden „geteilte Dienste" durchgeführt werden oder
- ob mehr als jedes zweite Wochenende gearbeitet werden muss oder
- ob das „dritte Wochenende" zumindest ein versetztes Dienstwochenende ist (= Freitag/Samstag oder Sonntag/Montag).

Falsch ist die Aussage, die oft mangels planerischem Hintergrundwissens getätigt wird, dass ein vermehrtes Arbeiten an Wochenenden an den Mitarbeitern liegt, welche den Dienstplan erstellen und somit in deren fehlenden Kenntnissen zur Dienstplanerstellung begründet sei. Die Auswirkungen der Mitarbeiterstruktur (= Anstellungsverhältnisse) machen sich als Konsequenz – im negativen wie im positiven Sinne – über den Dienstplan bemerkbar. Die Möglichkeit, diese Auswirkungen zu mildern, liegt in Teilen in den Händen derer, die für die Anstellungsverhältnisse der Mitarbeiter verantwortlich sind. Zumindest muss ihnen klar sein, welche Auswirkungen beispielsweise ein hoher Anteil an Vollzeitarbeitsverhältnissen auf die Erholungsphasen der Mitarbeiter hat und im Vorfeld ist zu prüfen, mit welchen Maßnahmen dem entgegengewirkt werden kann.

Richtgröße zum „idealen" Verhältnis aus Vollzeitarbeitsverhältnissen zu verschiedenen Teilzeitformen ist die FAUSTREGEL:

WOCHENENDBESETZUNG X 2 „PLUS" („Plus" = Erhöhung der erforderlichen „Kopfzahl" um den prozentualen Ausfallzeitenanteil). Dabei gilt es, die Grenze zu beachten, wo Flexibilität in der Dienst- und Einsatzplanung zum Nachteil der Bewohner gereichen kann und somit die Kontinuität in der Bewohnerversorgung gefährdet. *(Teil II/2.7)*

Die genannte Faustregel bedeutet, die Mitarbeiterzahl nach Köpfen durch eine Mischung aus Vollzeit- und Teilzeitanstellungsverhältnisse innerhalb des über den Pflegeschlüssel in Verbindung mit der Bewohnerstruktur nach Pflegegraden verfügbaren Pflegestellenkontingents derart zu erhöhen, dass letztlich (mindestens) die doppelte Wochenendbesetzung an Köpfen verfügbar ist. Diese Rechnung sollte auch jeweils separat für Fachkräfte und/oder Pflegehelfer durchgeführt werden. Weil im folgenden Beispiel 10 Mitarbeiter vorhanden sind, bestehen diese Möglichkeiten:

Mitarbeiteranzahl vs. Anzahl Wochenenddienste

Beispiel 1:

- In der Wohneinheit 2 (= Wohngruppen 2 und 3) sind für die Wochenendbesetzung insgesamt in Früh- und Spätdienst 4 Mitarbeiter im Einsatz; 4 Mitarbeiter im Frühdienst und 2 Mitarbeiter im Spätdienst *(Schaubild II/2.2.3)*. Diese Einsatzplanung erfordert aufgrund von 2 Geteilten Diensten nur eine Kopfzahl von 4 Mitarbeitern. Das führt wiederum dazu, dass bei einem insgesamt verfügbaren Mitarbeiterkontingent von 10 Mitarbeitern, die regelmäßig freien Wochenenden gewährleistet sind, sofern die zugrunde gelegten Ausfallzeiten in diesem Rahmen bleiben.

Beispiel 2:

- In der Wohneinheit 2 (= Wohngruppen 2 und 3) sind für die Wochenendbesetzung insgesamt im Früh- und Spätdienst 5 Mitarbeiter im Einsatz; 3 Mitarbeiter im Frühdienst und 2 Mitarbeiter im Spätdienst *(Schaubild II/2.2.4)*. Diese Einsatzplanung erfordert eine Kopfzahl von 5 Mitarbeitern. Das führt wiederum dazu, dass bei einem insgesamt verfügbaren Mitarbeiterkontingent von 10 Mitarbeitern keiner krank oder in Urlaub sein darf, um diese Wochenendbesetzung bei gleichzeitig 14tägig freiem Wochenende umsetzen zu können. Ansonsten muss wie in Beispiel 1 gearbeitet werden oder es erhöht sich die Anzahl an erforderlichen Wochenenddiensten über jedes zweite Wochenende hinaus.

Die hier beschriebenen Auswirkungen sind also nicht Folge einer Fehlplanung, sondern eindeutig der Mitarbeiterstruktur. Eine Alternative bei bestehender Mitarbeiterstruk-

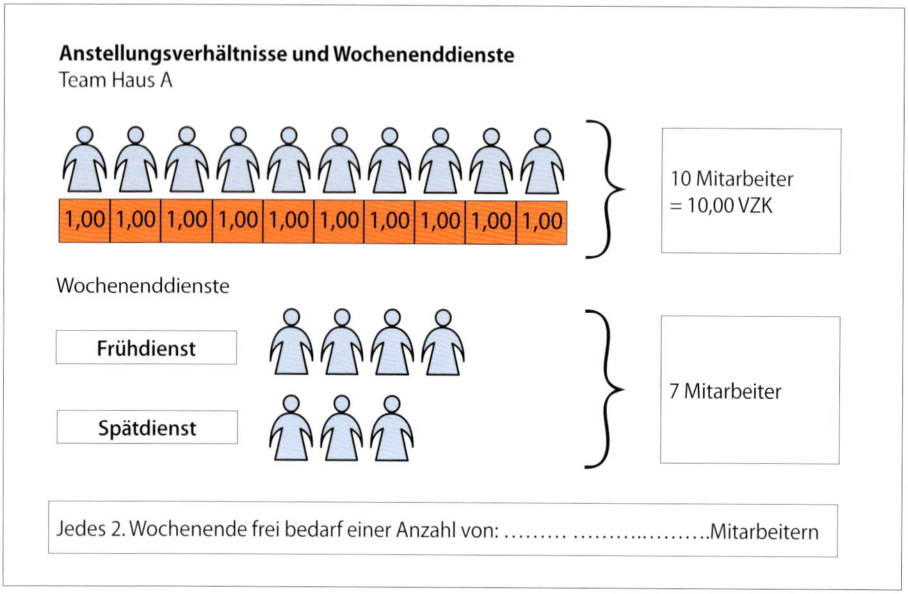

Schaubild II/2.6.1: Auswirkungen der Anstellungsverhältnisse auf die Anzahl zu leistender Wochenenddienste

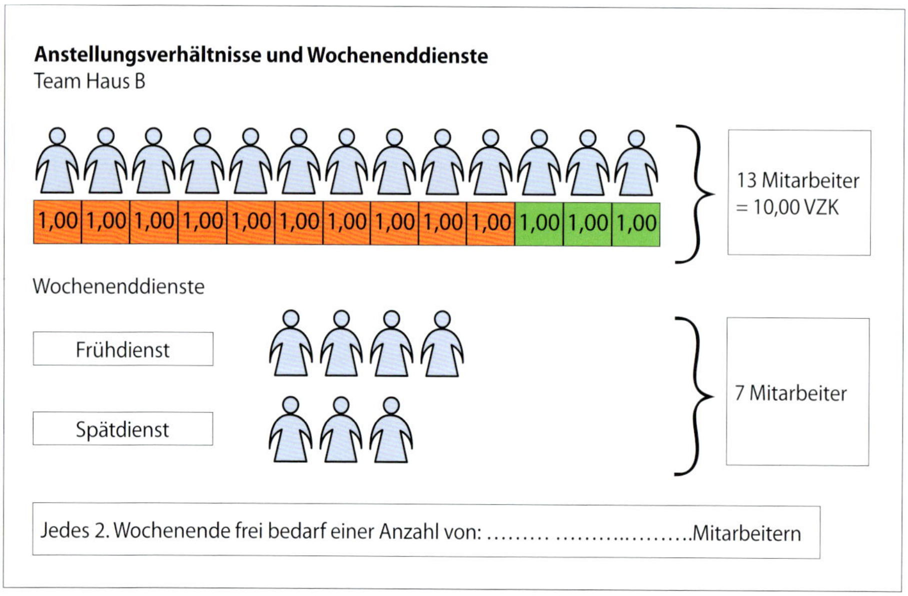

Schaubild II/2.6.2: Auswirkungen der Anstellungsverhältnisse auf die Anzahl zu leistender Wochenenddienste

2 zentrale Faktoren für das Gelingen der Dienstplanung sind:

Die verfügbaren Planungsstunden **+** Die verfügbare „Kopfzahl"

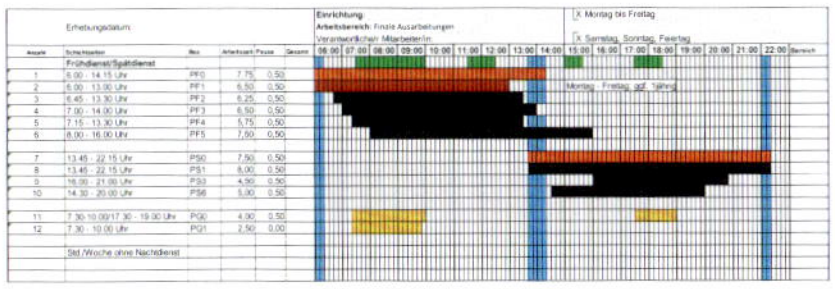

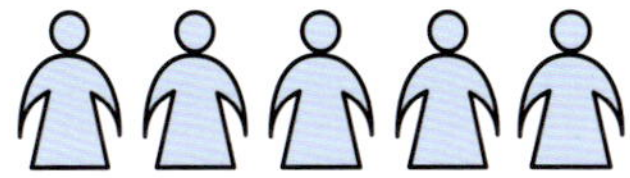

➜ Bei Übereinstimmung von **geplanten mit verfügbaren Netto-Stunden** sind die Erholungsphasen für die Mitarbeiter gewährleistet.

➜ Bei Übereinstimmung von **geplanter und verfügbarer „Kopfzahl"** der Mitarbeiter sind die freien Tage/Wochenenden für die Mitarbeiter gewährleistet.

Schaubild II/2.6.3: Zentrale Faktoren für das Gelingen der Dienstplanung

tur kann es sein, dass die unter a und/oder b genannten Maßnahmen zwar ergriffen werden, verbunden mit der Zielsetzung bei Fluktuation andere Anstellungsverhältnisse folgen zu lassen. In der Praxis stellt sich dies jedoch oft aus den bereits beschriebenen Gründen als schwierig dar. Dann bleiben nur die beschriebenen Möglichkeiten. Eine nicht genannte „Alternative" wäre diejenige, die Wochenendbesetzung so weit abzusenken, dass auch bei einem hohen Anteil an Vollzeitmitarbeitern frei gegeben werden kann. Das kann aber für alle Beteiligten keine wirkliche Alternative darstellen.

C. Geplante Wochenendbesetzung unter Bezugnahme auf die Einrichtungszielsetzungen

Um den Mitarbeitern regelmäßig 14-tägig die Wochenenden frei zu geben, wird nicht selten die Wochenendbesetzung in „vertretbarem Maße" abgesenkt. Das vertretbare Maß kann nicht allgemein definiert werden, sondern hängt

- von der einrichtungsintern erforderlichen Leistungsstruktur ab und
- dem sich aus der Bewohnerstruktur ergebenden pflegerisch-betreuenden Interventionsbedarf, Leistungen am Wochenende zu erbringen bzw. nicht erbringen zu „müssen".

Gleichwohl muss vor dem Hintergrund einer zunehmenden Wettbewerbssituation der Einrichtungen untereinander beachtet werden, dass mit der Besetzungsreduzierung am Wochenende sich die Einrichtung zu einem Zeitpunkt mit der knappen Besetzung präsentiert, zu dem die meisten Besucher im Haus sind. Ebenso wird dieser

Aspekt der Besetzungsreduzierung auch argwöhnisch von den Heimaufsichtsbehörden und dem Medizinischen Dienst der Krankenkassen betrachtet.

Viele Einrichtungen entscheiden sich in Bezug auf die Kontinuität in der Bewohnerversorgung für eine nahezu gleichbleibende Besetzung an allen Wochentagen. Die Auswirkung auf die Dienstplanung für die Mitarbeiter ist es, dass diese in Folge ein Mehr an Wochenenddiensten leisten müssen. In unserem Fachbuch soll nicht das eine oder das andere favorisiert werden, sondern es geht darum, vor dem Hintergrund der jeweils erforderlichen Leistungserbringung unter Bezugnahme auf den pflegerisch-betreuenden Interventionsbedarf der Bewohner, letztlich diese Entscheidung zu treffen. Dabei sollte auch Berücksichtigung finden, dass auch mit reduzierter Kopfzahl, aber identischem Stundenkontingent zur Werktagsbesetzung in Folge verlängerter Dienste eine im Wesentlichen gleichbleibende Dienstleistung erbracht werden kann. Voraussetzung dafür ist es allerdings, die Wochenend-Arbeitsablauforganisation an die veränderten Wochenendarbeitszeiten anzupassen *(siehe Teil II/3.3)*.

Bei einer Ausgangsbasis mit vielen Vollzeitkräften ist ein Hin zu mehr Teilzeitkräften ein langfristiger Veränderungsprozess, welcher nicht von heute auf morgen realisiert werden kann, sondern sich durch Austritte von Vollzeitkräften und Eintritte von Teilzeitmitarbeitern ausgleichen lässt. Selbstverständlich ist unbestritten, dass es immer schwieriger wird, Pflegefachkräfte in Teilzeit zu bekommen.

Sofern die regionale Arbeitsmarktsituation es zulässt, kann aber beim Einsatz von Nichtfachkräften eine Anstellung ausschließlich in Teilzeit als interne Vorgabe gemacht werden und diese Struktur ohne Weiteres bei der Erstellung des grundlegenden Dienstplanbesetzungsprofils berücksichtigt werden. Es macht hier wenig Sinn über ethisch-moralische Prinzipien der Einsatzplanung zu diskutieren. Über Mitarbeiterbeteiligung an der Einsatzplanung lassen sich in der Regelkreissystematik sehr viele Teilhabemöglichkeiten realisieren (Teil I/1.8). Wenn aber das Ergebnis einer nicht selten komplett verfehlten Anstellungspolitik diejenigen zu tragen haben, welche den Dienstplan erstellen und nicht wissen, wie sie die Wochenenddienste besetzen sollen, dann hilft eine derart unsägliche Diskussion wenig in der Sache, sie versucht höchstens von Fehlern an anderer Stelle abzulenken.

Sind aber zum gegenwärtigen Zeitpunkt überwiegend Vollzeitkräfte vorhanden, wird man nicht umhinkommen u. a. in Geteilten Diensten ergänzend arbeiten zu müssen. Genau das ist eine der häufigen negativen Folgen eines Anstellungsverhaltens mit überwiegend Vollzeitkräften, weil

- an den Wochentagen ein Stundenüberhang in Folge verhältnismäßig langer Dienste besteht und
- gleichzeitig an den Wochenenden die „Köpfe" fehlen.

Eine letztlich total groteske Situation, wenn man sich dies zu Ende überlegt. Bei der angesprochenen Form der vielen Vollzeitkräfte können an den Wochenenden aus diesem Dilemma heraus nur der Einsatz von Geringfügig Beschäftigten in Kombination mit Praktikanten, FSJ oder Azubis hilfreich sein, um die ungeliebten Geteilten Dienste möglichst zu reduzieren. Dabei muss sehr vorsichtig vorgegangen werden, denn die Qualität der Pflegearbeit darf hier nicht unter einer verfehlten oder vom Arbeitsmarkt aufgezwungenen Anstellungspolitik der verantwortlichen Mitarbeiter in der Einrichtung leiden. Die Zielsetzung, dass jedes 2. Wochenende frei ist, darf nicht ohne Rücksicht auf Verluste umgesetzt werden, weil die Auswirkungen davon für alle Beteiligten – Bewohner und Mitarbeiter – gleichermaßen handhabbar sein müssen.

Eine Alternative in einer derartigen Übergangsphase der Umstrukturierung in der Mitarbeiterzusammensetzung ist die Möglichkeit, die freien Tage innerhalb einer Woche unter Einbezug von Freitag/Samstag und Sonntag/Montag (= versetztes Wochenendfrei) aufzuteilen, um sowohl Bewohnerinteressen zur kontinuierlichen Leistungserbringung als auch mitarbeiterbezogene Interessen zu berücksichtigen.

Wir kommen aber auch hier wieder zu der in *Teil I/1.2* beschriebenen Bedeutung einer einrichtungsintern definierten Form der Übernahme von personenbezogener Verantwortung für Bewohner, um den immens wichtigen Bezug zwischen Mitarbeiter und Bewohner nicht für eine hohe Flexibilität der Wirtschaftlichkeit wegen oder der freien Wochenenden der Mitarbeiter aufs Spiel zu setzen.

FAZIT

- Die Dienstplanung basiert auf der Grundlage der Netto-Arbeitszeit, welche den arbeitsvertraglichen Arbeitszeitanteil, der für Urlaub, Fortbildung und anteilig Krankheit vorgesehen ist, nicht für Regeldienste verplant (= Basis der nettoverfügbaren Wochenarbeitszeit).
- Die beschriebene Zusammensetzung der Anstellungsverhältnisse (Vollzeit/Teilzeit) stellt die Voraussetzung dafür dar, dass auch an den Dienstwochenenden eine bewohnerorientierte Ablaufplanung ohne qualitative Einbußen möglich ist. Gleichzeitig stellt dies auch die Weichen dafür, wie oft die Mitarbeiter pro Monat an den Wochenenden arbeiten.
- Die verantwortlichen Mitarbeiter berücksichtigen bei der Neuanstellung von Mitarbeitern und der Ausgestaltung der Arbeitsverhältnisse, dass sich die erforderliche Mitarbeiteranzahl pro Arbeitsbereich an der Richtgröße der „doppelten" Wochenendbesetzung orientiert.
- Der Besetzung der Wochenenddienste sollte nicht nur wegen der Außenwirkung in Bezug auf die Besucherfrequenz an den Wochenenden eine besondere Aufmerksamkeit geschenkt werden. Zwei weitere Aspekte sind die Qualität der erforderlichen pflegeri-

schen Arbeit unter den Strukturen der Dienst- und Einsatzplanung an den Wochenenden für die Bewohner mit Pflegebedarf und die Qualität der Wochenenden in Folge ihrer Diensthäufigkeit für die Mitarbeiter.

- Ggf. kann zwischen den Wohneinheiten ein ausgewogenes Verhältnis von Vollzeit zu Teilzeitmitarbeitern in Bezug auf die erforderliche „Wochenendkopfzahl" hergestellt werden.

FRAGEN AN DEN JURISTEN

- *An wie vielen Wochenenden und Feiertagen im Jahr darf gearbeitet werden?*
  Antwort. Abweichend vom grundsätzlichen Verbot der Sonn- und Feiertagsarbeit im Arbeitszeitgesetz (ArbZG) darf in der Pflege an Sonn- und Feiertagen gearbeitet werden. Jedoch müssen gem. § 11 Abs.1 Satz 1 ArbZG mindestens 15 Sonntage im Jahr beschäftigungsfrei bleiben. Jahr im Sinne der Vorschrift ist nicht das Kalenderjahr. Vielmehr ist der Jahreszeitraum individuell zu bestimmen. Er beginnt mit dem ersten Sonntag, an dem der Mitarbeiter Sonntagsarbeit leistet, zu laufen. Als beschäftigungsfrei gilt jeder Sonntag, an dem nicht – gleich ob z. B. aufgrund von Krankheit, Urlaub etc. – gearbeitet wird. Durch Tarifvertrag kann die Anzahl der freien Sonntage pro Jahr auf bis zu 10 verringert werden. Samstage gelten als Werktage und unterliegen keinen den Sonntagen vergleichbaren Beschränkungen. Gleiches gilt auch für Feiertage, sofern sie nicht auf einen Sonntag fallen.
- *Darf die PDL oder WBL Mitarbeiter aus dem frei geplanten Wochenende holen, wenn zwingender Besetzungsbedarf im Dienstplan gegeben ist?*
  Antwort: Mit dem Aushang des Dienstplans hat der Arbeitgeber sein sogenanntes Direktionsrecht ausgeübt und Lage sowie Umfang der vertraglich geschuldeten Arbeitszeit für die Mitarbeiter verbindlich festgelegt. Eine Änderung des Dienstplans ist eine erneute Ausübung des Direktionsrechts. Zulässig ist die Dienstplanänderung mit einer Ankündigungsfrist von 4 Kalendertagen. In ganz dringenden Fällen und bei Notfällen kann und muss die Frist von 4 Kalendertagen selbstverständlich unterschritten werden. Außerhalb dieser Ausnahmefälle ist eine kurzfristige Dienstplanänderung nur auf freiwilliger Basis möglich. Zu beachten ist, dass bei bestehendem Betriebsrat jede Dienstplanänderung außerhalb von Notfällen (diese sind immer mitbestimmungsfrei) der Zustimmung des Betriebsrates bedarf.
- *Dürfen einzelne Funktionen in Bezug auf die Wochenenddienste abweichend von anderen Mitarbeitern eingesetzt werden? Zum Beispiel Wohnbereichsleitungen weniger Wochenenddienste?*
  Antwort: Mangels Vergleichbarkeit der Wohnbereichsleitung mit den weiteren Mitarbeitern spricht nichts gegen eine abweichende Einsatzplanung und damit bspw. weniger Wochenenddienste.
- Wieviele Dienste in Folge darf unter Berücksichtigung von Diensten an Wochenenden gearbeitet werden?
  Antwort: Die weiteste Betrachtung lässt rechnerisch 32 Dienste in Folge zu. Hintergrund ist, dass ein Ersatzruhetag für die Arbeit an einem Sonntag nach § 11 Abs. 3

ArbZG innerhalb eines den gearbeiteten Sonntag einschließenden Zeitraums von zwei Wochen gewährt werden muss, wobei der Zwei-Wochen-Zeitraum vor oder nach dem gearbeiteten Sonntag liegt. Die derzeit engste Betrachtung geht auf der Grundlage der (nicht deutlichen) Rechtsprechung des EuGH von maximal zulässigen zwölf Diensten in Folge aus. Hiernach muss in jeder Woche ein freier Tag gewährt werden, wobei dies in der ersten Woche der Montag und in der zweiten Woche der Sonntag sein kann, was einen Zwischenzeitraum von 12 Tagen entspricht. Wichtig ist, dass das arbeitszeitrechtlich rechnerisch Mögliche durchaus im Widerspruch zu arbeitsmedizinischen Erkenntnissen steht, die vom Arbeitgeber ohne Wenn und Aber zu berücksichtigen sind.

- *Darf an Wochenenden oder Feiertagen mit einer reduzierten Besetzung gearbeitet werden?*
  Antwort: Sofern die angemessene Versorgung der Bewohner sichergestellt ist, kann an Wochenenden und an Feiertagen mit einer geringeren Besetzung gearbeitet werden.
- *Wie ist Sonn- und Feiertagsbeschäftigung auszugleichen?*
  Antwort: Werden Arbeitnehmer an einem Sonntag beschäftigt, ist ihnen ein Ersatzruhetag zu gewähren, der innerhalb eines den Beschäftigungstag einschließenden Zeitraums von 2 Wochen liegt. Werden Arbeitnehmer an einem auf einen Werktag fallenden gesetzlichen Feiertag beschäftigt, ist ihnen ein Ersatzruhetag zu gewähren, der innerhalb eines den Beschäftigungstag einschließenden Zeitraums von 8 Wochen liegt (§ 11 ArbZG). Der Ausgleichszeitraum kann damit vor oder nach dem – mit einzurechnenden – Beschäftigungstag liegen. Der Ersatzruhetag im Sinne des § 11 ArbZG ist entgegen weit verbreiteter Ansicht kein Freizeitausgleich und folglich auch nicht in die Ist-Arbeitszeit einzurechnen. Im Anwendungsbereich der Branchentarifverträge wird für Feiertagsarbeit in der Regel ein Freizeitausgleich gewährt oder aber der entsprechende Ersatzruhetag auf die Ist-Arbeitszeit angerechnet. Diese tarifvertragliche Praxis wird durch private Einrichtungsträger oft übernommen, selbst wenn hierzu keine Verpflichtung besteht.
- *Hat ein Mitarbeiter einen gesetzlichen Anspruch auf Vergütungszuschläge für Sonn- und Feiertagsarbeit?*
  Antwort: Nein, ein solcher gesetzlicher Anspruch auf Zuschläge für Sonn- und Feiertagsarbeit besteht nicht.

2.7 Voll- und Teilzeitbeschäftigte in der Dienst- und Einsatzplanung

KAPITELMERKSÄTZE

- Es sollte ein möglichst ausgewogenes Verhältnis von Vollzeit- zu Teilzeitmitarbeitern bestehen.
- Auch Vollzeitmitarbeiter können gelegentlich zu kürzeren Diensten eingeplant werden.

- Teilzeitmitarbeiter sollten grundsätzlich mit kürzeren Dienstlängen eingeplant werden.
- Ein erhöhter Anteil an Vollzeitmitarbeitern kann negative Auswirkungen auf die Stabilität der Dienstplanbesetzung haben.
- Mit Zusagen zu bestimmten Arbeitszeiten für einzelne Mitarbeiter sollte behutsam umgegangen werden.

Die aktuellen Zahlen des Statistischen Bundesamtes (2015) besagen, dass 28,7 Prozent der Arbeitnehmer in der stationären Altenpflege in Vollzeit arbeiten. Die Bundesagentur für Arbeit (2016) benennt dagegen den Anteil der Arbeitnehmer in Vollzeit mit 44,6 Prozent ohne Unterscheidung zwischen ambulanter und stationärer Pflege. Im Bundesdurchschnitt aller Berufe betrage die Vollzeitquote dagegen 71,40 Prozent.

Die Anforderungen und Erwartungen an die Dienstleistung Pflege sind von Seiten der direkt und/oder indirekt daran Beteiligten in den vergangenen Jahren enorm angestiegen. Die Situation auf dem Arbeitsmarkt führt dazu, dass über Jahre praktizierte Vorgehensweisen in der Dienst- und Einsatzplanung zunehmend hinterfragt werden müssen. Auch bei den Rahmenarbeitszeiten – Beginn und Ende der Dienste – hat sich in den vergangenen Jahren ein Wandel abgezeichnet. Dominierten vor 5 bis 10 Jahren noch die Arbeitszeitstrukturen aus dem Klinikbereich der ausgehenden 1970er-Jahre, so sind heute zunehmend variable Arbeitszeiten Standard in den Pflegeeinrichtungen und Teilzeitmitarbeiter haben in diesen Strukturen ihren festen und dringend notwendigen Platz gefunden.

Am deutlichsten wird dies, wenn man die heutige Bewohnerstruktur und die vielfältigen sich daraus ergebenden Anforderungen betrachtet, die z. B. auf Veränderungen im Kliniksektor mit dem kontinuierlichen Abbau von Klinikbetten zurückzuführen sind. Allein dies macht deutlich, dass Arbeitszeitgestaltung ein dynamischer Prozess sein muss, welcher sich am Bewohner und seinem unmittelbaren pflegerisch-betreuenden Interventionsbedarf auszurichten hat und somit zwangsläufig einem kontinuierlichen Anpassungsprozess unterliegt.

Oftmals gestaltet sich die Dienst- und Einsatzplanung sehr schwierig, wegen einem verhältnismäßig hohen Anteil an Vollzeitmitarbeitern. Die Konsequenzen, welche daraus entstehen, sind vielen nicht bewusst. Bereits bei der Anstellung neuer Mitarbeiter oder bei anstehenden Veränderungen von Wochenarbeitszeiten bestehender Arbeitsverträge erfolgt die entscheidende Weichenstellung. Fehler, welche an dieser Stelle gemacht werden, können über den Dienstplan nahezu nicht mehr zielführend kompensiert werden (Teil I/1.7). Oftmals muss es eine Mischung aus verschiedenen Maßnahmen sein, welche alle nur langfristig zu einer wirklich durchgreifenden Veränderung führen.

Einsatz von Vollzeit- und Teilzeitmitarbeitern in der Pflege

Betrachtet man die pflegefachlichen Anforderungen im Tagesverlauf einer stationären Einrichtung und setzt diese in Bezug zu den einrichtungsinternen Zielsetzungen, so ergeben sich in ihren wesentlichen Grundzügen unter Bezugnahme auf die vertraglichen Vereinbarungen mit den Kostenträgern sowohl die Rahmenarbeitszeiten der Wohneinheit (= Beginn und Ende der Dienste) als auch die Stärke der tageszeitlichen Schichtbesetzungen. Aus diesen heraus ergeben sich wiederum die vertraglichen Wochenarbeitszeiten für die Anstellungsverhältnisse der Mitarbeiter.

Damit wird keinesfalls gesagt, dass ständig dienstvertragliche Vereinbarungen zu den Wochenarbeitszeiten geändert werden müssen. Im Folgenden wird begründet, warum dies nicht der Fall ist:

- Die einrichtungsinternen Zielsetzungen/Trägerzielsetzungen verfolgen in der Regel langfristige Ziele.
- Es ist anhand des Dienstplanbesetzungsprofils und/oder der definierten Regelbesetzung jederzeit zu erkennen, wie viele Anstellungsverhältnisse im Verhältnis zueinander in Teilzeit und wie viele in Vollzeit erforderlich sind.
- Die vertraglich vereinbarten Wochenarbeitszeiten sollten sich in den bestehenden Schichtlängen widerspiegeln, um zum einen den Mitarbeitern regelmäßig freie Tag zu gewährleisten, aber auch um über eine Flexibilität im Handeln zu verfügen.

  Beispiele:
  Die verkürzten Schichtlängen betragen zwischen 4 und 6 Stunden. Dann könnte eine Anstellung auf Basis einer Wochenarbeitszeit von 25 Stunden erfolgen (= 25 Wochenstunden

  - *geteilt durch durchschnittlich 5 Stunden Dienstlänge = 5 Arbeitstage/25 Wochenstunden*
  - *geteilt durch 6 Stunden Dienstlänge = 4 Arbeitstage im Durchschnitt).*
  - *Eine derartige Kalkulation gewährleistet, dass die Mitarbeiter ausreichend freie Tage erhalten.*

- Nicht zufriedenstellend ist es dagegen, wenn Mitarbeiter in einem Vollzeitarbeitsverhältnis angestellt werden und dann ausschließlich diese verkürzten Schichten arbeiten sollen. Dass diese Mitarbeiter möglicherweise verärgert sind, ist nachvollziehbar. Aber daran ist nicht die Flexibilität der Dienst- und Einsatzplanung schuld, sondern es ist ein Fehler an der für das Anstellungsverhältnis des Mitarbeiters verantwortlichen Stelle oder in der Planung der Dienstlängen. Sicherlich können Vollzeitmitarbeiter immer wieder – vor allem bei bestehenden Überstundenkontingenten auch kürzere Dienste arbeiten, um Überstunden abzubauen – es kann aber nicht ausschließlich die Zielsetzung sein.

Die richtige Zusammensetzung eines Arbeitsteams gemessen an Vollzeit – und verschiedenen Formen an Teilzeitarbeitsverhältnissen – ist eine der wesentlichen Kriterien für die Arbeitszufriedenheit in Bezug auf die Arbeitszeitgestaltung einer Einrichtung, siehe auch *Teil I/1.8*. Gleichzeitig kommt dieses Vorgehen in Bezug auf die Wirtschaftlichkeit und Flexibilität sowohl den Bewohnern als auch der Einrichtung zu Gute. Den Mitarbeitern gereicht es deswegen zum Vorteil, weil unterschiedliche Anstellungsverhältnisse angeboten werden; bei veränderten Anforderungen aus der Bewohnerstruktur besteht wiederum die grundsätzliche Möglichkeit der Anpassungen des bestehenden Arbeitsverhältnisses. Arbeitsverträge, welche eine Anpassung an wechselnde Belegungsstrukturen erlauben, stellen einen zentralen Faktor der Planungsflexibilität dar. Gleichzeitig erlauben sie es insbesondere Teilzeitmitarbeitern, ihr Stellenkontingent für gewisse Zeiträume zu erhöhen.

Den Vorteilen auf der Dienstplanseite in Folge eines vermehrten Einsatzes an Teilzeitmitarbeitern stehen ganz private und persönliche Entscheidungen des einzelnen Mitarbeiters gegenüber. Beispielsweise benötigt ein Alleinstehender in einer Großstadt möglicherweise eine Vollzeitstelle zum Leben und um seinen Lebensunterhalt zu finanzieren. Kommt diesen berechtigten Wünschen die Einrichtung nach und trifft dies gleichermaßen für mehrere Mitarbeiter zu, so kann die oben beschriebene Mitarbeiterstruktur mit den benannten Auswirkungen auf den Dienstplan die logische Konsequenz sein.

Nach der IAB-Studie im Auftrag des Bevollmächtigten für Pflege v. Januar 2015 arbeiten 46 Prozent der Beschäftigten in Pflegeberufen in Formen von Teilzeitanstellungsverhältnissen. In der Studie ist weiter zu lesen, dass unter den Pflegekräften unfreiwillige Teilzeitbeschäftigung vor allem im Osten anzutreffen sind, im Westen dominieren persönliche und familiäre Verpflichtungen als Ursache.

Viele Dinge im Leben beruhen auf der Tatsache, dass Vorteile auf der einen Seite scheinbare Nachteile auf der anderen Seite mit sich bringen. Benötigt ein Mitarbeiter beispielsweise vor seinem privaten Hintergrund dringend eine Vollzeitstelle und kommt ihm die Einrichtung entgegen, obwohl sie eigentlich für die Dienstplanung keine Vollzeitstelle benötigt, ist die Frage, was der Mitarbeiter seinerseits dafür einbringt. Ist er beispielsweise bereit, im Gegenzug dafür auch Geteilte Dienste zu übernehmen, kann auf dieser Basis eine sinnvolle Verteilung der Arbeitszeit erfolgen. Insofern hat der Mitarbeiter den Vorteil der Vollzeitstelle und die Einrichtung profitiert im Interesse der Bewohner von einem sinnvollen Einsatz der zugestandenen Arbeitszeit. Es kann jedoch nicht sein, dass die Einrichtung auf der einen Seite dem Mitarbeiter mit der Vollzeitstelle entgegenkommt und andererseits der Mitarbeiter nicht bereit ist, seinerseits ein Entgegenkommen zu zeigen. Aus diesem Sachverhalt heraus wird deutlich, wie wichtig klare Absprachen zu Beginn des Arbeitsverhältnisses sind. Den Autoren ist bewusst, dass manche Mitarbeiter Zusagen machen und sich später nicht daran erinnern. Das passiert seltener, wenn dieser Sachverhalt in – welcher Form auch immer – geregelter Bestandteil des Arbeitsvertrags ist.

Einsatzplanung für Teilzeitmitarbeiter

Teilzeitmitarbeiter sollten in der Regel die kürzeren Dienste abdecken, welche insbesondere zur Abdeckung von Arbeitsspitzen dienen und somit Entlastung für alle Beteiligten im Arbeitsablauf mit sich bringen. Aus dieser Logik heraus arbeiten Teilzeitmitarbeiter normalerweise immer verkürzte Schichten. In der „historischen" Entwicklung des Einsatzes von Teilzeitmitarbeitern in der Pflege war es der Fall, dass die Teilzeitmitarbeiter im Vergleich zu den Vollzeitmitarbeitern gleich lange Dienste arbeiten und in der Konsequenz eben an weniger Tagen pro Woche zur Arbeit zur Verfügung stehen. Das sollte aber nicht die Regelsituation darstellen. Unbedingt sollte bei der Anstellung von Mitarbeitern besprochen sein, wie im Wesentlichen die Längen der zu leistenden Dienste aussehen – auch hier kann ein Dienstplanbesetzungsprofil deutliche Dienste im Sinne einer Transparenz und Übersicht zur Einsatzplanung liefern. Beispielsweise in der Form, dass an den Werktagen mit zeitlich reduzierten Dienstlängen gearbeitet wird, dass aber an den Wochenenden möglicherweise aufgrund veränderter Arbeitsablaufstrukturen auch davon abweichende Dienstlängen geplant sind. Diese erforderliche Flexibilität muss unbedingt vorab mit den Interessenten auf einen Arbeitsplatz besprochen werden. Gleiches gilt letztendlich für die Häufigkeit der zu arbeitenden Tage. Hier sollte der potenzielle Mitarbeiter vorab gefragt werden, wie viel Tage er im Schnitt pro Woche arbeiten möchte. Dann kann jederzeit auf Basis der voraussichtlichen Regeldienstlängen über das Dienstplanbesetzungsprofil in Verbindung mit der gewünschten Wochenarbeitszeit eine einvernehmliche Vereinbarung in Bezug auf einen sinnvollen Umfang der Wochenarbeitszeit und der letztlich daraus resultierenden Anzahl an freien Tagen getroffen werden.

Beispiel:
Zu der Optimierung der Besetzung sind für einen neu einzustellenden Mitarbeiter Dienstlängen mit im Schnitt 5 Stunden vorgesehen und der Mitarbeiter möchte 2 freie Tage im Durchschnitt pro Woche haben. Dann kann eine Wochenarbeitszeit von 25 bis max. 30 Stunden vereinbart werden. Eine Wochenarbeitszeit mit 40,00 Stunden kann nicht infrage kommen; es sei denn, dass dieser Mitarbeiter auch immer wieder für den Nachtdienst oder für andere längere und somit zeitausgleichende Dienste eingeplant wird. Dann wäre ein Ausgleich der Wochenstunden innerhalb

eines überschaubaren Zeitraumes möglich. Eine reine Verlängerung von Diensten von 5 auf beispielsweise 8 Stunden lediglich mit dem Ziel, die Arbeitszeit zu „verbraten", trifft weder die Bewohner- noch die Einrichtungsinteressen noch steht dies im Kontext zu den vertraglichen Vereinbarungen mit den Kostenträgern. Die Verpflichtung der Einrichtung zu einem bestimmungsgemäßen und wirtschaftlichen Mitarbeitereinsatz ergibt sich aus den Verträgen nach dem SGB XI.

Beim Einsatz von Teilzeitmitarbeitern in Bezug auf die Abdeckung von Arbeitsspitzen geht es nicht darum, jede nur erdenklich kurze Arbeitsspitze abzudecken. Es wird immer ein Kompromiss dahingehend gemacht werden müssen, wie kurz eine tolerable Dienstlänge sein kann, ohne den Mitarbeiter unter Druck zu setzen. Das bedeutet, dass in Einrichtungen, welche bereits seit langem mit kurzen Dienstlängen arbeiten 3 Stunden pro Dienst gemessen an einer Wochenarbeitszeit von 15 Stunden durchaus möglich sind. Hat eine andere Einrichtung ihre Teilzeitmitarbeiter bisher nahezu ausschließlich mit 7,7-Stunden-Diensten eingesetzt, werden kürzere Dienste sich nicht so schnell umsetzen lassen. Hier erscheint der Einstieg in die flexible Einsatzplanung gemeinsam mit den Mitarbeitern wichtiger als die Durchsetzung von Diensten mit der Brechstange ohne die in *Teil I/1.8* beschriebene Beteiligung der Mitarbeiter.

Teilzeitmitarbeiter und Wochenenddienste

Teilzeitmitarbeiter arbeiten grundsätzlich nicht weniger Wochenenden als die anderen Mitarbeiter auch. Eine Reduktion von Wochenenddiensten bei einem Mitarbeiter führt zwangsläufig zu der Erhöhung der Dienste-Anzahl bei einem anderen Mitarbeiter. Dies trägt nicht zur Arbeitszufriedenheit im Arbeitsteam bei. Letztendlich ist es ja gerade für die Wochenendbesetzung der Dienste erforderlich, eine Erhöhung der „Kopfzahl" zu erzielen, um die beschriebene Problematik der Häufigkeit von Wochenenddiensten zu minimieren.

Sonderzusagen für einzelne Mitarbeiter

Ein immer wieder diskutierter Sachverhalt ist die Fragestellung, in wie weit Sonderzusagen wie zum Beispiel ausschließlich Frühdienst und dann womöglich noch zu speziellen Tageszeiten beispielsweise von 8 – 12.00 Uhr gemacht werden sollen. Die Beantwortung dieser Fragestellung berücksichtigt unterschiedlichste Sachverhalte:

- Passt die Form der gewünschten Arbeitszeit in die Aufgabenstellung der Dienstleistungserbringung?
- Will das Team des beteiligten Arbeitsbereiches dieses langfristig mittragen?
- Welche Vorteile würden sich aus dieser Anstellung heraus für alle Beteiligten ergeben?

Wenn diese Form der Arbeitszeit eine besondere Zusage zugunsten eines einzelnen Mitarbeiters machen würde, kann folgende Überlegung eingebracht werden:

Besteht eine Möglichkeit, dass dieser Mitarbeiter beispielsweise in anderer Form von sich aus der Einrichtung und somit direkt seinen Kollegen im Team entgegenkommt? Das könnte zum Beispiel in der Form sein, dass dieser Mitarbeiter grundsätzlich ein Wochenende mehr arbeitet als die anderen oder an den Wochenenden – für seinen Vorteil an den Werktagen – den möglicherweise erforderlichen Geteilten Dienst übernimmt.

Auswirkungen des Einsatzes von Teilzeitmitarbeitern auf die Bewohnerversorgung

Jede Medaille hat 2 Seiten – diesen Spruch kennen viele und er trifft auch auf den Einsatz von Teilzeitmitarbeitern zu. Unser in *Teil II/2.7* anvisiertes Ziel der Richtgröße von der doppelten Wochenendbesetzung „plus" den Ausfallzeiten führt zu einer Flexibilität in Bezug auf den Mitarbeitereinsatz. Bei Vorhandensein dieser Anzahl haben die Mitarbeiter regelmäßig jedes 2. Wochenende frei und das erforderliche Einspringen ist bei einer durchschnittlichen kalkulierten Fehlzeit in Folge von Krankheiten deutlich reduziert.

Im Umkehrschluss steigt dabei die Mitarbeiteranzahl an und die Bewohner als auch deren Angehörige werden mit einer deutlichen größeren Mitarbeiteranzahl konfrontiert. Dem kann durch eine einrichtungsinterne Bezugspflegeorganisation entgegengewirkt werden. Die Definition der Bezugspflege könnte analog zu der QPR lauten: *„… wenn der Bewohner während eines Dienstes (Früh-, Spät-, Nachtdienst) von einem überschaubaren Pflegeteam über einen längeren Zeitraum (= mehrere Tage) versorgt wird". Pkt. 16.4; Stand 17.01.2014).* Gleichwohl darf dieser Sachverhalt nicht aus den Augen verloren werden *(Schaubild II/2.7.0)*. Um dem entgegen zu wirken, machen es manche Einrichtungen so, dass sie nur die doppelte Wochenendbesetzung als Orientierungsgröße für die erforderliche „Kopfzahl" als Zielgröße formulieren, das „plus" für die Ausfallzeiten explizit nicht berücksichtigen. Als Resultat daraus wird dann zu Zeiten, zu denen Ausfallzeiten auftreten, an den Wochenenden geplant mit geteilten Diensten oder einer vermehrten Anzahl an Wochenenddiensten gearbeitet; an allen übrigen Wochenenden im Schichtdienst. Die Frage, wann der Schnittpunkt erreicht ist *(im Schaubild mit dem Fragezeichen dargestellt)*, muss sich jede Einrichtung selbst unter Betrachtung ihrer Bewohnerstruktur und den sich daraus ableitenden Erfordernissen beantworten.

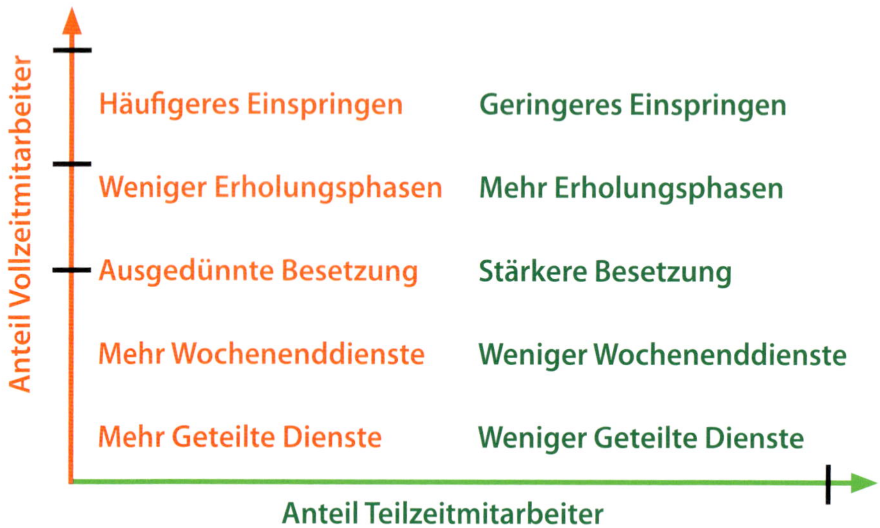

Entscheidung muss unter der Berücksichtigung des jeweiligen Klientels unter der unternehmerischen Zielsetzungen erfolgen.

Schaubild II/2.7.0: Auswirkungen von Vollzeit- und Teilzeitanteilen auf den Mitarbeitereinsatz

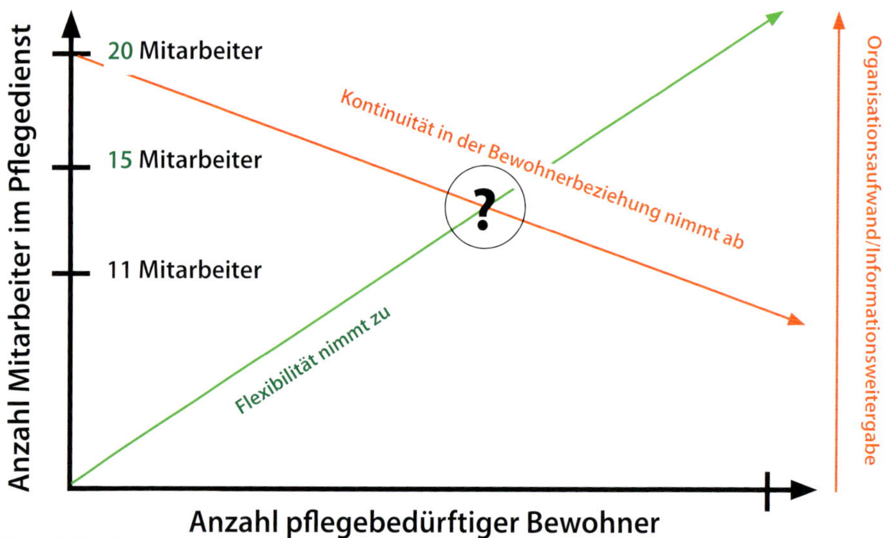

Beispiel Rechnung:
28 Bewohner/Pflegeschlüssel 2,6 = 10,77 VZK
Geteilte Dienste = Höchste Kontinuität in der Bewohnerbeziehung
Schichtdienste = Geringere Kontinuität in der Bewohnerbeziehung

Schaubild II/2.7.1: Mitarbeiteranzahl vs. Kontinuität in der Bewohnerbeziehung

Neben der Frage nach der Kontinuität in der Bewohnerversorgung steigt mit jedem weiteren Mitarbeiter der Bedarf an strukturierter Informationsweitergabe. Exkurs: Die Ordensschwestern waren früher den ganzen Tag im Einsatz – diese brauchten weder eine Bezugspflegeorganisation noch Dienstübergaben noch anderweitige Formen der Informationsweitergabe. Sie waren ständig anwesend und daher umfassend informiert. Diese Zeiten sind vorbei und es sollte hier auch nicht in ohnehin zu hinterfragender Sozialromantik geschwelgt werden. Es geht vielmehr darum, sich bewusst zu machen, dass bei einem „Mehr" an Mitarbeitern auch ein „Mehr" an strukturierter Absprache erfolgen muss, die letztlich auch Arbeitszeit bindet und unter Beachtung der heutigen Informationsfülle eine erhebliche Bedeutung für die Qualität der Bewohnerversorgung darstellt.

Wohnbereich mit überwiegend Vollzeitmitarbeitern

Beispielsweise kommt es auf Wohnbereichen mit einem hohen Anteil an Vollzeitmitarbeitern zu folgenden Auswirkungen im Dienstplan:

- häufige Anzahl an Wochenenddiensten (> 2 pro 4 Wochen),
- der Notwendigkeit von sog. „Geteilten Diensten",
- erhöhtem Bedarf des Einspringens in Folge geringer Mitarbeiteranzahl,
- ausgedünnten Schichtbesetzungen wegen geringer Mitarbeiteranzahl,
- erschwerter Kompensation von Fehlzeiten,
- erhöhter Kontinuität in der Pflegebeziehung.

Das hier zugrunde liegende Problem ist nicht, dass insgesamt zu wenige Mitarbeiter vorhanden sind (die Einhaltung der Pflegeschlüssel wird vorausgesetzt), sondern eine „ungünstige" Stellenaufteilung des über den Pflegeschlüssel der Einrichtung/Wohnbereich zur Verfügung stehenden Mitarbeiterkontingents.

Auswirkungen im Dienstplan: „Geteilte Dienste" am Wochenende

Durch die Form des „Geteilten Dienstes" werden ZWEI DIENSTE VON EINEM MITARBEITER abgedeckt: einer für den Früh- und einer für den Spätdienst. Die Folge daraus ist, dass beispielsweise weniger Mitarbeiter pro Tag zum Wochenenddienst kommen müssen und dass die anderen ihr regelmäßiges Wochenendfrei haben. Das bedeutet: mit jedem zusätzlichen „Geteilten Dienst" steigt die Anzahl der Mitarbeiter an, die frei machen können. Ebenso bestünde hier die Möglichkeit, am Wochenende Geringfügig Beschäftigte Mitarbeiter einzusetzen.

Selbst bei erfülltem Pflegeschlüssel kann es zu „Geteilten Diensten" und dem Bedarf zu häufigem Einspringen kommen. Die Ursache liegt meist in einem hohen

Anteil an Vollzeitmitarbeitern begründet. Die ideale MitarbeiterANZAHL ergibt sich aus der beschriebenen Rechenformel: Wochenendbesetzung mal 2 plus ca. 20 Prozent

- Höhere Mitarbeiteranzahl (mehr Teilzeit) = Weniger Geteilte Dienste!
- Geringere Mitarbeiteranzahl (mehr Vollzeitanteile) = Mehr Geteilte Dienste.

Grotesk mutet es an, wenn dann in solchen Situationen mit dem Betriebsrat eine Vereinbarung dahingehend getroffen wird, dass zum Beispiel „Geteilte Dienste" darin ausgeschlossen werden. Das entspricht einer Vereinbarung, dass im Sommer der Regen kraft Vereinbarung ausgeschlossen wird. In der Tat ist es nicht möglich, eine ungünstige Situation durch Vereinbarung aus der Welt zu schaffen, die in der Struktur der Sache begründet ist.

Wohnbereich mit Vollzeit- und Teilzeitmitarbeitern

Durch die Verteilung des gesamten Mitarbeiterkontingents auf mehrere Köpfe (= Erhöhung des Anteils an Teilzeitmitarbeitern) sinkt unmittelbar der Bedarf an „Geteilten Diensten". Eine Erhöhung der Mitarbeiteranzahl durch einen vermehrten Einsatz von Teilzeitmitarbeitern führt dazu, dass

- der einzelne Mitarbeiter weniger Wochenenddienste hat,
- einer verringerten Notwendigkeit an „Geteilten Diensten",
- eine bessere Kompensation von Fehlzeiten möglich ist,
- ein geringerer Bedarf des Einspringens des einzelnen Mitarbeiters besteht,
- eine abnehmende Kontinuität in der Pflegebeziehung entstehen kann und
- die Schichtbesetzungen vermehrt den tageszeitlich unterschiedlichen Erfordernissen angepasst werden können.

Warum ist dies so? Einfach deswegen, weil insgesamt mehr Mitarbeiter zur Verfügung stehen und sich damit die Notwendigkeit gleichermaßen auf mehrere verteilt (mit Einschränkungen bezüglich der Qualifikation).

Bei der Auswahl der Länge von Diensten müssen deren Auswirkungen auf die Mitarbeiter und deren Arbeitsleistung bedacht werden. Aktuell und alle paar Jahre wieder in stetigem Wiederaufflackern stellt sich die Frage nach 12-Stunden-Diensten (einschließlich der Pausen) gegenüber dem 3-Schicht-Modell. Dazu stellt die Bundesanstalt für Arbeitsschutz und Arbeitsmedizin fest, dass Effizienz und Sicherheit nach der siebten oder achten Arbeitsstunde deutlich abnehmen. Entsprechend soll die tägliche Arbeitszeit 8 Stunden nicht überschreiten.

Eine Umfrage in englischen Krankenhäusern aus dem Jahr 2010 ergab eine Zunahme selbst gemeldeter schlechter Pflegequalität bei Dienstlängen über 8 Stunden hinaus. Im mehrstufigen Modell ergab sich eine signifikante Assoziation zwischen der Schichtlänge und (selbst) gemeldeter schlechter Pflegequalität.

FAZIT

- Bei der Anstellung von Mitarbeitern muss im Groben Klarheit dahingehend bestehen, welche Dienstlängen pro Tag in der Regel für diese Mitarbeiter vorgesehen sind.
- Der richtige Mix aus Voll- und Teilzeit entscheidet letztlich darüber, wie oft die Mitarbeiter an Wochenenden arbeiten oder generell einspringen müssen.

FRAGEN AN DEN JURISTEN

- *In einem Team bestehen verschiedene Formen der Voll- und Teilzeitanstellung. Jetzt soll eine weitere Vollzeitkraft angestellt werden. Bei den bestehenden Teilzeitarbeitsverhältnissen ist aber kein Mitarbeiter, dem die Leitung aus qualitativen Gründen die Arbeitszeit verlängern will. Können die Teilzeitmitarbeiter ihren Anspruch gem. Teilzeit- und Befristungsgesetz (TzBfG) erzwingen?*
  Antwort: Der Arbeitgeber muss einen teilzeitbeschäftigten Mitarbeiter, der ihm den Wunsch nach einer Verlängerung seiner vertraglich vereinbarten Arbeitszeit angezeigt hat, bei der Besetzung eines entsprechenden freien Arbeitsplatzes bei gleicher Eignung bevorzugt berücksichtigen, es sei denn, dass dringende betriebliche Gründe oder Arbeitszeitwünsche anderer teilzeitbeschäftigter Arbeitnehmer entgegenstehen (§ 9 Abs. 1, Satz 1 TzBfG). Liegt eine gleiche Eignung nicht vor, ist der sogenannte Aufstockungsanspruch des Mitarbeiters bereits dem Grunde nach nicht gegeben.
- Wann muss der Dienstplan spätestens ausgehängt werden?
  Antwort: In Anlehnung an die Ankündigungsfrist zur Arbeitszeit bei Abrufarbeit im Sinne des § 12 TzBfG muss der Dienstplan spätestens vier Kalendertage vor Beginn der Dienstplanperiode ausgehängt werden. Es liegt auf der Hand, dass eine solch kurze Frist die privaten Planungen der Mitarbeiter erheblich einschränken. Schon aus diesem Grund sollte auf einen Aushang des Dienstplans mindestens 10 Kalendertage vor Beginn der Dienstplanperiode Wert gelegt werden.
- *Unter welchen Voraussetzungen kann die wöchentliche Arbeitszeit von Teilzeitmitarbeitern kurzfristig erhöht werden, um beispielsweise auf eine erhöhte Anzahl an Kurzzeitpflegegästen adäquat dienstplantechnisch mit erhöhtem Einsatz reagieren zu können?*
  Antwort: Auch bei Teilzeitbeschäftigten sollte der Arbeitsvertrag eine Regelung enthalten, wonach der Mitarbeiter in bestimmtem Umfang zur Erbringung von Überstunden im Rahmen eines Arbeitszeitkontenmodells verpflichtet ist. Hierdurch kann flexibel auf erhöhten Arbeitsbedarf reagiert werden. Ist der vereinbarte Umfang an Überstunden nicht ausreichend, kann die wöchentliche Basisarbeitszeit befristet erhöht werden.
- Wie kurz darf eine Dienstlänge rechtlich sein?
  Antwort: Grundsätzlich bestimmt der Arbeitgeber die Lage der Arbeitszeit und damit auch Beginn und Ende der Dienste im Rahmen seines Direktionsrechts. Hierbei hat der Arbeitgeber allerdings „billiges Ermessen" anzuwenden, wodurch eine Grenze der

Unzumutbarkeit hinsichtlich der Kürze von Diensten anzunehmen ist. Diese Grenze kann bei den Mitarbeitern durchaus entsprechend ihrer jeweiligen persönlichen Situation unterschiedlich sein. Als allgemeine Grenzen kann eine „Mindestdienstlänge" von 2 – 3 Stunden angenommen werden.

- *Ein in der 5,5-Tage-Woche in Vollzeitanstellung arbeitender Mitarbeiter hat durchschnittlich innerhalb von 14 Tagen 3 Tage frei. Hat ein in Teilzeitanstellung arbeitender Mitarbeiter um sein prozentual zu Vollzeit reduziertes Anstellungsverhältnis mehr Tage frei?*
  Antwort: Teilzeitbeschäftigt ist ein Arbeitnehmer, dessen regelmäßige Wochenarbeitszeit kürzer ist als die eines vergleichbaren vollzeitbeschäftigten Arbeitnehmers. Hierdurch ist keine Aussage darüber getroffen, an wie vielen Tagen (und an welchen Tagen) in der Woche die Arbeitsleistung zu erbringen ist. Möchte ein Mitarbeiter nur an einer bestimmten Anzahl von Tagen je Woche arbeiten, muss er dies im Arbeitsvertrag ausdrücklich vereinbaren.

2.8 Vorgehensweise bei der Veränderung von Arbeitszeiten

KAPITELMERKSÄTZE

- Die Änderung von Arbeitszeiten ist für den Arbeitgeber grundsätzlich möglich.
- Im Hinblick auf den einzelnen Mitarbeiter greift der Arbeitgeber hierbei auf sein Direktionsrecht zurück.
- Besteht in der Einrichtung ein Betriebsrat, ist er bei der Änderung der Arbeitszeiten zu beteiligen.

Auf Änderungsbedarf reagieren

Eine konsequent bedarfs- und belegungsabhängige Einsatzplanung in Umsetzung des für die Einrichtung entwickelten Mitarbeitereinsatzprofils erfordert ein stetiges Nachsteuern als Reaktion auf die Dienstplanauswertung und Beurteilung des Mitarbeitereinsatzes. Hierbei kann es erforderlich werden, die Arbeitszeiten, sprich die konkreten Einsatzzeiten der Mitarbeiter anzupassen. Es stellt sich damit die Frage, welche rechtlichen Aspekte der Arbeitgeber hierbei zu beachten hat. Zwei gedankliche Ansätze sind relevant:

- Der individualrechtliche (= arbeitsvertragliche) Ansatz – die Sicht des Mitarbeiters.
- Der kollektivrechtliche (= betriebsverfassungsrechtliche) Ansatz – die Sicht des Betriebsrates.

Beide Ansätze sollen in der Folge näher dargelegt werden.

1. Der individualrechtliche Ansatz

Es ist nachvollziehbar, dass die Mitarbeiter gerne nach festen und kontinuierlichen Vorgaben und Mustern arbeiten möchten. So sind Arbeitszeit und Freizeit planbarer. Hat der Mitarbeiter nach seinem Arbeitsvertrag feste und nicht abänderbare Arbeitszeiten vereinbart, ist der Arbeitgeber hieran gebunden. Eine Änderung der Arbeitszeiten ist in diesem Fall nur einvernehmlich mit Zustimmung des Mitarbeiters oder aber einseitig durch den Arbeitgeber im Wege einer sogenannten Änderungskündigung möglich. Hieraus folgt, dass es der Arbeitgeber tunlichst unterlassen sollte, die Einsatzmöglichkeiten der Mitarbeiter bereits in den Arbeitsverträgen zu beschränken.

Der vorgenannte Fall der vereinbarten festen Arbeitszeit ist strikt von dem Fall zu unterscheiden, dass ein Mitarbeiter annimmt, nach einer gewissen Zeit mit bestimmten Arbeitszeiten nur noch nach diesen Arbeiten zu müssen. Gibt es keine vertragliche Regelung, wonach ein Einsatz des Mitarbeiters nur in einer bestimmten Schicht zu erfolgen hat, lässt selbst eine über viele Jahre gleichbleibende Einteilung in eine bestimmte Schicht keine betriebliche Übung dahingehend entstehen, dass der Arbeitnehmer auch zukünftig nur in dieser Schicht beschäftigt werden darf. Mit seiner Planung nur einer Schicht will der Arbeitgeber nicht erklären, den Arbeitnehmer nie wieder anders zu planen und demnach diesbezüglich zukünftig auf die entsprechende Ausübung seines Direktionsrechts zu verzichten. Folge ist, dass der Arbeitgeber die Arbeitszeiten individualrechtlich im Rahmen seines Direktionsrechts ändern kann *(siehe auch Teil I/2.1)*. Dies gilt für die Änderung im laufenden Dienstplan wie auch für die Änderung der Arbeitszeiten in zukünftigen Dienstplanperioden. Selbstverständlich sind hierbei die Vorgaben des Arbeitszeitgesetzes (ArbZG) einzuhalten. *(siehe auch Teil I/2.3)*

Eine Einschränkung des Arbeitgebers in Bezug auf die Planung des Mitarbeiters mit der Folge, dass ein Mitarbeiter nicht (mehr) in bestimmten Schichten eingesetzt werden kann, kann sich allerdings aufgrund besonderer persönlicher Belange des Mitarbeiters ergeben, die im Rahmen des Direktionsrechts zu berücksichtigen sind. So kann eine alleinerziehende Mitarbeiterin zur Sicherstellung der Versorgung ihres Kindes vom Arbeitgeber einfordern, dass sie nur noch im Tagdienst und nicht mehr im Nachtdienst eingesetzt wird. Dieser Forderung wird der Arbeitgeber nachkommen müssen, wenn ihm die Umsetzung unter organisatorischen und finanziellen Gesichtspunkten zumutbar ist. Die von den Arbeitsgerichten für eine Zurückweisung durch den Arbeitgeber definierten Hürden sind hoch. Zudem hat der Arbeitgeber einen Nachtarbeitnehmer auf dessen Verlangen hin bei Vorliegen der besonderen Voraussetzungen aus § 6 Abs.4 ArbZG auf einen für ihn geeigneten Tagesarbeitsplatz umzusetzen. Kann ein Mitarbeiter im Schichtdienst aus gesundheitlichen Gründen keine Nachtschichten mehr leisten, ist er deshalb nicht arbeitsunfähig. Der Arbeitgeber muss die Arbeit möglichst so organisieren, dass der Betroffene nur tagsüber eingesetzt wird.

2. Der kollektivrechtliche Ansatz

Über seine Mitbestimmungsrechte nach § 87 BetrVG ist ein in der Einrichtung bestehender Betriebsrat bei der Änderung/Anpassung der Arbeitszeiten zu beteiligen. Dies betrifft die Änderung der Arbeitszeiten im laufenden Dienstplan als mitbestimmungspflichtige Dienstplanänderung als auch die generelle, auf zukünftige Dienstplanperioden gerichtete Änderung/Anpassung der Arbeitszeiten im Sinne einer Anpassung/Änderung der Dienstzeitenlegende. Hinsichtlich dieser Beteiligungsrechte kann auf die diesbezüglichen Ausführungen in *Teil I/2.11* verwiesen werden.

FRAGEN AN DEN JURISTEN

- Wie steht es um die Verbindlichkeit von als frei im Dienstplan eingetragenen Tagen?
  Antwort: Sofern der Arbeitgeber den als frei eingeplanten Tag nicht als „verbindlich frei" gewährt hat, unterliegt der als frei eingeplante Tag den im *Teil I/2.12* dargestellten allgemeinen Grundsätzen zur Dienstplanänderung im Hinblick auf das Ob der Änderung und die erforderliche Ankündigungsfrist.

- Stellt der vom Arbeitgeber veranlasste Wechsel eines Mitarbeiters zwischen Wohnbereichen/Abteilungen eine Versetzung dar?
  Antwort: Ist der Wechsel für eine Dauer von mehr als 1 Monat vorgesehen, handelt es sich nach der Rechtsprechung des Bundesarbeitsgerichts um eine Versetzung, die der Mitbestimmung durch den Betriebsrat unterliegt und nach einigen Tarifverträgen/AVR die Erörterung mit dem betroffenen Mitarbeiter voraussetzt.

- Mitarbeiter, die trotz eines Arbeitsvertrags, der den Einsatz im Tag- und Nachtdienst vorsieht, längere Zeit ausschließlich im Tag- oder Nachtdienst eingesetzt werden, wenden bei einem angedachten Wechsel der Dienstzeiten immer wieder ein, ein Wechsel sei aufgrund „betrieblicher Übung"/eines „Gewohnheitsrechts" einseitig durch den Arbeitgeber nicht möglich. Ist dieser Einwand zutreffend?
  Antwort: Nein, es handelt sich in solchen Fällen nicht um vom Arbeitgeber zu berücksichtigende betriebliche Übungen oder aber Gewohnheitsrechte. Eine betriebliche Übung/ein Gewohnheitsrecht kann nur dann entstehen, wenn der Arbeitgeber durch sein wiederholtes und fortgesetztes Handeln in der Vergangenheit für den betroffenen Mitarbeiter die berechtigte und unmissverständliche Annahme geschaffen hat, er werde zukünftig nie wieder anders handeln. Ein Arbeitgeber erklärt mit einer längere Zeit andauernden Planung nur bestimmter Dienste schlicht nicht, in der Zukunft nicht mehr anders planen zu wollen.

- Wie ist es rechtlich zu beurteilen, wenn Mitarbeiter den Dienstplan fotografieren wollen?
  Antwort: Abgesehen von den sich grundsätzlich stellenden Fragen des Datenschutzes beim Aushang von Dienstplänen handelt es sich beim Fotografieren des Dienstplans, aus dem sich auch persönliche Daten anderer Mitarbeiter ergeben, um eine sogenannte Datenverarbeitung, die durch die datenschutzrechtliche Regelungen streng geregelt ist. Der Arbeitnehmer läuft unweigerlich Gefahr, gegen datenschutzrechtliche Verbote und Gebote zu verstoßen. In abgeschwächter Form gilt dies auch für das Kopieren des Dienstplans durch Mitarbeiter. Der Arbeitgeber sollte daher das Fotografieren und Kopieren des Dienstplans durch die Mitarbeiter untersagen.

Dritter Schritt im „Regelkreis der Einsatzplanung"

3 Dienstplangestaltung

Im ZWEITEN SCHRITT DER REGELKREISSYSTEMATIK ging es u. a. um

- die Vorteile grundlegender Planungsvorarbeit anhand von Dienstplanbesetzungsprofilen,
- die konkrete Schrittfolge vom Pflegeschlüssel hin zu der Dienstplanbesetzung,
- um die Vermeidung von Überstunden,
- die Einsatzplanung im Nachtdienst sowie an Wochenenden und Feiertagen unter Einbezug von Vollzeit- und Teilzeitbeschäftigten
- und um arbeitsrechtliche zu beachtende Vorgehensweisen bei Arbeitszeitveränderungen.

Im DRITTEN SCHRITT DER REGELKREISSYSTEMATIK geht es u. a. um

- die Dienstplanerstellung selbst,
- die Planung von Arbeitsabläufen als Folgeschritt aus der Besetzungsplanung und
- um die Thematik der Dienstübergabe im Rahmen flexibler Arbeitszeitgestaltung.

In diesem dritten Schritt der Regelkreissystematik geht es jetzt um die Dienstplanerstellung. Das ist deswegen von Bedeutung, weil die ersten beiden Schritte des Regelkreises der Einsatzplanung die Voraussetzungen dafür darstellen, dass der Dienstplan gelingen kann. Vorbereitung ist die halbe Planung. Das bedeutet keineswegs, für jeden neuen Planungszeitraum die ersten beiden Schritte immer erneut gehen zu müssen. Dies ist lediglich dann erforderlich, wenn sich die Planungsgrundlagen wie z. B. die Bewohnerstruktur nach Pflegegraden oder die Mitarbeiterstruktur nach Anstellungsverhältnissen erheblich geändert haben. Im Wesentlichen wird in diesem Schritt das ausgearbeitete Dienstplanbesetzungsprofil aus dem zweiten Schritt der Regelkreissystematik eins zu eins auf den Dienstplan übertragen. Dass dabei die individuellen Charaktere der einzelnen Mitarbeiter – neben den fachlichen Anforderungen – zu berücksichtigen sind, weiß jeder Praktiker aus seinem Alltag wohl sehr genau.

DIE DIENSTPLANUNG BEFINDET SICH NACH DER AMPELSYSTEMATIK IM GRÜNEN BEREICH, wenn die beschriebenen Schritte eins und zwei der Regelkreissystematik zur Erstellung des Dienstplanbesetzungsprofils berücksichtigt wurden und in Schritt drei auf dieser Basis der Übertrag vom Besetzungsprofil in den Dienstplan vorgenommen wurde.

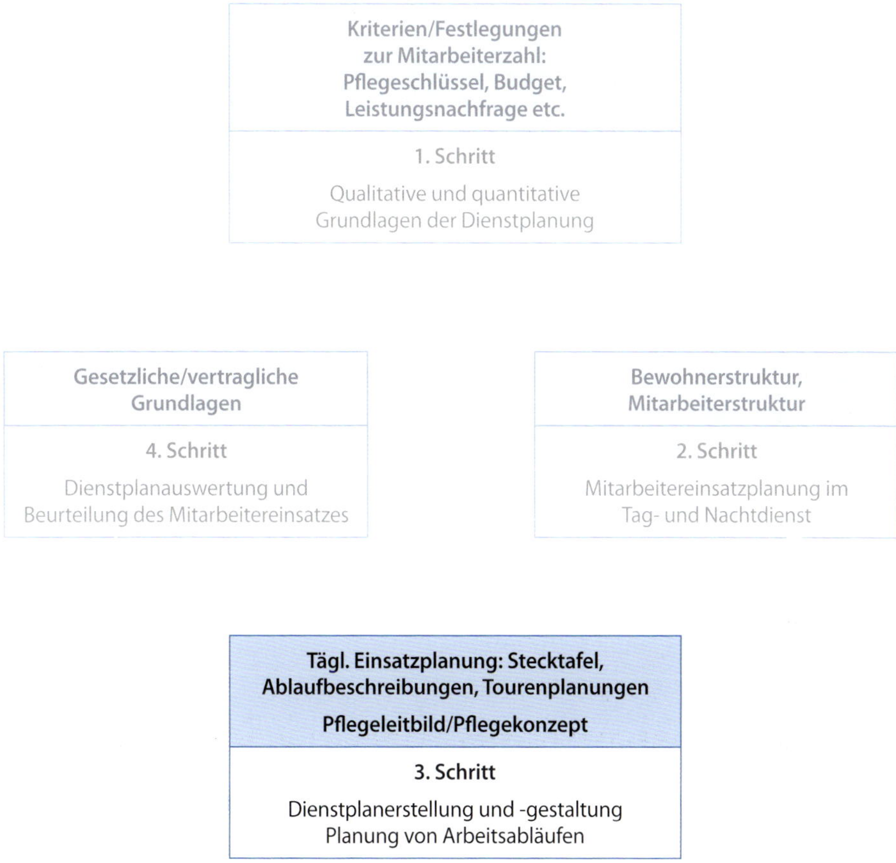

3.1 Dienstplanerstellung und -gestaltung

KAPITELMERKSÄTZE

- Ein strukturierter Dienstplanvordruck trägt erheblich zum Gelingen der Planung bei.
- Die Dienstplanbesetzung ist das Ergebnis einer Vorplanung im Sinne der ersten beiden Schritte der Regelkreis-Systematik.
- Es bestehen klare Regelungen bzgl. der Verantwortlichkeiten für die Dienstplanerstellung und erforderlichen Anpassungsbedarf.
- Es liegt eine aussagekräftige Dienstplanlegende vor.
- Gesetzliche und vertragliche Vorgaben sind berücksichtigt.
- Optik, Form und Inhalte zum Dienstplan sind definiert.

Nach Umsetzung der genannten Vorarbeiten gilt es nun, die Ergebnisse auf den Dienstplanvordruck zu übertragen. Wie bereits ausgeführt ist über das Dienstplanbesetzungsprofil auf

- Basis der geltenden Pflegeschlüsse,
- in Verbindung mit der Bewohnerstruktur nach Pflegegraden und
- auf Basis der verfügbaren Netto-Arbeitszeiten

die Besetzung der Dienste für Früh- und Spätdienst ggf. auch für Nachtdienst einschließlich des jeweiligen Dienstbeginns und -endes erstellt worden. Das hat den großen Vorteil, dass dieses Profil jetzt unmittelbar als Grundlage für die Dienstplanerstellung dienen kann. Konkret bedeutet das, dass die über das Profil festgelegte qualitative und quantitative Besetzung jetzt eins zu eins auf den Dienstplan für den jeweiligen Planungszeitraum übertragen wird.

- Sind in der Vorplanung die gesamt verfügbaren Stunden *(Teil II/2.2)* identisch mit den dienstplanmäßig geplanten Stunden (ohne Urlaub, Krankheit und Fortbildung) und
- ist ebenso die erforderliche „Kopfzahl" – gemessen an der Wochenendbesetzung – verfügbar, wird es jetzt bei der Dienstplanerstellung keine Probleme geben. Ausnahmen bestehen, wenn
  - die kalkulierte Ausfallzeitenquote aus welchen Gründen auch immer über den beispielhaft veranschlagten 25 Prozent liegt oder
  - die verfügbare Kopfzahl nicht der geplanten Wochenendbesetzung entspricht *(Teil II/2.7)*. Dann bestehen für diese Wochenend- und/oder Feiertage wie beschrieben nur die Möglichkeiten, die Anzahl der Wochenenddienste in diesem Planungszeitraum pro Mitarbeiter zu erhöhen, Geteilte Dienste durchzuführen oder eine Mischung aus beidem (Teil II/2.6). Eine Analyse, warum dies erforderlich ist, muss zwingend erfolgen, um für zukünftige Planungszeiträume möglichst nicht nochmals vor dem gleichen Problem zu stehen.

Der Vorteil des Arbeitens mit dem Dienstplanbesetzungsprofil liegt auf der Hand. Im ersten Schritt des Regelkreises wird die insgesamt zur Verfügung stehende Mitarbeiteranzahl ermittelt und im zweiten Schritt – anhand des Dienstplanbesetzungsprofils – die Stärke der Schichtbesetzungen, Beginn und Ende der Dienste und damit die Länge geregelt. Damit bereiten der erste und zweite Schritt die im dritten Schritt folgende Übertragung auf den Dienstplan vor. Durch dieses Vorgehen ergibt sich nachweislich eine Zeitersparnis, weil klare Besetzungsvorgaben bestehen und bei der Übertragung dieser Vorgaben auf den Dienstplan schwerpunktmäßig „nur" noch auf die Zusammensetzung der Schichten geachtet werden müssen (wer mit wem?).

Dienstplanbesetzungsprofile und Dienstplanerstellung

Beim Arbeiten mit Profilen empfiehlt es sich, den Mitarbeitenden zu erklären, dass das Besetzungsprofil die „Hintergrundinformation" zu einem Dienstplan darstellt. Analog zu einem EDV-Dienstplanprogramm, welches in der Regel ebenfalls ein nach Qualifikationen und Tageszeiten hinterlegtes Profil als Grundlage zur Erstellung des Dienstplanes (= Regelbesetzung, Qualifikationen, Dienstlängen etc.) benötigt, stellt auch das in diesem Buch beschriebene Dienstplanbesetzungsprofil die „Spielregeln" zur grundsätzlichen Erstellung und zum (belegungsabhängigen) tageszeitlichen Verlauf während des Planungszeitraums dar.

Einbindung von Mitarbeitenden bei der Dienstplangestaltung

- Regelung, in welcher Form Mitarbeiter kontinuierliche *(Teil II/2.2)* und besondere Wünsche zur Arbeitszeitgestaltung einbringen können.
- Festlegung, welche Schichtlängen miteinander getauscht werden dürfen (= Anzahl und Dauer der Dienste).
- Festlegung, innerhalb welcher Qualifikationen Dienste getauscht werden dürfen.

Dazu stellt ein ausgearbeitetes Dienstplanbesetzungsprofil eine klare Richtschnur für alle Beteiligten dar.

Erstellung des Dienstplans

Die in den vorgenannten „Qualitätsgrundsätzen nach § 113 SGB XI" beschriebene Verantwortung der verantwortlichen Pflegefachkraft bedeutet nicht, dass diese ausschließlich den Dienstplan alleine erstellen muss. Sie kann dies delegieren, muss sich aber im Rahmen ihrer Aufsichtspflicht davon überzeugen, dass der Dienstplan nach den gesetzlichen und vertraglichen Grundlagen erstellt wurde. Dazu ist es dringend erforderlich, eindeutige Vorgaben mit den Planenden abzustimmen. Auf allen Ebenen sollten die Mitarbeitenden – unter Bezugnahme auf die verpflichtende Einhaltung von eindeutigen Spielregeln – beteiligt werden.

Zu berücksichtigende Grundlagen bei der Dienstplangestaltung

Die im Folgenden genannten Regeln stellen die Grundlage zur Definition einer belegungsabhängigen Dienst- und Einsatzplanung dar. Erst wenn die Regelbesetzung definiert ist *(Teil I/1.3)*, kann über die Abweichung gesprochen werden.

- Definition der Regelbesetzung – Sicherheit für Bewohner und Mitarbeitende – keine ständigen Besetzungsschwankungen mit erforderlicher ständiger Anpassung von Arbeitsabläufen; Abweichungen von der Regelbesetzung sind damit jederzeit nachvollziehbar.

- Planungsgrundlage auf Basis der Netto-Arbeitszeiten (= Arbeitszeitreserven, Planungssicherheit),
- „Einplanung“ von Ausfallzeiten (gewährleistet bei einer Planung auf Basis der Netto-Arbeitszeiten),
- geringe bis keine Gefahr von Rückforderungen nach SGB XI (Stichwort: „Personalabgleich“) und evtl. „Landesheimgesetzen“ wegen verlässlicher und realistischer Planungsgrundlage,
- Kontinuität in der Einsatzplanung durch Planung auf Basis der Netto-Arbeitszeit (= Mitarbeiteranzahl).

Folgende Unterlagen sollten bei jeder Planung zwingend vorliegen:

1. Übersicht zu den Sollarbeitszeiten der einzelnen Anstellungsverhältnisse der Mitarbeiter für die kommenden Monate,
2. Anwesenheitsübersicht der Auszubildenden in den kommenden Monaten,
3. der Urlaubsplan aller Mitarbeiter im Team,
4. die Dienstplanung für das Nachtdienstteam (soweit gesondert geplant) (*Teil II/2.5*),
5. die jeweiligen Plus/Minus-Stundenkontingente der einzelnen Mitarbeiter des Teams,
6. Veranstaltungen (Fortbildungen) und Sondertermine (Mentorenbesuche, Hausfeste etc.),
7. anstehende Aus- und Eintritte von Mitarbeitern.

zu 1: Muss der Dienstplan ggf. für den kommenden Monat auf Basis eines dort geringen verfügbaren Sollstundenkontingents erstellt werden, so kann eine Stundenanleihe bei dem darauffolgenden Monat gemacht werden, wenn dieser ein überdurchschnittlich hohes Sollstundenkontingent aufweist (= gilt für Monatsplanung; nicht für 4-Wochen-Planung). Deswegen sollten immer bei manueller Planung (EDV Dienstplan stellt dies ohnehin zur Verfügung) die Sollstunden zumindest für die wesentlichsten Anstellungsverhältnisse (wie z. B. 1,00; 0,75; 0,5 und 0,25 VK-Stellen) für die kommenden 12 Monate ermittelt sein.

zu 2: Unterdeckungen der ermittelten Regelbesetzung aufgrund von beispielsweise Urlaub können möglicherweise durch die Anwesenheit von Azubis kurzfristig in ihrer Brisanz abgefedert werden.

zu 3: Ohne den Urlaubsplan läuft bei der Dienstplanung gar nichts. Die Stundendifferenz zwischen Brutto- und Netto-Arbeitszeit stellt – soweit nicht zusätzliche Mitarbeiter während der Haupturlaubszeit im Stellenkontingent eingeplant sind – das verfügbare Kontingent zur Einplanung von Urlaub dar.

Ansonsten wird die Regelbesetzung unterschritten. Nicht wenige tragen auf dem Urlaubsplan auch die Außentermine von Auszubildenden ein, um einen Gesamtüberblick zu den Abwesenheiten zu haben.

zu 4: Wird der Nachtdienst separat geplant, hat das den Vorteil, dass für das ganze Jahr im Voraus bekannt ist, wann welches Wohneinheitsteam ergänzenden Nachtdienst zu stellen hat.

zu 5: Es geht darum, dass bei beispielsweise geringer Anzahl an einzuplanenden Urlaubstagen im aktuellen Planungszeitraum stattdessen Überstunden reduziert werden können oder bei geringem Sollstundenkontingent im Folgemonat *(siehe Pkt. 1)* gezielt Minusstunden im Planungszeitraum als Zeitreserve für den Folgemonat eingestellt werden.

Übertragung der Erkenntnisse auf den Dienstplan/Abfolge bei der Erstellung des Dienstplanes unter strikter Beachtung der ermittelten Regelbesetzung über das Dienstplanbesetzungsprofil

Wie meist praktiziert, bietet es sich von der Reihenfolge an:

- zuerst die Urlaubstage einzutragen,
- dann die Wochenend- und Feiertagsdienste zu besetzen, zuerst mit Fachkräften (= Fachkraftabdeckung) und dann „Auffüllen" gem. Dienstplanbesetzungsprofil mit Helfern,
- danach die „restlichen" Wochentage, auch hier wiederum zuerst die Fachkraftabdeckung und danach das „Auffüllen" mit Helfern wie gehabt.
- In Folge werden die Azubis eingeplant (Übereinstimmung der Dienste gem. internen Regelungen mit den Mentoren) und danach
- FSJ, BFD, Praktikanten gem. der jeweiligen Zielsetzung des Einsatzes.
- Bezüglich des Einplanens der Leitungen von Wohneinheiten müssen die einrichtungsinternen Regelungen beachtet werden i. V. m. der Aufgabenzuordnung nach *Schaubild I/1.4.1.*

Wird der Nachtdienst aus dem Team heraus gestellt, planen viele zuerst den Nachtdienst, danach die Wochenenddienste und danach die restlichen Wochentage wie beschrieben.

Es besteht sicherlich eine ganze Reihe von Möglichkeiten, einen Dienstplan zu erstellen. Regularien, die sich bei dem einzelnen Planenden über einen langen Zeitraum bewährt haben, sollten zwingend weitergeführt werden, wenn diese bisher erfolgreich waren. Wichtig ist nicht so sehr die Reihenfolge der Eintragungen im Rahmen einer Dienstplanerstellung, sondern die Vorbereitung vor der Erstellung: sprich die Schritte eins und zwei der Regelkreis-Systematik zu beachten, weil auf dieser Basis eine Dienstplangestaltung gesichert ist, die den fachlichen Anforderungen entspricht, aber auch den Bewohner-, Mitarbeiter- und Einrichtungsinteressen Rechnung trägt. Dann gelingt auch dieser 3. Schritt innerhalb der Regelkreis-Systematik.

Dienstplanlegende

Zu jedem Dienstplan muss eine Zeichenerläuterung/Legende verfügbar sein, die neben allen verwendeten Symbolen Folgendes auflistet:

- alle auf dem Dienstplan verwendeten Dienste und deren jeweilige Dauer,
- die Länge der einzelnen Dienste ohne Pausen (= reine Arbeitszeit),
- die Pausendauer zu den jeweiligen Diensten sowie deren ungefähre zeitliche Lage (Pausenkorridore) (= Arbeitszeit und Pausen),
- die eingesetzte Farbgestaltung und deren Bedeutung (z. B. rotes Symbol für Krank),
- eingeplante Zeiten für Dienstübergabezeiten,
- ggf. Regelzeiten für Fallbesprechungen und/oder Pflegedokumentationszeiten,
- den aktuellen (Datums-)Stand der Erstellung der Dienstplanlegende,
- Unterschrift der verantwortlichen Pflegefachkraft/Pflegedienstleitung.
- Grundsätzlich muss für jeden Arbeitsbereich schriftlich festgelegt sein, wer Veränderungen an den Dienstplänen vornehmen darf (Verfahrensbeschreibung zum Dienstplan im Rahmen des einrichtungsinternen Qualitätsmanagements).

Soweit möglich, sollten hausintern bereichsübergreifende Symbole bei der Dienstplanung verwendet werden. Zum Beispiel ist es gerade im Sinne eines (auch) bereichsübergreifenden Mitarbeitereinsatzes sinnvoll, dass Symbole innerhalb einer Einrichtung nicht unterschiedliche Bedeutungen haben, wie z. B. „F" einmal Frühdienst und einmal „Frei" bedeuten kann; zumindest nicht innerhalb des gleichen Arbeitsbereiches.

Die Dienstplanung basiert in ihren Grundlagen auf den vertraglich vereinbarten Pflegeschlüsseln in Verbindung mit der Bewohnerstruktur nach Pflegegraden und den jeweils für die Einrichtungen geltenden vertraglichen Regelungen mit den Kostenträgern sowie hausinternen Vorgaben. Weitere Grundlagen stellen die jeweiligen „Landesheimgesetze" in Verbindung mit entsprechenden Richtlinien sowie die Qualitätsanforderungen nach dem SGB XI in deren jeweils gültiger Fassung dar.

Die Dienstplanung ist grundsätzlich ohne den Aufbau von Überstunden zu planen. Das ist notwendig, um den Mitarbeitern die erforderlichen Erholungsphasen teilwerden zu lassen und die Einrichtungen nicht wirtschaftlich durch den Aufbau von Überstunden zu belasten.

Haus Sonnenschein **Einrichtungslogo**

Dienstplanlegende Wohnbereich

Stand: April 2018

Dienstbezeichnung	Kürzel	Dienstzeiten	Arbeits-zeit	Pausen	Anwesenheitszeiten
Frühdienste					
• Frühdienst	F	6.30 – 14.00 Uhr	7,00	0,5	7,50 Stunden
• Frühdienst	F 1	7.00 – 13.00 Uhr	5,50	0,5	6,00 Stunden
• Frühdienst	F 2	8.00 – 13.00 Uhr	4,50	0,5	5,00 Stunden
Spätdienste					
• Spätdienst	S	13.30 – 21.00 Uhr	7,00	0,5	7,50 Stunden
• Spätdienst	S 1	14.30 – 20.00 Uhr	5,00	0,5	5,50 Stunden
• Spätdienst	S 2	18.00 – 22.00 Uhr	4,00	0	4,00 Stunden
Nachtdienst					
Nachtdienst	N	20.45 – 6.45 Uhr	9,25	0,75	10,00 Stunden

Dienstübergaben:

Nachtdienst an Frühdienst 6.30 – 6.45 Uhr
Frühdienst an Spätdienst 13.30 – 14.00 Uhr
Spätdienst an Nachtdienst 20.45 – 21.00 Uhr

Mittwochs von 13.30 – 15.00 Uhr
Pflegedokumentation/Fallbesprechungen/Qualitätszirkel

Pausenkorridore:

Frühdienst: 10.00 – 12.00 Uhr
Spätdienst (S1 und S2): 16.00 – 18.00 Uhr
Nachtdienst 00.30 – 03.15 Uhr

KS = Krankenschwester	FB = Fortbildung
AP = Altenpfleger	U = Urlaub, grün
KPH = Krankenpflegehelfer	K = Krank, rot
PH = Pflegehelfer	E = Einarbeitung
SH = Stationshilfe	X = Frei
	xÜ = Überstundenabbau
	xES = Ersatzruhetag für Sonntagsarbeit
	xEF = Ersatzruhetag für Feiertagsarbeit
Schichtleitung = Gelber Textmarker	R = Rufbereitschaft PFK
	BR = Betriebsratsarbeit
	xBR = Freizeitausgleich für BR-Arbeit
	BD = Bereitschaftsdienst
Tagesbezogene Kennzeichnung DB = Dienstbesprechungen	MU = Mutterschutz SU = Sonderurlaub

Datum: Unterschrift Pflegedienstleitung

Anlage zum Dienstplan

Schaubild II/3.1.1: Dienstplanlegende

Folgende Regelungen sind grundsätzlich bei der Dienstplangestaltung verpflichtend zu beachten:

A. Besetzung der Dienste (quantitativ/qualitativ):

- Die Verteilung von Pflegefachkräften zu Pflegehelfern muss den fachlichen Anforderungen in der Wohneinheit entsprechen, sowohl innerhalb eines Dienstes (tageszeitliche Verteilung) als auch zwischen den Früh- und Spätdiensten sowie Nachtdiensten.
- Teilzeitmitarbeiter werden in der Regel mit verkürzten Diensten – gemessen an der Dienstlänge von Vollzeitmitarbeitern – eingesetzt; dies gilt nicht für Nachtdienste.
- Teilzeitmitarbeiter arbeiten grundsätzlich die gleiche Anzahl an Wochenenddiensten wie Vollzeitmitarbeiter.
- Das jeweils gültige Dienstplanbesetzungsprofil stellt die Grundlage dar, auf welcher der Dienstplan verpflichtend erstellt wird.

B. Organisatorische Anforderungen:

- Während des Urlaubs der Pflegedienstleitung dürfen die Leitungen der Wohneinheiten nicht gleichzeitig Urlaub oder über mehrere Tage frei geplant werden.
- Mitarbeiter aus den Arbeitsbereichen „Ergotherapie/Sozialer Dienst“ und „Zusätzliche Betreuungskräfte nach § 43 b SGB XI“ dürfen nicht zeitgleich in Urlaub oder auf Fortbildungen sein.
- Der Einsatz der „Zusätzlichen Betreuungskräfte nach § 43 b SGB XI“ richtet sich nach den „Richtlinien nach § 53 c Abs. 3 SGB XI zur Qualifikation und den Aufgaben von zusätzlichen Betreuungskräften …“
- Bei Ganztagesfortbildungen darf neben Urlaub oder Dienst kein Frei eingetragen werden, um die Durchführung der Fortbildung und Teilnahme der Mitarbeiter nicht zu gefährden.
- Bezüglich der stundenmäßigen Anrechnung von Fortbildungen im Dienstplan gilt die tatsächliche Fortbildungszeit ohne Pausen, unabhängig von dem individuell zugrundeliegenden Anstellungsverhältnis in Voll- oder Teilzeit. Reisezeiten sind dabei nicht zu berücksichtigen.
- Die Urlaubsplanung ist derart zu regeln, dass die über das Dienstplanbesetzungsprofil vorgesehene Besetzung auf Basis der Netto-Arbeitszeiten – unter Bezugnahme auf die zugrunde gelegten Einstufungen der Bewohner – nicht unterschritten wird. In Abhängigkeit von der Spanne zwischen Brutto- und Nettoverfügbarer Arbeitszeit erfolgt die Urlaubsplanung.

- Änderungen am Dienstplan dürfen von der Leitung der Wohneinheit oder Schichtleitung oder deren Vertretung im Dienstplan vorgenommen werden.
- Der Dienstplan ist in der Regel bis zum 15. d. lfd. Monats für den kommenden Monat fertig zu stellen und am 20. d. lfd. Monats auszuhängen.
- Individuelle Wünsche des einzelnen Mitarbeiters zur Dienstplangestaltung dürfen nicht die erforderliche Kontinuität für die Bewohner in der Besetzung der Dienste gefährden.
- Tausche der Mitarbeiter untereinander erfolgen ausschließlich innerhalb der über das Dienstplanbesetzungsprofil festgelegten Regelungen zur Stärke der Dienstbesetzungen, zu den erforderlichen Qualifikationen, der tageszeitlichen Lage und Länge der Dienste.

C. Einsatz von Auszubildenden:

- Beim Einsatz von Auszubildenden sind deren An- und Abwesenheitszeiten immer in Zusammenhang/Übereinstimmung mit der Urlaubsplanung der übrigen Mitarbeiter zu betrachten.
- Um die Fachaufsicht und Anleitesituation zu gewährleisten, sollten Auszubildende beispielsweise immer dort die „zweite Person" sein, wo eine Pflegefachkraft eine Pflege zu zweit durchführen muss. Das Gleiche gilt ebenso in Bezug auf die Einarbeitung von Pflegehelfern unter Bezugnahme auf ggf. bestehende landesspezifische Regelungen.

Diese Erläuterung/Legende ist mit Datum und Unterschrift des verantwortlichen Mitarbeitenden abzuzeichnen und bei Erneuerung mit den alten Dienstplänen abzuheften. Die Qualität einer Dienstplanlegende lässt sich daran erkennen, ob ein Unbeteiligter anhand der Legende einen Dienstplan detailliert nachvollziehen kann oder nicht. Diese Dienstplanlegende muss keineswegs – wie immer wieder zu hören – zwingend auf dem Dienstplanformular aufgedruckt sein. Gerade die beschriebene Notwendigkeit einer kontinuierlichen Anpassung von Arbeitszeiten erfordert es heute mehr denn je, immer wieder Anpassungen an der Arbeitszeitgestaltung vorzunehmen. Das würde in Bezug auf möglicherweise noch verwendete Dienstplandrucke einen erheblichen Kostenaufwand nach sich ziehen.

Anzahl der Dienstpläne

Die Frage nach der Anzahl der Dienstpläne richtet sich nach den individuellen Anforderungen aus der jeweiligen Einrichtung und ist sicherlich auch von deren Größe mit abhängig. Es macht immer Sinn, bei dieser Frage die Zielsetzungen im Auge zu haben: Beispielsweise kann es sinnvoll sein, Mitarbeiter des Sozialen Dienstes mit den „Zusätzlichen Betreuungskräften" nach § 53c SGB XI auf einem Dienstplan zu führen, auch wenn letztere nicht auf das Stellenkontingent angerechnet werden. So ist aber im Rahmen der Dienstplanungserstellung auf einen Blick zu sehen, dass insgesamt dieser wichtige Bereich nicht dadurch einbricht, weil beide „Bereiche" gleichzeitig in Urlaub oder im Frei sind. Andererseits kann es auch Vorteile mit sich bringen, die „Zusätzlichen Betreuungskräfte" auf dem Plan der jeweiligen Wohneinheit mit zu führen.

Ähnliches gilt beispielsweise für den Nachtdienst: Ein Nachtdienst, der möglicherweise in einer großen Einrichtung eine eigene Planungseinheit darstellt, sollte auch separat auf einem Dienstplan geführt werden. In einer anderen Einrichtung, in der die jeweilige Wohneinheit „ihren" Nachtdienst stellt, ist es sinnvoll, diesen auf deren Dienstplan mit zu führen.

Andere wiederum trennen bei großen Wohnbereichen die Dienstpläne nach:

- Fachkräften,
- Pflegehelfern,
- Azubis, FSJ, BFD, Praktikanten.

Auch das kann eine sinnvolle Variante darstellen, weil immer sofort zu sehen ist, ob die Fachkraftbesetzung den fachlichen Anforderungen entspricht. Ebenso ist dies bei abweichenden Wohnformen wie zum Beispiel Hausgemeinschaftskonzepten sinnvoll, bei welchen Fachkräfte übergreifend im Sinne eines Ambulanten Dienstes eingesetzt sind, während die Präsenzkräfte auf den Dienstplänen der jeweiligen Hausgemeinschaften geführt werden.

Auf jeden Fall muss immer geprüft werden, ob ein Dienstplan aufgrund der Anzahl der darauf geplanten Mitarbeiter überhaupt „überlebensfähig" ist. Für jede Etage einen separaten Dienstplan zu erstellen, ist unsinnig. Jede Planungseinheit (= Wohneinheit) muss groß genug sein, dass ein Dienstplan auch Urlaubszeiten und Krankzeiten von Mitarbeitern verkraftet, ohne kontinuierlich am Rande des Kollaps dahin zu vegetieren. Andererseits darf aber auch nicht übersehen werden, dass die Unübersichtlichkeit einer Vielzahl von Dienstplänen innerhalb einer Wohneinheit ein Indiz dafür sein kann, dass dieser Bereich dienstplanerisch an seine Grenzen stößt und somit wg. der Größe überdacht werden sollte. Hier gilt es abzuwägen, ob zwei unterteilte Bereiche „lebensfähig" wären und daraus folgernd muss eine Entscheidung getroffen werden. *(Schaubild I/1.7.2)*

Es zeigt sich, dass hier in jedem Einzelfall Pro und Contra abzuwägen ist und immer einrichtungsintern abgewogen werden muss, was am ehesten zielführend ist.

Auf jeden Fall müssen letztlich die Dienstpläne derart innerhalb der Wohneinheit verfügbar sein, dass der Tagdienst auch Bewohnern bezüglich der Bewohnerfrage, wer heute in den Nachtdienst kommt, eine adäquate Antwort geben kann.

Anwendung Dienstplanformular in unterschiedlichen Arbeitsbereichen

Bereitschaftsdienste beispielsweise im Bereich der Haustechnik können in der zweiten Zeile durch Textmarker gekennzeichnet werden. Soweit die tatsächlichen Einsatzzeiten erfasst werden müssen, können diese an dem entsprechenden Tag in der dritten Zeile pro Mitarbeitendem unterhalb der mit Marker gekennzeichneten zweiten Zeile eingetragen werden.

Allgemeingültige Regelungen bei der Dienstplangestaltung

Tage, an denen hausinterne Veranstaltungen stattfinden, werden mit einer hausintern gewählten Farbe als senkrecht markierte Balken analog zu den Wochenenden kenntlich gemacht. Das gewährleistet, dass bereits optisch die herausgehobene Bedeutung dieses Tages erkenntlich ist. Das Gleiche gilt für Fortbildungstage. Eine interne, mit der Personalvertretung abgesprochene Vereinbarung sollte grundsätzlich klarstellen, dass an diesen Terminen in der Regel mit Ausnahme von Urlaub keine freien Tage eingeplant werden, um die Durchführung der Fortbildung nicht durch kurzfristige personelle Engpässe im Arbeitsbereich bereits durch eine im Vorfeld an diesen Tagen knapp geplante Besetzung zu gefährden (= Einhaltung der Regelbesetzung).

Zu beachtende Strukturmerkmale im Rahmen der Dienstplanerstellung:

Grundsätzliche Anforderungen

- Dokumentenechte Eintragungen (Kugelschreiber etc.); Bleistifte sind nicht zulässig mit Ausnahme der hier beschriebenen Situationen,
- lesbare Eintragungen,
- nachvollziehbares Durchstreichen von fehlerhaften Eintragungen (kein unkenntlich machen),
- Tipp-Ex hält sich hartnäckig auf den Dienstplänen, ist aber wegen des urkundlichen Charakters der Dienstpläne nicht zulässig.

Mitarbeiterbezogene Anforderungen

- Vor- und Zuname und Qualifikation/Funktion des Mitarbeiters,
- Stellenumfang bzw. Wochenarbeitszeit,
- Stand Plus/Minusstunden und Urlaub,

- ggf. Kennzeichnen von Einarbeitungszeiträumen,
- bei Auszubildenden den Namen des Mentors (sofern nicht an anderer Stelle dokumentiert).

Planungszeitraum: Im vorliegenden Beispiel ist als Planungszeitraum jeweils ein Monat zugrunde gelegt. Gleichwohl kann der Planungszeitraum vier Wochen oder andere Zeiträume betragen. Für einen Monatszeitraum spricht der Sachverhalt, dass meist auch der Gehaltsabrechnung und den verschiedenen Zuschlagsarten Monatszeiträume zugrunde liegen.

Bedeutung des eingesetzten Dienstplanformulars – Form, Optik und Inhalte

Dem Dienstplanformular kommt eine besondere Bedeutung zu. Es muss Grundinformationen enthalten, die einem allgemeinen Standard entsprechen. Darüber hinaus sollen daraus diejenigen Informationen abzuleiten sein, welche für eine geplant ablaufende Pflegearbeitsorganisation von Bedeutung sind. Für die Bewohner und Mitarbeitenden, aber auch den Aufsichts- und Kontrollinstanzen gegenüber, muss eine Transparenz und Nachvollziehbarkeit ohne Einschränkungen und Ratespiele gewährleistet sein. Das ist weniger eine Frage der Obrigkeitshörigkeit als der Transparenz und partnerschaftlichen Zusammenarbeit sowie der Selbstdarstellung.

Optische Darstellung des Dienstplans

Die Verwendung von Farben hilft, den Dienstplan übersichtlicher zu gestalten. Zum Beispiel können Urlaubstage mit grünen Textmarkern und die Wochenenden und Feiertage mit senkrecht durchgezogenen gelben Balken kenntlich gemacht werden. Veränderungen infolge Krankheit („K") eines Mitarbeitenden werden mit rotem Stift eingetragen. Falls es erforderlich wird, rückwirkend über Monate hinweg aus abgelegten Dienstplänen etwas herauszulesen, reduzieren diese farblichen Eintragungen den dafür erforderlichen Zeitaufwand erheblich.

Endlose Fotokopien von Leer-Dienstplanformularen zur Kosteneinsparung mit einer Fotokopierqualität, die im Laufe der Zeit gegen Null tendiert, stellen die Einrichtung insbesondere in der Außenwirkung bei Qualitätsprüfungen und/oder Heimbegehungen in kein gutes Licht. Gleichzeitig wird damit auch den Mitarbeitenden gezeigt, dass diesem Papier inhaltlich keine große Bedeutung beigemessen wird. Letztendlich ist es oft günstiger, Vordrucke zu kaufen, wobei vorab klar sein sollte, welche Fakten aus dem Dienstplan erkennbar sein sollen („Pflichtenheft").

Im Folgenden wird ein Dienstplan vorgestellt *(Schaubild II/3.1.2)*, der inhaltlich als möglicher „Referenzplan" für einen EDV-Dienstplan oder einen manuell erstellten Plan dienen kann. Es werden die Möglichkeiten vorgestellt, welche sich aus einem Arbeiten mit diesem beispielhaft dargestellten Vordruck ergeben. Vergleichen Sie diesen mit Ihren verwendeten Formularen. Sie können ihn vollständig oder in Teilen übernehmen. Vergessen Sie nicht, dass die Qualität des eingesetzten Dienstplanformulars wesentlich über die Möglichkeiten der Auswertung nach Abschluss des Planungszeitraums mit entscheidet – im positiven wie im negativen Sinne *(Teil II/4.1)*.

Es empfiehlt sich beim Arbeiten mit Dienstplänen grundsätzlich ein Rechnen mit Dezimalzahlen, weil beim Arbeiten mit Stunden und Minuten nebeneinanderher (Beispiel: 3 Std. 25 Min.) die Fehlerquelle wesentlich höher ist. Eine einmalig erstellte Umrechnungstabelle hilft denjenigen, welche darin noch nicht geübt sind, und spart erheblich Arbeitszeit für die Abrechnung ein. (Umrechnungsbeispiele *Teil I/1.6*)

FRAGEN AN DEN JURISTEN

- *Dürfen gezielt Minusstunden als Vorratsstunden eingeplant werden, wenn der Dienstplanende aus seiner Vorplanung sieht, dass im Folgemonat ein geringes Sollstundenkontingent zur Verfügung steht?*
  Antwort: Diese Vorgehensweise ist im Rahmen arbeitsvertraglicher und/oder anwendbarer tarifvertraglicher Regelungen zu Plus- und Minusstunden in einem Arbeitszeitkonto möglich. Um einen wirtschaftlichen und bedarfsgerechten Mitarbeitereinsatz zu gewährleisten, muss der Planende auch bei Geltung eines Arbeitszeitkontos den mittel- und längerfristigen Mitarbeiterbedarf einerseits und die zur Verfügung stehenden Netto-Arbeitszeiten fest im Blick haben. Ohne eine entsprechende arbeitsvertragliche und/oder tarifvertragliche Regelung zum flexiblen Mitarbeitereinsatz (Arbeitszeitkonto) sind dem Arbeitgeber in Bezug auf Minusstunden die Hände gebunden.

- *Hat der Betriebsrat ein Mitbestimmungsrecht bei der Dienstplangestaltung?*
  Antwort: Gem. § 87 Abs1 Nr.2 Betriebsverfassungsgesetz (BetrVG) hat der Betriebsrat ein Mitbestimmungsrecht in Bezug auf Beginn und Ende der täglichen Arbeitszeit einschließlich der Pausen sowie die Verteilung der Arbeitszeit auf die einzelnen Wochentage. Damit ist dem Betriebsrat jeder Dienstplan vor seiner Veröffentlichung zur Genehmigung vorzulegen und seine Genehmigung bei jeder Änderung des veröffentlichten Dienstplans einzuholen. Zudem hat der Betriebsrat ein Mitbestimmungsrecht nach § 87 Abs. 1 Nr.3 BetrVG bei der Anordnung von Überstunden. Entgegen weit verbreiteter Auffassung, hat der Betriebsrat kein Mitbestimmungsrecht hinsichtlich der Bestimmung der Sollarbeitszeit. Es empfiehlt sich, das Procedere der Dienstplanerstellung und Dienstplanänderung durch Betriebsvereinbarung zu regeln und auszugestalten. So lassen sich auch praxisgerechte Regelungen zum Vorgehen bei kurzfristig erforderlichen Dienstplanänderungen festlegen, an denen auch der Betriebsrat ein Interesse hat, da dieser schließlich nicht zu jeder Tages- und Nachtzeit bereit steht.

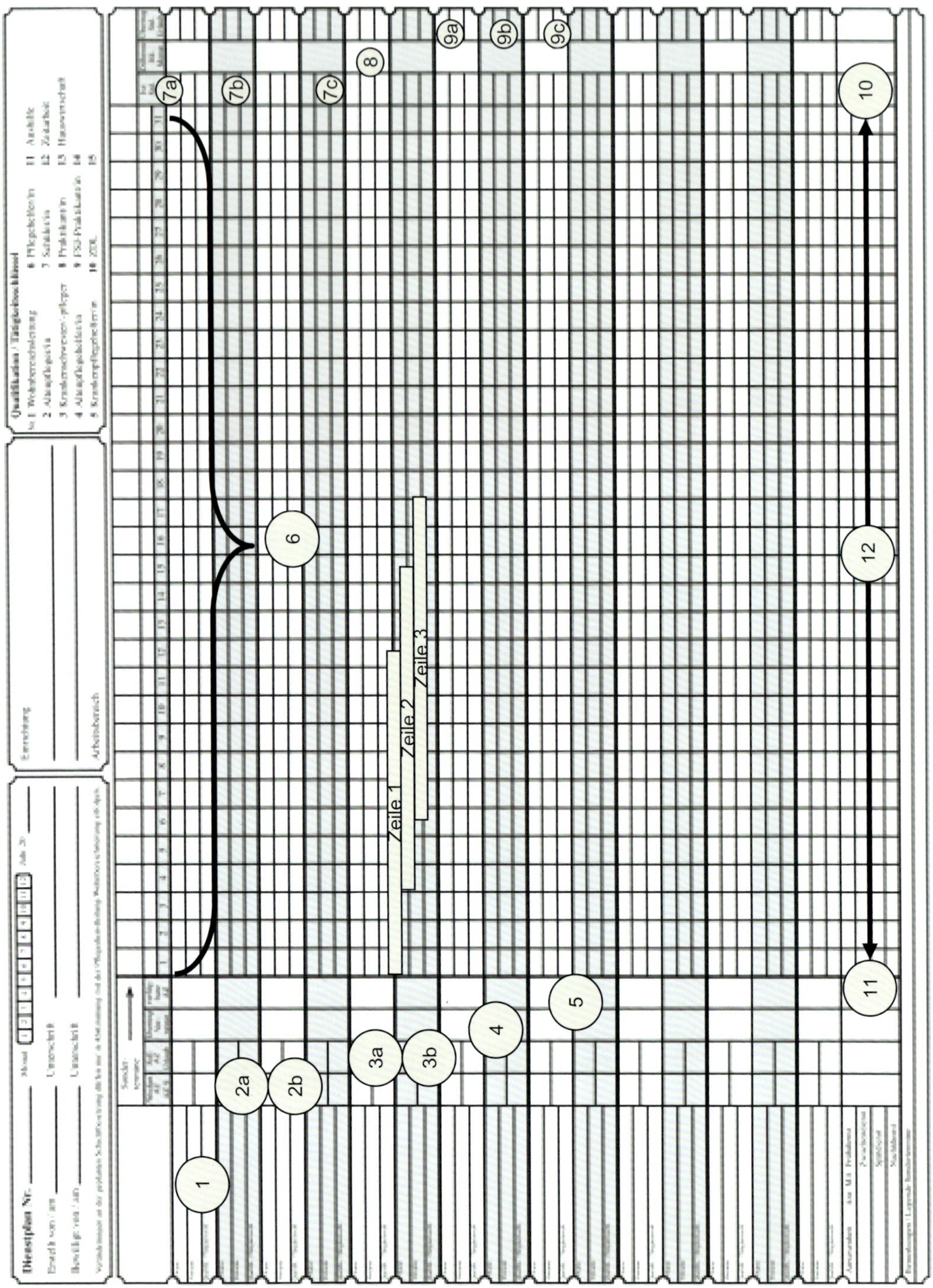

Schaubild 3.1.2: Dienstplanformular

Beschreibung des beiliegenden Dienstplanformulars (Schaubild 3.1.2)

	Kopfzeile:	**In der Kopfzeile erfolgen die Eintragungen von Planungszeitraum (Monat), des Einrichtungsnamens und des Arbeitsbereiches; wer den Dienstplan wann erstellt hat und wer diesen wann bewilligt hat jeweils mit Unterschrift. Für die Qualifikationen sind Schlüssel zum vereinfachten Eintrag hinterlegt.**
Spalte 1	Vor- und Zuname; Qualifikation	Vor- und Zuname werden vollständig ausgeschrieben und der qualifikations- bzw. tätigkeitsbezogene Schlüssel ergänzt.
Spalte 2/ Ziffer 2 a.	Wöchentliche Arbeitszeit (= AZ)	Beispiele: 40,00 oder 38,5 oder 30,0 oder 27,5 Wochenstunden etc.
Spalte 2/ Ziffer 2 b.	Arbeitszeit in Prozent (= AZ %)	Arbeitszeit in Prozent, z. B.: 100 % für 40,00 oder 75 % für 30 Wochenstunden etc.; analog 1,00; 0,75 etc.
Spalte 3/ Ziffer 3 a.	Sollarbeitszeit (= Soll AZ)	Dienstvertragliche individuelle monatliche Sollarbeitszeit des jeweiligen Mitarbeitenden (aus Spalte 1) in Stunden.
Spalte 3/ Ziffer 3 b.	Urlaub	Jeweils der aktuelle Stand in Tagen zu Beginn des jeweiligen Dienstplanzeitraums.
Spalte 4	In der Vorplanung	Zur Erstellung des Dienstplanes für den kommenden Planungszeitraum ist es erforderlich, sich über den voraussichtlichen Stand an Stunden zum Monatsende des aktuellen Planungszeitraums ein Bild zu machen (Spalte 9/Ziffer 9 a), um die verfügbaren (Spalte 5) und damit planbaren Zeiten für den neuen Planungszeitraum zu kennen. Auch hier erfolgt der Eintrag als Vorplanung in dieser Spalte deshalb zunächst mit Bleistift.
	Nach der Abrechnung	Stand an Über- bzw. Mehrarbeits- oder Minusstunden in Stunden, welcher sich aus der Differenz zwischen der individuellen mitarbeiterbezogenen Sollarbeitszeit (Ziffer 3 a) und den abgerechneten monatlichen Ist-Stunden (Ziffer 9 b) des Vormonats ergibt.
Spalte 5	Verfügbare Arbeitszeit	Die individuelle mitarbeiterbezogene monatliche Sollarbeitszeit (Spalte 3/Ziffer 3 a), verrechnet mit dem im Rahmen der Vorplanung zunächst kalkulatorisch ermittelten Übertrag des Vormonats (Spalte 9/Ziffer 9 a), ergibt – wie bereits beschrieben – die rechnerisch verfügbare Arbeitszeit (Spalte 5). Die individuelle mitarbeiterbezogene Sollarbeitszeit und die verfügbare Arbeitszeit des gleichen Mitarbeitenden können identisch sein, sind es aber in den wenigsten Fällen. Die verfügbare Arbeitszeit ist der (Rest-) Anteil an Arbeitszeit, welcher definitiv tatsächlich zur Dienstplanerstellung zur Verfügung steht; die Sollarbeitszeit ist – nüchtern betrachtet – ein rein fiktiver Wert auf Basis des Anstellungsvertrages.

Spalten 6 bzw. Zeilen 1 + 2 + 3 = 1. 31. d. Monats	Drei Zeilen pro Mitarbeitendem	In die erste Zeile wird der geplante Dienst mit einem dokumentenechten Stift eingetragen; in der zweiten Zeile werden im Laufe des Planungszeitraums auftretende Abweichungen von der Erstplanung (Zeile Eins) eingetragen. In der dritten Zeile können zeitliche Abweichungen zwischen der ersten und der zweiten Zeile in Form von Plus-/Minusstunden eingetragen werden.
	1. – 31. 1. Zeile	In der ersten Zeile (Planungszeile) darf es bei keinem Mitarbeitenden freie Felder auf dem Dienstplan geben. Der Dienstplan ist unter rechtlichen Gesichtspunkten eine Urkunde und muss so gestaltet sein, dass nachträgliche Veränderungen immer als solche zu erkennen sind. Das heißt, dass an allen Tagen ein Eintrag vorgenommen werden muss, gleichgültig ob der Mitarbeitende Dienst oder frei hat.
		Eintrag der geplanten Soll-Dienste. Dabei ist es nicht vorgesehen – wie mancherorts üblich – fest ablaufende Früh-, Spät- oder Nachtdienste durchzuplanen und die Urlaubstage abweichend in der zweiten Zeile einzutragen. Urlaub stellt einen dienstvertraglichen Anspruch dar, welcher auf Grundlage einer bestehenden Urlaubsplanung unmittelbar in der ersten Zeile mitarbeiterbezogen eingetragen wird. Lediglich bei bereits geplanten Diensten, zu deren Abweichung kurzfristig Urlaub bewilligt wird, werden diese Tage in der zweiten Zeile als Abweichung zu der Sollplanung dokumentiert.
	1. – 31. 2. Zeile	Alle Abweichungen von der ursprünglich geplanten Form werden in der zweiten Zeile festgehalten. Die Korrektur wird dadurch deutlich gemacht, dass die Änderung in der Zeile unmittelbar darunter eingetragen wird. Geplante Abweichungen von der Sollplanung, die noch nicht eingetreten sind (z. B. infolge von Krankheitsausfällen), werden zunächst mit Bleistift in der zweiten Zeile vorgenommen. Nach tatsächlicher Klarstellung dieser zunächst noch geplanten Änderung wird die Korrektur mit Kugelschreiber festgehalten. Das bedeutet: Veränderungen von der geplanten Dienstform, die noch nicht eingetreten sind, werden zunächst mit Bleistift eingetragen und erst nach tatsächlichem Eintritt der vorgesehenen Änderung mit dokumentenechtem Stift festgehalten. Beispielsweise sollten (mündliche) Krankmeldungen, über die zunächst noch keine Bescheinigung vorliegt, nur mit Bleistift auf dem Dienstplan festgehalten werden. Aus Sicht der Autoren ist damit keinesfalls die Notwendigkeit der Dokumentenechtheit des Dienstplans infrage gestellt, weil der Dienstplan dokumentenecht fertiggestellt ist, Abweichungen, welche definitiv stattfinden, in der zweiten Zeile mitarbeiterbezogen dokumentenecht festgehalten werden, lediglich für einen zukünftigen Zeitraum spekulativ anstehende Veränderungen zunächst mit einem nicht dokumentenechten Stift eingetragen werden. Es wird also lediglich eine mögliche Fiktion nicht dokumentenecht als Gedankenstütze festgehalten. Sobald sicher ist, dass der Dienst in dieser Form stattfindet, wird auch diese Form der Abweichung unmittelbar für den gemeldeten Zeitraum mit einem dokumentenechten Stift eingetragen.

	1. – 31. 3. Zeile	Die dritte Zeile bietet die Möglichkeit, Abweichungen von der ursprünglichen in Zeile 1 vorgesehenen Sollplanung oder der durchgeführten Abweichung aus Zeile 2 von den Arbeitszeiten der Regelschichten in Form von Plus- oder Minusstunden einzutragen.
Spalte 7/ Ziffer 7 a.	Ist- Stunden	Sobald alle Dienste analog zu der vorgesehenen Besetzung eingetragen sind, wird in der ersten Zeile dieser mitarbeiterbezogenen Spalte die Anzahl aller geplanten Stunden zusammengerechnet eingetragen (= Sollplanung). Diese Ist-Zeit beinhaltet alle während des zugrunde gelegten Planungszeitraums des Dienstplans als Arbeitszeit zu betrachtenden Zeiten, wie Arbeitsschichten, Urlaub, Fortbildung etc. Grundsätzlich gilt es, die voraussichtlichen Ist-Stunden im Zuge der Erstellung des Dienstplans auf jeden Fall vorab zu ermitteln und als Vorauskalkulation einzutragen (Ziffer 9 a). Wird dies erst nach Abschluss des Planungszeitraums im Zuge der (endgültigen) Dienstplanabrechnung durchgeführt (Ziffer 9 b), ist es für erforderliche Korrekturen an den eingesetzten mitarbeiterbezogenen Stunden zu spät. Außerdem wird dieser Zeitwert – wie unter Spalte 5 beschrieben – wieder für die Vorplanung des kommenden Planungszeitraums benötigt (Spalte 4).
Spalte 7/ Ziffer 7 b		In der zweiten Zeile wird nach Ablauf des Planungszeitraums die definitive Ist-Zeit eingetragen (Ist-Stunden) (Ziffer 9 b). Dieses Vorgehen gewährleistet es, auf einen Blick zu erkennen, bei welchem Mitarbeitenden während des laufenden Monats von der ursprünglichen Planung in Form von Plus- oder Minusstunden abgewichen worden ist. Die Ist-Stunden beziehen sich auf den jeweiligen Abrechnungszeitraum, zunächst ohne Berücksichtigung von Soll (Spalte 3/Ziffer 3 a) oder verfügbarer Arbeitszeit (Spalte 5).
Spalte 7/ Ziffer 7 c		Eine Abweichung von den geplanten Stunden nach oben muss logischerweise identisch sein mit dem Mehraufwand an Stunden pro Mitarbeitenden infolge der Summe an zusätzlich erforderlichen Einsatzzeiten, z. B. in Folge von Krankheit, wenn nicht eine Kompensation durch Verschiebungen innerhalb der täglichen Schichtbesetzungen möglich war (= Reduzierung der Schichtbesetzungen in Folge von Abwesenheiten von Bewohnern). Auch dies würde sich aus den Veränderungen in den täglichen Schichtbesetzungen anhand des vorliegenden Dienstplans jederzeit ablesen lassen. Abweichungen in Form von Mehrarbeits- oder Minderstunden in Bezug auf die Regelbesetzung des Dienstplanbesetzungsprofils, die keine logische Begründung innerhalb des Planungszeitraums erkennen lassen, sind zunächst grundsätzlich nicht gerechtfertigt, es sei denn, dass nachweisliche anderweitige Gründe dafür vorliegen.
		In der gleichen Spalte 7 befindet sich am unteren Ende (Ziffer 10) ein freies Kästchen zur Addition der einzelnen Ist-Stunden aller Mitarbeitenden. Diese Summe zeigt den gesamten Einsatz an Ist-Stunden in diesem Arbeitsbereich und dem Planungszeitraum und stellt insofern eine wichtige Aussage in der Gegenüberstellung zu der verfügbaren Arbeitszeit aus Spalte 5/Ziffer 11 dar. Bezogen auf das aktuell gültige Dienstplanbesetzungsprofil muss diese Summe aus Ziffer 10 an eingesetzter Arbeitszeit identisch mit den auf den Monat hochgerechneten Stunden aus dem Einsatzprofil plus

		den darüber hinausgehenden Ausfallzeiten sein. Es handelt sich bei dieser Summe also um direkte und indirekte Pflegezeiten einschließlich der Ausfallzeiten.
Spalte 8	Differenz lfd. Monat	Diese Differenz ergibt sich aus den Ist-Stunden (Spalte 7/Ziffer 7b) in Verrechnung mit der monatlichen Sollarbeitszeit (Spalte 3/Ziffer 3a).
		Die Ziffer 7 b macht eine wichtige Aussage bezüglich einer positiven oder negativen quantitativen „Belastung" des einzelnen Mitarbeitenden an geleisteter Arbeitszeit im Verhältnis zu der monatlichen Sollarbeitszeit. Die individuelle Belastung des einzelnen Mitarbeitenden für den zurückliegenden Planungszeitraum kann hier zumindest in quantitativer Form von Plus- oder Minusstunden abgelesen werden. Die sich daraus ergebende Erkenntnis sollte nicht in ihrer Bedeutung hinsichtlich der individuellen Fürsorgepflicht der verantwortlichen Pflegefachkraft gegenüber dem einzelnen Mitarbeitenden unterschätzt werden. Dieser Hinweis ersetzt keinesfalls die sorgfältige und mitarbeiterbezogene Beachtung der unterschiedlichen physischen und psychischen Möglichkeiten, aber er liefert wertvolle Anhaltspunkte zum Schutz der Mitarbeitenden vor Überlastung und zur Absicherung für die Planungsverantwortlichen.
Spalte 9/ Ziffer 9 b.	Übertrag +/– Stunden	Der Übertrag an Stunden ergibt sich aus der Differenz zwischen der verfügbaren Arbeitszeit (Spalte 5) und den tatsächlich geleisteten Ist-Stunden pro Monat (Spalte 7/Ziffer 7b). Dieses Ergebnis wird in der zweiten Zeile pro Mitarbeitenden eingetragen. Der Übertrag ist der aktuell verrechnete Stand an Plus- oder Minusstunden nach Abschluss des Planungszeitraums. Ein Vergleich mit dem Eintrag aus der Vorplanung (Spalte 9/Ziffer 9 a) in der unmittelbar darüber stehenden Zeile ist an dieser Stelle möglich.
		Der Übertrag an Stunden zeigt, wie viele Einheiten in den nächsten Planungszeitraum als „Zeitguthaben oder -Schulden" übernommen werden. Diese Ergebnisse werden jetzt mit dokumentenechtem Stift als endgültiger Übertragswert eingetragen und in den aktuellen Plan des bereits laufenden Planungszeitraums übernommen. Der dort bereits aus der beschriebenen Vorkalkulation bestehende Eintrag mit Bleistift zur Vorplanung wird – falls erforderlich – korrigiert.
Spalte 9/ Ziffer 9 c.	Übertrag an Urlaub	Der Übertrag an Urlaub ist die Differenz zwischen dem Urlaubsstand zu Beginn des monatlichen Planungszeitraums (Ziffer 3b) abzüglich der in diesem Monat in Anspruch genommenen Urlaubstage (Spalten/Zeilen 6, Planungszeitraum). Auch dieses Ergebnis wird erst nach endgültiger Abrechnung des vorliegenden Planungszeitraums mit dokumentenechtem Stift festgehalten. Der Urlaub kann somit im Sinne einer fortzuschreibenden Bilanz immer über den Dienstplan zurückverfolgt werden. Bezüglich des definitiven Übertrags an Urlaubstagen auf den bereits laufenden Dienstplan gilt das für den Stundenübertrag geschilderte Vorgehen.
		Ein Vergleich der tatsächlich bereits in der Jahresurlaubsplanung stehenden Urlaubstage mit der Summe des aktuell noch bestehenden (Rest-) Urlaubsanspruchs aller Mitarbeitenden aus Ziffer 9 c. erlaubt jederzeit eine qualitative Aussage zum aktuellen Stand der Jahresurlaubsplanung.

Professionelle Nutzung des Dienstplans

a. Grundsätzliches

Die vielfältigen Möglichkeiten, welche sich aus der gezielten Anwendung der einzelnen Spalten und Zeilen ergeben, sind im Folgenden beschrieben.

Die professionelle Nutzung der Spalten 2a bis einschließlich 5 auf dem Dienstplanvordruck: Arbeitszeit in Prozent (= AZ %), Sollarbeitszeit (= Soll AZ) und Urlaub in Verbindung mit den Spalten 7 bis 9 Ist-Stunden, Differenz lfd. Monat und Übertrag Std./Übertrag Urlaub bietet eine Reihe enorm aussagekräftiger Faktoren. Diese werden im Folgenden beschrieben.

Die simplen Additionen der einzelnen Stunden und Tage aus den Spalten

- Sollarbeitszeiten und Urlaubstage (Spalte 3/Ziffern a + b),
- Übertrag Vormonat (Spalte 4) und
- verfügbare Arbeitszeit (Spalte 5)

stellen gute Planungshilfen dar.

Nach Erstellung des Dienstplans können bereits vor Beginn dieses Planungszeitraums die Summen der Spalten 3 bis 5 mit den (kalkulatorischen) Fakten in der gegenüberstellenden Betrachtung mit den Summen aus den Spalten 7 bis 9 der Planung mit dem voraussichtlichen Stand zum Ablauf des gleichen Zeitraums

- verglichen werden,
- im Sinne einer Bilanz gegenübergestellt werden,
- daraufhin geprüft werden, ob sich bereits in dieser Planungsphase möglicherweise unmittelbarer Korrekturbedarf zeigt.

Schon diese einfache Gegenüberstellung zeigt, ob die durchgeführte Planung realistisch ist oder ob die Dienstplanung bereits in diesem Frühstadium auf Mehrarbeits- und/oder Überstunden aufbaut (ggf. in Ausnahmesituationen aufbauen muss) und damit letztendlich über die verfügbaren Möglichkeiten lebt. Letzteres kann begründet sein; die Hintergründe müssen dann im Einzelfall betrachtet werden.

Die praktische Erfahrung aus der Einsatzplanung zeigt hier, wie wichtig diese Vorausbetrachtung ist, weil Defizite, beispielsweise in Form „geplanter" Überstunden, mit Eintritt in die Umsetzungsphase des Dienstplans nicht weniger, sondern eher mehr werden. Die Vorabbetrachtung führt zu der Erkenntnis, womit im günstigsten Fall zum Abschluss des Planungszeitraums zu rechnen ist.

b. Anwendung der Zeilen am unteren Rand des Dienstplanvordrucks

Anzahl der Mitarbeiter im Frühdienst/Zwischendienst/Anzahl der Mitarbeitenden im Spätdienst und Anzahl der Mitarbeiter im Nachtdienst; „Bemerkungen" und „Legende Sondertermine".

Die Zeilen „Anzahl der Mitarbeitenden im Früh-, Zwischen- bzw. Spätdienst" zeigen die tägliche Stärke der Besetzungen der Dienste (ohne deren Länge) an und sollen eine schnelle Übersicht bezüglich der aktuell bestehenden Planung, aber auch für rückwirkende Zeiträume ermöglichen. Auch bei Arbeitsbereichen, die nicht im Schichtdienst arbeiten, können sie sinnvoll genutzt werden, z. B. in der Küche: Anzahl der Köche im Verhältnis zu den Küchenhelfern pro Tag. Vorsicht bei der reinen Betrachtung der Anzahl an Mitarbeitern. Wird geplant, ohne sich an die Grundlagen aus dem Dienstplanbesetzungsprofil zu halten, können weniger Mitarbeiter an Köpfen gleichzeitig mehr Stundeneinsatz erbringen und die Planung läuft doppelt aus dem Ruder: Unterschreiten der Mitarbeiteranzahl bei gleichzeitiger Überschreitung des Stundeneinsatzes.

Die Bezugsgröße der hier eingetragenen Anzahl an Mitarbeitenden in den unterschiedlichen Diensten korreliert mit der geplanten Regelbesetzung aus dem Dienstplanbesetzungsprofil bzw. zeigt die definierte Abweichung bei einer belegungsabhängigen Einsatzplanung.

Diese Einträge sollten mit Bleistift durchgeführt werden, weil sie ohnehin nicht zwingend zur Dokumentationspflicht gehören. Sie machen aber nur dann einen Sinn, wenn bei eingetretenen Veränderungen eine Korrektur erfolgt, weil die Aussagekraft ansonsten gering ist. Selbstverständlich könnte auch hier theoretisch ein Soll-Ist-Abgleich stattfinden und man lässt beides bestehen. Nur ist dann irgendwann auch die Lesefreundlichkeit des Dienstplans in Mitleidenschaft gezogen.

Während der Vorbereitungsphase des Dienstplans bietet diese Spalte auch die Möglichkeit, in übersichtlicher Form Über- oder Unterbesetzungen zu kennzeichnen, um diese in der Fertigstellungsphase der Dienstplanung nicht zu übersehen.

Durch die laufende Korrektur von Soll- und Ist-Planung in der Stärke der Schichtbesetzungen soll auch rückwirkend über einen längeren Zeitraum, z. B. ein halbes Jahr, schnell ersichtlich sein, welche Besetzungen im Durchschnitt tatsächlich stattgefunden haben, d. h. ein Abgleich von Soll (= Dienstplanbesetzungsprofil) und Ist (= Besetzungsspalten).

Bezogen auf die unterschiedlichen Qualifikationen, die sich hinter den reinen „Kopfzahlen" verbergen, können mit einem Schrägstrich die Schichtbesetzungen differenzierter dargestellt werden. Somit wird die Aussagekraft dieser Summenzeilen deutlich erhöht (z. B. 4/3 = 4 Pflegefachkräfte und 3 Pflegehelfer usw.).

Die abschließende Rubrik „Bemerkungen"/Legende Sondertermine erlaubt den Eintrag von Terminen, wie Dienstbesprechungen, Pflegeplanungstermine, geplante Pflegevisitentermine etc.

FAZIT

- Die Anwendung der beschriebenen Möglichkeiten des vorliegenden Dienstplanformulars erscheint in Teilen zunächst sicher zeitaufwändig. Langfristig gesehen macht sich dieser Zeitaufwand allerdings mehr als bezahlt. Die Möglichkeiten, die sich für einen gezielten und wirtschaftlichen Mitarbeitereinsatz aus der konsequenten Anwendung ableiten lassen, sind umfassend und beweisen, dass Dienstplanung mehr ist als ein Aufschreiben von An- oder Abwesenheiten.
- Dienstplanung ist eine der wichtigsten Führungsaufgaben überhaupt, weil damit in vielfacher Weise über die Qualität des täglichen Arbeitsablaufs entschieden wird. Der Dienstplan wird bei fachgerechter Anwendung zu einem Hilfsmittel, das detailliert von Planungszeitraum zu Planungszeitraum im Sinne einer Bilanz fortlaufend die Entwicklung in der Planung sowie das Vorgehen des Planenden im positiven wie im negativen Sinne dokumentiert.
- Wenn man überlegt, welche Kostenanteile am gesamten Betriebsgeschehen über den Dienstplan indirekt verwaltet werden (von den Auswirkungen der Planung auf Bewohner und Mitarbeitende einmal ganz abgesehen), wäre der Versuch, an dieser Stelle der Dienstplanung und Formularnutzung Arbeitszeit einzusparen, sicherlich kontraproduktiv und wenig vorausschauend gedacht.
- Ohnehin bieten nahezu alle EDV-Dienstplanprogramme den größten Teil der hier beschriebenen Anforderungen ab. Das erfordert aber auch, diese Möglichkeiten dann zu nutzen.

3.2 Planung von Arbeitsabläufen/tägliche Einsatzplanung

KAPITELMERKSÄTZE

- Die innerhalb der Haus- und Pflegekonzeption beschriebene Form der Arbeitsorganisation muss sich in der Organisation und Planung von Arbeitsabläufen widerspiegeln.
- Kontinuität in der Bewohnerversorgung kann auch in großen Wohneinheiten durch eine Form von Bezugspflege realisiert werden.
- Der Dienstplan weist tagesbezogen die qualitative und quantitative Besetzung der Dienste aus und erfordert als weiterführende logische Ergänzung die tägliche Einsatzplanung mit strukturiert geplanten Arbeitsabläufen.
- Es kann sinnvoll sein, die Fachkräfte in abweichenden Organisationsstrukturen zu dem übrigen Pflegeteam zu planen.

Grundlage für die innerhalb der Einrichtung gewählte Form der Pflege-Arbeitsorganisation stellen die Träger- bzw. einrichtungsbezogenen Zielsetzungen dar. Diese können innerhalb einer Haus- und Pflegekonzeption beschrieben sein. Die Grundstrukturen der Arbeitsorganisation ziehen sich wie ein roter Faden durch die Dienst- und Einsatzplanung hindurch, um den Mitarbeitern den Zusammenhang zwischen administrativen Vorgaben und alltagspraktischem Handeln zu vermitteln. *(Schaubild II/3.2.0)*

Welche Form der Arbeitsorganisation die Einrichtung wählt, ist natürlich ihre eigene Entscheidung. Auf jeden Fall muss die Arbeitsorganisation die Träger- und einrichtungsbezogen Zielsetzungen unterstützen und darf nicht diametral dazu stehen, um keine selbst gewählten Zielkonflikte vorzuprogrammieren. Je klarer und nachvollziehbarer diese Strukturen gewählt sind, umso einfacher ist es für die Mitarbeiter, dieses System zu überblicken. Eine für den Mitarbeiter logisch nachvollziehbare Systematik steigert gleichzeitig auch die Bereitschaft, sich mit diesen Strukturen gedanklich auseinanderzusetzen.

Es empfiehlt sich, trotz häufig oft gegenteiliger Argumente, eine realisierbare Form der Bezugspflege zu wählen, weil die Frage der Übernahme von Verantwortung für bestimmte Bewohner(-gruppen) eines der zentralen Kriterien für eine qualitätsgesicherte Leistungserbringung darstellt. Es ist ein falsches Verständnis von Bezugspflege, wenn darunter verstanden wird, dass immer und ausschließlich dieselben Mitarbeiter bei den gleichen Bewohnern eingesetzt werden; das ist allein bedingt durch freie Tage, Urlaub, Fehlzeiten etc. nicht möglich. Es gilt Kontinuität, nicht den Wechsel zu planen. Der Wechsel wird durch die täglichen Anforderungen ohnehin mehr „organisiert", als uns lieb ist.

Gleichzeitig kann aber eine zu enge Auslegung von Bezugspflege Mitarbeitern Angst machen, weil sie fürchten, dann immer die gleichen Bewohner betreuen zu müssen. Das ist insbesondere dann von Belang, wenn es sich um Bewohner mit besonders herausforderndem Verhalten handelt, bei denen es tatsächlich nach einigen Tagen der Ablösung bedarf, um Durchatmen zu können. Eine aus Sicht der Autoren realisierbare Definition von personeller Kontinuität in der Pflegebeziehung zwischen Bewohner und Mitarbeiter ist folgende: „... wenn der Bewohner während eines Dienstes (Früh-, Spät-, Nachtdienst) von einem überschaubaren Pflegeteam über einen längeren Zeitraum (= mehrere Tage) versorgt wird". QPR, Pkt. 16.4; Stand 17.01.2014).

Betrachtet man dies jetzt einmal aus dem Blickwinkel eines Mitarbeiters, der seine Arbeit nicht sorgfältig erbringt, so kann diesem nichts Besseres widerfahren, als unklare Regelungen in Bezug auf die Verantwortlichkeiten. Gerade die zunehmende

Bedeutung von flexiblen Strukturen in der Mitarbeiterzusammensetzung der Teams durch verstärkten Einsatz von Teilzeitmitarbeitern erfordert mehr denn je eine Form von Bezugspflege, damit nicht die pflegebedürftigen Bewohner die Verlierer dieser Strukturen sind. Flexibilität in der Einsatzplanung und Bezugspflege sind keine sich widersprechenden Gegensätze, sondern sich zwingend ergänzende Strukturmerkmale einer flexiblen und gleichzeitig bewohnerorientierten Form der Arbeitsorganisation. Diese stehen auch nicht im Gegensatz zu großen und planbaren Wohneinheiten, sondern sind Voraussetzung dafür.

Aus einer Vielzahl wissenschaftlicher Arbeiten zu Fragen der Arbeitsorganisation – nicht nur aus dem pflegerischen Bereich – ist bekannt, dass zentrales Merkmal für eine sachgerechte Ergebnisqualität transparente und nachvollziehbare Strukturen in der Arbeitsablauforganisation sind („Schlüsselfaktoren für eine erfolgreiche Personalarbeit in der Langzeitpflege".AGP Sozialforschung; Juli 2017; gefördert durch das Bundesministerium für Gesundheit).

Beim Einsatz von Fachkräften kann es durchaus sinnvoll sein, diese gerade auch in Konzepten teilstationärer Angebote oder in Angebotsformen, welche sich an Hausgemeinschaftskonzepten ausrichten, im Sinne einer ambulanten Einsatzplanung übergreifend zu organisieren und die anderen Mitarbeiter wie Präsenzkräfte, Betreuungskräfte, Pflegehelfer etc. dienstplanbezogen und je nach Größe der Hausgemeinschaften diesen direkt zuzuordnen, um die Kontinuität, welche sich mehr an der Alltaggestaltung, denn an rein pflegegeprägten Denk- und Handlungsmustern orientiert, auszurichten.

Einsatz von Hilfsmitteln zur Informationsweitergabe

Ähnlich wie das Pflegemodell den gedanklichen Rahmen zur Pflege beschreibt, so stellt die gewählte Form der Arbeitsorganisation die Struktur dar, die dann zum Beispiel mit speziellen Hilfsmitteln wie Stecktafeln oder Tourenplänen eine organisatorische Umsetzung erfährt. Die Pflegearbeitsorganisation beschreibt also den Rahmen, in welchem die gewählten Hilfsmittel den Praxistransfer unterstützen.

Voraussetzung für eine strukturierte Arbeitsablauforganisation ist die Kenntnis darüber, wie viele Dienste zu welchen Tageszeiten in Früh- und Spätdienst innerhalb der vertraglichen und gesetzlichen Vorgaben als Regelbesetzung möglich sind, um eine kontinuierliche Einsatzplanung aufzubauen. Dazu sind die Kenntnisse zur Bewohnerstruktur wie bereits in *Teil II/1.1* beschrieben erforderlich. Der Weg vom „Pflegeschlüssel zu der Dienstplanbesetzung" ist in *Teil II/2.2* schrittweise beschrieben. Die tägliche Einsatzplanung baut in ihrer Planung auf der Regelbesetzung auf. Es soll hier der Werdegang nochmals kurz dargestellt werden:

- Aus der Anzahl der Bewohner nach Pflegegraden in Verbindung mit den vereinbarten Pflegeschlüsseln errechnet sich die gesamte verfügbare Mitarbeiteranzahl.
- Davon werden – wie in *Teil II/2.2* beschrieben – bundeslandbezogen diejenigen Stellenanteile abgezogen, welche nicht zur Erbringung der Leistung Pflege zur Verfügung stehen, wie z. B. Pflegedienstleitung, Soziale Betreuung, ggf. Nachtdienstbesetzung etc.
- Aus dem verbleibenden Stellenkontingent multipliziert mit der hausintern geltenden Wochennettoarbeitszeit, geteilt durch die am häufigsten praktizierten Dienstlänge ergibt sich die ungefähre Anzahl verfügbarer Dienste pro Woche.
- Diese Anzahl geteilt durch 7 Tage ergibt die Besetzung der Dienste für Früh- und Spätdienst. Kürzere Dienste erhöhen die Besetzungsstärke, längere senken die Besetzungsstärke ab.
- Auf Basis der Verteilung nach Früh- und Spätdienst ist damit die Regelbesetzung der Dienste ermittelt. Der Vorgang ist ausführlich in *Teil II/2.2* beschrieben.
- Die anfallenden Tätigkeiten der direkten und indirekten Pflege werden jetzt unter Beachtung der im Folgenden beschriebenen Merkmale auf diese Mitarbeiteranzahl aufgeteilt. Dabei ist Folgendes zu beachten:

  Eine kontinuierliche Besetzung mit definierten Arbeitsabläufen erleichtert wesentlich die Einsatzplanung. Sie verfolgt damit auch wesentliche Ziele:
  - Kontinuität in der Leistungserbringung für die pflegebedürftigen Bewohner,
  - Reduzierung der täglich erforderlichen Absprachen auf Abweichungen, nicht tägliche Neuaufteilung der Regeltätigkeiten,
  - gleichmäßige Belastung aller Mitarbeiter unter Einbezug administrativer Aufgabenanforderungen,
  - Mitarbeiter müssen sich nicht ständig neu in die Arbeitsabläufe einarbeiten.

Am folgenden BEISPIEL soll dargestellt werden, in welcher Form die tägliche Einsatzplanung ablaufen kann, wenn beispielsweise mit Stecktafeln gearbeitet wird.

Auf der Stecktafel sind analog zu dem Dienstplanbesetzungsprofil, welches die Regelbesetzung darstellt, die Anzahl der Dienste in Früh- und Spätdienst gesteckt. Diesen Diensten werden alle pflegebedürftigen Bewohner (farblich unterteilt nach Pflegegraden)

- nach tageszeitlicher Abfolge (Basis stellt dabei soweit nur möglich der Wunsch des Bewohners dar),
- nach Gebäude-Strukturen (Wegezeiten),
- nach der Form der Arbeitsorganisation (Bezugspflege),
- nach der zum Tätigwerden erforderlichen Qualifikation

zugeteilt.

Allein die Aufzählung dieser Kriterien macht für jeden Praktiker deutlich, dass es nicht einfach ist, alle Anforderungen in Einklang zu bringen. Gleichwohl empfiehlt es sich, die Erstellung dieser Stecktafeln mit denjenigen Mitarbeitern umzusetzen, welche die täglichen Arbeitsanforderungen gut kennen. Somit wird eine gemeinsame Arbeitsablaufplanung erstellt, welche umsetzbar und realistisch ist.

Sehr häufig werden in der Praxis abweichende Arbeitsabläufe mit abweichender Besetzung für die Wochenenden erstellt. Besteht eine solche – von der Regelablaufplanung abweichende – Planung, hat dies den Vorteil, dass auch dann nahezu unmittelbar mit dem Arbeiten begonnen werden kann, wenn an den anderen Wochentagen zu Beginn des Frühdienstes kurzfristig ein Mitarbeiter ausfällt, weil dann auf diese abweichende Planung unmittelbar umgestellt werden kann. Die dann noch erforderlichen Korrekturen beschränken sich auf Feinabstimmungen und schränken damit die genau in diesen Situationen knapp verfügbare Arbeitszeit nicht auch noch durch eine komplett erforderliche Neuverteilung der Arbeiten weiter ein. Inzwischen gibt es dafür auch PC-Programme oder es kann entsprechend mit stationären Tourenplänen gearbeitet werden.

Die tägliche Einsatzplanung beginnt dort, wo der Dienstplan aufhört

Die tägliche Einsatzplanung endet nicht mit der namentlich und qualifikationsgebundenen Aufzählung der Mitarbeiter tagesbezogen über den Dienstplan, sondern sie beginnt erst hier. Das bedeutet, dass zum Dienstplan eindeutige Strukturen in der beschriebenen Form vorhanden sein müssen, welche ein strukturiertes Arbeiten erlauben. Grundlage für ein strukturiertes Handeln ist eine planbare Mitarbeiteranzahl, welche nicht von Tag zu Tag schwankt, weil dies kontraproduktiv für einen geordneten und systematischen Arbeitsablauf ist. Verstärkte Besetzungen gegenüber der Regelbesetzung gehen in aller Regel im Tagesgeschehen ansonsten unter, weil dann die Arbeit schlichtweg auf mehrere Köpfe verteilt wird. Wenn aber die Arbeitszeit eine knappe Ressource darstellt, dann darf genau dieses nicht geschehen.

Noch ein Wort zu der immer wiederkehrenden Befürchtung, dass klar strukturierte arbeitsorganisatorische Ablaufplanungen Mitarbeiter in ihrem Handeln einschränken könnten: Die Mitarbeiter werden am Aufbau dieser Strukturen mit ihrem Wissen um die individuellen Bedürfnisse bei den einzelnen Bewohnern sowie den ergänzenden Arbeitsanforderungen in vollem Umfang mit einbezogen. Sie werden auch bei den erforderlichen Anpassungen mit einbezogen und sind an der Ausgestaltung der Arbeitszeit beteiligt. Sind diese Grundlagen gemeinsam erarbeitet, sind sie allerdings dann auch verbindlich einzuhalten. Verbindlich heißt nicht stur. Ein Arbeitsmittel ist immer so flexibel wie derjenigen, die es anwenden. Individuelles Handeln geht aber von den Bewohnerwünschen aus, nicht von den individuellen Vorstellungen des einzelnen Mitarbeiters. Das bedeutet, dass innerhalb festgelegter „Touren" selbstverständlich Freiraum zur Berücksichtigung von auch kurzfristig geäußerten Bewohnerwünschen in Form von Verschiebungen besteht. Es geht hier aber um die Zufriedenstellung der Bewohnerbedürfnisse; der Arbeitsplatz ist kein Ort der individuellen Mitarbeiterselbstverwirklichung, sondern um eine gemeinsame Umsetzung der einrichtungsbezogenen Zielsetzungen. In welcher Form Mitarbeiterbeteiligung an der Dienst- und Einsatzplanung möglich ist, ist mehrfach in diesem Buch beschrieben und in der Praxis bei weitem noch nicht in dem beschriebenen Umfang umgesetzt.

Die nicht selten praktizierte Form pflegeprähistorischer Vorgehensweisen zu täglichen Arbeitsablauforganisation hat aber auch gar nichts mit der erforderlichen Berücksichtigung von pflegerisch/betreuendem und individuell abgestimmten Interventionsbedarf zu tun. Auch in der heutigen Zeit sind immer noch dergestalt Formen anzutreffen, dass im Rahmen der jeweiligen Dienstübergaben von Früh- und/oder Spätdienst die Arbeitszuweisung/Aufteilung nach der Art geschieht, dass nach „Runden", Fluren, „einer geht rechts, zwei gehen links", Zimmernummern oder sonstiger unqualifizierter Zuordnung eingeteilt wird. Hier müssen sich die verantwortli-

1. vertraglichen Vereinbarungen mit den Kostenträgern stellen die Grundlage für eine 2. definierte Regelbesetzung dar. 3. Diese wird auf die Dienstplanung übertragen. 4. Darauf wiederum baut die tägliche Arbeitsorganisation auf.

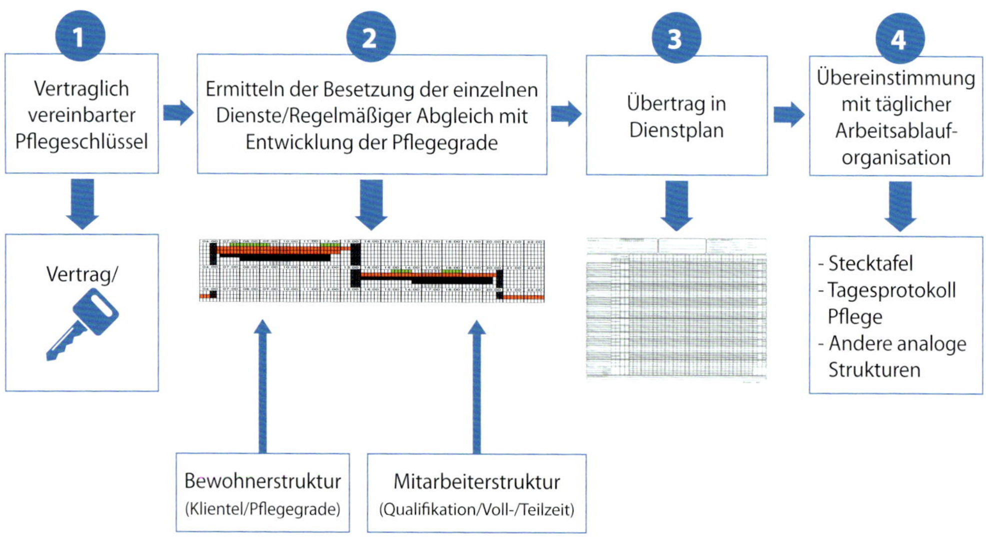

Schaubild II/3.2.0: Von den vertraglichen Grundlagen zu der täglichen Arbeitsablauforganisation

3.2.1	**Tagesprotokoll Pflege** Stationärer Dienst	**Einrichtungslogo**

Tagesprotokoll Pflege für den: .... (Datum)

Wohnbereich 2 (Stand: Februar 2012)

Frühdienst				**Spätdienst**			
Tour	Mitarbeitername	Handy-Nr.	Hdz.	Tour	Mitarbeitername	Handy-Nr.	Hdz.
Tour 1				**Tour 1**			
Tour 2				**Tour 2**			
Tour 3				**Tour 3**			
Tour 4				**Tour 4**			
Tour 5							
Tour 6							

* Schichtleitung ist immer Tour 1
(=u. a. verantwortlich für Vollständigkeit von Trink- und Lagerungsplänen und Dokumentation)

1. Abwesende Bewohner	Grund/voraussichtliche Rückkehr	**Hdz. Eintragender**
Zukommende Bewohner	(Neueinzüge, Kurzzeitpflege, Krankenhaus-rückkehr etc.)	**Hdz. Eintragender**

2. Tagestermine	**Hdz. Eintra-gender**	**Hdz.erledigt**

3. Allgemeine Informationen/Neues	**Hdz. Eintra-gender**	**Hdz.erledigt**

4. Absprachen mit Ärzten, Apothekern, Krankenhäusern	**Hdz. Eintra-gender**	**Hdz.erledigt**

Bitte wenden 1

Schaubild II/3.2.1: Tagesprotokoll Pflege. Seite1

Tagesprotokoll Pflege
Stationärer Dienst

Einrichtungslogo

................von Dienst zu Dienst ....

5. Informationen von Nachtdienst an Frühdienst	Hdz. Eintragender	Hdz.erledigt

Informationen von Frühdienst an Spätdienst	Hdz. Eintragender	Hdz.erledigt

Informationen von Spätdienst an Nachtdienst	Hdz. Eintragender	Hdz.erledigt

Informationen von Spätdienst an Frühdienst	Hdz. Eintragender	Hdz.erledigt

6. Informationen an Pflegedienstleitung	Hdz. Eintragender	Hdz.erledigt

7. Bitte nachfolgende Änderungen am Dienstplan beachten	Hdz. Eintragender	Hdz.erledigt

Erstellen: Dienstübergabe mittags für Folgetag;
Freitag für gesamtes Wochenende oder vor Werktag vor Feiertagen

Erstellt am:.. von: ....

Datum/Unterschrift Pflegedienstleitung ....

Bitte wenden 2

Schaubild II/3.2.1: Tagesprotokoll Pflege. Seite 2

chen Führungskräfte ihrer Verantwortung gegenüber den Menschen mit Pflegebedarf im Klaren sein, die eine fachlich qualifizierte Einsatzsteuerung erwarten können, nicht nur weil das in den Verträgen gegenüber den Bewohnern, aber auch den Kostenträgern zugesagt wird.

Folgender Regelablauf stellt grob strukturiert den täglichen Arbeitsablauf dar:

- Der Mitarbeiter kommt zur Arbeit (hier ein zeitlich versetzter Dienst).
- An der Stecktafel erkennt der Mitarbeiter, für welche Bewohner er zuständig ist.
- Anhand der Pflegedokumentation erkennt er, ob bei diesen Bewohnern aktuelle Informationen vorliegen. Bei EDV gestützter Pflegedokumentation anhand der ausgedruckten Übergabeinformationen.
- Er meldet sich bei der im Dienst befindlichen Schichtleitung und erhält noch ggf. ergänzende Hinweise.
- Er wirft einen Blick in das Tagesprotokoll Pflege bezüglich nicht bewohnerbezogener Informationen.

Der Mitarbeiter kann jetzt umgehend und ohne weitere umfassende Dienstübergabe voll informiert mit der Arbeit beginnen.
Inwieweit welcher Mitarbeiter als Schichtleitung oder Pflegefachkraft in ein abgestuftes System der Dienstübergabe eingebunden ist, ist in *Teil II/3.3* beschrieben.
Zunehmend erfordert es die Arbeitsmarktsituation Arbeitsabläufe verstärkt an der tageszeitlichen Verfügbarkeit von Mitarbeitern auszurichten. Es nützt gar nichts, die besten Vorstellungen von bewohnerorientierter Pflege zu haben, wenn die zur Umsetzung erforderlichen Mitarbeiter nach Qualifikation und Stellenanteilen nicht zu bekommen sind. Deswegen wird es sich in Zukunft verstärkt, um die Frage drehen, zu welchen Zeiten Mitarbeiter verfügbar sind und welche Möglichkeiten bestehen, die interne Arbeitsablauforganisation diesen arbeitsmarktbestimmenden Faktoren anzupassen und dennoch die qualitativen Zielsetzungen nicht aus dem Auge zu verlieren.

FAZIT

- Eine strukturierte tägliche Arbeitsablaufplanung richtet sich an dem pflegerisch/betreuenden Interventionsbedarf der Bewohner unter angemessener Berücksichtigung der täglichen arbeitszeitlichen Möglichkeiten der Mitarbeiter aus.
- Bei der Definition eines gemeinsamen und realisierbaren Verständnisses von Bezugspflege sollte geprüft werden, ob nicht die in der QPR aus 01/2014 beschriebene Definition einer „personellen Kontinuität" als Grundlage dienen könnte.

3.3 Dienstübergabe und flexibler Mitarbeitereinsatz

KAPITELMERKSÄTZE

- Es stellt kein Qualitätskriterium dar, wenn möglichst viele Mitarbeiter an den Dienstübergaben teilnehmen.
- Es muss eine Informations- und Kommunikationsstruktur vorliegen, welche den Informationsfluss zwischen den an der Bewohnerversorgung Beteiligten nachweislich regelt.

Strukturqualität	Prozessqualität	Ergebnisqualität
Zeitraum für die Regeldienstübergabe: • Frühdienst -> Spätdienst Max. 15-30 Minuten • Spätdienst -> Nachtdienst Max. 15 Minuten • Nachtdienst -> Frühdienst Max. 15 Minuten Vorgabe: lückenloser Informationsfluss	• Die diensthabende Schichtleitung (Pflegefachkraft) übergibt die Wohneinheit an die dienstbeginnende Schichtleitung (Pflegefachkraft). • Dabei werden nur aktuell wichtige (bewohnerbezogene) und organisatorische (Ein-/Auszüge/anstehende Visiten/KH-Einweisungen/Auszüge) mit den dafür verantwortlichen Mitarbeitern besprochen. • Fester Bestandteil jeder Dienstübergabe ist die Information der zuständigen Pflegefachkraft an die dienstbeginnende Pflegefachkraft, ob alle Bewohner in dem jeweiligen Verantwortungsbereich anwesend sind.	• Der Folgedienst ist über alle Aufgaben und Vorkommnisse informiert. • Es ist bekannt, ob alle Bewohner der Wohneinheit anwesend sind bzw. wenn nicht, wo sich diese aufhalten (b. Angehörigen, im Krankenhaus etc.).
Für den Zeitraum der jeweiligen Dienstübergabe wird ein Mitarbeiter im täglichen Wechsel benannt.	• Dieser Mitarbeiter übernimmt das Diensttelefon und ist Ansprechpartner für Bewohner und/oder Besucher auf dem Wohnbereich und informiert ggf. die Schichtleitung sofort über Vorkommnisse/Notfälle.	Es erfolgt eine ungestörte • Dienstübergabe • Fallbesprechung • Teambesprechung Bewohner und Besucher sind betreut.
• Es befindet sich nur noch diejenige Anzahl an Mitarbeitern im Dienst, welche zur Leistungserbringung bis zum Spätdienstbeginn erforderlich sind. • Für diejenigen, welche nicht an der Dienstübergabe teilnehmen, erfolgt eine strukturierte Aufgabenzuweisung.	Mögliche Aufgaben: • 10 – Minutenaktivierung einzelner Bewohner • Pflegedokumentationsarbeiten • Reinigungsarbeiten • Aufräum- und Verteilarbeiten.	• Die Bewohner sind in diesem Zeitraum nicht allein und werden betreut. • Der Zeitraum zur Erledigung/Umsetzung der beispielhaft genannten Aufgaben ist vorhanden, offene Arbeiten aus dem vorangegangenen Dienst können abgearbeitet werden.

Strukturqualität	Prozessqualität	Ergebnisqualität
• Im Anschluss an die Regeldienstübergabe kann einmal wöchentlich eine verlängerte Dienstübergabe stattfinden. Zielsetzung dabei: • Eine zielgerichtete gemeinsame Vorgehensweise bei der Pflege und Betreuung des Bewohners. • Umfassende Information über die individuelle Bewohnersituation	Es werden von der Leitung der Wohneinheit alle Bewohner kurz angesprochen; Besonderheiten umfassend dargestellt. • Teilnahme der benannten Mitarbeiter v. Pflege und Betreuung • Ggf. Fallbesprechung über anstehende aktuelle Probleme bei einem einzelnen Bewohner; jedoch immer nach Krankenhausentlassung. • Ggf. Hinzuziehen von Ärzten, Therapeuten etc. • Fallbesprechungsprotokoll führen; Qualitätshandbuch Dokument XX	• Mitarbeiter sind auf dem gleichen Wissensstand über die Bewohner. • Mitarbeiter können strukturiert handeln. • Mitarbeiter können sich gleichermaßen einbringen. • Die Situation des Bewohners ist erkannt. • Die Fallbesprechung ist dokumentiert.
• Jeder Mitarbeiter hat in Bezug auf die von ihm geschuldete sorgfältige Arbeitsleistung die Verpflichtung (=Holschuld), sich insbesondere nach Abwesenheit die für seine Arbeit erforderlichen Informationen einzuholen.	• Mitarbeiter informieren sich zu Dienstbeginn über die bereit gestellten Informationsträger (EDV, Übergabeprotokoll, mündlich etc.) • Mitarbeiter müssen nach Urlaub oder Krankheit die archivierten Protokolle einsehen und unterschreiben.	• Mitarbeiter sind zu Dienstbeginn und nach Urlaub, Krankheit oder anderen Abwesenheiten über die aktuelle Situation der Bewohner informiert.
• Vor jeder Dienstübergabe ist das Übergabeprotokoll aus dem EDV System auszudrucken	• Die Schichtleitung druckt 10 Minuten vor der Dienstübergabe das Übergabeprotokoll aus. • Das Protokoll wird nach der Übergabe abgeheftet. • Alle Mitarbeiter nehmen eigenverantwortlich Kenntnis vom Übergabeprotokoll und bestätigen dies durch ihre Unterschrift.	• Das Protokoll liegt vor, muss von allen Mitarbeitern eingesehen und nach dem lesen unterschrieben werden. • Das Protokoll ist archiviert. • Alle Mitarbeiter sind über Vorkommnisse des vergangenen Dienstes informiert.
• Es erfolgt eine mündliche Dienstübergabe von Teilzeitmitarbeitern an die Schichtleitung.	• Der Teilzeitmitarbeiter berichtet vor Dienstende der Schichtleitung über wesentliche Vorkommnisse während seiner Dienstzeit. • Der Teilzeitmitarbeiter dokumentiert gem. den internen Vorgaben zur Pflegedokumentation.	• Die Schichtleitung ist informiert • Die bewohnerbezogene Dokumentation ist durchgeführt.

Schaubild II/3.3.1: Struktur und Ablauf Dienstübergabe

Die Struktur der Informationsweitergabe stellt heute mehr denn je ein zentrales Qualitätsmerkmal innerhalb der einrichtungsinternen Organisationsstruktur dar, weil die Fülle der täglichen und schichtbezogenen zu verarbeitenden Informationen ständig zunimmt. Differenzierte Krankheitsbilder mit zunehmendem komplexerem pflegerisch-betreuendem Interventionsbedarf und einer Vielzahl von beteiligten externen Partnern erfordern eine systematisierte Vorgehensweise, welche es erlaubt, diese Flut an Informationen zu bearbeiten, zu bündeln und an die richtigen Adressaten weiterzugeben.

Gleichzeitig stellt sich zunehmend die Frage nach der verfügbaren Arbeitszeit, in welcher diese Informationen verarbeitet werden sollen. Das erfordert es, bisher praktizierte Vorgehensweisen auf den Prüfstand zu stellen und zu prüfen, ob ggf. neue und effektivere Strukturen die bisherigen ersetzen können. Die heutigen Arbeitszeitstrukturen mit einem hohen Anteil an Teilzeitmitarbeitern passen nicht mehr mit den Dienstübergabestrukturen zusammen, die ihren Ausgang Mitte der 1980er-Jahre hatten. Wird aber die bisherige Form der Dienstübergabe in Teilen runderneuert, bedarf dies zuvor zwingend klarer Überlegungen, was dann alternativ an deren Stelle treten soll.

Spricht man eine zeitliche Reduzierung von Dienstübergabezeiten an oder wagt es gar, deren Nutzen im Verhältnis zum Aufwand infrage zu stellen, so grenzt das schon fast an Nestbeschmutzung innerhalb der Pflege. Die Dienstübergabe scheint die Stellung einer Art sozialer Errungenschaft in der Pflege einzunehmen und man schlachtet schon fast eine heilige Kuh, wenn man es wagt, in Zeiten knapper Ressourcen diejenigen arbeitszeitbindenden Strukturen anzusprechen, welche einen massiven Zeiteinsatz erfordern.

Dabei geht es keineswegs darum, Arbeitszeiten einzusparen, sondern es dreht sich vor allem darum zu prüfen, ob der hier eingesetzte Zeitaufwand nicht in anderweitiger Verwendung für alle Beteiligten deutlich mehr Nutzen bringen könnte. Deswegen müssen dabei zwei wesentliche Fragen erlaubt sein:

- Welche Mitarbeiter müssen an den Dienstübergaben teilnehmen, um den erforderlichen Informationsfluss zu gewährleisten und
- wie viele Dienstübergaben sind mit welcher Dauer erforderlich?

Beide Fragen bedingen sich gegenseitig, weil allein die Anzahl der Anwesenden die Dauer der Dienstübergabe (mit-) beeinflusst, nicht nur die Inhalte. Allein das muss schon zu denken geben. Nicht selten gibt es auch noch das Modell „Oberschwester" – eine spricht und alle anderen hören (mehr oder weniger) zu.

Betrachtet man sorgfältig den *Teil II/2.8 und II/3.2*, so liegt die Antwort schon auf der Hand. Die im Rahmen einer bewohnerorientierten, bestimmungsgemäßen und wirtschaftlichen Dienst- und Einsatzplanung erforderlichen Instrumente, wie zum Beispiel:

- versetzte Dienste,
- unterschiedlich lange Dienste,
- Einsatz von Teilzeitmitarbeitern etc.,

wären alle sinnlos, wenn das fragwürdige Ziel bestünde, dass alle Mitarbeiter an den Dienstübergaben regelmäßig teilnehmen.

Im Vergleich zum ambulanten Bereich ist Folgendes anzumerken: Zweifellos sind stationär deutlich mehr Informationen zu verarbeiten – keine Frage. Das liegt in der Natur dieser Form der Betreuung und ist auch von den Rahmenstrukturen her derart vorgesehen. Gleichwohl sollte dennoch ein Sachverhalt zur neutralen Prüfung bedacht werden:

Die Mitarbeiter ambulanter Dienste treffen sich – gemessen an der Anzahl stationärer Dienstübergaben – wesentlich seltener und nutzen in der Zwischenzeit konsequent ihre Arbeitsmedien, wie zum Beispiel die Pflegedokumentation. Im stationären Bereich trifft man sich dagegen 3 x täglich zu den Dienstübergaben und nutzt zusätzlich (mehr oder weniger sorgfältig) Hilfsmittel zur Informationsweitergabe. Das legt doch im Vergleich den Rückschluss nahe, dass eigentlich allein aufgrund der deutlich umfassenderen (mündlichen) Information im stationären Bereich dank der Vielzahl der täglichen Übergaben mit einem erheblichen Einsatz an Arbeitszeit die Informationsweitergabe exorbitant besser sein müsste als im ambulanten Bereich.

An dieser Stelle kommen viele ins Grübeln, weil jeder weiß, dass dem oftmals nicht so ist. Das mag zu Recht vielerlei Ursachen haben, wie zum Beispiel die Tatsache, dass auch Dienstübergaben strukturelle Regelungen brauchen, um effektiv sein zu können. Wenn aber beispielsweise die aktuell verfügbare Arbeitszeit in einer Einrichtung

- für die Evaluation von Pflegeplanungen nicht ausreicht oder
- keine Fallbesprechungen durchgeführt werden können,

dann müssen Alternativen überlegt werden, um beispielsweise durch Umgestaltungen von Dienstübergaben die freiwerdenden Zeitkontingente effektiver nutzen zu können.

Eine Umkehr im Denken innerhalb der Pflege zeigt sich interessanter Weise auch an anderer Stelle. Betrachtet man die einzelnen, in den vergangenen 15 Jahren aufeinanderfolgenden „MDK-Anleitungen zur Prüfung der Qualität in der Pflege" bis hin zu den QPRs, so zeigt sich auch hier ein veränderter Zeitgeist im Denken. Waren in früheren Ausgaben noch Anhaltswerte von 1 – 2 Minuten pro Bewohner und Dienstübergabe angegeben, so sind diese heute nicht mehr zu finden.

Häufig wird die Frage gestellt, in welcher Form die Informationsweitergabe zwischen den an der Versorgung des Pflegebedürftigen Beteiligten geregelt ist? Das ist normalerweise im internen Qualitätsmanagement, über eine Kommunikationsmatrix dargestellt, welche die Kommunikationsformen nach Häufigkeit, dem jeweiligen Teilnehmerkreis, der Uhrzeit und der Dauer und der Frage nach dem Protokoll und dessen Verteiler regelt.

Es geht keineswegs darum, Dienstübergaben ersatzlos zu streichen nach dem Motto: „Die Mitarbeiter sollen sich selbst ihre Information besorgen". Das wäre auch unter dem Gesichtspunkt eines möglichen Organisationsverschuldens der Pflegedienstleitung problematisch zu betrachten. Es geht darum, alternative Strukturen aufzubauen und die damit gewonnen Arbeitszeiten effektiv für administrative Anforderungen zu nutzen.

Das *Schaubild II/3.3.1* zeigt an einem schematisch dargestellten Beispiel, wie sich eine Informationsweitergabe bei versetzten Diensten darstellen kann. Grundlage ist wieder das Dienstplanbesetzungsprofil. Die an der Dienstübergabe teilnehmende Mitarbeiteranzahl von Früh- oder Spätdienst ist über den Dienstplan vorgegeben, welcher auf Grundlage des beschriebenen Dienstplanbesetzungsprofils erstellt ist.

Das häufig anzutreffende Argument, dass Mitarbeiter nicht von selbst in die Dokumentation schauen oder Arbeitshilfen ohnehin nicht genutzt werden, darf nicht dafür herhalten, überholte Strukturen von Dienstübergaben beizubehalten. Es ist eine Frage der Leitung die Mitarbeiter in der Anwendung zeitgemäßer Formen der Informationsweitergabe zu schulen und sie mit entsprechenden Arbeitsmitteln und deren Anwendung vertraut zu machen. Im Rahmen von Dienstübergaben portionsweise Informationshäppchen vorzukauen, kann keine Alternative zur Überarbeitung bestehender Strukturen sein – die Praxis lehrt das Gegenteil. Information ist eine Hol- und eine Bringschuld. Nimmt man an Dienstübergaben in der Praxis teil, kommt oft das Gefühl auf, dass es lediglich eine Bringschuld ist.

Zunehmend häufiger im Alltag ist die Dienstübergabe von Pflegefachkraft zu Pflegefachkraft, während ein oder zwei Mitarbeiter, meist Pflegehelfer – je nach Größe der Abteilung – in dieser Zeit sich außerhalb der Diensträume um Bewohner, Angehörige oder Besucher kümmern. Es passt keineswegs mehr zu dem heutigen Kundenverständnis, dass am Dienstzimmer ein Schild angebracht ist mit der Aufschrift: „Bitte nicht stören"; darin sitzen sichtbar 10 Mitarbeiter und der Besucher, der es wagt zu stören, wird im besten Fall nur mit grimmigen Blicken bedacht.

Dass die Pflegehelfer den „Außendienst" übernehmen, hat nichts mit Mitarbeitern erster oder zweiter Klasse zu tun, sondern es ist schlichtweg Verpflichtung der Fachkräfte die Informationen ordnungsgemäß weiterzugeben. Selbstverständlich muss es Regelungen geben, in welcher Form die Pflegehelfer in den Informationsfluss mit eingebunden werden. Aber dieser besteht auch nicht ausschließlich aus der Dienstübergabe – das war früher; heute stellt sich dies deutlich anders dar.

Es gibt durchaus noch Einrichtungen, welche Überlappungszeiten über Mittag von bis zu 2 Stunden haben. Wenn bei solchen Strukturen gegenüber Vertretern von Heimaufsicht oder MDK gesagt wird, es sei keine Zeit für Pflegedokumentation oder Fallbesprechungen, kann dieser Schuss nach hinten losgehen. Deswegen ist es deutlich besser, die Arbeitszeitstrukturen, wie im ersten und zweiten Schritt der Regelkreissystematik beschrieben, zu optimieren, bevor Dritte dies von außen anregen. Deswegen ist es sinnvoll, nach internen Ressourcen und Arbeitszeitfressern zu suchen. Die Dienstübergabezeiten in ihrer nicht mehr zeitgemäßen Form bieten sich dafür an.

Auch Dienstübergabezeiten von mittäglich 30 Minuten könnten bei klarer Strukturierung dessen, was inhaltlich einzubringen ist unter konsequentem Einbezug der Pflegedokumentation und anderer Hilfsmittel zur Informationsweitergabe, durchaus auf 15 Minuten gekürzt werden; insbesondere dann, wenn an der Dienstübergabe insgesamt weniger Mitarbeiter beteiligt sind. Anstelle des bisherigen dafür erforderlichen Aufwandes an eingesetzter Arbeitszeit können dann beispielsweise einmal in der Woche Fallbesprechungen oder Evaluationszeiten für Pflegedokumentation arbeitszeitneutral und unter pflegefachlichen Aspekten wesentlich wirksamer eingesetzt werden. Hintergrund ist der, dass Dienstübergaben in ihrer aktuellen Form oftmals deutlich zu lange dauern für das, was inhaltlich dort geschieht; gleichzeitig aber zu kurz für die eben erwähnten Alternativen.

FAZIT

- Dienstübergaben erfordern klare Regelungen zu Ablauf und Struktur.
- Die Dienstübergabe stellt kein isoliertes Geschehen der einrichtungsinternen Informations- und Kommunikationsstrukturen dar, sondern ist lediglich ein Teil davon.

FRAGE AN DEN JURISTEN

- *Hat ein Mitarbeiter einen rechtlichen Anspruch auf Teilnahme an der Dienstübergabe?*
  Antwort: Nein, ein Mitarbeiter hat keinen rechtlichen Anspruch auf Teilnahme an der Dienstübergabe. Der Arbeitgeber legt in Ausübung seines Direktionsrechtes im Rahmen des Arbeitsvertrages fest, welcher Mitarbeiter welche Tätigkeit auszuführen hat.

3.4 EDV-Dienstplanprogramme

KAPITELMERKSÄTZE

- EDV-Dienstplanprogramme können eine große Hilfe bei der Dienstplanung sein.
- Das von der Einrichtung gewählte EDV-Dienstplanprogramm muss die individuellen Planungsvorgaben der Einrichtung uneingeschränkt abbilden und umsetzen können.
- Die Anwender in der Einrichtung sind hinreichend zu schulen.
- Die Mitbestimmungsrechte des Betriebsrates bei der Nutzung von EDV-Dienstplanprogrammen sind zu beachten.

Eine Vielzahl von Anbietern bewirbt ihre EDV-Dienstplanprogramme. Oftmals wird hierbei der Eindruck erweckt, als bedürfe es nur weniger Schritte im Programm, bis der „perfekte Dienstplan" steht. Selbstverständlich können EDV-Dienstplanprogramme die Dienstplanung in der Erstellung und Auswertung vortrefflich unterstützen. Den wachen Verstand und den wachen vorausschauenden Blick des Dienstplanenden wird aber selbst das beste EDV-Dienstplanprogramm nicht ersetzen können. Worauf geachtet werden soll, wird im Folgenden dargestellt.

Die individuelle Geeignetheit des Programms

Das A und O eines sinnvollen Einsatzes eines Dienstplanprogramms ist die grundlegende Fähigkeit des Programms, die individuellen Planungsvorgaben der Einrichtung uneingeschränkt umsetzen zu können. Zu den einrichtungsspezifischen Vorgaben zählen neben der Hinterlegung anwendbarer Tarifverträge insbesondere auch die Hinterlegung von Regelungen in anwendbaren Betriebsvereinbarungen gewählten und Arbeitsvertragsmodellen.

MERKE

Das Dienstplanprogramm hat dem Dienstplankonzept der Einrichtung zu folgen, nicht umgekehrt.

Schulung der Anwender

Eine Selbstverständlichkeit sollte es für den Träger der Einrichtung sein, die mit dem EDV-Dienstplanprogramm befassten Mitarbeiter angemessen und umfassend schulen zu lassen. Das in der Praxis oft anzutreffende System des Erlernens der Funktionen ohne hinreichende Schulungen alleine durch „Versuch und Irrtum" frustriert die

Anwender und baut unweigerlich eine abwehrende Haltung gegenüber dem Programm auf. So verpufft leicht der eigentlich zu erwartende Vorteil der Nutzung des EDV-Dienstplanprogramms.

Mitbestimmungsrechte des Betriebsrates beachten

Der Einsatz eines Dienstplanprogramms ist nach § 87 Abs. 1 Nr. 6 BetrVG mitbestimmungspflichtig. Ohne eine ordnungsgemäße Beteiligung des Betriebsrates kann dieser den Einsatz des EDV-Dienstplanprogramms arbeitsgerichtlich untersagen lassen. Besteht in der Einrichtung ein Betriebsrat, bietet es sich an, mit diesem den Einsatz des EDV-Dienstplanprogramms und den Umgang mit Programm-Updates in einer entsprechenden Betriebsvereinbarung zu regeln. Hierdurch lassen sich ohne viel Aufwand verbindliche Regeln für beide Betriebsparteien festlegen. Der Arbeitgeber wird dabei allerdings zu akzeptieren haben, dass der Betriebsrat Leserechte für das Dienstplanprogramm einfordern wird, was aus unserer Sicht in der Praxis jedoch vollkommen unproblematisch ist.

3.5 Datenschutzrechtliche Aspekte der Dienstplanung

Mit dem am 25.05.2018 in Kraft getretenen neuen Datenschutzrecht ist eine Vielzahl von rechtlichen Fragestellungen im Zusammenhang mit der Dienstplanung aufgekommen, die teilweise zu erheblicher Verunsicherung geführt hat. Das „neue" Datenschutzrecht setzt sich zusammen aus der EU-Datenschutz-Grundverordnung (DSGVO) vom 27.04.2016 und der Neufassung des Bundesdatenschutzgesetzes (BDSG) vom 30.06.2016. Das Ziel der Datenschutzreform ist eine Stärkung des Datenschutzes vor dem Hintergrund der heute existierenden technischen Möglichkeiten der Datenerhebung und Datenverarbeitung. Zudem soll durch die DSGVO ein europaweit einheitliches Datenschutzniveau in Bezug auf den Schutz personenbezogener Daten geschaffen werden. Das kirchliche Datenschutzrecht, dass aufgrund der grundgesetzlich garantierten Selbstverwaltung der Kirchen neben dem staatlichen Datenschutzrecht steht, ist durch die Kirchen dem staatlichen Datenschutzrecht anzugleichen. Die datenschutzrechtlichen Neuregelungen sind umfassend und ihre Auswirkungen auf die tägliche Praxis in allen Details teilweise noch nicht ganz klar. Nachfolgend sollen die datenschutzrechtlichen Aspekte beleuchtet werden, die im Zusammenhang mit der Dienstplanung stehen.

Geltungsbereich des neuen Datenschutzrechts

Ohne jeden Zweifel gilt das neue Datenschutzrecht in stationären und ambulanten Pflegeeinrichtungen. Dort werden personenbezogene Daten der Mitarbeiter und Bewohner/Kunden im Sinne des BDSG und der DSGVO erhoben und verarbeitet. Es gibt keinerlei gesetzlich vorgesehene Ausnahmen von den datenschutzrechtlichen Bestimmungen für stationäre und ambulante Pflegeeinrichtungen. Ob sich angesichts der Besonderheiten in der Pflege mit ihren ausgeprägten Vorgaben zur Erhebung von Daten, beispielsweise im Zusammenhang mit der Pflegedokumentation und dem Personaleinsatz sowie der verschachtelten Struktur der Aufsichtsstellen (MDK, Heimaufsicht), besondere Anwendungsvorgaben ergeben, werden bis zu entsprechenden gesetzlichen Detailregelungen die Datenschutzbehörden und die Gerichte zu klären haben.

Dienstplanung und Arbeitnehmerdatenschutz

Die dem Arbeitgeber bekannten Daten seiner Mitarbeiter fließen in die Dienstplanung ein. Dies sind neben den arbeitsvertraglichen Eckdaten wie der vertraglichen Arbeitszeit und dem Urlaub auch höchstpersönliche Daten wie beispielsweise Zeiten der Erkrankung und Zeiten der Abwesenheiten aufgrund des Mutterschutzes und der Elternzeit. Sie werden mit dem Dienstplan veröffentlicht und damit Dritten in Person der weiteren Mitarbeiterinnen und Mitarbeiter bekanntgegeben. Damit liegt auf der Hand, wie datensensibel Dienstplanung ist. Grundsätzlich sieht das Datenschutzrecht ein Verbot der Verarbeitung personenbezogener Daten mit sogenanntem Erlaubnisvorbehalt vor. Dieser Grundsatz gilt selbstverständlich auch für den Arbeitnehmerdatenschutz. Das bedeutet, dass spezielle Erlaubnis- und Rechtfertigungsgründe für die Verarbeitung personenbezogener Daten vorliegen müssen. Die gesetzlichen Grundlagen für die erforderlichen Erlaubnis- und Rechtfertigungsgründe finden sich in Artikel 6 der DSGVO und in § 26 des BDSG. Vereinfacht dargestellt ist es dem Arbeitgeber nur gestattet, die Mitarbeiterdaten zu erheben und zu verarbeiten, die er zwingend benötigt, wobei die Arbeitnehmer ein umfassendes Auskunftsrecht gegen den Arbeitgeber haben, welche ihrer personenbezogenen Daten erfasst sind und wie diese verarbeitet, sprich genutzt werden.

Aus den dargestellten Vorgaben folgt letztlich die Frage, ob sämtliche Mitarbeiter mit Nennung von Namen und weiteren persönlichen Daten wie Stellenumfang, Krankheitstagen etc. gemeinsam auf einem Dienstplan geführt werden dürfen und ob ein Dienstplan in der heute üblichen Art und Weise in den Teams bekanntgegeben werden darf. Die anzutreffenden Antworten auf diese Fragen treiben bisweilen seltsame Blüten. So wird angeraten, Dienstpläne überhaupt nicht mehr auszuhängen und stattdessen die jeweiligen Dienste nur dem jeweils betroffenen Mitarbeiter mitzuteilen mit der Folge, dass die konkrete Dienstbesetzung den Mitarbeitern im Vorhinein nicht mehr bekannt ist. Auch wird angeraten, Dienstpläne anonym, das heißt ohne konkrete Namensnennung zu führen und auf das Ausweisen von Abwesenheitszeiten durch Urlaub, Krank etc. vollständig zu verzichten. Hier kann mit Blick auf die Notwendigkeit einer ordnungsgemäßen Versorgung der Bewohner und der damit einhergehenden transparenten und funktionierenden Dienstplanung nur gelten, eine sachliche und pragmatische Betrachtung anzustellen.

Dies bedeutet für die Praxis, dass auf dem Dienstplan nur die Daten erscheinen, die zwingend für eine funktionierende Dienstplanung erforderlich sind. Ob dabei die Möglichkeit besteht, die Abwesenheiten der Mitarbeiter durch Krank, Urlaub etc. unter schlicht „abwesend" zusammenzufassen, muss Einrichtung für Einrichtung geprüft werden. Dass (wie immer schon) der Dienstplan nur dort ausgehängt werden darf, wo er nur für die Personen einsehbar ist, die von dem Dienstplan betroffen sind, ist selbstverständlich. Als umfassende Lösung gilt die Einholung des Einverständnisses der betroffenen Mitarbeiter zur erforderlichen Datenerhebung und Datenverarbeitung im Zusammenhang mit der Dienstplanung. Hierzu bieten sich entsprechende schriftliche Einverständniserklärungen der Mitarbeiter an.

Weiterhin unzulässig ist das Fotografieren der Dienstpläne und das Kopieren ganzer Dienstpläne für eigene Zwecke der Mitarbeiter. Ein solches Vorgehen stellt eine in jedem Fall unzulässige Datenverarbeitung dar. Damit verbietet sich auch ein Weiterleiten der so gesammelten und verarbeiteten Daten via WhatsApp, Facebook etc.

Vierter Schritt im „Regelkreis der Einsatzplanung"

4 Dienstplanauswertung und Beurteilung des Mitarbeitereinsatzes

Im DRITTEN SCHRITT DER REGELKREISSYSTEMATIK ging es u. a. um

- die Dienstplanerstellung selbst,
- die Planung von Arbeitsabläufen als Folgeschritt aus der Besetzungsplanung und
- um die Thematik der Dienstübergabe im Rahmen flexibler Arbeitszeitgestaltung.

Im VIERTEN SCHRITT DER REGELKREISSYSTEMATIK geht es u. a. um

- die Auswertung des abgelaufenen Dienstplanes,
- das Arbeiten mit Dienstplan-Kennzahlen als Folge der Auswertung und zukünftiger Planung,
- die Themenbereiche Ausfall- und Fehlzeiten in der Dienst- und Einsatzplanung.

In diesem vierten Schritt der Regelkreissystematik geht es im Wesentlichen um die Evaluation der Planung, die Erfolgskontrolle und die Lokalisation von Verbesserungspotenzialen für zukünftige Planungen. Die grundsätzlichen Annahmen zu der Dienstplanung, wie zum Beispiel diejenige zu dem Umfang der Ausfallzeiten oder die Anteile an administrativem Aufwand, werden überprüft, um gegebenenfalls Korrekturen an der Einsatzplanung vorzunehmen. Dieser vierte Schritt im *Regelkreis der Einsatzplanung* ermöglicht eine zeitnahe Kontrolle und zeigt detailliert auf, ob beispielsweise die im zweiten Schritt des Regelkreises über das Dienstplanbesetzungsprofil kalkulierte Netto-Arbeitszeit aus dem Pflegeschlüssel auch wirklich beim pflegebedürftigen Bewohner angekommen ist.

Aus diesem Grund stellt die im Folgenden beschriebene Auswertung der Einsatzplanung eine der Möglichleiten dar, nach welcher das Ergebnis einer Planung für den zurückliegenden Zeitraum beurteilt werden kann und bietet gleichzeitig wesentliche Erkenntnisse für die verantwortlichen und planenden Mitarbeiter.

Mehrfach wurde in den bisherigen Kapiteln über die knappe Ressource Arbeitszeit gesprochen. Gerade dann, wenn etwas knapp ist, stellt sich die berechtigte Frage, wie dieses knappe Gut in Bezug auf die Zielsetzung eingesetzt und wofür es letztendlich verwendet wurde. Der Thematik der verfügbaren Zeit für pflege-

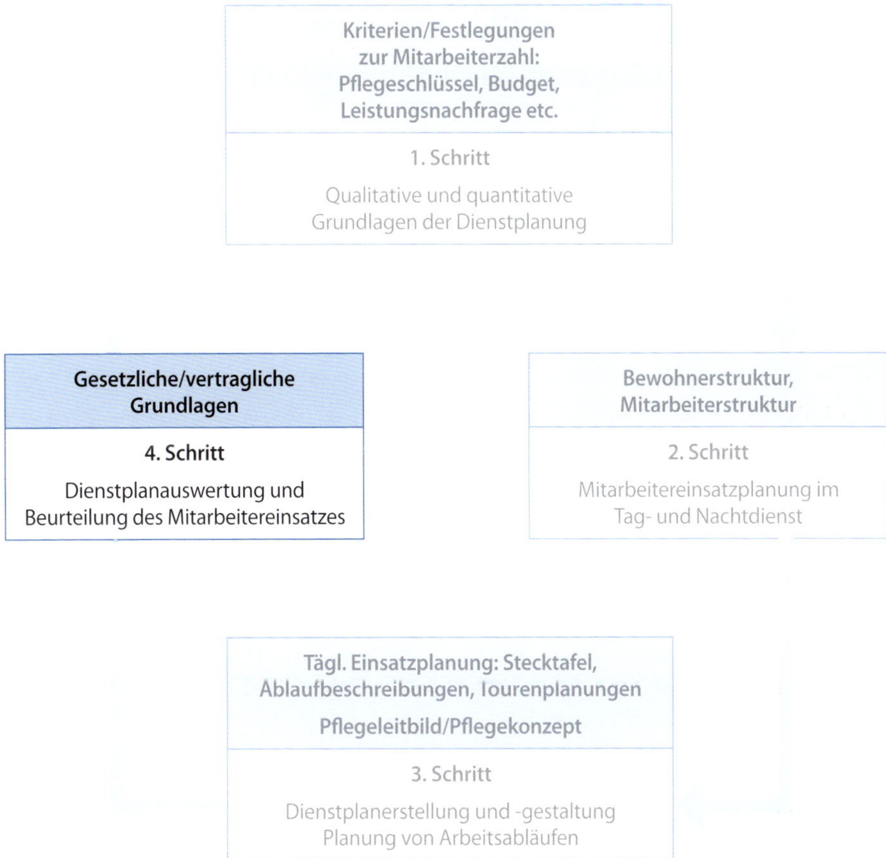

risch-betreuende Tätigkeiten wird in der öffentlichen Diskussion ein hoher subjektiver Stellenwert zuteil; folglich sollte diesem Sachverhalt eine angemessene Beachtung geschenkt werden.

Und hier schließt sich der Regelkreis der Einsatzplanung: Erkenntnisse aus der Dienstplanauswertung können wiederum zu Korrekturen der Planung bezogen auf den ersten und/oder zweiten Schritt führen oder die Planung als passend bestätigen und damit keine Veränderungen im drittem Schritt des Regelkreises, der Dienstplanung, einfordern. Wie auch immer: dieser vierte Schritt zeigt, ob Handlungsbedarf besteht oder nicht.

4.1 Bedeutung und Vorgehen bei einer Auswertung der Dienstplanung

KAPITELMERKSÄTZE

- Es ist von Bedeutung, die prozentuale Verteilung von Brutto- zu Netto-Arbeitszeitanteilen konkret beziffern zu können.
- Zur Beurteilung des quantitativen Aufwandes an Zeiten für indirekte Pflege- und Betreuungsanteile ist es unerlässlich, über eine klare Definition dieser Tätigkeiten zu verfügen.
- Pflege- und Betreuungszeit stellt ein knappes Gut dar. Folglich ist es wichtig zu wissen, ob die über den Pflegeschlüssel indirekt vereinbarte Leistungszeit auch tatsächlich beim Bewohner ankommt und nicht in unverhältnismäßig hohem Anteil für indirekte Anteile verwendet wird.
- Es ist für eine zuverlässige Dienstplanung von Bedeutung, die Ausfallzeiten konkret beziffern zu können.

Im 4. Schritt der Regelkreissystematik geht es darum zu überprüfen, ob die der Dienstplanung zugrunde gelegten Annahmen – der Umfang der Ausfallzeiten – vom ersten bis einschließlich dritten Schritt eingetroffen sind, um daraus Erkenntnisse für die weitere Planung zu ziehen.

Von vielen Dienstplanverantwortlichen ist eine Rückmeldung dahingehend zu hören, dass sie sagen „am 4. des Monats erkenne ich den von mir ursprünglich sorgfältig erstellten Dienstplan nicht wieder". Vieles musste bereits geändert werden. Doch was sind die Ursachen? Ist dies wirklich nicht vorhersehbar? Um hinter die Ursachen zu kommen, bedarf es allerdings einer sorgfältigen Analyse, die sich jedoch unter Betrachtung der daraus gewonnenen Erkenntnisse für zukünftige Planungen vom Aufwand her mehr als lohnt. EDV-Dienstplanprogramme müssten eigentlich die im Folgenden beschriebenen Sachverhalte automatisch als Ergebnisse der Dienstplanung verfügbar haben. Wenn nicht, sollte dies ein Gespräch mit Ihrem IT-Dienstleister nach sich ziehen.

Eine auf Basis der in den vorherigen Kapiteln erstellten Dienst- und Einsatzplanung, die unter Beachtung der Bewohnerstruktur und deren speziellem Interventionsbedarf geplant ist, kann – wie beschrieben – anhand des Dienstplanbesetzungsprofils transparent dargestellt werden. Die innerhalb dieses Profils aufgeführte Regelbesetzung wird eins zu eins auf den Dienstplan übertragen. Nach Ablauf des Planungszeitraums wird der Dienstplan zunächst in der üblichen Form abgerechnet.

Im 4. Schritt des „Regelkreis der Einsatzplanung" wird der Dienstplan nach Ablauf des Planungszeitraums nicht einfach abgelegt, sondern inhaltlich ausgewertet. Dabei geht es schlichtweg um die Frage, was aus der zur Verfügung stehenden Arbeitszeit geworden ist. Ziel der Dienstplanauswertung ist es zu lokalisieren, wohin die Arbeitszeiten detailliert geflossen sind und welche Zeitanteile direkt und/oder indirekt den Pflegebedürftigen zugutegekommen sind. Dorthin, wo sie eigentlich sollten: direkt zum Bewohner oder stattdessen in erhöhte Ausfallzeiten oder in indirekte Pflegeleistungen? Steht der Aufwand für indirekte Pflegeleistungen noch in dem geplanten Verhältnis oder weicht unsere Einrichtung erheblich davon ab? Wenn ja, warum? Alle diese Fragen lassen sich nur über eine Dienstplanauswertung beantworten.

Voraussetzung dafür sind einrichtungsinterne Definitionen, damit die Auswertung haus- oder trägerintern nach dem gleichen Schema durchgeführt werden kann, um diese Erkenntnisse im Sinne eines einrichtungsinternen Benchmarks zu verwerten und gezielte Prozesse in Gang setzen zu können. Dazu ist zu definieren, was

- den Ausfallzeiten und
- was der indirekten Pflege

zuzuordnen ist. Die Auswertung nimmt Bezug auf die beschriebenen AUSFALLZEITEN und die Anteile an direkter und indirekter Pflege.

Im Wesentlichen geht es um die Auswertung der nachfolgenden Arbeitszeitanteile:

- Urlaub,
- Fehlzeiten in Folge von Krankheiten,
- Fortbildungszeiten.

a. Urlaub

Es werden alle Urlaubstage in dem Auswertungszeitraum erfasst und mit dem dienstplantechnisch/rechnerisch hinterlegten Stundenkontingent bewertet. Die Addition dieser Stunden in das Verhältnis zu den gesamten Sollstunden des jeweiligen Auswertungszeitraumes gesetzt, ergibt den prozentualen Anteil des Urlaubs an der gesamten Ausfallzeit.

Beispiel:
45 Urlaubstage bewertet mit in Summe 245 Stunden.
Gesamtsollstunden in diesem Auswertungszeitraum: 3.300 Stunden
Rechenweg: 245 „Urlaubsstunden" /3.300 Gesamtsollstunden x 100 = **7,42 Prozent**

b. Fehlzeiten in Folge von Krankheit

Es werden alle Krankheitstage in dem Auswertungszeitraum erfasst und mit dem dienstplanerisch/rechnerisch hinterlegten Stundenkontingent bewertet. Die Addition dieser Stunden in das Verhältnis zu den gesamten Sollstunden des jeweiligen Auswertungszeitraumes gesetzt, ergibt den prozentualen Anteil des Urlaubs an der gesamten Ausfallzeit. Wichtig ist es hierbei nur diejenigen Krankheitszeiten zu erfassen, welche innerhalb der Lohnfortzahlung liegen, weil sich ansonsten mit der Zeit ein völlig falsches Bild ergibt, insbesondere beispielsweise dann, wenn Mitarbeiter Langzeitkrank sind oder aus anderen Gründen über lange Zeiträume nicht zur Arbeitserbringung zur Verfügung stehen. Fällt ein Krankheitstag auf einen Urlaubstag, so darf dieser Tag nicht in die Berechnung mit einbezogen werden, weil dieser Tag wieder ersetzt wird.

Beispiel:
25 Urlaubstage bewertet mit in Summe 175 Stunden.
Gesamtsollstunden in diesem Auswertungszeitraum: 3.300 Stunden
Rechenweg: 175 „Krankheitsstunden" /3.300 Gesamtsollstunden x 100 = 5,30 Prozent

c. Fortbildung

Es werden alle Fortbildungszeiten in dem Auswertungszeitraum (unabhängig, ob es sich dabei um interne oder externe Schulungen handelt) erfasst und mit dem dienstplanerisch/rechnerischen hinterlegten Stundenwert bewertet. Die Addition dieser Stunden in das Verhältnis zu den gesamten Sollstunden des gleichen Auswertungszeitraumes gesetzt, ergibt den prozentualen Anteil des Urlaubs an der gesamten Ausfallzeit. Bei den Fortbildungsstunden handelt es sich nicht immer um ganze Tage, sondern oft auch um Kurzfortbildungen/Schulungen. Diese werden ohnehin über Teilnehmerübersichten erfasst und sind somit leicht in die Auswertung mit einzubeziehen.

Beispiel:
90 Fortbildungsstunden
Gesamtsollstunden in diesem Auswertungszeitraum: 3.300 Stunden
Rechenweg: 90 Fortbildungsstunden /3.300 Gesamtsollstunden x 100 = **2,7 Prozent**

Bei der Beurteilung der monatlichen Ergebnisse dürfen diese nicht überbewertet werden, sondern müssen immer im Kontext mehrerer Monate unter Berücksichtigung des jahreszeitlichen Verlaufs und damit im Zusammenhang stehender jahreszeitlicher Ereignisse bewertet werden (mögliche Norovirus-Episoden in Spät- und/ oder Frühjahr, Urlaubszeiten, gehäufte Grippeerkrankungen etc.)

Analog könnte neben den genannten Auswertungen von Urlaub, Krankheit und Fortbildungszeiten dies auch für weitere Teilbereiche erfasst werden. Die Frage muss aber immer sein, welchen konkreten Nutzen eine Auswertung bringt und welche Rückschlüsse/Erkenntnisse daraus gezogen werden können. Das ist bei den ersten drei genannten Sachverhalten unzweifelhaft gegeben, weil gerade die Thematik der Fehlzeiten auch in der Außenwirkung ein kritisches Diskussionsmoment darstellt und bei weitem die gefüllte Ausfallzeit in Folge von Krankheit nicht immer der tatsächlichen entspricht oder umgekehrt.

Diese monatlichen Kennzahlen dürfen dann aber nicht in der Schreibtischschublade verschwinden, sondern müssen regelmäßig in Leitungsrunden mit einbezogen werden und dort auf ihre Hintergründe analysiert und ggf. konkrete Maßnahmen zum Umgang damit in die Wege geleitet werden. Unbenommen von der Leitungsrunde müssen diese Erkenntnisse auch in die entsprechenden Arbeitsbereiche transportiert werden, um die Dienstplanverantwortlichen mit in die Bewertung und Abstimmung zum weiteren Vorgehen einzubeziehen. Die Auswertung darf keinesfalls nur für die gesamte Einrichtung in Summe durchgeführt werden, sondern muss immer auf die einzelne Dienstplaneinheit heruntergebrochen werden. Nur dann ist eine lokale Zuordnung zum Ort des Geschehens gewährleistet.

Den quantitativen Aufwand an Zeiten für die indirekte Pflege über die Dienstplanauswertung zu erfassen, wäre erheblich, wollte man das konkret umsetzen. Die Schwierigkeit liegt darin begründet, dass es sich um eine Vielzahl an Einzeltätigkeiten handelt, die oft auch im Alltag nebenbei erfolgen und vor diesem Hintergrund einen zu großen Erfassungsaufwand im Verhältnis zum Ergebnis darstellen würden.

Dennoch darf das nicht gänzlich entfallen. In *Teil I/1.4* ist beschrieben, in welcher Form die Erfassung und Zuordnung der Tätigkeiten an indirekter Pflege erfolgen sollte. Daraus lässt sich ohne Weiteres der quantitative Aufwand ermitteln und zeitlich in das Verhältnis zu der gesamten Bruttoarbeitszeit setzen. Auf diese einfache Art und Weise, die in der Regel nur einmalig durchzuführen ist und dann lediglich noch der Anpassung bei Veränderungen bedarf, ist es möglich, sich einen sehr guten Überblich über den quantitativen Anteil an indirekter Pflegezeit zu verschaffen.

FAZIT

- Nach Auswertung des Dienstplanes liegt die konkrete Information vor, welche Ausfallzeiten in welchem Umfang aufgetreten sind.
- Nach Analyse dieser Erkenntnisse leitet das Leitungsteam konkrete Maßnahmen ein, um zielgerichtet mit den gewonnenen Erkenntnissen umzugehen.
- Kurzfristige Auffälligkeiten werden zunächst lediglich in die Beobachtung miteinbezogen.
- Auf Basis dieser Auswertung kann unter Einbezug der Bewohnerstruktur und einer definierten Regelbesetzung ein bestimmungsgemäßer und wirtschaftlicher Mitarbeitereinsatz jederzeit beurteilt werden. Die Auswertung gibt die maximale Sicherheit in Bezug auf mögliche Anforderungen aus Heimbegehungen oder Wirtschaftlichkeitsprüfungen und zur eigenen Kontrolle.
- Die Dienstplanauswertung zeigt das Ergebnis des jeweiligen Planungszeitraums.

		1	2	3	4	5	6	7	8	9	10	11	12	13
Spätdienst														
Pflegefachkraft							6,08	6,08		7,00	6,08			
Pflegefachkraft		7,00												
Pflegefachkraft												7,75	7,75	6,08
Pflegefachkraft			7,00	6,08	7,00	7,00					6,08			
Pflegefachkraft														
Pflegefachkraft			6,08	7,00	6,08									4,17
Pflegefachkraft														
Pflegefachkraft							7,00	7,00		6,08	7,00	7,00	7,00	
	Summe	7,00	13,08	13,08	13,08	7,00	13,08	13,08	0,00	13,08	19,16	14,75	14,75	10,25
	Anzahl	1,00	2,00	2,00	2,00	1,00	2,00	2,00	0,00	2,00	3,00	2,00	2,00	2,00
Hilfskräfte		6,83								4,17				
Hilfskräfte				6,08	4,17		6,08	6,08	6,08		3,67			4,17
Hilfskräfte		4,17					4,17							
	Summe	11,00	0,00	6,08	4,17	0,00	10,25	6,08	6,08	4,17	3,67	0,00	0,00	4,17
	Anzahl	2,00	0,00	1,00	1,00	0,00	2,00	1,00	1,00	1,00	1,00	0,00	0,00	1,00
Auszubildende														
Auszubildende					6,83	6,83								
Auszubildende		6,08	4,17											6,08
	Summe	6,08	4,17	0,00	6,83	6,83	0,00	0,00	0,00	0,00	0,00	0,00	0,00	6,08
	Anzahl	1,00	1,00	0,00	1,00	1,00	0,00	0,00	0,00	0,00	0,00	0,00	0,00	1,00

C

	Stunden		Anzahl	
	Max	Min	Max	Min
Pflegefachkraft	19,16	0,00	3,00	0,00
Hilfskräfte	11,00	0,00	2,00	0,00
Auszubildende	6,83	0,00	1,00	0,00

Dienstplanauswertung und Personalabgleich gemäß Rahmenverträgen nach § 75 SGB XI

Zunehmend taucht die Thematik des Personalabgleichs im Zusammenhang mit einem Nichteinsetzen der vertraglich vereinbarten Mitarbeiteranzahl und daraus resultierenden Rückforderungen finanzieller Art seitens der Kostenträger auf. Die Rahmenverträge nach § 75 SGB XI auf Bundeslandebene regeln inzwischen zunehmend das Vorgehen im Rahmen eines Personalabgleichs. Aber auch seitens der Heimaufsichtsbehörden innerhalb der Bundesländer sehen sich die Einrichtungen dem Vorwurf ausgesetzt, das vertraglich vereinbarte Personal nicht entsprechend vorgehalten zu haben.

Schaubild II/4.1.1: Beispiel Dienstplanauswertung

	14	15	16	17	18	19	20	21	22	23	24	25	26	27	28	29	30	
		7,00	7,00											6,08				
				7,00	7,75	7,75	7,00	7,00			7,00							
	6,08								7,00									
															6,08	7,00	7,00	
			6,08	4,17	7,75	7,75								6,08		6,08	6,08	
													7,00			4,17		
												7,00						a
	6,08	7,00	13,08	11,17	15,50	15,50	7,00	7,00	7,00	0,00	7,00	7,00	7,00	12,16	6,08	17,25	13,08	10,34
	1,00	1,00	2,00	2,00	2,00	2,00	1,00	1,00	1,00	0,00	1,00	1,00	1,00	2,00	1,00	3,00	2,00	1,57
																		b
							4,17	4,17	6,08	6,08			6,83	6,08	6,08	4,17	6,08	
							6,08											
					3,67			6,08			6,08							a
	0,00	0,00	0,00	0,00	3,67	0,00	10,25	10,25	6,08	6,08	6,08	0,00	6,83	6,08	6,08	4,17	6,08	4,24
	0,00	0,00	0,00	0,00	1,00	0,00	2,00	2,00	1,00	1,00	1,00	0,00	1,00	1,00	1,00	1,00	1,00	0,80
																		b
														6,08				
																	6,08	
	6,08	6,08	6,08	6,08						4,17								a
	6,08	6,08	6,08	6,08	0,00	0,00	0,00	0,00	0,00	4,17	0,00	0,00	0,00	6,08	0,00	0,00	6,08	2,35
	1,00	1,00	1,00	1,00	0,00	0,00	0,00	0,00	0,00	1,00	0,00	0,00	0,00	1,00	0,00	0,00	1,00	0,40
																		b

Im Nachfolgenden soll gezeigt werden, wie eine interne diesbezügliche Kontrolle und Auswertung der Dienstplanung mit einfachem Vorgehen möglich ist.

In *Schaubild II/4.1.1* ist für den Monat 11/2017 eine Auswertung vorgenommen worden. Dabei werden lediglich die tatsächlich erbrachten Dienste rückwirkend berücksichtigt. Unterteilt in diesem Beispiel nach Früh,- Spät- und Nachtdienst und jeweils pro Schicht wiederum nach den Qualifikationen.
Diese sind in dem Beispiel:

- Pflegefachkräfte,
- Hilfskräfte und
- Auszubildende.

In der rechten Spalte sind pro Dienst und Qualifikation zwei Auswertungen zu sehen:
a. die durchschnittlich eingesetzten Stunden pro Dienst und Qualifikation
b. die durchschnittlich eingesetzte Anzahl pro Dienst und Qualifikation an Mitarbeitern dieser Qualifikation
Unter c. sind jeweils die Maximum- und Minimum-Besetzung ebenfalls nach Qualifikationen

- in Stunden (Min./Max.) und
- in Anzahl (Min./Max.) der Mitarbeiter zu sehen.

Letzteres ist insofern von Bedeutung, weil eine geringere Anzahl an Mitarbeitern mit höherem Stundenkontingent letztlich eine quantitativ geringere Besetzung – zumindest vom Zeiteinsatz – wenn schon nicht zur Abdeckung von Arbeitsspitzen-ausgleichen kann.

Schaubild II/4.1.1 zeigt, dass bei den Fachkräften im Frühdienst durchschnittlich 1,33 Mitarbeiter eingesetzt waren. Also immer eine Fachkraft und nahezu an jedem dritten Tage ein zweite oder mehr. Die konkrete Aufstellung belegt aber sofort, an welchen Tagen sogar vier Fachkräfte im Dienst waren und an einzelnen Tagen scheinbar keine.

So ist zum Beispiel im Frühdienst am 6. und 21.11. keine Fachkraft im Frühdienst und am 8. und 23. keine im Spätdienst. Im Nachtdienst ist in dem Zeitraum vom 13. bis 17.11., in dem gleichen Zeitraum, in welchem aus der durchgeführten Planung auch der Einsatz eines Azubis zu erkennen ist, am 15.11. keine Fachkraft im Nachtdienst eingetragen.

Das Beispiel der Auswertung macht deutlich, mit welch einfachen Mitteln die Dienstplanauswertung auf der einen Seite Lücken, auf der anderen Seite aber auch ggf. eine höhere Besetzung pro Schicht und Dienst und Qualifikation auf einen Blick erkennen lässt. In Bezug auf die beschriebenen Dienstplanlücken wäre jetzt abzuklären, ob über den Dienstplan eines anderen Wohnbereiches eine Kompensation erfolgt ist, die aus dem vorgelegten Plan nicht zu erkennen ist.

Interessant und von großer Bedeutung ist aber dabei, dass über dieses Vorgehen aus dem Dienstplan heraus in einfacher Art und Weise eine „Regelbesetzung" abgelesen werden kann. In dem *Schaubild II/1.4.1* ist schnell zu erkennen, dass sich sowohl Dienstlängen als auch Besetzungsgrößen herauskristallisieren. Die erkannte „Regelbesetzung" kann dann mit der im *Teil I/1.3* beschriebenen Definition der Regelbesetzung unter Zugrundelegung der Bewohnerstruktur nach Pflegegraden in Verbindung mit den Pflegeschlüsseln leicht auf Übereinstimmung hin überprüft werden.

Bezogen auf einen Personalabgleich sind innerhalb der Rahmenverträge nach § 75 SGB XI die Zeiträume zum erforderlichen Abgleich definiert. Das hier beschriebene Vorgehen der Auswertung erfasst auch unmittelbar alle geleisteten Mehrarbeits-/Überstunden unter der Voraussetzung, dass diese korrekt im Dienstplan eingetragen worden sind. Ein schlecht geführter Dienstplan schadet – auch in diesem Falle – der Einrichtung. Die Auswertung bezieht selbstverständlich auch Leiharbeitnehmer mit ein, die innerhalb des auszuwertenden Zeitraumes im Einsatz waren. Bei diesen ist im Speziellen – bezogen auf den stellenmäßigen Personalabgleich bei vollem Einsatz über den ganzen Monat – zu berücksichtigen, dass diese mehr als eine Vollzeitstelle belegen, weil die genannten Ausfallquoten seitens des Auftraggebers komplett über den Stundensatz mit bezahlt werden. Folglich sind Leiharbeitnehmer mit ca. 1,25 VZK zu bewerten anstelle des eigenen Mitarbeiters, welcher im Stellenkontingent mit 1,00 in der Regel bewertet wird, sofern die Rahmenverträge keine spezielle Aussage zu der Berechnungsgrundlage zu der Wochenarbeitszeit festlegen wie z. B. Bayern mit 38,5 Stunden.

In Bezug auf Praktikanten, Azubis etc. finden sich innerhalb der Bundesländer entsprechende Anrechnungsregelungen, die es in diesem Zusammenhang zu berücksichtigen gilt.

Sobald jetzt die tatsächlich erbrachten Stundenkontingente ermittelt sind, darf nicht vergessen werden, dass es sich dabei lediglich um die geleistete Netto-Arbeitszeit handelt. Das bedeutet, dass zur abschließenden Ermittlung des eingesetzten Stellenkontingents in dem ausgewerteten Zeitraum die einrichtungsintern erfassten Ausfallzeiten aufgeschlagen werden müssen. Ist das erfolgt, ist das eingesetzte Brutto-Stellenkontingent bekannt und muss jetzt nur noch unter Berücksichtigung von rahmenvertraglichen Vorgaben bezüglich der Abwesenheitszeiten von Bewohnern im Auswertungszeitraum in Bezug auf die Mitarbeitervorhaltung mit dem vertraglich vereinbarten Mitarbeiterkontingent verglichen werden.

4.2 Absicherung der Verantwortlichkeiten

KAPITELMERKSÄTZE

- Es ist wichtig, belegen zu können, dass die über die vertraglichen Vereinbarungen indirekt festgelegten Pflegezeiten auch für die Bewohner eingesetzt wurden.
- Alle aus den vertraglichen und gesetzlichen Vorgaben bestehenden Anforderungen müssen sich in der Dienstplanung wiederfinden.

Eine der wesentlichen Faktoren in der Leitungsverantwortlichkeit ist die Frage, ob die zur Verfügung gestellte knappe Ressource Arbeitszeit auch wirklich zu einem Großteil bei den Menschen mit Pflegebedarf ankommt. Dass diese Beurteilung nicht nur subjektiv zu beantworten ist, sondern mit relativ einfachen Mitteln auch nachweisbar zu erheben ist, wurde in *Teil II/4.1* beschrieben.

Im 2. Schritt der „Regelkreissystematik“ ist beim Arbeiten mit dem Dienstplanbesetzungsprofil festgelegt worden, welcher Zeitanteil in Summe aus direkter und indirekter Pflegezeit basierend auf den Pflegeschlüsseln in Verbindung mit der Bewohnerstruktur nach Pflegegraden dem Pflegebedürftigen zuteilwerden kann (= Nettoarbeitszeitanteil). In der Dienstplanauswertung wird die beschriebene Erfolgskontrolle durchgeführt, welche belegt, ob das gesteckte Ziel erreicht worden ist oder nicht.

Beispiel:

- Das Dienstplanbesetzungsprofil sieht an 7 Tagen pro Woche eine Besetzung im Tag- und Nachtdienst von 52,00 Stunden vor. In einem Monatsbeispiel mit 30 Tagen und ebenso beispielhafter identischer Besetzungen an allen Wochentagen in Summe 52 Stunden x 30 Tage = 1560 Stunden.
- Werden von den gesamten Ist-Stunden nach Abrechnung des Dienstplanzeitraumes die Ist-Ausfallzeiten abgezogen, muss die Summe mit dem in dem Dienstplanbesetzungsprofil definierten Zeitwert aus der Regelbesetzung multipliziert mit der Anzahl an Tagen des Monats übereinstimmen.

Wohneinheit X:

- Verfügbare Stellen: 12,5 VK;
- monatliche Soll-Arbeitszeit in Summe: 2.062,50 Stunden
- Ermittelte Ausfallzeit: 22 Prozent in Summe = 450 Stunden
- Ist-Stunden nach Auswertung in dem Planungszeitraum: 2.010,00 Stunden
- Geplante Regelbesetzung auf Basis der Netto-Arbeitszeit: 1.560 Stunden

Die Ergebnisse zeigen in Summe, dass die quantitativ geplante Netto-Arbeitszeit auch für die direkte und indirekte Pflege über den Dienstplan eingesetzt wurde. Was daraus nicht zu erkennen ist – und nur über die konkrete Durchsicht des Dienstplanes möglich ist –, ob die tagesbezogene qualitative und quantitative Besetzung kontinuierlich analog zu der im Dienstplanbesetzungsprofil vorgesehenen Besetzung durchgeführt wurde.

Für einen Personalabgleich i.S. der Rahmenverträge nach § 75 SGB XI wäre aber hiermit eindeutig der Nachweis erbracht, dass die vertraglich vereinbarten Leistungszeiten aus den Pflegeschlüsseln definitiv den Menschen mit Pflegebedarf in dieser Wohneinheit zugutegekommen sind. Ebenso würde dies auch als Nachweis gegenüber den jeweiligen Heimaufsichtsbehörden im Bedarfsfalle völlig ausreichend sein.

Weicht die über das Dienstplanbesetzungsprofil definierte Regelbesetzung an einzelnen Wochentagen begründet in Folge abweichenden Arbeitsanfalles ab, so ist die Überprüfung genauso möglich. Es müssen dann lediglich die vorab definierten Regelbesetzungen einzelner abweichender Wochentage addiert werden, um letztlich wieder auf die in Summe geplanten Zeiten der Regelbesetzung in diesem Dienstplanzeitraum zu kommen.

Es ist hier aber nochmals deutlich zu sehen, welche Bedeutung die Definition der Regelbesetzung – wie in *Teil I/1.3* beschrieben – für die Führungskräfte hat. Ohne diese Definition wäre der hier beschriebene Nachweis zwar möglicherweise zu führen, aber es wäre eindeutig, dass keine klaren Strukturen zur Dienst- und Einsatzplanung vorliegen. Und dabei geht es nur zweitrangig um eine Nachweisführung gegenüber den Behörden. Eine Kontinuität und Verlässlichkeit in der Planung schulden wir vorrangig den Menschen mit Pflegebedarf und den Mitarbeitern.

Damit wird auch deutlich, dass der Gedanke der Verantwortlichkeit gegenüber den Pflegebedürftigen und Mitarbeitern keineswegs zu kurz kommen darf: Es kann hier durchaus ein für die Verantwortliche Pflegefachkraft subjektiv wichtiges Gefühl bezüglich des Einsatzes von knappen Ressourcen entstehen, wenn diese gezielt eingesetzt und nachweislich auch wie geplant bei dem pflegebedürftigen Bewohner angekommen sind.

Eine Diskussion mit Mitarbeitern, um eine quantitativ ausreichende Pflegearbeit ist oft wenig ergiebig, wenn nicht eindeutige Fakten vorliegen, wie viel Arbeitszeit in der eigenen Einrichtung definitiv für die Bewohner „übrig bleibt". Auf Basis der beschriebenen Dienstplanauswertung ist dies absolut nachvollziehbar. Dies stellt die Basis einer professionellen Dienst- und Einsatzplanung dar. Die Ergebnisse in gewissen Abständen in Dienstbesprechungen mit einzubeziehen – unter Bezugnahme auf Branchenvergleichswerte – ist ein wesentliches Kriterium, Mitarbeiter über interne entscheidungsrelevante Sachverhalte zu informieren, welche für diese in ihrer eigenen Arbeit eine erhebliche Bedeutung haben. Dabei geht es nicht um die Frage, ob es woanders auch nicht besser ist, sondern darum zu erkennen: Wo steht unsere Einrichtung in einem zunehmenden Wettbewerb und wofür setzen wir die knappe Ressource Arbeitszeit ein?

Die Auswertungen müssen sich auf die einzelnen Bereiche beziehen, um positive wie negative Entwicklungen innerhalb der gesamten Einrichtung frühzeitig lokalisieren zu können; das haben wir in *Teil II/4.1* beschrieben. Dennoch ist eine einrichtungsbezogene Gesamtbetrachtung neben der bereichsbezogenen Teilbetrachtung von erheblicher Bedeutung, vor allem dann, wenn ein Träger mehrere Einrichtungen betreibt und übergreifende Aussagen gewünscht sind. Die interne Betrachtung obliegt in der Regel vor allem den Verantwortlichen vor Ort.

Gerade unter der Berücksichtigung der Anforderungen aus den entsprechenden Paragrafen der jeweiligen „Landesheimgesetze" und des SGBXI ist es wichtig, nachvollziehbar belegen zu können, dass eine vertragsgemäße Leistungserbringung für die Bewohner durchgeführt wurde; Stichwort: Personalabgleich. Mit dem beschriebenen Dienstplanbesetzungsprofil (Soll-Planung) in Verbindung mit der beschriebenen Dienstplanauswertung (Ist-Situation) in *Teil II/4.1* stellt dies kein Problem dar, weil ein einfacher Soll-Ist-Abgleich, sogar des jeweiligen Planungszeitraumes, möglich ist. Diese Form der Nachweisbarkeit kann gerade manche ungünstige Diskussion um die Thematik der Nachweisbarkeit des erfolgten Personaleinsatzes von Anfang an auf eine andere Gesprächsebene stellen oder aber möglicherweise hausintern die Notwendigkeit der Überprüfung der internen Planungsstrukturen aufzeigen.

Im folgenden *Schaubild II/4.2.1* sind alle gesetzlichen und vertraglichen Anforderungen aufgeführt, welche im Rahmen der Dienstplangestaltung zu berücksichtigen sind. Diese müssen nicht ständig abgeglichen werden. Wichtig ist, dass der Dienstplanende diese kennt und in seiner Grundplanung (= Dienstplanbesetzungsprofil) als Rahmendienstplanung berücksichtigt hat.

Schaubild II/4.2.1: Gesetzliche und vertragliche Vorgaben im Rahmen der Dienstplangestaltung

Gesetz/Vertrag	Bundes-/ Landes-gültigkeit	„Rechtl. Verbind-lichkeit"	Inhalte	Konsequenzen für die Dienstplanung
Arbeitszeitgesetz, § 3 „Höchstarbeitszeit"	Bund	Verbindlich (durch Tarifvertrag modifizierbar)	Werktägliche Höchst-arbeitszeit	10 Stunden werktäglich, wenn innerhalb von 6 Monaten oder 24 Wochen im Durchschnitt 8 Stunden pro Werktag nicht überschritten werden.
Arbeitszeitgesetz, § 4 „Ruhepausen"	Bund	Verbindlich (durch Tarifvertrag modifizierbar)	Mindestpausen	Bei einer Arbeitszeit von: bis zu 6 Stunden = 0 Minuten 6 bis 9 Stunden = 30 Minuten mehr als 9 Stunden = 45 Minuten
Arbeitszeitgesetz, § 5 „Ruhezeiten"	Bund	Verbindlich (durch Tarifvertrag modifizierbar)	Ununterbrochene Mindestruhezeit zwischen zwei Diensten	11 Stunden. Verkürzung auf 10 Stunden, wenn Verkürzung binnen eines Kalendermonats oder binnen 4 Wochen durch Verlängerung einer anderen Ruhezeit auf 12 Stunden ausge-glichen wird
Arbeitszeitgesetz, § 6 „Nachtarbeit"	Bund	Verbindlich (durch Tarifvertrag modifizierbar)	Verkürzung des Aus-gleichszeitraums des § 3 ArbZG für Nachtarbeit-nehmer	Ausgleichszeitraum des § 3 ArbZG ist auf 1 Monat oder 4 Wochen verkürzt.
Arbeitszeitgesetz, § 11 „Freie Sonntage"	Bund	Verbindlich (durch Tarifvertrag modifizierbar)	Es sind mindestens 15 freie Sonntage im Jahr zu gewähren	Die Verpflichtung bezieht sich auf 15 Sonntage, nicht auf 15 Wochenenden.
JugendarbeitsschutzG, § 8 „Höchstarbeitszeit"	Bund	Verbindlich	Werktägliche und wöchentliche Höchstarbeitszeit	Maximal 8 Arbeitsstunden täglich. Maximal 40 Stunden wöchentlich.
JugendarbeitsschutzG, § 11 „Ruhepausen"	Bund	Verbindlich	Mindestpausen	Bei einer Arbeitszeit von: bis zu 4,5 Stunden = 0 Minuten 4,5 bis 6 Stunden = 30 Minuten mehr als 6 Stunden = 60 Minuten
JugendarbeitsschutzG, § 12 „Schichtzeit"	Bund	Verbindlich	Maximale Schichtlänge	10 Stunden.
JugendarbeitsschutzG, § 13 „Tägliche Freizeit"	Bund	Verbindlich	Ununterbrochene Min-destfreizeit zwischen zwei Diensten	12 Stunden

Gesetz/Vertrag	Bundes-/ Landes-gültigkeit	„Rechtl. Verbind-lichkeit"	Inhalte	Konsequenzen für die Dienstplanung
JugendarbeitsschutzG, § 14 „Nachtruhe"		Verbindlich	Verbot der „Nachtarbeit"	Beschäftigung nur im Zeitraum 06:00 Uhr bis 20:00 Uhr erlaubt.
JugendarbeitsschutzG, § 15 „Fünf-Tage-Woche"	Bund	Verbindlich	Maximal „Fünf-Tage-Woche"	Beschäftigung nur an 5 Tagen in der Woche erlaubt. Ruhetage sollen aufeinander folgen.
JugendarbeitsschutzG, § 16 „Samstagsruhe"	Bund	Verbindlich	Mindestens 2 Samstage im Monat sollen beschäftigungsfrei sein.	Mindestens 2 Samstage im Monat sollen beschäftigungsfrei sein.
JugendarbeitsschutzG, § 17 „Sonntagsruhe"	Bund	Verbindlich	Jeder 2. Sonntag im Monat soll, mindestens 2 Sonntage im Monat müssen beschäftigungsfrei sein.	Jeder 2. Sonntag im Monat soll, mindestens 2 Sonntage im Monat müssen beschäftigungsfrei sein.
JugendarbeitsschutzG, § 18 „Feiertagsruhe"	Bund	Verbindlich	Beschäftigungsverbot/ -einschränkung an bestimmten Feiertagen.	Beschäftigungsverbot am 25.12., 01.01. Ostersonntag, 01.05. ganztägig; am 24.12. und 31.12. ab 14:00 Uhr.
Mutterschutzgesetz, § 3, „Schutzfristen vor und nach der Entbindung	Bund	Verbindlich	Absolute und individuelle Beschäftigungsverbote.	Beschäftigungsverbot 6 Wochen vor und 8 (bzw. 12) Wochen nach der Entbindung.
Mutterschutzgesetz, § 4 „Verbot von Mehrarbeit", „Gewährung von Ruhezeiten"	Bund	Verbindlich	Verbot von Mehrarbeit und Verpflichtung zur Gewährung von Ruhezeiten.	Keine Mehrarbeit über 90 (bzw. 80) Stunden in der Doppelwoche erlaubt. Ruhezeit von 11 Stunden im Anschluss an tägliche Arbeitszeit.
Mutterschutzgesetz, § 5 „Verbot der Nachtarbeit"	Bund	Verbindlich	Verbot von Nachtarbeit.	Verbot der Beschäftigung von Schwangeren und Stillenden von 20 Uhr bis 6 Uhr.
Mutterschutzgesetz, § 6 „Verbot der Sonn- und Feiertagsarbeit"	Bund	Verbindlich	Verbot der Sonntags- und Feiertagsarbeit (mit Ausnahmen).	Verbot der Beschäftigung von Schwangeren und Stillenden an Sonntagen und an Feiertagen, es sei denn, die Mitarbeiterin erklärt sich zur Sonn- und Feiertagsarbeit ausdrücklich bereit.
Mutterschutzgesetz, §§ 11, 12 „Unzulässige Tätigkeiten und Arbeitsbedingungen"	Bund	Verbindlich	Verbot von bestimmten Tätigkeiten und Unzulässigkeit von bestimmten Arbeitsbedingungen.	Bestimmte im Gesetz benannte Tätigkeiten und Arbeitsbedingungen sind für Schwangere und Stillende unzulässig.
Mutterschutzgesetz, § 16 „Ärztliche Beschäftigungsverbote"	Bund	Verbindlich	Verbot der Beschäftigung entgegen eines ätzlichen Zeugnisses.	Beschäftigungsverbot aufgrund ärztlichen Zeugnisses (Attestes).
SGB IX, § 207 Mehrarbeit Schwerbehinderter	Bund	Verbindlich	Freistellung von Mehrarbeit.	Schwerbehinderte und Gleichgestellte sind auf Ihr Verlangen hin von Mehrarbeit freizustellen.

Gesetz/Vertrag	Bundes-/ Landes-gültigkeit	„Rechtl. Verbind-lichkeit"	Inhalte	Konsequenzen für die Dienstplanung
SGB IX, § 208 Zusatzurlaub für Schwerbehinderter	Bund	Verbindlich	Gewährung von Zusatzurlaub.	Es ist Schwerbehinderten auf Basis einer 5-Tage-Woche 5 Tage Zusatzurlaub zu gewähren.
Gewerbeordnung, § 106 „Direktionsrecht"	Bund	Verbindlich	Ausübung des Direktionsrechts	Bestimmung von Umfang und Lage der Arbeitszeit nach „billigem Ermessen". Berücksichtigung der berechtigten Belange des Mitarbeiters.
Bundesurlaubsgesetz, § 7 „Zeitpunkt, Festlegung"	Bund (durch Tarifvertrag modifizierbar)	Verbindlich	Zeitpunkt und Festlegung des Urlaubs	Berücksichtigung der Urlaubswünsche der Arbeitnehmer. Urlaub ist zusammenhängend zu gewähren, zumindest 12 aufeinanderfolgende Werktage.
Bundesurlaubsgesetz, § 9 „Erkrankung während des Urlaubs"	Bund	Verbindlich	Keine Anrechnung von Krankheitstagen auf den Jahresurlaub	Erkrankt der Mitarbeiter während des Urlaubs, werden die durch ärztl. Attest nachgewiesenen Krankheitstage nicht auf den Jahresurlaub angerechnet.
BetriebsverfassungsG, § 87 „Mitbestimmung"	Bund	Verbindlich	Mitbestimmung bei Dienstplangestaltung und Überstunden	Der Betriebsrat muss dem Dienstplan und späteren Änderungen sowie bei der Anordnung von Überstunden zustimmen.
BetriebsverfassungsG, § 37 „Freistellung zur BR-Arbeit"	Bund	Verbindlich	Anspruch auf bezahlte Freistellung für (erforderliche) Betriebsratsarbeit	Betriebsratsmitglieder sind für erforderliche Betriebsratsarbeit von Arbeitspflicht zu befreien.
BetriebsverfassungsG, § 37 „Freizeitausgleich"	Bund	Verbindlich	Freizeitausgleich für (erforderliche) Betriebsratsarbeit in der Freizeit	Betriebsratsmitglieder haben für erforderliche Betriebsratsarbeit während der Freizeit Anspruch auf Freizeitausgleich.
BetriebsverfassungsG, § 37 „Freistellung für Fortbildung"	Bund	Verbindlich	Freistellung für Fortbildungen des Betriebsrates	Betriebsratsmitglieder sind für erforderliche Fortbildungen bezahlt von der Arbeit freizustellen.
„Maßstäbe und Grundsätze zur Sicherung und Weiterentwicklung der Pflegequalität" § 113 SGB XI	Bund	Verbindlich	3.5 Dienstplanung	Sehr allgemein gehaltene Aussage (befindet sich in Überarbeitung)
Heimpersonalverordnung	Bund bzw. Land	Verbindlich	Fachkraftquote je nach Definition	
(Gesamt)-Versorgungsvertrag nach § 72 SGB XI	Bund	Verbindlich	Etwas abweichende Inhalte nach Bundesländern und möglicherweise Vertragspartner – hier hilft nur die Nachschau im eigenen Vertrag.	

Gesetz/Vertrag	Bundes-/ Landes-gültigkeit	„Rechtl. Verbind-lichkeit"	Inhalte	Konsequenzen für die Dienstplanung
Rahmenvertrag § 75 SGB XI	Land	Verbindlich	Unterschiedliche Inhalte nach Bundesländern – hier hilft nur die bundes-landbezogene Nachschau	
Landesheimgesetze	Land	Verbindlich		
Richtlinien/ Orientierungs-hilfen	Land	Nicht verbindlich		
Qualitätsprüfungs-Richt-linien	Bund	Nicht verbindlich	Aufgabenwahrnehmung Geeignete Dienstpläne	

FAZIT

Die im vorigen Kapitel beschriebene Auswertung des Dienstplanes stellt eine der zentralen Absicherungen in Bezug auf die Umsetzung quantitativer und qualitativer Vorgaben dar. Diese wird hier ergänzt um die planerische Berücksichtigung gesetzlicher und vertraglicher Regelungen auf Bundes- und Landesebene.

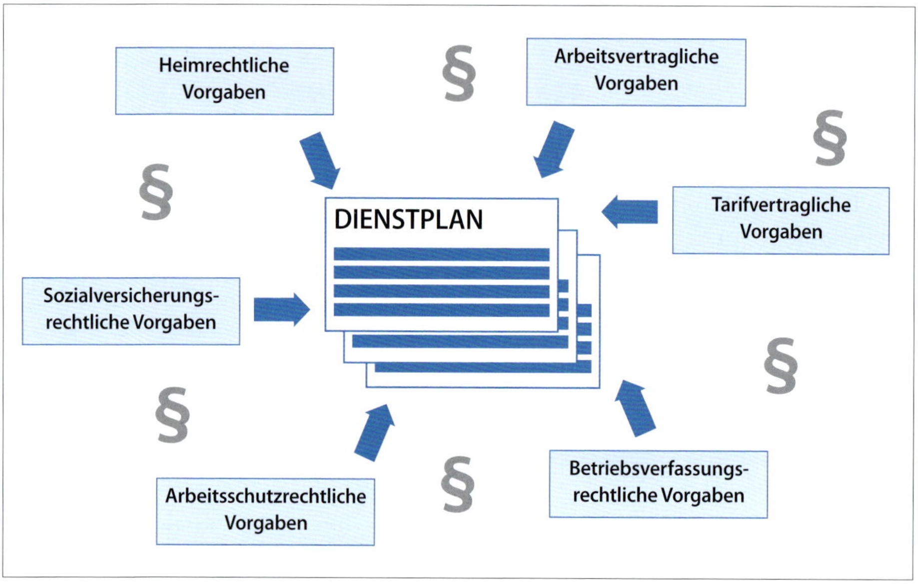

Schaubild II/4.2.2: Spannungsfeld Dienstplangestaltung

4.3 Ausfallzeiten und Fehlzeiten in der Einsatzplanung

KAPITELMERKSÄTZE

- Ausfallzeiten werden in planbare und nicht planbare Zeiten unterschieden.
- Planbare Ausfallzeiten müssen gleichmäßig über das gesamte Jahr verplant werden.
- Eine bestehende Fehlzeitenproblematik lässt sich nicht über den Dienstplan regeln.
- Es muss ein betriebliches Fehlzeitenmanagement erarbeitet sein.
- Fehlzeitenmanagement bedarf der zwingenden Unterstützung der Vorgesetzten.
- Negieren von Fehlzeiten erhöht eine möglicherweise bereits bestehende Problematik.

Die Thematik der Ausfallzeiten ist im Zusammenhang mit der Beschreibung der brutto- und nettoverfügbaren Arbeitszeiten bereits beschrieben. Damit Ausfallzeiten geplant und kalkuliert werden können, sollte im Vorfeld die beschriebene Differenzierung der Ausfallzeiten vorgenommen werden. Wir unterscheiden einerseits zwischen den Ausfallzeiten, das sind alle in den beispielhaft hier angenommenen 25 Prozent enthaltenen Zeiten, und andererseits den darin enthalten Fehlzeiten in Folge von Krankheit.

Grundsätzlich werden planbare und nicht planbare Ausfallzeiten unterschieden:

- **Planbare Ausfallzeiten** sind damit diejenigen Anteile, welche kalkulatorisch mit ca. 25 Prozent veranschlagt werden *(siehe Schaubild I/2.13.1)*:
  geplanter Urlaub, geplante Fortbildung, absehbare Kuren,
  langfristige Erkrankungen, Erziehungsurlaub = insgesamt ca. 12 – 14 Prozent.
- **Nicht- bzw. teilplanbare Ausfallzeiten:**
  Kurzfristige Krankheit = ca. 6 – 8 Prozent (= Fehlzeiten), kurzfristiger Urlaub, kurzfristig angesetzte Fortbildungen.

Die Aufzählung zeigt, dass die meisten Arten der Ausfallzeiten planbar sind. Die Planung dieser Ausfallzeiten muss im Interesse der Bewohner und Mitarbeiter weitestgehend berücksichtigt und organisiert werden. Wie bereits beschrieben, sollte das Dienstplanbesetzungsprofil auf die Netto-Arbeitszeit abgestimmt sein (Definition der Regelbesetzung). Planbare Ausfallzeiten müssen soweit beeinflussbar und möglichst auf das gesamte Jahr verteilt werden. Bei konsequenter Umsetzung dieser Planung, führt dies nicht zu den sogenannten „Sommerlücken", d.h. es entsteht kein Personalmangel durch Urlaub, der in der Sommerzeit normalerweise vermehrt genommen wird. Diese Planung ist auch wegen der im Dienstplanbesetzungsprofil zugrunde gelegten Regelbesetzung für die kontinuierliche fachgerechte Leistungserbringung gegenüber den Bewohnern von Bedeutung.

Nach Beendigung der Dienstplanperiode müssen die entsprechenden Ausfallzeiten auf Abweichungen von der zugrunde gelegten Kalkulation (2. Schritt des Regelkreises in Verbindung mit dem 4. Schritt = Regelkreissystematik) hin geprüft werden, um ggf. die Planung für die folgenden Dienstplanperioden zu modifizieren. (Teil II/4.1)

Beispiel:

- Wurden die Urlaubstage entsprechend der Urlaubsplanung eingeplant?
- Wurden die geplanten Urlaubstage gegeben?
- Wie hoch ist die Fehlzeit wegen Krankheit (Quote)?

Die Auswirkungen fehlender Kalkulation und Kontrolle von Ausfallzeiten ist nicht zu unterschätzen. Nicht geplante Ausfallzeiten führen meistens zu Überstunden und damit möglicherweise in Folge zu einem erhöhten Krankenstand der bisher gesunden Mitarbeiter. In Zeiten enger werdender Personalressourcen ergeben nicht geplante Ausfallzeiten oft eine direkte Kostenbelastung, wenn teures Leihpersonal ergänzend eingesetzt werden muss.

Die Kosten für nicht gegebenen Urlaub bzw. für aufgebaute Überstunden werden spätestens am Jahresende sichtbar, wenn diese Positionen bewertet und hierfür entsprechende Rückstellungen gebucht werden müssen, die die Personalkosten erhöhen. Es ist wichtig, ein Bewusstsein dafür zu entwickeln, dass diese Posten Personalkosten darstellen und es sich um eine ZEITLEIHGABE der Mitarbeiter handelt. Dies bedeutet, dass der Mitarbeiter eine Arbeitsleistung zur Verfügung gestellt hat, die aktuell nicht an den Mitarbeiter ausgezahlt wird. So hat der Mitarbeiter einen Anspruch auf den vertraglich vereinbarten Urlaub; soweit dieser Urlaub nicht gegeben wurde, hat der Mitarbeiter einen Anspruch an das Unternehmen. Dasselbe gilt für Mehrarbeitsstunden. Ein Aufbau bzw. das Entstehen von Mehrarbeitsstunden über die vertraglich vereinbarte Zeit hinaus sind Leistungen, die der Mitarbeiter vom Unternehmen einfordern kann.

Ausfallzeiten sind Kennzahlen und müssen wie alle Kennzahlen regelmäßig geprüft werden, damit ein kontinuierlicher Mitarbeitereinsatz gewährleistet ist. Durch Analyse der Kennzahlen können negative Ausschläge dargestellt werden, um anschließend entsprechende Maßnahmen einzuleiten (Plan-Do-Check-Act Zyklus). Genau dieser Logik folgt die Regelkreis-Systematik.

Umgang mit Fehlzeiten in Folge von Krankheiten

Nach Informationen aus dem BKK-Gesundheitsatlas im Jahr 2017 beträgt die durchschnittliche Anzahl an Kranktagen von Mitarbeitern in Pflegeeinrichtungen durchschnittlich 24 Tage/Jahr. Dabei ist zu berücksichtigen, dass nur diejenigen Tage in dieser Statistik erfasst werden, für die eine Arbeitsunfähigkeitsbescheinigung eingereicht wurde. Somit dürfte die tatsächliche Anzahl an Fehltagen höher liegen. Zu denken gibt die hohe Fehlzeitenquote bei Teilzeitbeschäftigten. Der BKK Dachverband sieht einen Zusammenhang zwischen Fehlzeiten und der Art der Beschäftigung. Demnach hat nahezu jeder dritte Beschäftigte in der Altenpflege (32,9 Prozent) ein befristetes Arbeitsverhältnis, wesentlich mehr als bei den Beschäftigten insgesamt.

Laut AOK-Bundesverband beträgt die Fehlzeitenquote 6,7 Prozent. Die Techniker Krankenkasse geht bei Leiharbeitern von 20,3 Tagen aus. Auch dieser Wert stellt eine wichtige Kennzahl für den internen Abgleich von Fehlzeiten dar. Dabei ist allerdings zu berücksichtigen, dass es sich bei diesem Wert um keinen speziellen für beschäftigte Leiharbeiter in der Pflege handelt.

Der konstruktive Umgang mit Fehlzeiten in Folge von Krankheiten stellt eine hochbrisante Thematik und gleichzeitig eine der zentralen Führungsaufgaben dar. Dabei geht es zunächst um die einrichtungsinterne Definition von Fehlzeiten in Folge von Krankheiten in Abgrenzung zu anderen Ausfallzeiten *(siehe Schaubild II/4.3.1)*, deren detaillierte Erfassung *(siehe Teil II/4.1)* und Analyse (= Ursachenforschung) und schließlich um abgestufte Reaktionsformen, wie z. B. Rückkehrgespräche, Betriebliches Eingliederungsmanagement, Einbezug von Betriebsarzt und Medizinischem Dienst der Krankenkassen, gegebenenfalls Änderungs- und Beendigungskündigungen unter möglicher Beteiligung von Betriebsrat oder MAV etc. Das Negieren dieser hochbrisanten Thematik ermuntert nicht nur zu weiteren Fehlzeiten, sondern zerstört das Engagement derjenigen Mitarbeiter, welche die Fehlzeiten anderer ausgleichen müssen und nicht selten vergeblich auf Maßnahmen seitens der Leitungsebene warten.

Bei einem allgemeinen Rückgang an Fehlzeiten liegen Pflegeeinrichtungen immer noch deutlich über dem Durchschnitt anderer Berufsgruppen. Dies verdeutlicht die Notwendigkeit, sich einrichtungsintern konstruktiv dieser Thematik zu stellen. Dabei geht es zum einen darum, die berechtigten krankheitsbedingten Fehlzeiten im Interesse von Bewohnern und Mitarbeitern von denen abzugrenzen, welche zwischendurch als willkommener freier Tag (mit)-genommen werden. Ein einfacher Verweis auf den branchenüblichen hohen Krankenstand mag zwar beruhigen, stellt aber keine Rechtfertigung dafür dar, sich mit diesem Problem nicht auseinanderzusetzen. Die Zunahme der Arbeitsverdichtung aller Berufsgruppen erlaubt nicht im Ansatz einen Laissez-faire-Stil seitens der verantwortlichen Mitarbeiter im Umgang mit dieser extrem wichtigen Führungsaufgabe, sondern erfordert ein klar strukturiertes, transparentes und nachvollziehbares Handeln. Selbstverständlich sind die Mitarbeiterzahlen weitgehend durch die Vertragspartner im stationären Bereich vorgegeben, nicht aber der Anteil an Fehlzeiten in Folge von Krankheit daran und dieser ist erheblich beeinflussbar. Auch, weil sich Einrichtungen beim (gehäuften?) Auftreten von krankheitsbedingten Fehlzeiten oft plakativen Vorwürfen wie mangelnder Führungskompetenz, Mobbing oder schlechtem Betriebsklima ausgesetzt fühlen, sollten sie Fehlzeiten konsequent analysieren und ein betriebliches Fehlzeitenmanagement aufbauen.

In der Alltagspraxis vieler Einrichtungen diktiert die Reaktion auf die Fehlzeiten das Handeln. Es geht darum, sich nicht das Handeln durch die Fehlenden aufzwingen zu lassen, sondern zu handeln, bevor es zu weiteren Fehlzeiten kommt.

Die Lösung einer Fehlzeitenproblematik erfolgt nicht über den Dienstplan. Wird ein Mitarbeiter krank und ein anderer springt ein, so löst das zwar die momentane Besetzungslücke in Bezug auf die Kontinuität in der Leistungserbringung für den Bewohner. Dies löst jedoch nicht die Frage nach dem ursächlichen Hintergrund des Fehlens. Besteht die einzige Maßnahme im Umgang mit Fehlzeiten darin, dass diese „Dienstplanlösung" ständig präferiert wird, so ist abzusehen, dass der Krankenstand weiter ansteigen wird. Es muss ein betriebliches Fehlzeitenmanagement installiert sein, welches mit den Mitarbeitern erarbeitet wurde, diesen somit inhaltlich bekannt ist und gleichermaßen kontinuierlich Anwendung findet. Somit besteht keine Gefahr, dass dieses Vorgehen als Mobbing gegen Einzelne ausgelegt werden kann.

Aufgrund der Komplexität der Thematik kann diese hier nicht in allen einzelnen Punkten besprochen werden, weil das den Rahmen erheblich sprengen würde. Gleichwohl kann aber nicht über Dienst- und Einsatzplanung gesprochen werden, ohne dieses Thema aufzugreifen. Gerade „Neulinge" in der Dienstplanerstellung fühlen sich oft hilflos gegenüber dem Verhalten mancher Mitarbeiter in Bezug auf Fehlzeiten in Folge von „Krankheit". Inhaltlich sei hier u. a. auf weiterführende Fachliteratur bei Vincentz Network verwiesen. „Fehlzeiten konstruktiv managen – und wer springt morgen ein?" Dort ist über den Aufbau eines Betrieblichen Fehlzeitenmanagements, dessen mögliche Inhalte bis hin zu den komplexen rechtlichen Fragestellungen die Vorgehensweise neben vielen vorformulierten Schriftsätzen detailliert nachzulesen.

Betriebliches Fehlzeitenmanagement sollte folgende Aspekte berücksichtigen:

- Klare Regelungen zum Verhalten beim Auftreten von Krankheit,
- klare Regelungen zum Umgang mit Arbeitsunfähigkeitsbescheinigungen,

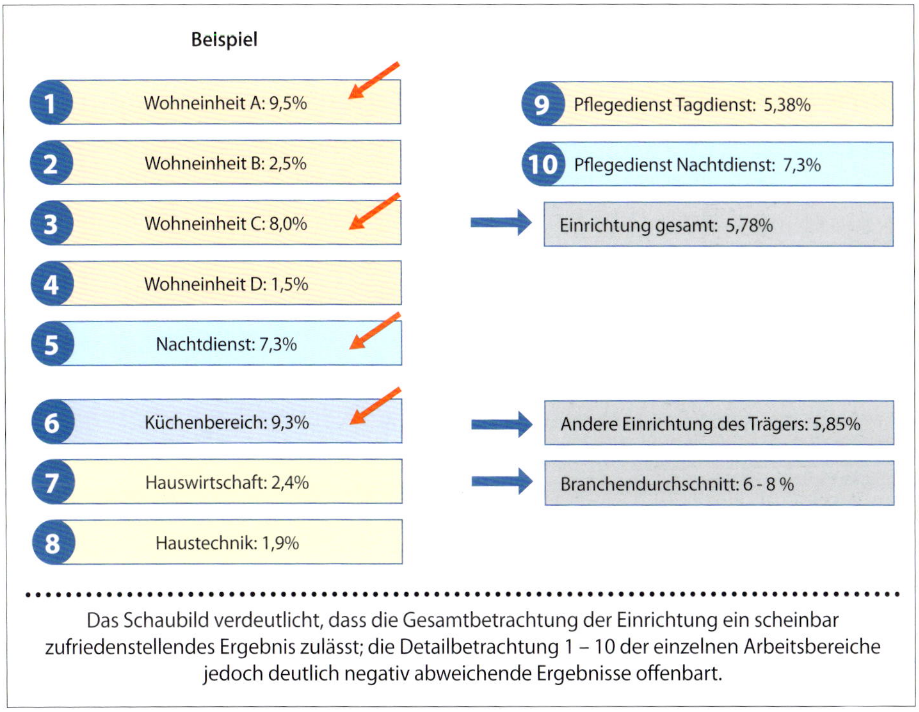

Schaubild II/4.3.2: Differenzierte Fehlzeitenbetrachtung (im Durchschnitt von 12 Monaten)

- detaillierte innerbetriebliche Erfassung von Fehlzeiten,
- interne Analyse zu den Ursachen und Hintergründen von Fehlzeiten,
- Regelungen zu Rückkehrgesprächen,
- Betriebliches Eingliederungsmanagement § 84 SGB IX in Abgrenzung zu der
- stufenweisen Wiedereingliederung nach § 75 SGB V.

Die Praxis belegt anhand vieler Beispiele, dass eindeutige Regelungen und deren konsequente Anwendung/Umsetzung nachhaltig Fehlzeiten senken – Fehlen darf nicht einfach sein. Die Betonung liegt hierbei auf dem Wort konsequent. Etwas zu beginnen und dann wieder schleifen zu lassen, stellt die Ernsthaftigkeit des gewählten Vorgehens infrage. Deswegen ist entscheidend, dass ein Betriebliches Fehlzeitenmanagement Maßnahmen enthält, die auch realistisch umzusetzen sind (= zeitlich und personell) und dann auch in aller Konsequenz eingehalten werden. Fehlzeitenmanagement muss u. a. zum Ziel haben, dass sich für Mitarbeiter, die krank sind, Möglichkeiten und Lösungen finden, die ihnen helfen, sich wieder in die Arbeit einzufinden bzw. die Krankheit auskurieren zu können. Es muss aber auch gleichermaßen deutlich machen, dass diejenigen Mitarbeiter, welche letztlich auf Kosten ihrer Kollegen immer wieder fehlen, keine Toleranz in diesem Verhalten erleben. Zu einem anderen Vorgehen darf auch die aktuelle Arbeitsmarktsituation nicht verleiten. Werden Fehlzeiten wegen Krankheit toleriert aus Sorge darum, dass derjenige Mitarbeiter beim Ergreifen von Maßnahmen kündigt, wird der Vorgesetzte erpressbar. Das beobachten auch die anderen Mitarbeiter. Umgekehrt gilt es zu bedenken, dass Mitarbeiter, welche häufig in Folge von „Krankheit" fehlen, ohnehin nicht verlässlich planbar sind und meist gar nicht erst zum Dienst erscheinen. Deswegen ist ein Tolerieren von Fehlzeiten wegen scheinbarer Krankheit in Bezug auf eine verlässliche und korrekte Mitarbeiterführung gefährlich und rächt sich allemal. Ausbaden müssen es dann diejenigen Mitarbeiter, welche immer bereit sind, sich für die Bewohner, Kollegen und den Betrieb einzusetzen, in dem sie einspringen. Gleichermaßen gilt es aber auch, selbstkritisch zu hinterfragen, was die Ursachen von Fehlzeiten mancher Mitarbeiter in Bezug auf betriebliche Strukturen und/oder ein entsprechendes Verhalten von Vorgesetzten auslösen können.

Die Verbindung von Maßnahmen aus einem Betrieblichen Fehlzeitenmanagement mit den notwendigen Korrekturen/Anpassungen beim Auftreten von Fehlzeiten über den Dienstplan ist die entscheidende Kombination. Das Einspringen eines Mitarbeiters und damit das Ausfüllen der entstandenen Dienstplanlücke löst das zugrunde liegende Problem der Fehlzeiten nur vordergründig.

Die Berücksichtigung der beschriebenen Arbeitszeitressource von 6 – 8 Prozent, als durchschnittliche kalkulatorische Ausfallzeit für Krankheit bei der Dienstplanung, gibt zwar eine gewisse planerische Sicherheit; ausschließlich darauf zu bauen, hätte nichts mit verlässlicher Dienstplanung für alle Beteiligten zu tun.

FAZIT

- Ausfallzeiten treffen – abgesehen von extremen Ausnahmen – eine Einrichtung dienstplanmäßig nur dann, wenn die von vornherein kalkulierten Zeiten bei der Personaleinsatzplanung nicht ausreichend berücksichtigt und eingeplant werden.
- Ausfallzeiten stellen einen nicht unerheblichen Kostenfaktor dar.
- Ausfallzeiten sind Kennzahlen und müssen kontinuierlich genau analysiert werden.

FRAGE AN DEN JURISTEN

- *Wie ist es möglich, durch Betriebsvereinbarung oder Organisationsanweisung planbare „Fehltage" zu organisieren?*
  Antwort: Bei den planbaren „Fehltagen" steht der Urlaub der Mitarbeiter im Focus der

Betrachtung. Existiert ein Betriebsrat, so können mittels einer Betriebsvereinbarung bindende und nachvollziehbare Regelung zur Planung und Gewährung des Urlaubs aufgestellt werden. Besteht kein Betriebsrat und sieht auch ein anwendbarer Tarifvertrag keine entsprechenden Regelungen vor, sollte der Arbeitgeber versuchen, in dem dann eingeschränkt möglichen Rahmen, über eine Dienstanweisung Vorgaben an die Mitarbeiter zur Urlaubsplanung und Urlaubsgewährung zu machen. Zu beachten ist in allen genannten Alternativen, dass das Bundesurlaubsgesetz in weiten Teilen zwingendes Recht ist und von den dortigen Regelungen nicht zum Nachteil der Mitarbeiter abgewichen werden kann.

Abschluss

Der verlässliche Dienstplan

Ein verlässlicher Dienstplan stellt das Resultat einer Summe vieler Einzelmaßnahmen dar, die in sich wie ein Puzzle wirken. Ein Teil greift in das Nächste und erfordert gleichermaßen zum Gelingen wiederum die anderen Puzzleteile. Manche Puzzleteile kann der Dienstplanende selbst beeinflussen, zu anderen bedarf er der Unterstützung des Managements. Nicht realisierbare Puzzleteile werden durch andere Maßnahmen weitest möglich kompensiert. Die hier beschriebenen Puzzleteile stellen gleichermaßen eine Art Zusammenfassung der wesentlichen Kapitel des Fachbuches zur Umsetzung einer qualifizierten Dienstplanung dar.

Prüfen Sie selbst, wie weit Sie in der Umsetzung bereits sind. Viel Erfolg.

1. Eindeutige Vorgaben zum verfügbaren Stellenkontingent

Damit der Planende einen Dienstplan sorgsam im Rahmen des verfügbaren Stellenkontingents erstellen kann, bedarf es der regelmäßigen eindeutigen Information, welches konkrete Stellenkontingent dafür zur Verfügung steht. Das kann beispielsweise in der Form geschehen, dass die Pflegedienstleitung regelmäßig auf Grundlage der Bewohnerstruktur nach Pflegegraden in Verbindung mit den Pflegeschlüssen das Stellenkontingent ermittelt und die Dienstplanenden darüber informiert oder noch besser diesen Vorgang gemeinsam durchführt. Das hat den Vorteil, dass diese das genannte Stellenkontingent unmittelbar mit den Ist-verfügbaren Stellen abgleichen und sofort Absprachen getroffen werden können, in welcher Form beispielsweise mit offenen Stellen umzugehen ist.

2. Dienstplanung auf Grundlage der Netto-Arbeitszeit

Eines der ganz entscheidenden Puzzleteile stellt die Planung auf Grundlage der verfügbaren Netto-Arbeitszeit dar. Dabei werden diejenigen Stellenanteile von dem gesamten Stellenkontingent, welches sich über die Bewohnerstruktur nach Pflegegraden in Verbindung mit den jeweiligen vertraglich vereinbarten Pflegeschlüsseln errechnet, abgezogen und mit der einrichtungsintern ermittelten Netto-Arbeitszeit multipliziert. Die daraus resultierende gesamte Nettoarbeit gilt es, in einem definierten Zeitraum einzuhalten. Es kann Tage mit höherer oder geringerer Besetzung auf Grundlage eines tatsächlichen vorliegenden Arbeitsanfalls geben, in der Summe darf das verfügbare Zeitkontingent jedoch nicht überschritten werden.

3. Direkte und indirekte Pflegezeiten

Die Definition, was jeweils darunter zu verstehen ist, und damit die konkrete Zuordnung der Tätigkeiten zu der direkten oder indirekten Pflegetätigkeit muss einrichtungsintern erfolgen. Darauf aufbauend kann im Sinne des Qualitätsmanagements eine klare Aufgabenzuordnung erfolgen und daraus resultierend der quantitative Aufwand an indirekter Pflege bewertet sowie die Tätigkeiten den entsprechenden Funktionen zugeordnet werden. Das ist insofern von Bedeutung, dass diese Tätigkeiten ihren festen Platz in der Arbeitsablauforganisation haben und nicht von den Mitarbeitern nebenbei oder noch ungünstiger in deren Freizeit erledigt werden müssen.

4. Definition der Regelbesetzung

Die Regelbesetzung basiert auf dem ermittelten, für die konkrete Dienstplanung zur Verfügung stehenden Stellenkontingent. Diese multipliziert mit der einrichtungsintern ermittelten Netto-Arbeitszeit ergibt das für die Planung der Regelbesetzung verfügbare Stundenkontingent. Die Regelbesetzung baut darauf auf und berücksichtigt vorrangig das jeweilige Bewohnerklientel mit deren pflegerisch-betreuenden Interventionsbedarf, die verfügbaren Qualifikationen und die arbeitsvertraglichen Wochenarbeitszeiten der Mitarbeiter sowie die vertraglichen und gesetzlichen Anforderungen.

5. Geplante Stunden entsprechen den verfügbaren Stunden

Die über den Dienstplan eingesetzten Stunden pro Woche in Summe oder einem anderen definierten Zeitraum (z. B. 14 Tage) stimmen im Wesentlichen mit demjenigen Stundenkontingent überein, das sich aus den verfügbaren Stellen multipliziert mit der einrichtungsintern ermittelten Netto-Arbeitszeit ergibt.

6. A. Eingeplante „Kopfzahl" entspricht der verfügbaren „Kopfzahl"

Das freie Wochenende hat aufgrund der Arbeitsbelastung und des erforderlichen Schichtdienstes in der Pflegearbeit eine hohe Bedeutung. Deswegen gilt die Formel „Wochenendbesetzung x 2 plus" in Bezug auf die erforderliche Kopfzahl, um für die Mitarbeiter möglichst regelmäßig freie Wochenenden einplanen zu können. Lässt sich das aufgrund der Verteilung über den Stellenschlüssel in Verbindung mit der Bewohnerstruktur nach Pflegegraden nicht gewährleisten, weil zu viele Vollzeitanteile vergeben sind, sollte mit den Mitarbeitern in einer offenen Kommunikation über alternative Lösungsansätze diskutiert und dabei die Vor- und Nachteile dieser Ansätze herausgearbeitet werden.

6. B. Ausgewogene Mitarbeiterstruktur: Vollzeit/Teilzeit

Wie beschrieben ist gerade für die Frage nach der Häufigkeit von Wochenenddiensten und des Einspringens die Kopfzahl der Mitarbeiter von Bedeutung. Der Wunsch nach der Erhöhung derselben mit einem Mehr an Teilzeitmitarbeitern steht oft diametral zu dem Wunsch vieler Mitarbeiter in Vollzeit zu arbeiten. Gleichzeitig forcieren die jeweiligen Heimaufsichtsbehörden in der Umsetzung landesrechtlicher Vorgaben diese Thematik, weil sie unbenommen von dem tatsächlichen Pflege- und Betreuungsbedarf der Bewohner quantitative Vorgaben zur Besetzung einfordern. Diese Vorgaben sind sehr häufig nur mit einem Mehr an Teilzeitmitarbeitern, häufigeren Wochenenddiensten oder Geteilten Diensten machbar. Eine Beteiligung der Mitarbeiter, um wohneinheitsbezogene Lösungen zu finden, welche auch dem Bedarf der Mitarbeiter gerecht werden, stellt die beste Möglichkeit dar, um eine für alle Beteiligten adäquate Lösung zu finden.

7. Betriebliches Fehlzeitenmanagement

Eine Fehlzeitenproblematik mit hohen Ausfallzeiten in Folge von Krankheit lässt sich nicht über den Dienstplan regeln, sondern bedarf eines Betrieblichen Fehlzeitenmanagements. Letzteres zu initiieren ist Aufgabe des Managements und bedarf aber in der Ausarbeitung unbedingt der Beteiligung der Mitarbeiter. Fehlzeitenmanagement bedeutet nicht, Mitarbeiter einzuschüchtern, sondern klare Regelungen und Ablaufe darzustellen, wie beim Auftreten von Krankheit vorzugehen ist. Das Konzept schließt auch das gesetzlich vorgesehen Betriebliche Eingliederungsmanagement (BEM) mit ein.

8. Ausreichend planbare große Arbeitsbereiche

Nicht selten kommt es dazu, dass Dienstpläne personell so schwach besetzt sind, dass diese bei gleichzeitiger Gabe von Urlaub und dem Auftreten von Krankheit neben ohnehin dünner Besetzung der Dienste kontinuierlich am Rande des Kollaps hin und her pendeln. Ursächlich dafür sind nicht selten zu klein gewählte Arbeitsbereiche. Kommt dazu eine ungünstige Pflegegradstruktur der Bewohner, resultiert aus dieser ein kleines verfügbares Stellenkontingent und damit die beschriebene Problematik. Die Frage muss sein, ob einrichtungsintern unter Bezugnahme auf das möglicherweise spezielle Klientel in diesem Bereich diese kleine Größe ausdrücklich gewünscht ist und wenn ja, in welcher Form die Planer dieser Einheit dann die erforderliche Hilfestellung erhalten. Oftmals hilft die simple planerische Adaption der kleinen Wohneinheit an die darüberliegende Größere.

9. Konsequentes Pflegegradmanagement

Ein konsequentes Pflegegradmanagement stellt die Basis dafür dar, dass ein ausgewogenes Verhältnis zwischen dem Leistungsbedarf der Bewohner und dem Mitarbeitereinsatz besteht. Fachlich kann natürlich im Einzelnen darüber gestritten werden, ob das NBI dem gerecht wird. Zumindest ist es in weiten Teilen zweifellos besser als das vorherige „Begutachtungsassessment". Dennoch dürfen auch Schwachstellen im aktuellen System nicht davon abhalten, eine klare Verantwortungsstruktur zur kontinuierlichen Beobachtung und Ermittlung des Pflege- und Betreuungsbedarfes zu installieren. Ein Lamentieren über eine schwache Personalausstattung und geringe Dienstplanbesetzung hilft nicht weiter: konsequentes Pflegeradmanagement dagegen sehr wohl.

10. Nur begrenzt beeinflussbare Puzzleteile

Vorübergehend unbesetzte Stellen

Selbstverständlich gibt es auch immer wieder Situationen, die sich nicht im Vorfeld berücksichtigen und/oder planen lassen. Zunehmend sind bei Austritten von Mitarbeitern, egal aus welchen Gründen, Stellen nicht unmittelbar wieder zu besetzen. Die Bundesagentur für Arbeit weist im Januar 2017 darauf hin, dass es inzwischen im Durchschnitt 167 Tage dauert, bis Fachkraftstellen im Pflegesektor wieder besetzt werden können. Dabei geht es hier um diejenigen Stellen, die tatsächlich nicht mehr bezahlt werden, also auch nicht mehr innerhalb der Lohnzahlung sind.

In dieser Zeit muss natürlich auch die Bewohnerversorgung weitergehen. Das bedeutet, dass sich an der erforderlichen Regelbesetzung, die auf den beschriebenen Grundlagen basiert, eigentlich nichts ändern darf, weil die Leistungsanforderungen unverändert bestehen. Entsteht dann Mehrarbeit in dem Netto-Arbeitszeitumfang der offenen Stellen, so ist diese begründet und kann auch z. B. im Rahmen eines Personalabgleichs nach dem SGB XI durch die zuständigen Pflegekassen oder bei entsprechenden Anfragen der Heimaufsichtsbehörden dargestellt werden.

Höherstufungen

Diese Thematik hat ihre Berechtigung sowohl zu Zeiten vor dem NBI als auch danach. Sie zeigt aber die zwingende Notwendigkeit eines kontinuierlichen Pflegegradmanagements, um diese Problematik auf so geringem Level zu halten wie nur möglich. Je eher der Antrag gestellt wird, umso schneller wird sich diese Thematik erledigen können. Unbenommen von der Frage zur Dauer bis die Begutachtung durch den Medizinischen Dienst der Krankenkassen durchgeführt wird, ist die andere Frage, wie lange es einrichtungsintern dauert, bis der Bedarf erkannt wird. Und das ist von uns beeinflussbar.

Manche Einrichtungen regeln es dergestalt, dass ab dem Zeitpunkt des Erkennens des voraussichtlichen Pflegegrades der entsprechende Personalschlüssel angewandt wird, weil die Vergütung rückwirkend erfolgt. Diese Regelung hat den Vorteil, dass dem erforderlichen Mitarbeitereinsatz und dem Bewohnerbedarf vorab Rechnung getragen wird. Unbenommen davon, geht der Träger in Vorleistung; ebenso die Mitarbeiter, weil dies in der Praxis Mehrarbeit erfordert, da das verfügbare Stellenkontingent auf der tatsächlichen Bewohnerstruktur nach Pflegegeraden basiert. Vorsicht ist dabei insofern geboten, dass in den internen Übersichten zu den Pflegegraden nicht die Ist-Pflegegrade mit den zu erwartenden Pflegegraden vermischt werden.

Zusammenfassend ist eindeutig zu erkennen, dass es eine ganze Reihe von Puzzleteilen gibt, die einfacher und andere, die schwieriger zu bewerkstelligen sind. Wichtig ist es für alle Beteiligten dabei, diese Sachverhalte zu kennen und als Planende ständig im Auge zu haben. Wer die genannten Spielregeln berücksichtigt, tut sehr viel für eine sachgerechte Leistungserbringung für die Bewohner, aber gleichermaßen auch für eine kontinuierliche und verlässliche Dienstplanung, die aufgrund der Vielzahl der Einflussfaktoren zweifellos immer noch eine Herausforderung darstellen. Herausforderungen gezielt anzugehen, macht das Ganze spannend. Die genannten Puzzleteile stellen dazu eine tatsächliche Hilfestellung im Dienstplanungsalltag dar.

Teil III

Anlagen

Anlagen

Vorgeschlagene Klauseln und Muster sollen eine erste Orientierung geben und für verschiedene ausgewählte rechtliche Probleme sensibilisieren. Sie können jedoch keine Rechtsberatung ersetzen, da in jedem konkreten Einzelfall Besonderheiten auftreten. Der Umgang mit Formularen und Mustern ist aufgrund sich ständig ändernder Rechtsprechung und Gesetzeslage nicht ungefährlich.

Ihre Verwendung liegt in der Eigenverantwortung des Lesers und bedarf stets der sachkundigen Anpassung an den Einzelfall. Trotz gewissenhafter Recherche und Bearbeitung kann daher von Autoren und Verlag keine Haftung für vorgeschlagene Klauseln und Muster übernommen werden.

Betriebsvereinbarung Dienstplanung (Beispiel)

Betriebsvereinbarung über die Grundsätze und das Verfahren zur Erstellung und Änderung von Dienstplänen sowie zur Arbeitszeit

zwischen

der ______________________________,

vertreten durch ______________________________,

– im Folgenden „Arbeitgeber" genannt –

und

dem Betriebsrat der ______________________________,

vertreten durch die/den Betriebsratsvorsitzende/n ______________________________,

– im Folgenden „Betriebsrat" genannt –

Präambel

Dienstplanung erfolgt im Spannungsfeld von Interessen der Bewohner, Interessen der Arbeitnehmer und Interessen des Arbeitgebers. Ziel dieser Betriebsvereinbarung ist, die beiderseitigen Interessen von Arbeitgeber und Arbeitnehmern unter Berücksichtigung der berechtigten Belange der Bewohner sowie der Mitbestimmungsrechte des Betriebsrates in einen angemessenen Ausgleich zu bringen.

Dies vorausgeschickt, vereinbaren die Betriebsparteien, was folgt:

§ 1 Regelungsgegenstand

Diese Betriebsvereinbarung regelt die Grundsätze über die Arbeitszeit sowie die Erstellung und Änderung von Dienstplänen unter Berücksichtigung der Mitbestimmungsrechte des Betriebsrates.

§ 2 Geltungsbereich

(1) Diese Betriebsvereinbarung gilt für alle Arbeitnehmerinnen und Arbeitnehmer (künftig „Arbeitnehmer") der Einrichtung „______________________________",

deren Arbeitseinsatz durch Dienstplan geregelt wird. Für die in der Pflege und Betreuung tätigen Praktikanten, Auszubildenden, FSJ´ler, Bundesfreiwilligendienstler und geringfügig Beschäftigten sind die Besonderheiten der jeweiligen Beschäftigungsverhältnisse zu berücksichtigen.

(2) Vom Geltungsbereich ausgenommen sind die Einrichtungsleitungen und Pflegedienstleitungen sowie die in der Verwaltung tätigen Arbeitnehmer.

(3) Der Arbeitgeber verpflichtet sich über die Dienstvorgesetzten in den jeweiligen Einrichtungen zur Umsetzung und Einhaltung dieser Vereinbarung.

§ 3 Dienstplangrundsätze

(1) Dienstpläne dokumentieren jeweils den Zeitraum von einem Kalendermonat (Dienstplanperiode). Die Dienstpläne enthalten für jeden Arbeitnehmer die individuelle Schichtfolge und Schichtlänge.

(2) Die Dienstzeiten ergeben sich aus der Dienstplanlegende gemäß Dienstplanformular. Diese können mit Zustimmung des Betriebsrats den Bedürfnissen und Erfordernissen der jeweiligen Einrichtung angepasst werden. Es gilt § 87 BetrVG.

(3) Die besonderen Bedürfnisse besonders schutzbedürftiger Arbeitnehmer wie beispielsweise behinderter oder schwerbehinderter Arbeitnehmer – sind bei der Dienstplangestaltung angemessen zu berücksichtigen.

(4) Bei der Dienstplangestaltung sind die betrieblichen Interessen zu berücksichtigen. Die Arbeitnehmer können vor Erstellung des Dienstplans dem Arbeitgeber bis spätestens 6 Wochen vor Beginn der jeweiligen Dienstplanperiode Wünsche zur Dienstplangestaltung mitteilen. Die Betriebsparteien sind sich einig, dass Wünsche der Beschäftigten nach Möglichkeit berücksichtigt werden sollen, sofern betriebliche Interessen oder kollidierende Wünsche anderer Beschäftigter nicht entgegenstehen, denen nach Abwägung der Vorrang zu gewähren ist.

(5) Es sind in der Planung maximal ______ (z. B. „7") Nachtdienste hintereinander zulässig. Bei Arbeitnehmern mit Stellenanteilen über _______ (z. B. „90 %") sind in der Planung maximal ______ (z. B. „8") Nachtdienste hintereinander zulässig. Im Tagdienst sind in der Planung maximal ______ (z. B. „9") Dienste hintereinander zulässig. Anzustreben ist eine 6-Tage-Woche.

(6) Geteilte Dienste sind grundsätzlich auszuschließen, es sei denn, dass eine ordnungsgemäße Besetzung der Dienste nicht auf andere Weise gewährleistet ist

§ 4 Pausen

Die Pausenregelung erfolgt entsprechend den Bestimmungen des Arbeitszeitgesetzes. In Abstimmung zwischen Betriebsrat und Arbeitgeber werden Pausenkorridore festgelegt, in denen die Arbeitnehmer ihre Pausen nehmen und im Dienstplan ausgewiesen.

§ 5 Arbeitszeitkonto

(1) Für jeden Arbeitnehmer wird ein fortlaufendes, auf die Arbeitszeit bezogenes Arbeitszeitkonto geführt und in den Dienstplänen ausgewiesen. Es dient der Feststellung der geleisteten Arbeitszeit. In dem Arbeitszeitkonto werden erfasst:

- die Sollarbeitszeit für die Dienstplanperiode;
- die tatsächlich geleistete Arbeitszeit;
- die Differenz zwischen Sollarbeitszeit und tatsächlich geleisteter Arbeitszeit;
- der Kontostand am Ende einer jeden Dienstplanperiode.

(2) Die von einem Arbeitnehmer zu erbringende Sollarbeitszeit für die Dienstplanperiode berechnet sich auf arbeitsvertraglicher Grundlage.

(3) Arbeitnehmer können aus betrieblichen Gründen mit Plus- und Minusstunden geplant werden. Die persönlichen Belange des Arbeitnehmers sind soweit als möglich zu berücksichtigen.

(4) Überschreitet das Arbeitszeitkonto mehr als ______ (z. B. „80") Plusstunden über einen Zeitraum von mehr als 2 Dienstplanperioden, so erfolgt eine Rückführung des Arbeitszeitkontos bis zu den vorgenannten Plusstunden durch Auszahlung mit der dann folgenden Gehaltsabrechnung.

Das Arbeitszeitkonto ist auf grundsätzlich maximal ______ (z. B. „40") Minusstunden zu beschränken.

Im Falle bestehender Plus-/Minusstunden, die bei Inkrafttreten dieser Betriebsvereinbarung über den Toleranzbereich hinausgehen, wird das Arbeitszeitkonto innerhalb von 12 Monaten in den Toleranzbereich geführt. Die vorgenannte Regelung zur Rückführung des Arbeitszeitkontos tritt insoweit erst nach 12 Monaten in Kraft.

(5) Die Arbeitszeitkonten werden nicht zu bestimmten Zeiten abgerechnet. Das individuelle Arbeitszeitkonto eines Arbeitnehmers hat einmal innerhalb von längstens 12 Monaten (Referenzzeitraum) die „Null-Linie" zu berühren. Der erstmalige Durchlauf der „Null-Linie" muss abweichend hiervon spätestens mit der Dienstplanperiode ____________ erfolgt sein. Mit dem Durchschreiten bzw. Verlassen der „Null-Linie" beginnt mit Ablauf der betreffenden Dienstplanperiode ein neuer

Referenzzeitraum. Fällt der Nulldurchlauf in eine Zeit ohne Arbeitsverpflichtung (Krankheit, Urlaub, Mutterschutz, Elternzeit ...), verschiebt sich dieser um die entsprechende Zeit der Abwesenheit. Der Zeitpunkt des jeweils letzten Durchschreitens bzw. Verlassens der „Null-Linie" ist im Arbeitszeitkonto zu dokumentieren und auszuweisen.

(6) Ein Zeitausgleich durch Freizeitgewährung kann durch die Arbeitnehmer in Abstimmung mit der Pflegedienstleitung in Anspruch genommen werden. Die Inanspruchnahme eines Zeitausgleichs darf den Betriebsablauf nicht in Gefahr bringen und ist mit einer Frist von mindestens acht Wochen anzukündigen, damit er in der Planung des folgenden Dienstplanes noch berücksichtigt werden kann.

(7) Die Vergütung der Arbeitnehmer wird unabhängig vom jeweiligen Stand des Arbeitszeitkontos auf der Basis der vereinbarten Vergütung und der vereinbarten regelmäßigen wöchentlichen Arbeitszeit kontinuierlich gezahlt.

§ 6 Verfahren der Dienstplanerstellung

(1) Die Erstellung des Dienstplans erfolgt auf einem zwischen Arbeitgeber und Betriebsrat abgestimmten Dienstplanformular. Das Dienstplanformular enthält die Dienstzeitenlegende.

(2) Der Dienstplan wird spätestens 4 Wochen vor Beginn der Dienstplanperiode dem Betriebsrat zur Freigabe vorgelegt. Bei Einwendungen seitens des Betriebsrates müssen diese unter schriftlicher Angabe der Gründe der Pflegedienstleitung/Einrichtungsleitung oder einer durch den Arbeitgeber zu bestimmenden Leitungskraft spätestens innerhalb der nächsten 7 Tage mitgeteilt werden. Geht bis zu diesem vorgenannten Termin die vorstehende schriftliche Erklärung des Betriebsrates nicht ein, so gilt die Zustimmung zu den vorgelegten Dienstplänen als erteilt. Vereinbarte Dienstpläne sind sowohl von der Pflegedienstleitung/Einrichtungsleitung oder einer durch den Arbeitgeber zu bestimmenden Leitungskraft als auch vom Betriebsrat zu unterschreiben.

(3) Hat der Betriebsrat zu einem vorgelegten Dienstplan innerhalb der Frist seine Zustimmung nicht erteilt und gilt die Zustimmung auch nicht als erteilt, so ist mit dem Ziel einer einvernehmlichen Regelung unverzüglich eine Erörterung zwischen dem Betriebsrat einerseits sowie der Einrichtungsleitung (bzw. einer durch den Arbeitgeber zu benennenden Person) andererseits durchzuführen.

(4) Kommt eine Einigung über den Dienstplan nicht zustande, ist die Einigungsstelle anzurufen.

(5) Hat der Betriebsrat keine Einwendungen gegen den Dienstplan schriftlich mitgeteilt, so wird der Dienstplan 21 Kalendertage vor dem ersten Gültigkeitstag den Arbeitnehmern in geeigneter Art und Weise bekannt gegeben. Die Bekanntgabe erfolgt regelmäßig durch Aushang in den betreffenden Bereichen. Hat der Betriebsrat rechtzeitig Einwendungen gegen den Dienstplan schriftlich mitgeteilt, so erfolgt die Bekanntgabe des Dienstplanes unverzüglich nachdem Einvernehmen über den Dienstplan herbeigeführt oder die Einigung durch Spruch der Einigungsstelle ersetzt worden ist.

§ 7 Abweichungen vom Dienstplan

(1) Über Abweichungen vom laufenden Dienstplan wird der Betriebsrat schriftlich oder in Textform (insbesondere durch Fax, E-Mail) unter Angabe der Gründe informiert.

(2) In unvorhergesehenen Abwesenheitsfällen eingeteilter Arbeitnehmer oder bei plötzlich geändertem Versorgungsbedarf informiert der Arbeitgeber den Betriebsrat schriftlich und beantragt dessen Zustimmung zur erforderlichen Dienstplanänderung. Erfolgt diese nicht oder kann eine Einigung über die Abweichung nicht sogleich erzielt werden, ist der Arbeitgeber berechtigt, gerechnet vom Zeitpunkt des Bekanntwerdens des Abwesenheitsfalles an bis zur Dauer von 3 Kalendertagen ohne Zustimmung des Betriebsrates und ohne Anrufung der Einigungsstelle vom Dienstplan abzuweichen.

Über die Abweichung ist der Betriebsrat schriftlich zu informieren. Der Arbeitgeber wird bei der Abdeckung der Dienste bei unvorhergesehenen Abwesenheitsfällen oder aber bei plötzlich geändertem Versorgungsbedarf die persönlichen Belange der einzusetzenden Arbeitnehmer sorgsam berücksichtigen und vorrangig auf eine freiwillige Dienstübernahme der Arbeitnehmer setzen.

(3) Erklärt der Betriebsrat die Verweigerung der Zustimmung und will der Arbeitgeber die beabsichtigte Dienstplanabweichung über die im vorstehenden Abs. (2) genannten Dauer von 3 Tagen hinaus gleichwohl durchführen, hat der Arbeitgeber unverzüglich die Einigungsstelle anzurufen.

(4) Der Arbeitgeber kann die beabsichtigte Maßnahme, soweit sie zur ordnungsgemäßen Versorgung der Bewohner notwendig ist, bis zur Beendigung des Einigungsstellenverfahrens durchführen.

(5) Es besteht Einigkeit, dass die Grundsätze zum „mitbestimmungsfreien“ Handeln des Arbeitgebers in Notfällen von den vorstehenden Regelungen unberührt bleiben.

§ 8 Freiwillige Diensttausch

Der Tausch von Diensten von Beschäftigten gleicher Qualifikation, bei denen ein Tauschwunsch eines Beschäftigten zugrunde liegt, ist mit der jeweiligen Wohnbereichsleitung oder Pflegedienstleitung abzustimmen. Ein Diensttausch kann nur erfolgen, wenn folgende Kriterien erfüllt sind:

- Gleiche Qualifikation;
- Gleiche tägliche Arbeitszeit;
- Entsprechende Dokumentation im Dienstplan;
- Der Einrichtung dürfen keine zusätzlichen Belastungen entstehen;
- Der Funktionsablauf in der Einrichtung und die Bewohnerbetreuung/Versorgung müssen sichergestellt sein;
- Es dürfen keine rechtlichen Einwände bestehen.

Der Arbeitgeber wird dem Betriebsrat Dienstplanänderungen durch Diensttausch mitteilen.

§ 9 Ablauf des Dienstplanes

Der Betriebsrat erhält nach Ablauf des Dienstplans eine Kopie des abgelaufenen Dienstplans, welche alle Änderungen und die gefahrenen Dienste einschließlich der saldierten Arbeitszeitkonten enthält.

§ 10 Arbeitszeitkontenausgleich bei Beendigung des Arbeitsverhältnisses

Zeitguthaben müssen in der verbleibenden Zeit bis zur Beendigung des Arbeitsverhältnisses unter Berücksichtigung betrieblicher Belange in Freizeit ausgeglichen werden. Falls dieses nicht möglich ist, wird der entsprechende Geldwert mit der letzten Gehaltszahlung ausgeglichen. Mögliche Zeitschuld muss in der verbleibenden Laufzeit des Arbeitsverhältnisses unter Berücksichtigung betrieblicher Belange durch Verlängerung der dienstplanmäßigen Arbeitszeit ausgeglichen werden. Ist der Arbeitnehmer dazu nicht in der Lage aus Gründen, die er nicht zu vertreten hat, wird die bestehende Zeitschuld nicht mit der Vergütung verrechnet.

§ 11 Salvatorische Klausel

Sollte eine Einzelregelung dieser Vereinbarung nicht mit dem geltenden Recht in Einklang stehen und deshalb unwirksam sein, behalten die anderen Regelungen dieser Vereinbarung ihre Gültigkeit.

§ 12 Schlussbestimmungen

Diese Betriebsvereinbarung tritt mit Unterzeichnung in Kraft und gilt erstmalig für die Dienstplanperiode ______________. Sie kann mit einer Frist von 3 Monaten zum Monatsende gekündigt werden.

Die Betriebsparteien werden die Regelungen dieser Betriebsvereinbarung nach 6 Monaten nach Inkrafttreten gemeinsam evaluieren und erforderliche, einvernehmliche Änderungen und/oder Anpassungen der Betriebsvereinbarung vornehmen.

______________, den ______________________________

______________________________ ______________________________

für den Arbeitgeber Betriebsratsvorsitzende/r

(Anm. Das Muster soll eine erste Orientierung geben und muss noch auf jeden konkreten Einzelfall – ggf. unter Beachtung anwendbarer tarifvertraglicher Regelungen – angepasst werden. Es ist nicht zuletzt aufgrund sich ständig ändernder Rechtsprechung und Gesetzeslage nicht allgemeingültig. Seine Verwendung liegt in der Eigenverantwortung des Nutzers und kann eine Rechtsberatung nicht ersetzen.)

Rahmenbetriebsvereinbarung Urlaubsplanung (Beispiel)

Rahmenbetriebsvereinbarung zur Gestaltung der Urlaubsplanung und Urlaubsgewährung

zwischen

der ____,

vertreten durch ______________________________________,

– im Folgenden „Arbeitgeber" genannt –

und

dem Betriebsrat der ___________________________________,

vertreten durch die/den Betriebsratsvorsitzende/n ________________,

– im Folgenden „Betriebsrat" genannt –

§ 1 Geltungsbereich

Diese Vereinbarung gilt für alle derzeitigen und zukünftigen Arbeitnehmerinnen und Arbeitnehmer (künftig: „Arbeitnehmer") des Betriebes des Arbeitgebers in _______. Ausgenommen sind leitende Angestellte im Sinne des § 5 Abs. 3 BetrVG.
Der Arbeitgeber ist darüber hinaus verpflichtet, etwaige Vorgesetzte auf die Einhaltung dieser Vereinbarung zu verpflichten, ggf. im Wege der schriftlichen Dienstanweisung.

§ 2 Urlaubspläne

In den Bereichen Pflege und Hauswirtschaft auf den Wohnbereichen werden Urlaubspläne erstellt. Zu diesem Zwecke werden Urlaubsantragslisten geführt. Alle Arbeitnehmer sind verpflichtet, zur Ermöglichung der Eintragung ihrer Urlaubswünsche ihre Urlaubswünsche unter Angabe von Beginn und Dauer des Urlaubs dem Arbeitgeber mitzuteilen. Die Urlaubswünsche haben den gesamten Jahresurlaub (inkl. Sonderurlaub) eines jeden Arbeitnehmers zu umfassen. Dabei können bis zu (z. B. „fünf") Urlaubstage ausgenommen bleiben.

Die Mitteilung der Urlaubswünsche der Arbeitnehmer muss bis spätestens zum (z. B. „30. Oktober") eines Kalenderjahres für das folgende Urlaubsjahr (Urlaubsjahr = Kalenderjahr) erfolgen. Der Arbeitgeber trägt die Wünsche jeweils nach Eingang sofort in eine Urlaubsantragsliste ein.
Der Arbeitgeber wird dem Betriebsrat bis zum (z. B. „13. November") den aus den Urlaubsantragslisten nach ggf. mit den Arbeitnehmern und/oder deren Vorgesetzten geführten Gesprächen entwickelten Urlaubsplan mit den Urlaubsantragslisten zur Zustimmung vorlegen. Die Betriebsparteien müssen sich bis zum (z. B. „23. November") auf einen Urlaubsplan in Betriebsvereinbarungsform für das Folgejahr geeinigt haben. Kommt es bis zu diesem Zeitpunkt zu keiner Einigung, ist der Arbeitgeber verpflichtet, der Betriebsrat berechtigt, die Einigungsstelle anzurufen, die eine Einigung herbeiführt (ggf. durch Spruch).
Nachdem sich die Parteien auf den Urlaubsplan geeinigt haben und dieser den Arbeitnehmern bekannt gegeben ist, ist der Arbeitgeber berechtigt, Urlaubsanträge außerhalb des Urlaubsplanes für das im Urlaubsplan geregelte Kalenderjahr ohne Zustimmung des Betriebsrates zu bewilligen.

§ 3 Urlaubszuteilung

Der Arbeitgeber ist berechtigt, Arbeitnehmern, die im geeinigten Urlaubsplan nach § 2 dieser Betriebsvereinbarung nicht oder nicht vollumfänglich berücksichtigt wurden, den gesamten Jahresurlaub (inkl. Sonderurlaub) im Sinne einer Urlaubsgewährung zuzuteilen. Dabei müssen (z. B. „fünf") Urlaubstage ausgenommen bleiben. Die Zuteilung und deren Bekanntmachung haben innerhalb von (z. B. „zwei Wochen") nach der Bekanntgabe des Urlaubsplanes durch den Arbeitgeber zu erfolgen.

§ 4 Urlaubsanträge

Urlaub, der nicht in den Urlaubsplan aufgenommen wurde, kann von den Arbeitnehmern jederzeit beantragt werden.
Die Entscheidung der Einrichtungsleitung über die Bewilligung des Urlaubs ist dem Arbeitnehmer binnen __________ (z. B. „einer Woche") nach Antragstellung, bei einem Urlaub bis zu einer Dauer von drei Tagen nach Möglichkeit am Folgetag mitzuteilen.

§ 5 Urlaubsplanänderungen

In Abstimmung mit der Einrichtungsleitung kann jeder Arbeitnehmer seine im Urlaubsplan festgelegte Urlaubszeit auf eigenen Wunsch hin ändern. Eine nachträgliche Änderung des Urlaubsplans durch den Arbeitgeber ist nur aus dringenden

betrieblichen Gründen möglich. Die Zustimmung des Betriebsrates ist hierzu jeweils nicht erforderlich.
Änderungen des Urlaubsplanes sind dem Betriebsrat und allen Arbeitnehmern des jeweiligen Bereiches mitzuteilen.

§ 6 Vorrangregelung

Wenn Arbeitnehmer zur selben Zeit Urlaub in Anspruch nehmen wollen, gelten die von der Rechtsprechung entwickelten Grundsätze zur Vorrangregelung, die allerdings nicht zur Ablehnung bewilligten Urlaubes führen können. Insbesondere gilt:

Arbeitnehmer mit schulpflichtigen Kindern sind während der Schulferien grundsätzlich vorrangig zu berücksichtigen. Wenn Arbeitnehmer mit schulpflichtigen Kindern in einem Jahr während der Sommerferien Urlaub in Anspruch nehmen konnten, haben sie im darauffolgenden Jahr Nachrang gegenüber Arbeitnehmern mit schulpflichtigen Kindern, die tatsächlich keinen Urlaub während der Sommerferien erhalten hatten.
Auszubildende erhalten ihren Urlaub nach Möglichkeit während der Berufsschulferien.
Schließlich sind die fristgerechte Eintragung in die Urlaubsantragsliste sowie persönliche Gründe, wie zum Beispiel Heirat, Reise zu Angehörigen im Ausland etc. bei der Urlaubsplanung, zu berücksichtigen.
Konnte sich ein Arbeitnehmer hinsichtlich der Gewährung seines Urlaubsanspruchs zugunsten anderer Arbeitnehmer nicht durchsetzen, hat sein Urlaubsanspruch im darauffolgenden Jahr gegenüber den bevorzugten Arbeitnehmern Priorität.

§ 7 Resturlaub

Im Mai des jeweils laufenden Urlaubsjahres ermittelt der Arbeitgeber für jeden Arbeitnehmer den bis dahin noch nicht erhaltenen und noch nicht bewilligten Resturlaubsanspruch des laufenden Urlaubsjahres. Sofort nach Ermittlung wird den Arbeitnehmern das Ergebnis der Ermittlungen mitgeteilt, verbunden mit der Aufforderung, die Bewilligung des Resturlaubes unverzüglich zu beantragen. Die Aufforderung erfolgt durch Aushang auf den Wohnbereichen.

Die eingehenden Urlaubsanträge werden nach der Reihenfolge des Eingangs bearbeitet und beschieden. Kommt eine Einigung zwischen einem Arbeitnehmer und dem Arbeitgeber nicht zustande, wird der Betriebsrat hinzugezogen. Verbleibt es bei der Ablehnung durch den Arbeitgeber, kann der Betriebsrat die Einigungsstelle anrufen (§ 87 Abs. 1 Nr. 5 BetrVG).

Der Arbeitgeber ist berechtigt, Arbeitnehmern, die die Gewährung ihres Resturlaubs innerhalb einer Frist von (z. B. „zwei Wochen") nach Aufforderung nicht oder nicht vollumfänglich beantragt haben, den gesamten Restjahresurlaub (inkl. Sonderurlaub und Resturlaub) im Sinne einer Urlaubsgewährung zuzuteilen.

§ 8 Übertragung von Urlaubstagen

Für die Übertragung von Urlaubstagen auf Folgejahre gelten die gesetzlichen Vorschriften. Daneben sind Einzelvereinbarungen möglich.

§ 9 Inkrafttreten. Kündigung und Nachwirkung

Die Betriebsvereinbarung tritt mit Unterzeichnung (bei Unterzeichnung an verschiedenen Tagen: Datum der Letztunterzeichnung) in Kraft.

Die Betriebsvereinbarung kann nur zum 30. Juni eines Kalenderjahres mit einer Frist von drei Monaten gekündigt werden. Die Kündigung bedarf der Schriftform.

Bis zum Abschluss einer neuen Betriebsvereinbarung entfaltet die Betriebsvereinbarung insgesamt Nachwirkung.

______________, den ______________________________

______________________________ ______________________________

für den Arbeitgeber Betriebsratsvorsitzende/r

(Anm.: Das Muster soll eine erste Orientierung geben und muss noch auf jeden konkreten Einzelfall – ggf. unter Beachtung anwendbarer tarifvertraglicher Regelungen – angepasst werden. Es ist nicht zuletzt aufgrund sich ständig ändernder Rechtsprechung und Gesetzeslage nicht allgemeingültig. Seine Verwendung liegt in der Eigenverantwortung des Nutzers und kann eine Rechtsberatung nicht ersetzen.)

Anstellungsvertrag (Auszug – Beispiel)

Anstellungsvertrag

(auszugsweise)

Zwischen

____,

– im Folgenden „Arbeitgeber" genannt –

und

Frau/Herrn

____,

– im Folgenden „Arbeitnehmer" genannt –

wird folgender Anstellungsvertrag geschlossen:

[...]

§ x Arbeitszeit/Arbeitszeitkonto

(1) Es wird eine durchschnittliche wöchentliche Arbeitszeit von ________ Stunden vereinbart.

(2) Der Arbeitnehmer verpflichtet sich, auf Verlangen des Arbeitgebers Überstunden, Nacht-/Wechselschicht-/Sonn- und Feiertagsarbeit sowie geteilten Dienst zu leisten und auf Anordnung des Arbeitgebers außerhalb der regelmäßigen Arbeitszeit Rufbereitschaft an einem dem Arbeitgeber anzuzeigenden Ort oder Bereitschaftsdienst an einem vom Arbeitgeber bestimmten Ort zu leisten, um im Bedarfsfall die Arbeit aufzunehmen.

(3) Ausgehend von der durchschnittlichen wöchentlichen Arbeitszeit wird der Arbeitgeber die konkrete Arbeitszeit aufgabengerecht unter Berücksichtigung der betrieblichen Erfordernisse nach billigem Ermessen monatlich bestimmen.

(4) Für den Arbeitnehmer wird ein fortlaufendes, auf die Arbeitszeit bezogenes Arbeitszeitkonto geführt und in den Dienstplänen ausgewiesen. Es dient der Feststellung der geleisteten Arbeitszeit. In dem Arbeitszeitkonto werden erfasst:

- die Sollarbeitszeit für die Dienstplanperiode;
- die tatsächlich geleistete Arbeitszeit;
- die Differenz zwischen Sollarbeitszeit und tatsächlich geleisteter Arbeitszeit;
- der Kontostand am Ende einer jeden Dienstplanperiode.

(5) Der Arbeitnehmer kann aus betrieblichen Gründen mit Plus- und Minusstunden geplant werden.

(6) Das Arbeitszeitkonto ist in seiner Ober- und Untergrenze auf _______ Plusstunden und _______ Minusstunden beschränkt.

(7) Das Arbeitszeitkonto wird nicht zu bestimmten Zeiten abgerechnet. Es hat einmal innerhalb von längstens 12 Dienstplanperioden (= 12 Monaten) (Referenzzeitraum) die „Null-Linie" zu berühren. Mit dem Durchschreiten bzw. Verlassen der „Null-Linie" beginnt mit Ablauf der betreffenden Dienstplanperiode ein neuer Referenzzeitraum. Fällt der Nulldurchlauf in eine Zeit ohne Arbeitsverpflichtung (Krankheit, Urlaub, Mutterschutz, Elternzeit …), verschiebt sich dieser um die entsprechende Zeit der Abwesenheit. Der Zeitpunkt des jeweils letzten Durchschreitens bzw. Verlassens der „Null-Linie" ist im Arbeitszeitkonto durch Nennung des jeweiligen Monats auszuweisen. Kann wider Erwarten ein Nulldurchlauf im Referenzzeitraum nicht herbeigeführt werden, erfolgt eine Nullstellung durch Auszahlung von etwaigen Plusstunden sowie Verfall von etwaigen Minusstunden zu Lasten des Arbeitgebers zum Ende des Referenzzeitraums.

(8) Die Vergütung des Arbeitnehmers wird unabhängig vom jeweiligen Stand des Arbeitszeitkontos auf der Basis der vereinbarten Vergütung und der vereinbarten regelmäßigen wöchentlichen Arbeitszeit kontinuierlich gezahlt.

(9) Der Arbeitnehmer ist in Eil- und Notfällen verpflichtet, über die Grenzen des Arbeitszeitkontos hinaus Überstunden zu leisten, wenn es die betrieblichen Belange erfordern.

[...]

§ x Urlaub/Arbeitsbefreiung

(1) Der kalenderjährlich zu gewährende Erholungsurlaub eines Arbeitnehmers in der _____-Tage-Woche beträgt _____ Tage einschließlich des gesetzlichen Urlaubs nach dem Bundesurlaubsgesetz.

(2) Ist die individuelle Arbeitszeit des Arbeitnehmers nicht auf _____ Arbeitstage in der Kalenderwoche verteilt oder ändert sich im Verlauf des Kalenderjahres die Verteilung der Arbeitszeit, verkürzt oder verlängert sich die Dauer des dem Arbeitnehmer zustehenden Urlaubs entsprechend.

(3) Ist der Arbeitnehmer nicht das gesamte Kalenderjahr beim Arbeitgeber beschäftigt, wird der Urlaub anteilig gewährt (je voller Beschäftigungsmonat 1/12). Es wird jedoch mindestens der gesetzliche Urlaub nach dem Bundesurlaubsgesetz gewährt.

(4) Der Urlaub muss im laufenden Kalenderjahr gewährt und genommen werden. Eine Übertragung des Urlaubs auf das nächste Kalenderjahr ist nur statthaft, wenn dringende betriebliche oder in der Person des Arbeitnehmers liegende Gründe dies rechtfertigen. Im Fall der Übertragung muss der Urlaub in den ersten drei Monaten des folgenden Kalenderjahres gewährt und genommen werden. Urlaub der nicht innerhalb der genannten Fristen gewährt und genommen wird, verfällt, soweit gesetzlich nichts anderes geregelt ist. Soweit der gesetzliche Urlaub nach dem Bundesurlaubsgesetz wegen Krankheit nicht verfällt, erlischt dieser 12 Monate nach Ablauf des Zeitraums nach Abs. 4 Satz 3.

(5) Wird Urlaub gewährt, wird zuerst der gesetzliche Urlaub nach dem Bundesurlaubsgesetz aufgebraucht.

(6) Im Falle der Beendigung des Arbeitsverhältnisses steht dem Arbeitnehmer ein Anspruch auf Zahlung von Urlaubsabgeltung nur bis zur Höhe des gesetzlichen Urlaubs nach dem Bundesurlaubsgesetz zu.

(7) § 616 S.1 BGB findet keine Anwendung.

[...]

§ x Arbeitsunfähigkeit

(1) Der Arbeitnehmer ist verpflichtet, dem Arbeitgeber jede Arbeitsunfähigkeit und ihre voraussichtliche Dauer unverzüglich anzuzeigen.

(2) Im Falle der Erkrankung ist der Arbeitnehmer verpflichtet, auf Verlangen des Arbeitgebers bereits vor Ablauf des ersten Kalendertages nach Beginn der Arbeitsunfähigkeit eine ärztliche Bescheinigung über die Arbeitsunfähigkeit sowie deren voraussichtliche Dauer vorzulegen. Dauert die Arbeitsunfähigkeit länger als in der Bescheinigung angegeben, so ist eine neue ärztliche Bescheinigung bereits am ersten Tag nach Ablauf der vorangegangenen Arbeitsunfähigkeitsbescheinigung einzureichen.

(3) Im Übrigen gelten die gesetzlichen Regelungen.

[...]

§ x Ausschlussfristen

(1) Alle Ansprüche auf Mindestentgelt nach der Pflegearbeitsbedingungenverordnung (PflegeArbbV) verfallen, wenn sie nicht innerhalb von 12 Monaten nach ihrer Fälligkeit in Textform geltend gemacht werden. Mit Ausnahme der im Abs. 3 benannten Ansprüche sind alle übrigen Ansprüche aus dem Arbeitsverhältnis und

solche, die mit dem Arbeitsverhältnis in Verbindung stehen, spätestens innerhalb von drei Monaten nach ihrer Fälligkeit in Textform geltend zu machen. Ansprüche, die nicht innerhalb dieser Frist geltend gemacht werden, sind verfallen.

(2) Lehnt die andere Vertragspartei den Anspruch ab oder erklärt sie sich nicht innerhalb von zwei Wochen nach Geltendmachung des Anspruchs, so verfällt dieser, wenn er nicht innerhalb von drei Monaten nach der Ablehnung oder dem Fristablauf gerichtlich geltend gemacht wird.

(3) Unter die vorstehenden Ausschlussfristen fallen nicht solche Ansprüche des Arbeitgebers oder des Arbeitnehmers, die auf eine strafbare oder eine unerlaubte Handlung im Sinne der §§ 823 ff. BGB gestützt werden. Für diese Ansprüche gelten die gesetzlichen Vorschriften. Ebensowenig fallen unter die Ausschlussfristen Ansprüche des Arbeitnehmers auf den gesetzlichen Mindestlohn nach dem Mindestlohngesetz (MiLoG).

[...]

________________, den __________ ________________, den __________

Arbeitgeber Arbeitnehmer

(Anm.: Das Muster soll eine erste Orientierung geben und muss noch auf jeden konkreten Einzelfall – ggf. unter Beachtung anwendbarer tarifvertraglicher Regelungen – angepasst werden. Es ist nicht zuletzt aufgrund sich ständig ändernder Rechtsprechung und Gesetzeslage nicht allgemeingültig. Seine Verwendung liegt in der Eigenverantwortung des Nutzers und kann eine Rechtsberatung nicht ersetzen.)

Entscheidungssammlung

In dieser Entscheidungssammlung finden Sie für die Dienstplangestaltung wichtige Urteile und gerichtliche Beschlüsse. Die Kernaussagen der Entscheidungen sind zusammengefasst dargestellt. Die Sortierung erfolgte nach dem jeweiligen Entscheidungsdatum.

Bundesarbeitsgericht – Urteil vom 22.02.1973 (5 AZR 461/72)

Eintritt der Arbeitsunfähigkeit während des Dienstes

Tritt eine Erkrankung des Arbeitnehmers erst nach Aufnahme des Dienstes ein, so wird dieser Tag als gearbeitet gezählt. Der rechnerisch erste Krankheitstag ist erst der folgende Tag. Als Krankheitstag zählt mithin nur der Tag, an dem die Arbeit aufgrund der Erkrankung nicht aufgenommen wurde.

Bundesarbeitsgericht – Urteil vom 27.02.1981 (2 AZR 86/79)

Verpflichtung zur Leistung von Überstundenarbeit

Eine Verpflichtung zur Leistung von Überstunden oder Mehrarbeit ergibt sich in der Regel nur aufgrund Tarifvertrag, Betriebsvereinbarung oder Arbeitsvertrag. Darüber hinaus ist der Arbeitnehmer ausnahmsweise, in besonderen Situationen, insbesondere in Notfällen gehalten, Überstunden zu leisten. Die Gefährdung der termingerechten Abwicklung von Arbeiten mit daraus resultierenden Rechtsfolgen für den Arbeitgeber stellt eine besondere Situation dar, der der Arbeitnehmer sich dann nicht verschließen darf, wenn der Arbeitgeber die Situation nicht schuldhaft herbeigeführt und der Arbeitnehmer bisher anstandslos Überstunden geleistet hat.

Bundesarbeitsgericht – Urteil vom 14.01.1992 (9 AZR 148/91)

Zur Berechnung der Anzahl der Urlaubstage bei unregelmäßiger Verteilung der Arbeitstage. Keine Mitbestimmung des Betriebsrates bei der konkreten Berechnung der Urlaubsdauer

Ein nach Werktagen bemessener Urlaubsanspruch eines Arbeitnehmers ist in Arbeitstage umzurechnen, wenn die Arbeitszeit des Arbeitnehmers nicht auf alle Werktage einer Woche verteilt ist. Eine Umrechnung ist erforderlich, da der in Werktagen ausdrückte Urlaubsanspruch der konkreten Arbeitsverpflichtung des Arbeitnehmers anzupassen ist. Der Urlaubsanspruch hat der ihr nach Arbeitstagen obliegenden Arbeitspflicht verhältnismäßig zu entsprechen. Der Arbeitnehmer kann nur an Arbeitstagen von seiner Arbeitsverpflichtung freigestellt werden. Ist ein Arbeitnehmer an bestimmten Werktagen zu keiner Arbeitsleistung verpflichtet, kann eine Arbeitsbefreiung an diesen Werktagen nicht erfolgen. Die Dauer des Urlaubsanspruchs unterliegt gesetzlicher, tariflicher und/oder arbeitsvertraglicher Regelung und ist dem Mitbestimmungsrecht des Betriebsrates nicht unterworfen. Die konkrete Berechnung der Urlaubsdauer ist nicht als allgemeiner Urlaubsgrundsatz im Sinne von § 87 Abs.1 Nr. 5 Betriebsverfassungsgesetz (BetrVG) zu verstehen. Urlaubsgrundsätze im Sinne von § 87 Abs.1 Nr. 5 BetrVG betreffen nur die kollektive Umsetzung des Urlaubs auf das Urlaubsjahr, z. B. nach sozialen Kriterien, festzulegenden Richtlinien für die urlaubsmäßige Behandlung bestimmter Personengruppen in der Belegschaft oder die vom Arbeitgeber bei der Urlaubsgewährung zu berücksichtigenden Verfahren zur Urlaubsverteilung.

Bundesarbeitsgericht – Urteil vom 11.02.1998 (5 AZR 472/97)

Einteilung zu Nachtschichten kraft Direktionsrechts

Der Arbeitgeber kann kraft seines Direktionsrechts die Anzahl der in Folge zu leistenden Nachschichten festlegen, soweit durch Arbeitsvertrag, Betriebsvereinbarung oder Tarifvertrag keine Regelung getroffen ist. Es gibt keine gesicherten arbeitsmedizinischen Erkenntnisse darüber, ob eine kurze oder längere Schichtfolge die Gesundheit der Arbeitnehmer stärker beeinträchtigt. Dennoch hat der Arbeitgeber gemäß § 6 Abs.1 Arbeitszeitgesetz (ArbZG) die Arbeitszeit der Nacht- und Schichtarbeitnehmer nach den gesicherten arbeitswissenschaftlichen Erkenntnissen über die menschengerechte Gestaltung der Arbeit festzulegen. Ein Arbeitnehmer, der über einen längeren Zeitraum eine bestimmte Anzahl von Nachtdiensten in Folge zu leisten hatte und stets in derselben Weise eingesetzt wurde, kann nicht verlangen, auch zukünftig nur wie bisher eingesetzt zu werden. Eine Konkretisierung des Arbeitsvertrags, also einer Änderung der ursprünglich vereinbarten Rechte und Pflichten aus dem Arbeitsvertrag hin zu einem einseitig nicht veränderbaren Vertragsinhalt tritt nicht alleine dadurch ein, dass der Arbeitnehmer längere Zeit in derselben Weise eingesetzt wurde.

Bundesarbeitsgericht – Urteil vom 08.09.1998 (9 AZR 161/97)

Zur Berechnung des Urlaubsanspruchs bei unregelmäßiger Verteilung der Arbeitszeit auf die Wochentage

Ist die vertragliche Bemessung der Anzahl der im Kalenderjahr dem Arbeitnehmer zustehenden Urlaubstage auf Basis einer 5-Tage-Woche erfolgt, so erhöht oder vermindert sich bei einer abweichenden Verteilung der tatsächlichen Arbeitstage auf die Kalenderwochen die Anzahl der Urlaubstage je nachdem, ob die regelmäßige Arbeitszeit des Arbeitnehmers auf mehr oder weniger Tage der Kalenderwoche verteilt worden ist.

Bundesarbeitsgericht – Urteil vom 20.06.2000 (9 AZR 405/99)

Ein vertraglich geregeltes Recht des Arbeitgebers zum Rückruf des Arbeitnehmers aus dem Urlaub ist rechtsunwirksam

Hat der Arbeitgeber den Arbeitnehmer zur Erfüllung des Anspruchs auf Erholungsurlaub freigestellt, kann er den Arbeitnehmer nicht aufgrund einer vertraglichen Vereinbarung aus dem Urlaub zurückrufen. Eine Vereinbarung, in der sich der Arbeitnehmer verpflichtet, den Urlaub auf Aufforderung des Arbeitgebers abzubrechen und die Arbeit wieder aufzunehmen, verstößt gegen § 13 Abs. 1 Bundesurlaubsgesetz (BUrlG). Eine solche Vereinbarung ist rechtsunwirksam.

Bundesarbeitsgericht – Urteil vom 19.09.2000 (9 AZR 504/99)

Zur Festlegung des Urlaubs durch Erklärung des Arbeitgebers

Äußert der Arbeitnehmer keine abweichenden Urlaubswünsche gegen die einseitige Festlegung des Urlaubs durch den Arbeitgeber und bleibt der Arbeitnehmer hiernach im festgesetzten Zeitraum der Arbeit fern, so ist der Urlaubsanspruch des Arbeitsnehmers ordnungsgemäß erfüllt.

Bundesarbeitsgericht – Urteil vom 11.10.2000 (5 AZR 122/99)

Waschen und Umkleiden sind keine vergütungspflichtige Arbeitszeit

Waschen und Umkleiden sind in der Regel, sofern nichts anderes vereinbart ist, keine Hauptleistungspflicht des Arbeitnehmers, für die der Arbeitgeber nach § 611 Bürgerliches Gesetzbuch (BGB) eine Vergütung zu gewähren hätte. Werden Waschen und Umkleiden als Tätigkeiten vom Arbeitnehmer verlangt, kann es sich zwar um Dienstleistungen nach § 612 Abs. 1 BGB handeln, diese sind regelmäßig aber nicht nur gegen eine Vergütung zu erwarten.

Bundesarbeitsgericht – Urteil vom 16.11.2000 (6 AZR 338/99)

Zur Berücksichtigung von Wochenfeiertagen bei Schichtarbeit

Die regelmäßige wöchentliche Arbeitszeit eines im Schichtdienst beschäftigten Arbeitnehmers verringert sich nicht um die um einen Wochenfeiertag entfallenden Arbeitsstunden, wenn der Wochenfeiertag für die Arbeitnehmer nach dem Dienstplan arbeitsfrei ist. Die nach § 2 Abs.1 Entgeltfortzahlungsgesetz (EntgeltFG) vom Arbeitgeber an den Arbeitnehmer zu zahlende Vergütung für Arbeitszeit, die infolge eines gesetzlichen Feiertags ausfällt, setzt voraus, dass die Arbeitszeit ausschließlich infolge des gesetzlichen Feiertages ausgefallen ist. Der Feiertag muss die alleinige Ursache für den Ausfall der Arbeitszeit sein. Fällt die Arbeit an dem gesetzlichen Feiertag (auch) aus anderen Gründen aus, ist der erforderliche Kausalzusammenhang nicht mehr gegeben, so dass die Zahlungspflicht des Arbeitgebers nach § 2 EntgeltFG entfällt. So verhält es sich bei der dienstplanmäßigen Freistellung des Arbeitnehmers an einem Feiertag.

Bundesarbeitsgericht – Urteil vom 13.12.2000 (5 AZR 334/99)

Zum Ausgleich eines negativen Arbeitszeitkontos bei Beendigung des Arbeitsverhältnisses

Bei einem negativen Zeitguthaben des Arbeitnehmers auf einem Arbeitszeitkonto handelt es sich der Sache nach um einen Lohn- oder Gehaltsvorschuss des Arbeitgebers. Eine Zahlung durch den Arbeitgeber ist dann ein Vorschuss, wenn sich beide Seiten bei der Auszahlung darüber einig waren, dass es sich um eine Vorwegleistung handelt, die bei Fälligkeit der Forderung verrechnet wird. Besteht eine Vereinbarung darüber, dass das Arbeitszeitkonto spätestens mit Beendigung des Arbeitsverhältnisses entweder durch zusätzliche Arbeitsleistung oder aber Zahlung auszugleichen ist und gelingt es nicht mehr, ein negatives Zeitguthaben durch entsprechende Mehrarbeit auszugleichen, so hat der Arbeitnehmer diesen Negativsaldo finanziell auszugleichen. Der Arbeitnehmer kann in diesem Fall nicht davon ausgehen, der Arbeitgeber wolle auf eine finanzielle Erstattung verzichten, wenn der Ausgleich eines negativen Zeitguthabens durch Mehrarbeit nicht mehr möglich ist. Besteht keine arbeitsvertragliche Absprache darüber, wie mit einem negativen Zeitguthaben bei Beendigung des Arbeitsverhältnisses zu verfahren ist, gilt: Kann alleine der Arbeitnehmer darüber entscheiden, ob und in welchem Umfang das negative Guthaben entsteht, hat er es im Falle der Vertragsbeendigung bei nicht rechtzeitigem Zeitausgleich finanziell auszugleichen. Dazu darf der Arbeitgeber eine Verrechnung mit Vergütungsansprüchen vornehmen. Im Übrigen unterliegt die Ermöglichung eines negativen Zeitguthabens gemäß § 87 Abs.1 Nr. 3 Betriebsverfassungsgesetz (BetrVG) der Mitbestimmung des Betriebsrats.

Bundesarbeitsgericht – Urteil vom 24.01.2001 (4 AZR 538/99)

Zum Feiertagslohn bei flexibler Arbeitszeitregelung

Nach § 2 Abs.1 Entgeltfortzahlungsgesetz (EntgeltFG) hat der Arbeitgeber dem Arbeitnehmer den Verdienst für die Arbeitszeit zu zahlen, die „infolge eines gesetzlichen Feiertages ausfällt". Ein Anspruch des Arbeitnehmers auf Feiertagsbezahlung nach dem EntgeltFG besteht hiernach nur dann, wenn der Feiertag die alleinige Ursache für den Arbeitsausfall gewesen ist. Wird ein Arbeitnehmer nach einem im Voraus bestimmten Arbeitsplan an einem bestimmten Wochentag von der Arbeit freigestellt, so ist seine Arbeitszeit an einem Wochenfeiertag, der nach Arbeitsplan arbeitsfrei ist, nicht infolge des Feiertages ausgefallen. Ein Anspruch auf Zahlung von Feiertagsvergütung nach dem EntgeltFG besteht dann nicht.

Bundesarbeitsgericht – Urteil vom 13.02.2002 (AZR 470/00)

Zur Erkrankung des Arbeitnehmers in flexiblen Arbeitszeitsystemen

Eine betriebliche oder vertragliche Regelung zur flexiblen Verteilung der Arbeitszeit, nach der die sich in der Phase verkürzter Arbeitszeiten ergebende Zeitschuld nur durch tatsächliche Arbeitsleistung, nicht aber bei krankheitsbedingter Arbeitsunfähigkeit in der Phase verlängerter Arbeitszeiten ausgeglichen wird, verstößt gegen das Lohnausfallprinzip des § 4 Abs.1 des Entgeltfortzahlungsgesetz (EntgeltFG). Für die Entgeltfortzahlung kommt es auf die tatsächlich ausgefallene Arbeitszeit an. § 12 EntgeltFG verbietet, die wegen krankheitsbedingter Arbeitsunfähigkeit ausgefallene Arbeit teilweise ohne weiteres Entgelt nacharbeiten zu lassen.

Landesarbeitsgericht Köln – Urteil vom 17.04.2002 (7 Sa 462/01)

Außerordentliche Kündigung wegen angedrohter Krankmeldung

Droht der Arbeitnehmer zu einem Zeitpunkt, zu dem er unstreitig nicht krank ist, seine Krankmeldung für den Fall an, dass ihm an einem bestimmten Folgetag nicht die gewünschte Arbeitsfreistellung gewährt wird, so kommt ein solches Verhalten als „wichtiger Grund" für eine außerordentliche Kündigung in Betracht. Dies gilt erst recht, wenn der Arbeitnehmer trotz entsprechender Abmahnung seine Androhung wahr macht.

Der Beweiswert einer dann vorgelegten Arbeitsunfähigkeitsbescheinigung ist erschüttert. Er kann allenfalls dadurch wiederhergestellt werden, dass der Arbeitnehmer objektive Tatsachen vorträgt, die geeignet sind, den Verdacht einer Täuschung des krankschreibenden Arztes zu beseitigen.

Landesarbeitsgericht Hamm – Beschluss vom 12.07.2002 (10 Ta BV 150/01)

Zum Mitbestimmungsrecht des Betriebsrates bei Versetzungen

Die Umsetzung mehrerer Pflegekräfte in einem Seniorenheim von einem Wohnbereich in einen anderen Wohnbereich mit einer Zeitdauer von jeweils bis zu einem Monat zur Abdeckung eines längerfristigen, einen Monat überschreitenden Personalbedarfs, stellt regelmäßig keine Versetzung im Sinne des § 95 Abs.3 BetrVG (Betriebsverfassungsgesetz) dar. Versetzung im Sinne des § 95 Abs.3 Satz 1 BetrVG ist die Zuweisung eines anderen Arbeitsbereichs, die voraussichtlich die Dauer von einem Monat überschreitet oder mit einer erheblichen Änderung der Umstände verbunden ist, unter denen die Arbeit zu leisten ist. Die Umstände der Arbeitsleistung ändern sich dadurch, dass die von der Umsetzung betroffene Pflegekraft nach der Umsetzung andere Bewohner zu betreuen und sich auf diese einzustellen hat. Eine mitbestimmungspflichtige Versetzung ist jedoch erst dann gegeben, wenn die Umsetzung die Zeitdauer von einem Monat überschreitet.

Bundesarbeitsgericht – Urteil vom 05.09.2002 (9 AZR 244/01)

Zur Berechnung des Urlaubs bei Teilzeitkräften mit Jahresarbeitszeit

Beträgt der Urlaub bei einer regelmäßig auf fünf Arbeitstage verteilten Arbeitszeit 30 Arbeitstage, ist für die Umrechnung des Urlaubs eines Teilzeitbeschäftigten, der mit dem Arbeitgeber eine Jahresarbeitszeit vereinbart hat, auf die im Kalenderjahr möglichen Arbeitstage abzustellen. Der Urlaub des Teilzeitbeschäftigten verringert sich entsprechend. Wird die Arbeitszeit des Teilzeitbeschäftigten in einem Zeitkonto erfasst, sind sämtliche aufgrund des gesetzlichen Urlaubs ausfallenden Arbeitsstunden als „Ist-Arbeitszeit" anzusetzen. Änderungen der Verteilung der Arbeitszeit innerhalb des jeweiligen Bezugszeitraums sind zu berücksichtigen. Unter Umständen muss daher die Urlaubsdauer mehrfach berechnet werden. Der Urlaubsanspruch ist auf die vollständige Befreiung von der Arbeitspflicht in Arbeitstagen und nicht auf eine stundenweise Befreiung von der Arbeit gerichtet.

Bundesarbeitsgericht – Urteil vom 05.11.2002 (9 AZR 470/01)

Zur Berechnung der Urlaubsdauer bei unregelmäßiger Verteilung der Arbeitstage je Woche

Urlaub ist die Zeit, an der der Arbeitnehmer von seiner Arbeitsleistung unter Fortzahlung der Bezüge freizustellen ist. Damit sind alle Kalendertage, an denen der Arbeitnehmer an sich arbeiten müsste, in die Berechnung einzubeziehen. Das ist unabhängig davon, welcher Wochentag betroffen ist. Das gilt auch dann, wenn die Arbeitsleistung an sich an einem Sonntag oder an einem gesetzlichen Feiertag zu erbringen wäre. Unterscheidet sich die Arbeitszeitregelung von einer regelmäßigen Arbeitszeit innerhalb einer Woche, kann eine Gleichwertigkeit hinsichtlich der ausgefallenen Arbeitszeit mit der urlaubsrechtlichen Grundregelung nur durch eine Umrechnung von Urlaubsansprüchen erreicht werden. Für diese Umrechnung ist grundsätzlich auf Arbeitstage abzustellen. Bei der Umrechnung ist die unterschiedliche Anzahl der Tage mit Arbeitspflicht mit der Anzahl der Urlaubstage zueinander ins Verhältnis zu setzen. Dabei ist für diese Verhältnismäßigkeitsrechnung auf den Zeitabschnitt abzustellen, in dem im Durchschnitt die regelmäßige wöchentliche Arbeitszeit erreicht wird. Ist bei diesem Referenzzeitraum auf ein Jahr abzustellen, ist das Jahr mit 365 Tagen zu rechnen.

Bundesarbeitsgericht – Urteil vom 24.03.2004 (5 AZR 346/03)

Zur Entgeltfortzahlung im Krankheitsfall und dem für den Arbeitsausfall anzusetzenden Zeitfaktor

Nach § 4 Abs. 1 Entgeltfortzahlungsgesetz (EntgeltFG) ist dem Arbeitnehmer für den Zeitraum der Entgeltfortzahlung das ihm bei der für ihn maßgebenden regelmäßigen Arbeitszeit zustehende Arbeitsentgelt fortzuzahlen. Maßgebend ist dabei alleine die individuelle Arbeitszeit des erkrankten Arbeitsnehmers. Es kommt darauf an, welche Arbeitszeit aufgrund der Arbeitsunfähigkeit ausgefallen ist. Der Arbeitnehmer ist bei der Berechnung der ausgefallenen Arbeitszeit so zu stellen, wie er stehen würde, wenn die nach dem Dienstplan zu leistende Arbeit nicht wegen der Erkrankung ausgefallen wäre. Nur durch Tarifvertrag kann eine vom Entgeltfortzahlungsgesetz abweichende Bemessungsgrundlage zur Bestimmung des fort zu zahlenden Entgeltes festgelegt werden. Hiernach ist es möglich, nicht die individuelle, sondern eine bestimmte Durchschnittsstundenzahl zur Berechnung der ausgefallenen Arbeitsstunden zugrunde zu legen. Diese tarifvertragliche Gestaltungsmacht findet ihre Grenze jedoch dort, wo der Anspruch auf Entgeltfortzahlung in seiner Substanz angetastet wird.

Oberverwaltungsgericht Münster – Urteil vom 21.06.2004 (4 A 151/01)

Keine permanente Erfüllung der Fachkraftquote erforderlich

Die Fachkraftquote des § 5 Abs. 1 Satz 2 Heimpersonalverordnung (HeimPersVO) ist nicht so zu verstehen, dass grundsätzlich jederzeit die Anzahl der mit betreuenden Tätigkeiten befassten Fachkräfte der Anzahl der ebenso tätigen Hilfskräfte zumindest entsprechen müsse. Die Vorschrift steht einem flexiblen Einsatz von Fachkräften nicht entgegen. Die Fachkraftquote verlangt vom Einrichtungsträger nicht, dass er stets in jedem Wohnbereich auf jeder Station und auch im Nachtdienst 50 % Fachkräfte im Einsatz haben muss. Es ist deshalb zulässig, dass zu Zeiten, in denen vornehmlich betreuende Tätigkeiten geringerer Schwierigkeit anfallen, die Anzahl der tätigen Hilfskräfte die der tätigen Fachkräfte übersteigt. Die Einrichtungsleitung muss jedoch in der Lage sein, nachzuweisen, dass sich die Hilfskräfte an fachliche Vorgaben halten und dass Fachkräfte im Hintergrund ansprechbar und einsatzbereit sind, wenn nur hierdurch eine angemessene Qualität der Betreuung gewährleistet ist.

Bundesarbeitsgericht – Urteil vom 29.09.2004 (5 AZR 559/03)

Zur Mitbestimmung des Betriebsrates bei „Schichtwechsel"

Der Betriebsrat hat nach § 87 Abs. 1 Nr. 2 Betriebsverfassungsgesetz (BetrVG) ein Mitbestimmungsrecht bei der Festlegung von Beginn und Ende der täglichen Arbeitszeit einschließlich der Pausen sowie der Verteilung der Arbeitszeit auf die einzelnen Wochentage. Das Mitbestimmungsrecht umfasst auch den Beschluss eines Arbeitgebers, das im Unternehmen bestehende Schichtsystem zu wechseln und die Arbeitnehmer zukünftig gemäß dem geänderten Schichtsystem einzusetzen. Alleine daraus, dass eine betriebliche Regelung hinsichtlich der Zeit der Arbeitsleistung über einen längeren Zeitraum hinweg beibehalten wird, kann ein Arbeitnehmer nach Treu und Glauben nicht auf den Willen des Arbeitgebers schließen, diese Regelung auch künftig unverändert beizubehalten.

Bundesarbeitsgericht – Urteil vom 16.02.2005 (7 AZR 330/04)

Zum Freizeitausgleich von teilzeitbeschäftigten Betriebsratsmitgliedern

Nimmt ein teilzeitbeschäftigtes Betriebsratsmitglied außerhalb seiner Arbeitszeit an einer für die Betriebsratsarbeit erforderlichen Schulungsveranstaltung teil, besteht nach § 37 Abs. 6 Satz 1 und 2 in Verbindung mit § 37 Abs. 3 Satz 1 Betriebsverfassungsgesetz (BetrVG) ein Anspruch auf entsprechenden Freizeitausgleich. Zu den ausgleichspflichtigen Schulungszeiten zählen auch während der Schulung anfallende Pausen. Der Umfang des Freizeitausgleichs eines teilzeitbeschäftigten Betriebsratsmitgliedes ist (wie stets) auch die Arbeitszeit eines vollzeitbeschäftigen Arbeitnehmers an dem entsprechenden Schulungstag begrenzt. Dabei ist grundsätzlich die betriebsübliche Dauer und Lage der Arbeitszeit eines vollzeitbeschäftigen Arbeitnehmers maßgeblich.

Bundesarbeitsgericht – Urteil vom 07.12.2005 (5 AZR 535/04)

Zur Arbeit auf Abruf. Grenze des flexibel abrufbaren Zeitvolumens

§ 12 Abs. 1 Satz 2 Teilzeit- und Befristungsgesetz (TzBfG) erfordert die Festlegung einer Mindestdauer der wöchentlichen und täglichen Arbeitszeit. Die Arbeitsvertragsparteien können wirksam vereinbaren, dass der Arbeitnehmer über die vertragliche Mindestarbeitszeit hinaus Arbeit auf Abruf leisten muss. Die bei einer Vereinbarung auf Abruf einseitig vom Arbeitgeber abrufbare Arbeit des Arbeitnehmers darf nicht mehr als 25 % der vereinbarten wöchentlichen Arbeitszeit betragen.

Bundesarbeitsgericht – Urteil vom 11.01.2006 (5 AZR 97/05)

Es besteht kein genereller Anspruch auf Zuschläge für Sonn- und Feiertagsarbeit

Ein Arbeitnehmer hat keinen Anspruch auf einen gesetzlichen Sonn- und Feiertagszuschlag für geleistete Sonn- und Feiertagsarbeit. Vielmehr hat der Arbeitnehmer bei Sonn- und Feiertagsarbeit nach § 11 Abs. 3 Arbeitszeitgesetz (ArbZG) einen

Anspruch auf einen (unbezahlten) Ersatzruhetag. Lediglich der Arbeitnehmer, der an Sonn- und Feiertagen Nachtarbeit leistet, hat wegen dieser Nachtarbeit Anspruch auf eine angemessene Anzahl bezahlter freier Tage oder einen angemessenen Zuschlag auf das ihm hierfür zustehende Arbeitsentgelt.

Bundesarbeitsgericht – Urteil vom 14.03.2006 (9 AZR 11/05)

Zur Urlaubsgewährung durch den Arbeitgeber sowie zur Widerruflichkeit des erteilten Urlaubs

Die zur Erfüllung des Urlaubsanspruchs erforderliche Erklärung des Arbeitgebers muss hinreichend deutlich erkennen lassen, dass eine Befreiung von der Arbeitspflicht zur Erfüllung des Anspruchs auf Urlaub gewährt wird. Nach ständiger Rechtsprechung des Bundesarbeitsgerichts kann der Urlaubsanspruch eines Arbeitnehmers auch dadurch erfüllt werden, dass der Arbeitgeber den Arbeitnehmer bis zur Beendigung des Arbeitsverhältnisses unter Anrechnung auf den Urlaubsanspruch von der Arbeit freistellt. Die Erfüllung von Urlaubsansprüchen durch den Arbeitgeber bedarf der unwiderruflichen Befreiung des Arbeitnehmers von der Arbeitspflicht. Nur dann ist es dem Arbeitnehmer möglich, anstelle der geschuldeten Arbeitsleistung die ihm aufgrund des Urlaubsanspruchs zustehende Freizeit uneingeschränkt zu nutzen. Das ist nur dann gewährleistet, wenn der Arbeitnehmer während der Freistellung nicht damit rechnen muss, zur Arbeit gerufen zu werden. Es besteht kein Anspruch des Arbeitgebers gegen den Arbeitnehmer, den gewährten Urlaub abzubrechen oder zu unterbrechen.

Landesarbeitsgericht Nürnberg – Urteil vom 30.03.2006 (6 Sa 111/06)

Das Risiko von Arbeitsmangel trägt der Arbeitgeber

Eine Vereinbarung zwischen Arbeitgeber und Arbeitnehmer, wonach die Arbeitnehmer bei erwartetem Auftragsmangel Urlaub nehmen müssen, ist rechtswidrig. Das so genannte Wirtschaftsrisiko eines Unternehmens trägt grundsätzlich der Arbeitgeber. Diesem Risiko kann der Arbeitgeber durch entsprechend flexible Gestaltung der Arbeitszeit der Arbeitnehmer begegnen.

Landesarbeitsgericht Düsseldorf – Urteil vom 06.06.2006 (16 (18) Sa 167/06)

Zum Überstundenabbau bei Krankheit

Ein u. a. vertraglich vorgesehener Überstundenausgleich durch Freistellung von der Arbeit ist grundsätzlich auch während einer krankheitsbedingten Arbeitsunfähigkeit möglich. Es handelt sich bei der Arbeitsbefreiung und der Beschaffung von Freizeit lediglich um die Entbindung des Arbeitnehmers von seiner vertraglichen Arbeitspflicht im Umfang der vorab geleisteten Überstunden, nicht aber darüber hinaus, um die Verschaffung einer zu Erholungszwecken nutzbaren arbeitsfreien Zeit. Ein Recht des Arbeitnehmers auf weiteren Freizeitausgleich, wenn der Arbeitnehmer nach Festlegung des Freizeitausgleichstages an dem dafür vorgesehenen Arbeitstag arbeitsunfähig krank wird, besteht nicht. Dies gilt jedenfalls dann, wenn die Zeiten der Arbeitsbefreiung schon vor der Erkrankung des Arbeitnehmers festgelegt und bekannt gegeben worden waren.

Bundesarbeitsgericht – Urteil vom 13.06.2007 (5 AZR 849/06)

Zur Schichtplangestaltung an Feiertagen

Die Schichtplangestaltung betrifft die Organisation des Betriebes. Es ist Aufgabe des Arbeitgebers, den konkreten Einsatz der Arbeitnehmer im Rahmen der vorgegebenen Wochenarbeitszeit zu planen und zu bestimmen. Alleine daraus, dass ein Arbeitgeber eine bestimmte Personaleinsatzplanung über einen bestimmen Zeitraum hinweg beibehält, kann ein Arbeitnehmer nicht auf den Willen des Arbeitgebers schließen, diese Planung auch künftig unverändert beizubehalten und sich gegenüber den Arbeitnehmern soweit individuell vertraglich zu binden. Der Arbeitgeber kann daher seine Entscheidung darüber, wie er mit Feiertagen bei der Schichtplangestaltung verfährt, im Rahmen der gesetzlichen Regelungen, anwendbarer Tarifverträge, bestehender Betriebsvereinbarungen und der Arbeitsverträge jederzeit im Zuge einer neuen Organisationsentscheidung ändern.

Landesarbeitsgericht Rheinland-Pfalz – Urteil vom 09.06.2008 (5 Sa 58/08)

Fristlose Kündigung wegen angedrohter Arbeitsunfähigkeit nach verweigerter Urlaubsbewilligung

Wenn der Arbeitnehmer erklärt, er werde krank, wenn der Arbeitgeber ihm den im bisherigen Umfang bewilligten Urlaub nicht verlängert, obwohl er im Zeitpunkt der Ankündigung nicht krank war und sich aufgrund bestimmter Beschwerden auch noch nicht krank fühlen konnte, ist ein Kündigungsgrund gem. § 626 BGB gegeben. Ein solches Verhalten ist dann ohne Rücksicht darauf, ob der Arbeitnehmer später tatsächlich erkrankt, an sich geeignet, einen wichtigen Grund zur außerordentlichen Kündigung abzugeben. Dabei kann es ausreichend sein, dass die Drohung mit der Erkrankung nicht unmittelbar erfolgt, sondern im Zusammenhang mit dem Urlaubswunsch gestellt wird, und ein verständiger Dritter dies als deutlichen Hinweis werten kann, bei Nichtgewährung des Urlaubs werde eine Krankschreibung erfolgen.

Bundesarbeitsgericht – Urteil vom 19.05.2009 (9 AZR 433/08)

Urlaub kann nicht widerruflich erteilt werden. Die widerrufliche Anordnung von Freizeitausgleich zum Abbau von Überstunden ist als Ausübung des Weisungsrechtes durch den Arbeitgeber hingegen möglich

Urlaub kann durch den Arbeitgeber nicht unter dem Vorbehalt eines Widerrufs erteilt werden. Demgegenüber kann die Anordnung von Freizeitausgleich zum Abbau von Überstunden durch den Arbeitgeber auch unter dem Vorbehalt des Widerrufs erfolgen. Mit dem Vorbehalt der widerruflichen Freistellung zum Abbau eines Arbeitszeitguthabens weist der Arbeitgeber nur auf die gesetzliche Regelung des § 106 Gewerbeordnung (GewO) hin, wonach die Verteilung der Arbeitszeit durch den Arbeitgeber im Wege der Weisung erfolgt. Mit einer widerruflichen Freistellung erklärt der Arbeitgeber, für die Zeit des Freistellungszeitraums nicht auf sein Weisungsrecht nach § 106 GewO zu verzichten und den Arbeitnehmer ggf. auch im Freistellungszeitraum zur Arbeitsleistung auffordern zu können. Das Weisungsrecht des Arbeitgebers umfasst nicht nur die Befugnis, den Arbeitnehmer an bestimmten Tagen von der Arbeit freizustellen, sondern auch das Recht, ihn an bisher „freien" Tagen zur Arbeitsleistung heranzuziehen.

Landesarbeitsgericht Köln – Urteil vom 24.09.2009 (7 Sa 1438/09)

Zur Verpflichtung eines Wohnbereichsleiters in einem Seniorenzentrum zur Wochenend- und Feiertagsarbeit

Gemäß § 106 Gewerbeordnung (GewO) gehört es zum Kernbereich des arbeitgeberseitigen Direktionsrechts, u. a. die Zeit der Arbeitsleistung nach billigem Ermessen zu bestimmen. Zu den Wesensinhalten dieses arbeitgeberseitigen Direktionsrechtes zählt, die objektiv erforderliche Arbeit, die auf Zeiten entfällt, die von der Mehrzahl der Arbeitnehmer typischerweise als ungünstig oder unangenehm empfunden werden, nach pflichtgemäßem Ermessen gerecht auf die zur Verfügung stehenden Arbeitskräfte zu verteilen. Dies ist dann gegeben, wenn alle für die entsprechende Arbeitsaufgabe zur Verfügung stehenden Mitarbeiter in mehr oder minder großem Umfang erfasst werden. Dies betrifft auch eine Wohnbereichsleitung.

Bundesarbeitsgericht – Urteil vom 16.12.2009 (5 AZR 157/09)

Bereitschaftsdienst ist Arbeitszeit. Zur Zulässigkeit der Anordnung längerer Pausen durch den Arbeitgeber

Bereitschaftsdienst ist Arbeitszeit im Sinne von § 2 Arbeitszeitgesetz (ArbZG). Dementsprechend ist Bereitschaftsdienst bei der Bestimmung der Dauer von gesetzlichen Ruhepausen als Arbeitszeit zu berücksichtigen. Die in § 4 ArbZG geregelten Ruhepausen stellen lediglich das Mindestmaß dar und verwehren es dem Arbeitgeber nicht, kraft seines Weisungsrechts längere Pausen vorzusehen.

Landesarbeitsgericht Baden-Württemberg – Urteil vom 27.01.2010 (12 Sa 44/09)

Zum Anspruch eines teilzeitbeschäftigten Arbeitnehmers auf Aufstockung seiner Arbeitszeit

Arbeitnehmer haben nach dem Teilzeit- und Befristungsgesetz (TzBfG) einen gesetzlichen Anspruch auf eine dauerhafte Verringerung ihrer vertraglich festgelegten Arbeitszeit, soweit sie in einem Betrieb mit mehr als 15 Beschäftigten arbeiten und dort schon länger als 6 Monate beschäftigt sind. Jedoch besteht kein Anspruch „in umgekehrter Richtung", wonach Teilzeitbeschäftigte im Allgemeinen keine Aufstockung ihrer Arbeitszeit vom Arbeitgeber verlangen können. Allerdings können teilzeitbeschäftigte Arbeitnehmer verlangen, bei der Vergabe freier Vollzeitstellen im Betrieb auf ihren Wunsch hin bevorzugt berücksichtigt zu werden. § 9 TzBfG verlangt vom Arbeitgeber (unabhängig von der Größe des Betriebs), eine Teilzeitkraft bei entsprechendem Aufstockungsverlangen bei gleicher Eignung bevorzugt zu berücksichtigen, es sei denn, dass dringende betriebliche Gründe oder Arbeitszeitwünsche anderer teilzeitbeschäftigter Arbeitnehmer entgegenstehen. Beachtet ein Arbeitgeber diese Grundsätze nicht, setzt er sich der Gefahr aus, schadenersatzpflichtig in Bezug auf die Gehaltsdifferenz zum gewünschten aufgestockten Arbeitszeitanteil zu werden.

Arbeitsgericht Köln – Urteil vom 17.08.2010 (12 Sa 513/10)

Der Wunsch eines Arbeitnehmers auf Aufstockung seiner Teilzeitarbeit zu Vollzeit ist ausnahmsweise nicht nur bei einem freien Arbeitsplatz, sondern schon bei der Personalplanung zu berücksichtigen

Die Verpflichtung des Arbeitgebers aus § 9 Teilzeit- und Befristungsgesetz (TzBfG), einen Teilzeitbeschäftigten bei entsprechendem Aufstockungsverlangen bei der Besetzung eines Vollzeitarbeitsplatzes bevorzugt zu berücksichtigen, greift an sich erst bei der Stellenbesetzung und nicht schon bei der Personalplanung. Dies ist dem Grundsatz geschuldet, dass es alleinige organisatorische Entscheidung des Arbeitgebers ist, wie er den von ihm erkannten Beschäftigungsbedarf abdeckt. Jedoch kann der gesetzlich eingeräumte Anspruch auf Berücksichtigung von Verlängerungswünschen teilzeitbeschäftigter Arbeitnehmer nicht dadurch unterlaufen werden, dass ohne Rücksicht auf arbeitsplatzbezogene Erfordernisse ausschließlich Teilzeitstellen eingerichtet werden. Bereits bei einer solchen Planung sind Aufstockungswünsche von teilzeitbeschäftigten Arbeitnehmern zu berücksichtigen.

Bundesarbeitsgericht – Urteil vom 01.09.2010 (5 AZR 517/09)

Zur Unwirksamkeit einer Überstundenpauschalierungsabrede

Die Vertragsklausel „Erforderliche Überstunden sind mit dem Monatsgehalt abgegolten" genügt nicht dem Transparenzgebot des § 307 Abs. 1 Bürgerliches Gesetzbuch (BGB), wenn sich der Umfang, der danach ohne zusätzliche Vergütung zu leistenden Überstunden nicht hinreichend deutlich aus dem Arbeitsvertrag ergibt. Eine die pauschale Vergütung von Mehrarbeit regelnde Klausel ist nur dann klar und verständlich, wenn sich aus dem Arbeitsvertrag selbst ergibt, welche Arbeitsleistungen von ihr erfasst werden sollen. Anderenfalls lässt sich nicht erkennen, ab wann ein Anspruch auf zusätzliche Vergütung besteht. Bereits bei Vertragsabschluss muss der Arbeitnehmer erkennen können, was ggf. „auf ihn zukommt" und welche Leistung er für die vereinbarte Vergütung maximal erbringen muss. Folge der unwirksamen Überstundenpauschalierungsabrede ist, dass für die geleisteten Überstunden die angemessene durchschnittliche Vergütung zu zahlen ist.

Bundesarbeitgericht – Urteil vom 06.04.2011 (7 AZR 716/095)

Zeitliche Beschränkung des Vorbeschäftigungsverbotes in § 14 Abs. 2 Satz 2 TzBfG

Der Möglichkeit, ein Arbeitsverhältnis nach § 14 Abs. 2 Satz 1 Teilzeit-und Befristungsgesetz (TzBfG) ohne Sachgrund bis zu 2 Jahre zu befristen, steht ein früheres Arbeitsverhältnis des Arbeitnehmers mit demselben Arbeitgeber nach § 14 Abs. 2 Satz 2 TzBfG nicht entgegen, wenn das Ende des vorangegangenen Arbeitsverhältnisses mehr als 3 Jahre zurückliegt.

Der Zweck der Regelung in § 14 Abs. 2 Satz 2 TzBfG besteht darin, zu verhindern, dass die in § 14 Abs. 2 Satz 1 TzBfG vorgesehene Möglichkeit der sachgrundlosen Befristung zu „Befristungsketten" missbraucht wird. Zur Verwirklichung dieses Zweckes bedarf es keines lebenslangen Anschlussverbots. Ein solches wäre unangemessen.

Bundesarbeitsgericht – Urteil vom 18.05.2011 (5 AZR 181/10)

Zeiten des Umkleidens und der Desinfektion sind keine vergütungspflichtige Arbeitszeit

Auch das durch den Arbeitgeber angewiesene Umkleiden und eine vor Arbeitsaufnahme und nach Arbeitsende erforderliche Desinfektion (beispielsweise der Hände) stellt keine vergütungspflichtige Arbeitszeit dar. Die auf das Umkleiden und das Desinfizieren entfallenden Zeiten sind folglich auch keine Überstunden oder Mehrarbeit.

Bundesarbeitsgericht – Beschluss vom 01.06.2011 (7 ABR 117/09)

Zur Mitbestimmung des Betriebsrates bei der Einstellung eines Leiharbeitnehmers

Der Betriebsrat ist bei der Einstellung von Leiharbeitnehmern zu beteiligen. Bei der Einstellung eines Leiharbeitnehmers ist der Arbeitgeber nicht verpflichtet, dem Betriebsrat die Höhe des Entgelts der bei ihm als Stamm- und als Leiharbeitnehmer beschäftigten Mitarbeiter mitzuteilen. Der Betriebsrat benötigt diese Informationen nicht, um sein Recht zur Stellungnahme nach § 99 Abs. 2 Betriebsverfassungsgesetz (BetrVG) sachgerecht ausüben zu können. Denn er kann die Zustimmung zur Einstellung eines Leiharbeitnehmers nicht mit der Begründung verweigern, die Arbeitsbedingungen des Leiharbeitnehmers verstießen gegen das Gleichheitsgebot nach § 3 Abs. 1, § 9 Nr. 2 AÜG (Arbeitnehmerüberlassungsgesetz).

Bundesarbeitsgericht – Urteil vom 21.06.2011 (9 AZR 236/10)

Unwirksamkeit der Vereinbarung einer Durchschnittsarbeitszeit ohne gleichzeitige Vereinbarung eines Ausgleichszeitraums

Eine Arbeitszeitregelung in einem Formulararbeitsvertrag, die den Arbeitnehmer „verpflichtet, im monatlichen Durchschnitt 150 Stunden zu arbeiten", ist infolge Intransparenz unwirksam. Bestimmungen in Formulararbeitsverträgen sind unwirksam, wenn sie den Arbeitnehmer entgegen dem gebotenen Treu und Glauben unangemessen benachteiligen. Eine unangemessene Benachteiligung kann sich auch daraus ergeben, dass die Bestimmung nicht klar und verständlich ist. Dies ist gegeben, wenn für den Arbeitnehmer offen bleibt, ob die durchschnittliche Arbeitszeit in Bezug auf das Kalenderjahr, auf das jeweilige Beschäftigungsjahr des Arbeitnehmers oder gar in Bezug auf die Dauer des Arbeitsverhältnisses zu berechnen ist. Bei Fehlen einer wirksamen Teilzeitvereinbarung wird im Zweifel ein Vollarbeitsverhältnis begründet.

Bundesarbeitsgericht – Urteil vom 15.01.2013 (9 AZR 430/11)

Urlaub an gesetzlichen Feiertagen

Wäre der Arbeitnehmer an einem gesetzlichen Feiertag dienstplanmäßig zur Arbeit verpflichtet, muss er auch für diesen gesetzlichen Feiertag Urlaub nehmen, wenn er über den Feiertag hinaus Urlaub begehrt. Der Arbeitgeber erfüllt den Anspruch auf Erholungsurlaub, indem er den Arbeitnehmer durch Freistellungserklärung zu Erholungszwecken von seiner sonst bestehenden Arbeitspflicht befreit. Dies ist auch an den gesetzlichen Feiertagen möglich und notwendig, an denen der Arbeitnehmer ansonsten dienstplanmäßig zur Arbeit verpflichtet wäre.

Landesarbeitsgericht Köln – Urteil vom 27.11.2013 (5 Sa 376/13)

Ordnungsgemäße Pausengewährung

Ein Arbeitnehmer kann vom Arbeitgeber Vergütung für die gesamte Schicht einschließlich der „Pausenzeit" verlangen, wenn der Arbeitgeber für die Schicht zwar eine Pause vorgesehen, der Arbeitnehmer jedoch durchgearbeitet hat, weil der Arbeitgeber ihm die Pause nicht ordnungsgemäß zugewiesen hat. Der Arbeitgeber hat seine Pflicht, eine Ruhepause zu gewähren, nur erfüllt, wenn er eine Pausenregelung schafft, die es den Arbeitnehmern ermöglicht, die Ruhepausen zu nehmen.

Bundesarbeitsgericht – Urteil vom 09.04.2014 (10 AZR 637/13)

Bei Nachtdienstuntauglichkeit Einsatz nur im Tagdienst

Ein Mitarbeiter im Schichtdienst, der aus gesundheitlichen Gründen keine Nachtschichten mehr leisten kann, ist deshalb nicht arbeitsunfähig. Der Arbeitgeber muss in einem solchen Fall die Arbeit möglichst so organisieren, dass der betroffene Arbeitnehmer nur tagsüber eingesetzt wird. Dies folgt aus der Verpflichtung des Arbeitgebers, bei der Ausübung seines Direktionsrechts auf die berechtigten persönlichen Belange Rücksicht zu nehmen.

Landessozialgericht Nordrhein-Westfalen – Urteil vom 26.11.2014 (L 8 R 573/12)

Scheinselbständigkeit einer freiberuflichen „Honorar"-Pflegekraft

Wird eine freiberuflich tätige „Honorar"-Pflegekraft in einer stationären Einrichtung in den Betrieb eingegliedert und ist dabei hinsichtlich Dauer, zeitlicher Lage, Inhalt und Art der Ausführung ihrer Tätigkeit weitgehend dem Weisungsrecht der Einrichtung unterworfen, handelt es sich in der Regel um eine Scheinselbständigkeit. Es ist von einem Arbeitsverhältnis auszugehen.

Bundesarbeitsgericht – Urteil vom 16.12.2014 (9 AZR 295/13)

Kein Anspruch auf doppelten Urlaub

Gemäß § 6 Abs. 1 BUrlG besteht der Anspruch auf Urlaub nicht, soweit dem Arbeitnehmer für das laufende Kalenderjahr bereits von einem früheren Arbeitgeber Urlaub gewährt worden ist. Wechselt ein Arbeitnehmer im Kalenderjahr in ein neues Arbeitsverhältnis und beantragt er Urlaub, muss er deshalb mitteilen, dass sein früherer Arbeitgeber seinen Urlaubsanspruch für das laufende Kalenderjahr noch nicht (vollständig oder teilweise) erfüllt hat. Der Arbeitnehmer kann diese Voraussetzung für seinen Urlaubsanspruch im neuen Arbeitsverhältnis grundsätzlich durch die Vorlage einer entsprechenden Bescheinigung seines früheren Arbeitgebers nachweisen. Der frühere Arbeitgeber ist nach § 6 Abs. 2 BUrlG verpflichtet, dem Arbeitnehmer bei

Beendigung des Arbeitsverhältnisses eine Bescheinigung über den im laufenden Kalenderjahr gewährten oder abgegoltenen Urlaub auszuhändigen.

Bundesarbeitsgericht – Urteil vom 10.02.2015 (9 AZR 53/14 (F))

Keine Urlaubskürzung bei Wechsel in Teilzeitarbeit

Kann ein vollzeitbeschäftigter Mitarbeiter seinen Urlaub vor einer Verringerung der wöchentlichen Arbeitszeit mit weniger Wochenarbeitstagen nicht nehmen, darf die Zahl der Urlaubstage wegen des Übergangs in eine Teilzeitbeschäftigung vom Arbeitgeber nicht verhältnismäßig gekürzt werden. Einmal erworbener Urlaub kann dem Arbeitnehmer nicht wieder genommen werden.

Landesarbeitsgericht Niedersachsen – Urteil vom 06.05.2015 (17 Sa 70/15)

Vorgabe für ein wirksames Arbeitszeitkonto

Eine Arbeitszeitkontenregelung in einem vorformulierten Vertrag, die weder eine Obergrenze für Plusstunden noch einen feststehenden Ausgleichszeitraum regelt und eine Vergütung erst mit Beendigung des Arbeitsverhältnisses vorsieht, ist unwirksam. Eine solche Regelung ist nicht mehr mit dem gesetzlichen Grundsatz „Arbeit gegen Vergütung nach bestimmten Zeitabschnitten" vereinbar. Ein Arbeitszeitkonto muss bestimmte Obergrenzen und Ausgleichzeiträume enthalten. Andernfalls könnte der Arbeitgeber nach Belieben agieren.

Landesarbeitsgericht Schleswig-Holstein – Urteil vom 12.05.2015 (1 Sa 359/15)

Minusstunden im Arbeitszeitkonto bei Vertragsende

Ein Arbeitgeber darf Minusstunden in einem Arbeitszeitkonto bei Beendigung des Arbeitsverhältnisses nur bei einer wirksamen Verrechnungsabrede mit Zahlungsansprüchen des Arbeitnehmers verrechnen. Eine wirksame Verrechnungsabrede kann nicht allein aus der Existenz eines Arbeitszeitkontos hergeleitet werden. Eine Saldierung von Minusstunden mit Vergütung kommt bei entsprechender Vereinbarung nur in Betracht, wenn der Mitarbeiter über den Umfang der zu leistenden Arbeit frei entscheiden kann. Das ist dann nicht der Fall, wenn die Minusstunden alleine auf der Dienstplanung durch den Arbeitgeber beruhen. Zum Nachteil des Arbeitnehmers abweichende Vereinbarungen sind hier nur durch Tarifvertrag möglich.

Bundesarbeitsgericht – Urteil vom 19.05.2015 (9 AZR 725/13)

Urlaubskürzung bei Elternzeit

Während der Elternzeit entstehen aus dem Arbeitsverhältnis grundsätzlich keine wechselseitigen Ansprüche zwischen Arbeitgeber und Arbeitnehmer. Das Arbeitsverhältnis ist für die Dauer der Elternzeit außer Kraft gesetzt. Dennoch bestimmt § 17 Abs. 1 S.1 Bundeselterngeld- und Elternzeitgesetz (BEEG), dass ein Urlaubsanspruch des Mitarbeiters für die Zeiten der Elternzeit entsteht. Diese gesetzliche Folge kann der Arbeitgeber durch eine Kürzungserklärung verhindern. Die Möglichkeit des Arbeitgebers, den Erholungsurlaub des Arbeitnehmers für jeden vollen Kalendermonat der Elternzeit um ein Zwölftel zu kürzen, setzt voraus, dass der Anspruch auf Erholungsurlaub noch besteht. Nach der Beendigung des Arbeitsverhältnisses kann der Arbeitgeber den Erholungsurlaub wegen Elternzeit nicht mehr kürzen.

Bundesarbeitsgericht – Urteil vom 17.11.2015 (9 AZR 179/15)

Urlaub bei Eintritt in der zweiten Jahreshälfte

Arbeitnehmer erwerben den vollen Urlaubsanspruch nach den Regelungen des Bundesurlaubsgesetzes erst nach sechsmonatigem Bestehen des Arbeitsverhältnisses. Die Formulierung „nach sechsmonatigem Bestehen" zeigt, dass der volle Urlaubsanspruch nicht mit Ablauf des sechsten Beschäftigungsmonats entsteht, sondern erst am Tag danach.

Landesarbeitsgericht Rheinland-Pfalz – Urteil vom 19.11.2015 (5 Sa 342/15)

Freizeitausgleich trotz Arbeitsunfähigkeit

Die Befugnis des Arbeitgebers zur einseitigen Anordnung von Freizeitausgleich folgt aus seinem Direktionsrecht. Eine nachträglich eintretende krankheitsbedingte Arbeitsunfähigkeit lässt einen vom Arbeitgeber angeordneten Freizeitausgleich nicht entfallen. Der Mitarbeiter trägt grundsätzlich das Risiko, dass er die durch die Arbeitsbefreiung gewonnene Freizeit auch tatsächlich nach seiner Vorstellung nutzen kann. Es liegt kein mit dem Urlaubsrecht vergleichbarer Fall vor, wonach Tage der Arbeitsunfähigkeit nicht auf den Urlaub angerechnet werden.

Bundesarbeitsgericht – Urteil vom 26.10.2016 (5 AZR 170/16)

Umkleidezeiten als Arbeitszeit

Schreibt der Arbeitgeber das Tragen einer bestimmten Kleidung vor, die im Betrieb an- und abgelegt werden muss, ist das Umkleiden als Teil der vom Arbeitnehmer geschuldeten Arbeitszeit zu bewerten und ihm zu vergüten. Steht fest, dass Umkleide- und Wegezeiten auf Veranlassung des Arbeitgebers entstanden sind, kann aber der Arbeitnehmer seiner Darlegungs- und Beweislast für den zeitlichen Umfang, in dem diese erforderlich waren, nicht in jeder Hinsicht genügen, darf das Gericht die erforderlichen Umkleide- und damit verbundenen Wegezeiten schätzen. Da grundsätzlich zwischen Arbeitgeber und Arbeitnehmer eine gesonderte Vergütungsregelung für andere als die eigentliche Tätigkeit getroffen werden kann,

kann im Arbeitsvertrag vereinbart werden, dass Umkleide- und damit verbundenen Wegezeiten nicht, oder nur in geringem Umfang zu vergüten sind.

Bundesarbeitsgericht – Urteil vom 02.11.2016 (10 AZR 596/15)

Kein Personalgespräch bei Arbeitsunfähigkeit

Ein durch Arbeitsunfähigkeit infolge Krankheit an seiner Arbeitsleistung verhinderter Arbeitnehmer ist regelmäßig nicht verpflichtet, auf Anweisung des Arbeitgebers im Betrieb zu erscheinen, um dort an einem Gespräch zur Klärung der weiteren Beschäftigungsmöglichkeit teilzunehmen. Bei Arbeitsunfähigkeit besteht weder eine Verpflichtung zur Teilnahme an einem Personalgespräch im Betrieb, noch darf der Arbeitgeber ein besonderes ärztliches Attest verlangen. Ein generelles Kontaktverbot des Arbeitgebers besteht aber nicht. So darf dieser auch während einer Arbeitsunfähigkeit mit dem erkrankten Mitarbeiter in einem zeitlich angemessenen Umfang in Kontakt treten, um mit ihm die Möglichkeiten der weiteren Beschäftigung nach dem Ende der Erkrankung zu besprechen. Dies gilt aber nur, wenn der Arbeitgeber ein berechtigtes Interesse hieran hat. Ein solches berechtigtes Interesse ist dann anzunehmen, wenn beispielsweise die Einsatzmöglichkeit des Mitarbeiters nach Ablauf der Arbeitsunfähigkeit unklar ist und besprochen werden muss.

Arbeitsgericht Leipzig – Urteil vom 16.12.2016 (9 Ca 2362/16)

Pflicht zur Sonn- und Feiertagsarbeit für Betreuungskräfte

Die Beschäftigung von zusätzlichen Betreuungskräften nach § 87b SGB XI (seit 01.01. 2017: § 43b SGB XI) an Sonn- und Feiertagen unterfällt dann nicht dem Verbot der Sonn- und Feiertagsbeschäftigung nach dem Arbeitszeitgesetz, sofern Tätigkeiten erledigt werden, die nicht an Werktagen vorgenommen werden können. Das Arbeitszeitgesetz (ArbZG) untersagt in seinem § 9 die Beschäftigung von Arbeitnehmern an Sonn- und gesetzlichen Feiertagen von 0.00 bis 24.00 Uhr. Ausnahmen zu diesem Grundsatz regelt § 10 ArbZG. So dürfen Arbeitnehmer in Krankenhäusern und anderen Einrichtungen zur Behandlung, Pflege und Betreuung von Personen an Sonn- und Feiertagen beschäftigt werden, sofern Arbeiten ausgeführt werden, die nicht an Werktagen vorgenommen werden können. Hierzu zählen solche Betreuungstätigkeiten, die sich für Sonn- und Feiertage aus dem nachvollziehbaren Betreuungskonzept einer Pflegeeinrichtung ergeben.

Bundesarbeitsgericht – Urteil vom 18.01.2017 (7 AZR 224/15)

Ruhezeiten bei Betriebsratstätigkeit

Zwischen dem Schichtende und einer Betriebsratssitzung, die am nächsten Tag während der Freizeit des Betriebsratsmitglieds stattfindet, muss eine ununterbrochene Ruhezeit von 11 Stunden gemäß § 5 Abs.1 ArbZG liegen. Das Betriebsratsmitglied ist berechtigt, seine Schicht vorzeitig abzubrechen, um die gesetzliche Ruhezeit einzuhalten. Es kann dahinstehen, ob die Zeit der Erbringung von Betriebsratstätigkeit Arbeitszeit im Sinne von § 2 Abs.1 ArbZG ist und die Ruhezeitregelung des § 5 Abs.1 ArbZG deshalb Anwendung findet. Jedenfalls ist bei der Beurteilung, ob dem Betriebsratsmitglied bei einer Betriebsratssitzung im Anschluss an eine Nachtschicht die Fortsetzung der Arbeit in der Nachtschicht wegen der bevorstehenden Betriebsratssitzung unzumutbar ist, die Wertung des § 5 Abs.1 ArbZG zu berücksichtigen. Und diese Wertung geht von einer notwendigen ununterbrochenen Erholungszeit von 11 Stunden aus.

Bundesarbeitsgericht – Urteil vom 23.03.2017 (6 AZR 705/15)

Abgekürzte Kündigungsfrist in der Probezeit

Sieht ein vom Arbeitgeber vorformulierter Arbeitsvertrag eine Probezeit von längstens sechs Monaten vor, kann das Arbeitsverhältnis von Arbeitgeber und Arbeitnehmer grundsätzlich ohne weitere Vereinbarung mit einer Frist von zwei Wochen gekündigt werden. Ist jedoch in einer weiteren Regelung des Arbeitsvertrags eine längere Kündigungsfrist festgelegt, muss sich aus der Klausel unmissverständlich ergeben, dass die längere Frist erst nach Ablauf der Probezeit gelten soll. § 622 Abs.3 des Bürgerlichen Gesetzbuchs (BGB) regelt, dass das Arbeitsverhältnis während einer vereinbarten Probezeit von längstens sechs Monaten von beiden Arbeitsvertragsparteien mit einer Frist von zwei Wochen gekündigt werden kann. Die gesetzliche Regelung ist insoweit klar und deutlich. Das Bundesarbeitsgericht (BAG) hatte in seiner Entscheidung zu klären, ob die kurze Probezeitkündigungsfrist auch dann gelten soll, wenn an einer Stelle des Arbeitsvertrags eine Probezeit von sechs Monaten vereinbart wurde und zugleich an anderer Stelle des Arbeitsvertrags eine längere Kündigungsfrist geregelt ist. Das BAG hat zugunsten eines gekündigten Arbeitnehmers entschieden. Widersprechen sich die vertraglichen Regelungen zur Kündigungsfrist in einem vom Arbeitgeber vorformulierten Arbeitsvertrag, geht dies zulasten des Arbeitgebers. Es gilt die vereinbarte längere Kündigungsfrist in einem solchen Fall auch während der Probezeit.

Bundesarbeitsgericht – Urteil vom 16.05.2017 (9 AZR 572/16)

Keine Urlaubsabgeltung im laufenden Arbeitsverhältnis

Hat der Arbeitgeber den vom Arbeitnehmer rechtzeitig verlangten Urlaub nicht gewährt und verfällt der Urlaubsanspruch deshalb, wandelt sich der Urlaubsanspruch in einen Schadensersatzanspruch in Form von Ersatzurlaub um. Der Arbeitgeber macht sich dem Grunde nach schadensersatzpflichtig, wenn er einem Mitarbeiter Urlaub zu Unrecht nicht gewährt. Schadensersatz in Form einer Geldzahlung scheidet dabei aus. Das Bundesurlaubsgesetz (BUrlG) sieht in seinem § 7 Abs.3 vor, dass Urlaub im laufenden Kalenderjahr gewährt und genommen werden muss. Eine Übertragung des Urlaubs auf das nächste Kalenderjahr ist nur statthaft, wenn dringende betriebliche oder in der Person des Arbeitnehmers liegende Gründe dies rechtfertigen. Im Fall der Übertragung muss der Urlaub in den ersten drei Monaten des folgenden Kalenderjahrs gewährt und genommen werden.

Bundesarbeitsgericht – Urteil vom 18.07.2017 (9 AZR 259/16)

Aufstockung der Arbeitszeit

Wünscht ein in Teilzeit beschäftigter Mitarbeiter eine Erhöhung der Arbeitszeit und kommt der Arbeitgeber dem Wunsch nicht nach, indem er eine offene Stelle anderweitig besetzt, kann der Mitarbeiter Schadensersatz in Geld verlangen. Teilzeitbeschäftigte Mitarbeiter können dem Arbeitgeber mitteilen, dass sie eine höhere Arbeitszeit wünschen. Bei der Besetzung eines entsprechenden freien Arbeitsplatzes hat der Arbeitgeber den teilzeitbeschäftigten Mitarbeiter bei gleicher Eignung bevorzugt zu berücksichtigen. Den Wunsch auf Erhöhung der Arbeitszeit kann der Arbeitgeber bei einem freien Arbeitsplatz aus dringenden betrieblichen Gründen oder wenn Arbeitszeitwünsche anderer Mitarbeiter entgegenstehen, ablehnen. Besetzt der Arbeitgeber eine Stelle ohne Berücksichtigung des teilzeitbeschäftigten Mitarbeiters neu, hat er dem Mitarbeiter den daraus entstehenden finanziellen Schaden zu ersetzen; der Mitarbeiter kann aber keine Erhöhung der Arbeitszeit verlangen.

Arbeitsgericht Kiel – Urteil vom 23.08.2017 (7 BV 67c/16)

Mitbestimmung des Betriebsrats bei Gesundheitsgefährdung

Der Betriebsrat hat ein zwingendes Mitbestimmungsrecht bei Regelungen über die Verhütung von Arbeitsunfällen und Berufskrankheiten. Die Vorgabe einer Mindestbesetzung ist eine Maßnahme, mit der einer Gesundheitsgefährdung begegnet werden kann. Ein Einigungsstellenspruch über eine Mindestbesetzung kann daher im Einzelfall rechtmäßig sein. Die Entscheidung hat innerhalb der Pflegebranche zu Unrecht für Verunsicherung gesorgt. Die gesetzliche Pflicht zur Durchführung einer

Gefährdungsbeurteilung ist seit jeher im Arbeitsschutzgesetz verankert. Wo eine Gefährdungsbeurteilung zu dem Ergebnis kommt, dass Mitarbeiter durch Überlastung konkret gefährdet sind, hat der Betriebsrat ein zwingendes Mitbestimmungsrecht bei der Frage, durch welche konkreten Maßnahmen eine Gesundheitsgefährdung von Mitarbeitern vermieden werden kann. Der Einsatz eines „Mindestpersonalvolumens" ist selbstverständlich geeignet, eine Gefährdung von Mitarbeitern zu verhindern. Gleichwohl bleibt die Entscheidung, wie viel Personal zur Bewältigung welcher Aufgaben geplant wird, die „Königsentscheidung" des Arbeitgebers. Diese grundsätzlich bestehende Personaleinsatzfreiheit gilt und galt nie schrankenlos. Sie findet ihre Grenze im Personalschlüssel und den Personalbemessungsvorgaben der Rahmen- und Versorgungsverträge, zu deren Beachtung der Träger der Einrichtung verpflichtet ist. Anders als im Kieler Fall, der sich in einem Krankenhaus mit täglich wechselnder Belegungssituation abspielte, ist die pflegerische Versorgung in einer stationären Pflegeeinrichtung von einer kontinuierlicheren Belegungssituation und kontinuierlicheren Bedarfen geprägt. Hier muss der gedankliche Ansatz sein, dass immer dann, wenn sich der Arbeitgeber an die Personalbemessungswerte hält, eine gesundheitsgefährdende Belastungssituation für das Pflegepersonal nicht gegeben ist. Dies gilt jedenfalls soweit, wie ein bedarfsorientierter Personaleinsatz erfolgt. Personalfehlplanungen können denknotwendig auch bei ausreichender Personalausstattung der Einrichtung zu gesundheitsgefährdenden Überlastungssituationen für die Mitarbeiter führen. Im Bereich der stationären Pflege hat der Betriebsrat folgerichtig nur dort ein Mitbestimmungsrecht in Gestalt einer Mindestbesetzung, wo der Arbeitgeber die Personalbemessungsvorgaben unterschreitet und wo es aus diesem Grunde zu gesundheitlichen Gefährdungen der Mitarbeiter kommt. Eine Mindestbesetzung oberhalb der refinanzierten Personalwerte kann der Betriebsrat hingegen nach wie vor nicht verlangen.

[Hinweis: Dieses Urteil wurde zwischenzeitlich aufgehoben durch Beschluss des Landesarbeitsgerichtes Schleswig-Holstein vom 25.04.2018 (6 TaBV 21/17) s.u.]

Bundesarbeitsgericht – Urteil vom 18.10.2017 (0 AZR 47/17)

Änderung der Lage der Arbeitszeit von häufig erkrankten Mitarbeitern – Wechsel vom Dauernachtdienst in die Wechselschicht

Die Durchführung eines betrieblichen Eingliederungsmanagements (BEM) ist keine Wirksamkeitsvoraussetzung für die Änderung der Lage der Arbeitszeit eines häufig erkrankten Mitarbeiters. Das gilt selbst in dem Fall, dass der Arbeitgeber eine Änderung der Lage der Arbeitszeit durch Ausübung seines Direktionsrechts auf Gründe stützt, die mit dem Gesundheitszustand des Arbeitnehmers in Zusammenhang stehen. Das so vom Arbeitgeber ausgeübte Direktionsrecht ist das „Königsrecht" des Arbeitgebers. Die Möglichkeiten der Bestimmung der Lage der Arbeitszeit ist – wenn keine Einschränkungen vereinbart sind – deutlich weiter, als häufig angenommen. Die Umsetzung in eine andere Schicht stellt nach Auffassung des Bundesarbeitsgerichts auch keine Versetzung im Sinne des Betriebsverfassungsgesetzes dar. Der Betriebsrat musste der Änderung der Lage der Arbeitszeit eines einzelnen Mitarbeiters – anders dem Dienstplan als solchem – daher nicht zustimmen.

Bundesarbeitsgericht – Urteil vom 26.10.2017 (6 AZR 158/16)

Unwirksame dreijährige Kündigungsfrist

Eine überlange Kündigungsfrist von 3 Jahren in einem vom Arbeitgeber vorformulierten Arbeitsvertrag ist unwirksam. Das Arbeitsverhältnis kann in einem solchen Fall vom Arbeitnehmer trotz der Vereinbarung mit der gesetzlichen Kündigungsfrist gekündigt werden. Bereits die Vereinbarung einer dreijährigen Kündigungsfrist ist in einem vorformulierten Arbeitsvertrag unzulässig. Die überlange Kündigungsfrist erweist sich als unangemessene Benachteiligung des Arbeitnehmers. Der Mitarbeiter wäre bei Geltung der Klausel in seinem Grundrecht auf freie Berufsausübung verletzt. Daraus folgt die Unwirksamkeit der Kündigungsfrist. An die Stelle der vertraglichen Klausel tritt die gesetzliche Regelung des § 622 Abs.1 BGB, wonach der Arbeitnehmer ein Arbeitsverhältnis mit einer Kündigungsfrist von vier Wochen zum 15. oder zum Monatsende kündigen kann.

Europäischer Gerichtshof – Urteil vom 21.02.2018 (C-518/15)

Bereitschaftsdienst ist Arbeitszeit

Die Verpflichtung eines Mitarbeiters, einem Ruf des Arbeitgebers zum Einsatz innerhalb kurzer Zeit (hier vertraglich vorgesehen 8 Minuten!) Folge leisten zu müssen, stellt Arbeitszeit dar. Es handelt sich in diesen Fällen nicht um Rufbereitschaft. Die EU-Arbeitszeit-Richtlinie bestimmt: Arbeitszeit – im Unterschied zur Ruhezeit – ist jede Zeitspanne, während derer ein Arbeitnehmer arbeitet, dem Arbeitgeber zur Verfügung steht und seine Tätigkeit ausübt oder Aufgaben wahrnimmt. Als Bereitschaftsdienst wird die Zeit definiert, in welcher sich der Arbeitnehmer außerhalb der regelmäßigen Arbeitszeit an einer vom Arbeitgeber festgelegten Stelle innerhalb oder außerhalb des Betriebes aufzuhalten hat, um bei Bedarf seine Arbeitstätigkeit unverzüglich aufzunehmen. Bereitschaftszeit gilt als Arbeitszeit. Im Rahmen der Rufbereitschaft ist der Arbeitnehmer dagegen lediglich verpflichtet, auf Abruf die Arbeit aufzunehmen. Er darf sich bei der Rufbereitschaft an einem Ort seiner Wahl aufhalten, von dem aus er für den Arbeitgeber erreichbar ist. Die Verpflichtung, persönlich an dem vom Arbeitgeber bestimmten

Ort anwesend zu sein, sowie die Einschränkung, die sich aus geografischer und zeitlicher Sicht aus dem Erfordernis ergibt, sich innerhalb von acht Minuten am Arbeitsplatz einzufinden, schränken die Möglichkeiten des Mitarbeiters ein, sich während der Ruhezeit seinen persönlichen und sozialen Interessen zu widmen. Eine Ruhezeit im arbeitsrechtlichen Sinne kann dann nicht vorliegen.

Anmerkung: *Rufbereitschaft ist und bleibt dagegen weiterhin keine Arbeitszeit, solange es nicht zu einem tatsächlichen Arbeitseinsatz kommt. Ob und in welcher Höhe die Zeiten des Bereitschaftsdienstes zu vergüten sind, hatte der EuGH hingegen nicht zu entscheiden, da sich die Frage der Vergütung allein nach dem nationalen Arbeitsrecht der einzelnen Mitgliedsstaaten richtet. Bereitschaftsdienstzeiten sind gegenüber der normalen Vollarbeit mit weniger zeitintensiven Belastungen des Arbeitnehmers verbunden. Aus diesem Grund sehen arbeitsvertragliche oder tarifvertragliche Vereinbarungen häufig eine geringere Vergütung des Bereitschaftsdienstes, verglichen mit der Vergütung für die eigentliche Arbeit, vor.*

Landesarbeitsgericht Schleswig-Holstein – Beschluss vom 25.04.2018 (6 TaBV 21/17)

Keine Vorgabe einer Mindestbesetzung mit Pflegepersonal durch Spruch der Einigungsstelle

Eine Einigungsstelle kann auch aus Gründen der Mitbestimmung beim Gesundheitsschutz keine Vorgaben an den Arbeitgeber über die personelle Mindestbesetzung von Pflegepersonal beschließen. In der Vergangenheit stritten eine Klinik und ihr Betriebsrat wiederholt über die Frage der Mindestbesetzung auf bestimmten Stationen. Im Frühjahr 2013 wurde eine Einigungsstelle zum Arbeits- und Gesundheitsschutz gebildet. Im Laufe des Einigungsstellenverfahrens schlossen die Beteiligten verschiedene Zwischenvereinbarungen. Es wurden drei Gutachten zur Belastungs- und Gefährdungssituation des Pflegepersonals eingeholt. Da sich die Arbeitgeberin und der Betriebsrat über die Bewertung der Ergebnisse und etwaige hieraus folgende Maßnahmen nicht einigen konnten, endete das Einigungsstellenverfahren am 08.12.2016 durch einen Spruch. Dieser sieht eine Schichtbesetzung mit einer bestimmten Zahl von Pflegekräften für bestimmte Belegungssituationen vor. Das ArbG Kiel hatte entschieden, dass die Vorgabe einer Mindestbesetzung mit Pflegepersonal eine Maßnahme ist, mit der einer Gesundheitsgefährdung der eigenen Beschäftigten durch Überlastung begegnet werden kann. Der Spruch einer Einigungsstelle, der eine Schichtbesetzung mit einer bestimmten Zahl von Pflegekräften für bestimmte Belegungssituationen vorschreibe, sei nicht per se rechtswidrig. Die Arbeitgeberin machte vor dem Landesarbeitsgericht die Unwirksamkeit des

Einigungsstellenspruchs geltend. Das LAG Schleswig-Holstein hat der Berufung der Arbeitgeberin stattgegeben. Nach Auffassung des LAG überschritt die Einigungsstelle schon formal ihre Kompetenz, in dem sie ihre Entscheidung auf unzulässigen Feststellungen zu bestehenden Gefährdungen gründete. Der Betriebsrat habe zwar gemäß § 87 Abs. 1 Nr. 7 BetrVG ein erzwingbares Mitbestimmungsrecht bei betrieblichen Regelungen über den Gesundheitsschutz. Das beziehe sich auch auf Schutzmaßnahmen des Arbeitgebers zur Verhütung von Gesundheitsschäden. Eine Handlungspflicht des Arbeitgebers, deren Umsetzung der Mitbestimmung des Betriebsrats unterliege, bestehe jedoch erst, wenn entweder Gefährdungen feststünden oder im Rahmen einer Gefährdungsbeurteilung konkret festgestellt seien. Die Einigungsstelle selbst dürfe das Bestehen einer Gefährdung nicht eigenständig feststellen. Die Einigungsstelle und in der Folge das Arbeitsgericht hätten die Gefährdung mit einem Gutachten begründet, das die Anforderung an eine Gefährdungsbeurteilung nicht erfülle. Selbst bei Annahme einer konkreten Gefährdung habe die Einigungsstelle mit ihrem Spruch die Grenzen dessen, was nach § 87 Abs. 1 Nr. 7 BetrVG i.V.m. § 3 Abs. 1 Satz 1 ArbSchG erzwingbar sei, auch inhaltlich überschritten. Bei der Personalplanung des Arbeitgebers habe der Betriebsrat nicht erzwingbar mitzubestimmen. Er könne nach § 92 BetrVG allenfalls Unterrichtung und Beratung verlangen. Wie der Gesetzgeber in § 3 Abs. 2 ArbSchG verdeutlicht habe, sei die vom Arbeitgeber festgelegte Zahl der Beschäftigten bei Planung und Durchführung der Maßnahmen nach § 3 Abs. 1 Satz 1 ArbSchG zu berücksichtigen. Der Überlastungsschutz müsse also durch andere Maßnahmen, etwa auf organisatorischer Ebene, gewährleistet werden.

Bundesverfassungsgericht – Beschluss vom 06.06.2018 (1 BvL 7/14)

Verbot mehrfacher sachgrundloser Befristungen

Nach der Regelung des § 14 Abs. 2 Satz 2 des Teilzeit- und Befristungsgesetzes (TzBfG) sind sachgrundlose Befristungen zwischen denselben Vertragsparteien auf die erstmalige Begründung eines Arbeitsverhältnisses beschränkt. Damit ist jede erneute sachgrundlos befristete Beschäftigung bei demselben Arbeitgeber verboten. Das ist grundsätzlich mit den verfassungsrechtlichen Maßgaben vereinbar, denn die Verhinderung von Kettenbefristungen und die Sicherung der unbefristeten Dauerbeschäftigung als Regelbeschäftigungsform trägt der Pflicht des Staates zum Schutz der strukturell unterlegenen Beschäftigten im Arbeitsverhältnis und auch dem Sozialstaatsprinzip Rechnung. Allerdings gilt dies nur, soweit die Beschäftigten nach Art und Umfang der Vorbeschäftigung tatsächlich des Schutzes vor Kettenbefristungen bedürfen und andernfalls das unbefristete Arbeitsverhältnis als Regelbeschäftigungsform gefährdet wäre. Dies hat der Erste Senat des Bundesverfassungsgerichts mit Beschluss auf die Verfassungsbeschwerde eines Arbeitnehmers und den Vorlagebeschluss eines Arbeitsgerichtes hin entschieden. Der Senat hat gleichzeitig klargestellt, dass eine – vom Bundesarbeitsgericht vorgenommene – Auslegung des § 14 Abs. 2 Satz 2 TzBfG, die eine wiederholte sachgrundlose Befristung zwischen denselben Vertragsparteien immer dann gestattet, wenn zwischen den Arbeitsverhältnissen ein Zeitraum von mehr als drei Jahren liegt, mit dem Grundgesetz nicht zu vereinbaren ist. Richterliche Rechtsfortbildung darf den klar erkennbaren Willen des Gesetzgebers nicht übergehen und durch ein eigenes Regelungsmodell ersetzen. Hier hatte sich der Gesetzgeber klar erkennbar gegen eine solche Frist entschieden.

Quellenangaben

Fehlzeiten konstruktiv managen; Vincentz Network; Wipp, Kämmer, Aghamiri, Vincentz Verlag, 2009

Wingenfeld Studie; Pflegebedarf und Leistungsstruktur in vollstationären Pflegeeinrichtungen"; Wingenfeld, Schnabel; 2002, Untersuchung im Auftrag des Landespflegeausschusses NRW

Saarländische Pflegegesellschaft e.V.; Personalausstattung in Pflegeheimen; 12.08.2010

Wingenfeld Studie; „Grundlagen der Personalbemessung in vollstationären Pflegeeinrichtungen"; Juli 2010

Schreiben des Ministeriums für Arbeit, Gesundheit und Sozialordnung Baden-Württemberg; Schreiben des Ministeriums für Arbeit, Gesundheit und Sozialordnung vom 30.08.1994 ergänzt um Erlass vom 04.07.95, 29.01.96, 17.06.96,18.10.01

AGP Sozialforschung, Prof. Dr. Thomas Klie, im Auftrag des Bundesministeriums für Gesundheit; „Schlüsselfaktoren für eine erfolgreiche Personalarbeit in der Langzeitpflege" 2017

Die Verweildauern sinken; Dr. Gero Techtmann, Altres-Institut gGmbH, 2015, Das Zentrum für Versorgungsforschung und Geragogik

Personelle Ausstattung und Versorgungsqualität in bayerischen Alten- und Pflegeheimen; 2009; Institut für Psychogerontologie, Friedrich-Alexander-Universität Erlangen-Nürnberg

„**Die** Nacht in deutschen Pflegeheimen", 2015; Witten/Herdecke

Pflegezeitschrift 10/2017; 8- oder 12-Stunden Schicht. Wer profitiert? Seite 59

Pflegezeitschrift 10/2017; Pflegepersonaluntergrenzen; Michael Simon; Seite 9

Flexible Arbeitszeitmodelle – Überblick und Umsetzung; Oktober 2017; Bundesanstalt für Arbeitsschutz und Arbeitsmedizin

Was man in den Pflegeberufen in Deutschland verdient; Institut für Arbeitsmarkt und Berufsforschung; 2015

Strukturierung und Beschreibung pflegerischer Aufgaben auf der Grundlage des neuen Pflegebedürftigkeitsbegriffs; K.Wingenfeld/A.Büscher; IPW Bielefeld, Hochschule Osnabrück, November 2017 im Auftrag des BMG

Begrifflichkeiten

Begrifflichkeiten	Definitionen
Gesamtarbeitszeit = Bruttoarbeitszeit	Umfasst die Bruttoarbeitszeit einschließlich Urlaub, Krankheit, Fortbildung etc.
Nettoarbeitszeit	Brutto-Arbeitszeit minus der Anteile von Urlaub, Krankheit und Fortbildung etc. ohne Pausen
Überbesetzung	Besetzung der Dienste oberhalb der Regelbesetzung
Regelbesetzung	Die Regelbesetzung im Dienstplan errechnet sich aus der gesamten wöchentlich verfügbaren Netto-Arbeitszeit aller Mitarbeiter des Arbeitsbereichs. Diese wird dienstplanmäßig verteilt auf die einzelnen Wochentage.
Mindestbesetzung	Besetzung unterhalb der Regelbesetzung
Direkte Pflege	Tätigkeiten, welche unmittelbar mit oder am Bewohner ausgeführt werden.
Indirekte Pflege	Tätigkeiten, welche nicht direkt am oder mit dem Bewohner ausgeführt werden.
Bruttopflegezeit	Zeiten der direkten und indirekten Pflege
Bewohnerstruktur	Unterscheidung: Quantitativ nach Pflegegraden
	Unterscheidung: qualitativ nach Hilfebedarf
Pflegeschlüssel/ Personalschlüssel	Beide Begrifflichkeiten werden synonym verwendet und beschreiben das Verhältnis von Mitarbeiter zu Bewohner z. B. 1 zu 2,34
	Der Pflegeschlüssel besagt, auf wie viele Pflegebedürftige eine Vollzeitkraft kommt. Teilzeitkräfte werden immer in Vollzeitkräfte umgerechnet. Ein Pflegeschlüssel von 1 zu 2,34 besagt, dass für 2,34 Pflegebedürftige eine Vollzeitkraft eingesetzt werden muss. Damit müssen 24 Stunden und 7 Tage in der Woche abgedeckt werden.
Belegungstage	Anwesenheitstage aller Bewohner in einem definierten Zeitraum
Wohneinheit	Aufgrund der zunehmend unterschiedlichen Wohnformen haben wir im Gegensatz zu der 2. Auflage des „Regelkreis Fachbuches" nicht mehr den Begriff des „Wohnbereiches" gewählt, sondern Wohneinheit. Das kann ein Wohnbereich mit mehreren Wohngruppen oder eine Hausgemeinschaft oder eine andere Wohnform umfassen, Es handelt sich dabei um die räumliche Zusammenfassung unterschiedlichster Wohnformen.
Bezugspflege	Definition „personelle Kontinuität" nach „MDK Anleitung" 2009; Seite 198; Pkt.18.4
PLAISIR	Verfahren zur Personalbedarfsermittlung; KDA 1999 – 2002; PLAISIR ist ein in Kanada entwickeltes Pflegebedarfs- und Personalbemesssungsverfahren. PLAISIR = „Planification Informatisee des Soins Infirmiers Requis"
RAI	Verfahren zur Personalbedarfsermittlung; Resident Assessment Instrument
Einfache Arbeitsplatzmethode	Die sog. Einfache Arbeitsplatzmethode dient dazu, den Personalbedarf für ein rein vom Stundeneinsatz her definiertes Tätigkeitsgebiet zu ermitteln.
Minusstunden	Negative Differenz zwischen Sollarbeitszeit und Ist-Arbeitszeit in einem Referenzzeitraum.
Plusstunden	Positive Differenz zwischen Sollarbeitszeit und Ist-Arbeitszeit in einem Referenzzeitraum.

Überstunden	Überschreitung der regelmäßigen Arbeitszeit in einem Referenzzeitraum. Oft auch als „Mehrarbeit" bezeichnet.
Mehrarbeit	Überschreitung der nach dem Arbeitszeitgesetz zulässigen regelmäßigen täglichen Höchstarbeitszeit. „Mehrarbeit" wird oft auch synonym für „Überstunden" verwendet.
Dienstanweisung	Ausübung des Weisungsrechts des Arbeitgebers durch Formulierung einer (in der Regel schriftlichen) Anweisung an den/die Arbeitnehmer.
Betriebsvereinbarung	Die Betriebsvereinbarung ist ein Vertrag zwischen Arbeitgeber und Betriebsrat als Vertreter der Belegschaft. Sie regelt in erster Linie mitbestimmungspflichtige Angelegenheiten.
Betriebsrat (Mitarbeitervertretung)	Gewählte Interessenvertretung der Mitarbeiterschaft eines Betriebes mit gesetzlichen Mitbestimmungs-, Beratungs- oder Informationsrechten in bestimmten betrieblichen Angelegenheiten. In kirchlichen Einrichtungen heißen die Interessenvertretungen der Mitarbeiter „Mitarbeitervertretung", in öffentlichen Einrichtungen „Personalvertretung". In kirchlichen Einrichtungen sind die Rechte der Mitarbeitervertretung im Vergleich zu den Betriebsräten eingeschränkt.
Tarifvertrag	Ein Vertrag zwischen Tarifvertragsparteien zur Regelung von Arbeits- und Wirtschaftsbedingungen. Tarifvertragsparteien können Gewerkschaften, einzelne Arbeitgeber sowie Vereinigungen von Arbeitgebern sein. Die (quasi) Tarifvertragswerke im Bereich der Kirchen nennen sich „Allgemeine Vertragsbedingungen – AVR"
Feiertag	Es werden „gesetzliche" und „sonstige" Feiertage unterschieden. Als gesetzliche Feiertage gelten nur die durch Gesetz bestimmten Feiertage.
Zusätzliche Betreuungskräfte/43 b SGB XI	Mitarbeiter, welche nach dem Pflege-Weiterentwicklungsgesetz aus 2008 für den in § 43 b SGB XI definierten Bewohnerkreis unter Bezugnahme auf die Kriterien nach § 45 a SGB XI zur Verfügung stehen und nicht auf den Pflegeschlüssel angerechnet werden.
Pflegegradkennzahl	Der Pflegegradmix ermittelt sich durch die Multiplikation der Anzahl der Bewohner mit dem jeweiligen Pflegegrad. Die Summe aus allen Pflegegraden wird dann durch die Anzahl aller Bewohner geteilt und ergibt somit die Pflegegradkennzahl.
NBI	Neues Begutachtungsinstrument

Abkürzungen

ArbG	Arbeitsgericht
ArbPlSchG	Arbeitsplatzschutzgesetz
ArbSchG	Arbeitsschutzgesetz
ArbZG	Arbeitszeitgesetz
AÜG	Arbeitnehmerüberlassungsgesetz
BAG	Bundesarbeitsgericht
BetrVG	Betriebsverfassungsgesetz
BFD	Bundesfreiwilligen Dienst
BGB	Bürgerliches Gesetzbuch
BSG	Bundessozialgericht
BTW	Betreutes Wohnen
AltPflG	Altenpflegegesetz
BurlG	Bundesurlaubsgesetz
EntgeltFG	Entgeltfortzahlungsgesetz
EUGH	Europäischer Gerichtshof
FSJ	Freiwilliges Soziales Jahr
GewO	Gewerbeordnung
GfB	Geringfügig Beschäftigter
GKV	Gesetzliche Krankenversicherung
JArbSchG	Jugendarbeitsschutzgesetz
KDA	Kuratorium Deutsche Altershilfe
KSchG	Kündigungsschutzgesetz
LAG	Landesarbeitsgericht
LfZ	Lohnfortzahlung
LQM	Leistungs- und Qualitätsmerkmale
LQV	Leistungs- und Qualitätsvereinbarung
LSG	Landessozialgericht
MuSchG	Mutterschutzgesetz
NBI	Neues Begutachtungsinstrument
OVG	Oberverwaltungsgericht
PFK	Pflegefachkraft
PflWG	Pflege-Weiterentwicklungsgesetz
PG	Pflegegrad

PH	Pflegehelfer
PKV	Private Krankenversicherung
Plaisier	Planification Informatisee des Soins Infirmiers Requis
PSG II	Pflege-Stärkungsgesetz II
RAI	Resident Assessment Instrument
SGB IX	Sozialgesetzbuch IX (Rehabilitation und Teilhabe von Menschen mit Behinderungen)
SGB XI	Sozialgesetzbuch XI (Pflegeversicherung)
TzBfG	Teilzeit- und Befristungsgesetz
VK-Stellen	Vollkraft Stellen (Teilzeit wird in Bezug auf eine 100% Anstellung umgerechnet)
WE	Wohneinheit

Übersicht Schaubilder

Autoren

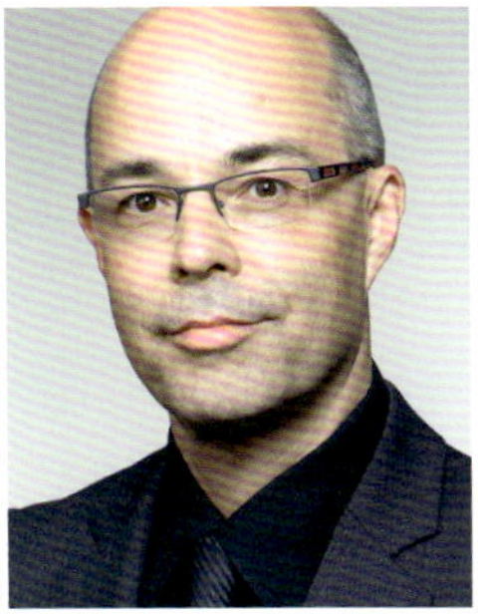

Michael Wipp, Inhaber von WippCARE; Altenpfleger und Gesundheits- und Krankenpfleger. Berufspraktische Erfahrung über mehr als 30 Jahre auf dem Gebiet der Altenhilfe in unterschiedlichen Positionen. Ordentliches, extern berufenes Mitglied der Enquetekommission des Landtags „Pflege in Baden-Württemberg zukunftsorientiert und generationenübergreifend gestalten". 2014 – 2016 Mitglied in den Expertengruppen aus Pflegewissenschaft und Pflegemanagement zur Entwicklung und Umsetzung des Strukturmodells/SIS® unter Leitung von Frau E. Beikirch, ehem. Ombudsfrau zur Entbürokratisierung der Pflege im Bundesministerium für Gesundheit.
www.michael-wipp.de

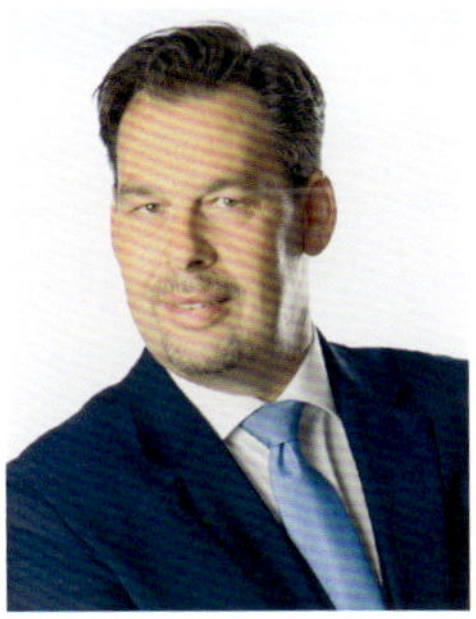

Peter Sausen, Rechtsanwalt und Fachanwalt für Arbeitsrecht, ist Inhaber der Kanzlei STEINRÜCKE . SAUSEN mit Büros in Köln und Berlin. Seit mehr als zwanzig Jahren berät er bundesweit Träger der stationären und ambulanten Pflege zu sämtlichen Fragen des individuellen und kollektiven Arbeitsrechts und der Arbeitszeitgestaltung und vertritt Arbeitgeber bei der Verhandlung von Betriebs-/Dienstvereinbarungen und Tarifverträgen. Dozent für Arbeitsrecht und Pflegerecht in der Ausbildung und Fortbildung von Pflegekräften sowie Leitungs- und Führungskräften. Er ist Lehrbeauftragter für Arbeitsrecht und Personalführung der Fachhochschule der Wirtschaft (FHDW) und Autor zahlreicher arbeitsrechtlicher Fachveröffentlichungen.
www.steinruecke-sausen.de